PRINCIPES FONDAMENTAUX D'OBSTÉTRIQUE

VÉRIFIÉS, RECTIFIÉS OU ÉTABLIS A L'AIDE DE L'EXPÉRIMENTATION SUR LE MANNEQUIN NATUREL
ET DE L'OBSERVATION SUR LA PARTURIENTE

INTRODUCTION

A L'ÉTUDE CLINIQUE ET A LA PRATIQUE

DES

ACCOUCHEMENTS

Anatomie — Présentations et Positions
Mécanisme — Toucher — Manœuvres — Extraction du Siège
Version — Forceps

PAR

Le Professeur L.-H. FARABEUF et Le Docteur Henri V

Préface du Professeur A. PINARD

Dessins démonstratifs de L.-H. F., donnant avec les répétitions nécessaires

375 FIGURES dont plusieurs nouvelles

NOUVELLE ÉDITION REVUE ET AUGMENTÉE

PARIS

GEORGES STEINHEIL, ÉDITEUR

2, RUE CASIMIR-DELAVIGNE, 2

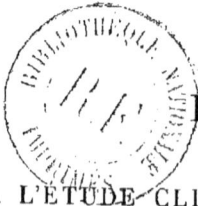

INTRODUCTION

A L'ÉTUDE CLINIQUE ET A LA PRATIQUE DES

ACCOUCHEMENTS

Les Auteurs et l'Éditeur se réservent expressément le droit de traduction et de reproduction des figures.

PRINCIPES FONDAMENTAUX D'OBSTÉTRIQUE

VÉRIFIÉS, RECTIFIÉS OU ÉTABLIS A L'AIDE DE L'EXPÉRIMENTATION SUR LE MANNEQUIN NATUREL
ET DE L'OBSERVATION SUR LA PARTURIENTE

INTRODUCTION

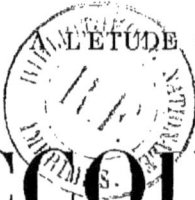

A L'ÉTUDE CLINIQUE ET A LA PRATIQUE

DES

ACCOUCHEMENTS

Anatomie — Présentations et Positions
Mécanisme — Toucher — Manœuvres — Extraction du Siège
Version — Forceps

PAR

Le Professeur **L.-H. FARABEUF** et Le Docteur Henri **VARNIER**

Préface du Professeur A. PINARD

Dessins démonstratifs de L.-H. F., donnant avec les répétitions nécessaires

375 FIGURES dont plusieurs nouvelles

NOUVELLE ÉDITION REVUE ET AUGMENTÉE

PARIS

GEORGES STEINHEIL, ÉDITEUR

2, RUE CASIMIR-DELAVIGNE, 2

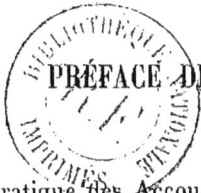

PRÉFACE DE LA PREMIÈRE ÉDITION

L'étude pratique des Accouchements nécessite, exige une préparation spéciale : connaissances anatomiques, exercices mécaniques, manœuvres instrumentales. Avec cette éducation préalable seulement, l'élève peut entendre la parole du professeur, se figurer les phénomènes naturels de la parturition, comprendre le pourquoi et le comment des interventions. Tous ceux qui ont abordé sérieusement la clinique obstétricale, tous ceux qui ont eut la tâche de l'enseigner sont d'accord pour le reconnaître.

L'élève qui prétendrait pouvoir profiter des enseignements de cette clinique sans s'y être préparé par des études théoriques et des exercices manuels, serait dans la même situation, plus désavantageuse encore, que celui qui voudrait devenir chirurgien sans avoir appris l'anatomie, sans avoir fait d'exercices opératoires. A ceux qui penseraient que ce que je dis est inutile ou puéril, que cela est tellement logique qu'il est banal de le répéter, je puis affirmer, par expérience, qu'aujourd'hui encore la plus grande difficulté de l'enseignement de la Clinique obstétricale résulte de ce fait que les élèves ne possèdent pas une culture préalable suffisante.

Et cependant il serait injuste de méconnaître les efforts qui ont été faits pour combler cette lacune. Des cours théoriques magistraux, institués depuis le commencement du siècle, étaient naguère encore professés à la Faculté et l'on sait avec quel talent, avec quelle autorité ; il suffit de rappeler que les deux derniers titulaires de cette chaire étaient Pajot et Tarnier. Actuellement ces cours, doublés de conférences, sont faits chaque année avec le plus grand soin par les Agrégés.

D'autre part, depuis 1879, année où le professeur Farabeuf, alors chef des travaux anatomiques, les institua sur la proposition et avec la collaboration de M. Bar, un cours démonstratif et des manœuvres obstétricales ont lieu à l'École pratique. Pour la première fois à cette époque, les élèves de la Faculté purent, sous une direction officielle et non payante, manier des fœtus, toucher des fontanelles, des instruments, et répéter sur le mannequin les principales opérations obstétricales. Cette instruction ainsi comprise constitue la véritable introduction à la clinique, car la vue et le tact, ce maître sens de l'accoucheur, sont mis en jeu. Certes, le mannequin artificiel n'est, suivant l'expression de Baudelocque, qu'un simulacre imparfait du vrai, et il serait cent fois préférable de faire manœuvrer les élèves, comme les auteurs de ce livre ont pu manœuvrer eux-mêmes, sur des cadavres de femme. A Paris, il n'y faut pas songer. Mais quel que soit le mannequin, son emploi ne peut donner de bons et rapides résultats que si l'élève est guidé par la parole et les manœuvres d'un maître ou par la lettre et les figures d'un livre.

Le professeur Farabeuf, en suivant tantôt de loin, tantôt de près, les démonstrations obstétricales, n'a pas tardé à s'apercevoir que ce livre était indispensable et qu'il manquait. Après avoir attendu des années et demandé vainement à plusieurs d'en entreprendre la publication, il s'est mis à l'œuvre il y a cinq ans, avec la collaboration active d'un jeune accoucheur, le Dr Varnier, qui a été pendant deux ans mon interne à la Maternité de Lariboisière et qui m'a suivi depuis à la Clinique obstétricale de la Faculté (Maternité Baudelocque). De là cet ouvrage pour lequel j'écris cette préface.

Conçu dans le dessein principal et modeste de servir de guide pour les manœuvres obstétricales, il s'est agrandi et s'est élevé en se formant. Tel qu'il est devenu, c'est un livre d'enseignement, un livre didactique, écrit par des pédagogues. C'est aussi un exposé de recherches de laboratoire, une œuvre de vérification et de rectification. A côté de chapitres très classiques et très élémentaires, nouveaux seulement par la forme, il s'en trouve beaucoup d'autres d'où l'on pourrait extraire plusieurs mémoires originaux. Les observations anatomiques, les déductions ont été faites par l'un des auteurs; et, par l'autre, soumises à la sanction de la clinique, sous mes yeux.

Ce travail rigoureux, substantiel, très court pour ce qu'il contient, n'a pas été écrit pour être lu du bout de pouce. Si de nombreuses pages qu'il fallait rédiger pour les débutants se lisent et s'assimilent facilement, il en est d'autres qui, exposant ce qu'il y a de plus ardu en fait de mécanisme et de manœuvres, demandent à être travaillées comme celles d'un traité de géométrie : elles vont de théorème en théorème, démontrant chacun avec tous ses corollaires, avant de passer au théorème suivant. On y trouve même de véritables exercices et de plus d'une sorte. Cela explique les répétitions voulues qu'on rencontre en certains chapitres.

Ces *Préliminaires scientifiques* de *l'Art des accouchements* sont si difficiles à exposer, à comprendre et à retenir que ce n'est point trop d'avoir donné un texte assez clair pour être intelligible sans figures, et des figures exactes et démonstratives assez nombreuses pour que le texte semble superflu.

Les figures ici jouent un rôle considérable, car si l'on peut décrire une manœuvre avec un certain vague, il n'en est plus de même quand on entreprend de la figurer. Il y a la différence d'une description à un portrait, à un tableau, à un plan, à une carte de géographie. Ces dessins, aussi nombreux pour ainsi dire que les pages, tous mathématiquement proportionnés, anatomiquement exacts, sans prétention à l'effet, ne représentent pas de l'à-peu-près. Ce n'est plus un fœtus de fantaisie, traversant en des attitudes souvent fausses et irréalisables, quelquefois bizarres, un bassin de convention. C'est un fœtus montrant sa forme, ses dimensions, ses changements de diamètre, de direction et d'orientation tout le long de la véritable filière pelvienne, surprise elle aussi dans toutes les modifications qu'elle subit à tous les temps de l'accouchement spontané ou artificiel.

Il est impossible que l'élève, après avoir lu et vu ces pages et ces dessins, ne comprenne pas et ne retienne pas les faits qui lui sont ainsi expliqués et démontrés et qui constituent les Principes fondamentaux de l'Obstétrique mécanique.

Cet ouvrage, le premier de son espèce, ne ressemble pas plus à un Manuel qu'à un Traité complet d'accouchements. Il a une physionomie tout à fait spéciale, une caractéristique originale. Car il a été fait pour combler cette lacune que nous signalions plus haut, exécuté avec des moyens trop rarement employés, et entrepris par deux hommes qui, se complétant l'un l'autre, unissent la compétence obstétricale, anatomique et opératoire au juste sentiment des besoins des Étudiants.

Indispensable à tout élève ou à tout médecin qui veut aborder et poursuivre avec succès l'étude clinique des accouchements, il rendra au praticien instruit le service de le réconforter en lui remettant sous les yeux des tableaux précis qu'il a dû nécessairement oublier.

Où trouver une description de la Filière pelvi-génitale aussi complète, disons le mot, aussi vraie que celle qui est exposée, décrite, figurée dans la première partie ? Ce n'est point sur l'anatomie seulement, on le voit dans les pages qui suivent, c'est plutôt et bien plus sur le fonctionnement de cette filière que les auteurs ont concentré leurs efforts. De là une description partout approfondie, et en plusieurs points nouvelle, du Mécanisme de l'accouchement normal et artificiel, quelle que soit la présentation.

Existe-t-il un livre où la conduite à tenir dans l'Extraction du Siège soit indiquée d'une façon aussi détaillée et parfaite ? Je ne le connais pas.

Et les deux grandes opérations obstétricales que tout praticien est appelé à exécuter, la Version et le Forceps, où s'en trouve-t-il une description semblable ? N'est-on point éclairé d'abord par des études expérimentales, conduit ensuite et guidé dans la pratique de l'opération, depuis le début jusqu'à la terminaison ?

Il ne s'agit pas là d'un résumé, pas davantage d'une compilation. C'est l'exposé magistral, lumineux, et de ce qui était connu et, dans bien des parties, de ce qui ne l'était pas encore.

Sagement les auteurs ont laissé de côté les opérations embryotomiques (Détroncation, Céphalotripsie, Morcellement) qui, supprimant ou tournant chirurgicalement l'obstacle à l'extraction du fœtus, n'ont rien à voir avec les conditions du Mécanisme physiologique, objet de ce livre. Ils ont pensé, et je suis sur ce point entièrement d'accord avec eux, que tout homme rompu aux opérations bien plus difficiles qui consistent à extraire l'enfant sans le détruire, saurait se tirer sans peine des interventions dites fœticides, sur lesquelles s'étendent d'ailleurs avec complaisance tous les Traités d'accouchements.

Si le texte de cet ouvrage a une allure spéciale, si les auteurs n'ont eu qu'un but en l'écrivant : se faire comprendre, frapper l'esprit et les yeux, s'il en est résulté des phrases concises, claires, très imagées, que dirai-je des dessins ? Quand on les aura étudiés, on comprendra que M. Farabeuf ait consacré plusieurs années à les concevoir et à les exécuter. Après tant de travail, il peut être satisfait aujourd'hui de l'œuvre pour laquelle il a su s'adjoindre le collaborateur qu'il lui fallait.

Ils nous ont donné un beau livre, scientifique et didactique, unique en son genre, et dont tous ceux qui aiment l'obstétrique leur seront, comme moi-même, profondément reconnaissants.

ADOLPHE PINARD.

Janvier 1891.

Janvier 1904.

En janvier 1904, en réimprimant ce livre, j'écrivais : « qu'il me soit permis d'ajouter à la préface précédente quelques mots indispensables.

« Après plusieurs années d'une cruelle agonie, H. Varnier, agrégé et accoucheur des hôpitaux, a succombé....

« Ce livre, depuis longtemps épuisé, était recherché chez les libraires ; et lorsqu'il s'en trouvait quelque exemplaire d'occasion, il se vendait à des prix invraisemblables.

« Il fallait donc le réimprimer et je restais seul pour le faire avec l'appui d'A. Pinard, si les quinze années écoulées depuis la composition de l'ouvrage avaient rendu quelque grave modification nécessaire dans l'un des chapitres, ce qui était précisément le cas. »

Aux critiques bien ou malveillants je répondais et je réponds :

« Comment donc ai-je toujours observé et expérimenté ? Sur des bassins de bronze ou de bois ? Jamais de la vie ! Pas si bête. J'ai observé, manœuvré et expérimenté sur des cadavres embaumés à la glycérine et, par conséquent, encore *souples ;* et, quand je l'ai pu, sur des cadavres d'éclamptiques, en voie d'accoucher ou venant de le faire dans le coma final, ayant leurs parties génitales en bon état et encore dilatables. »

Évidemment, je ne pouvais observer les contractions utéro-abdominales, ni la poche des eaux, ni la bosse sanguine, etc. ; aussi n'en avons-nous pas parlé.

« H. Varnier voyait et répétait avec moi toutes les manœuvres qui ont fait la base de ce livre. C'était l'emploi de ses après-midi.

« Chaque soir à l'hôpital et chaque matin, avec son chef A. Pinard, il examinait si les choses se passaient, sur les parturientes vivantes, comme sur ce que j'appelais mes *mannequins naturels ;* et tous les jours, soit par lui, soit par Pinard lui-même, j'apprenais sans surprise qu'il y avait concordance absolue entre les données de l'expérimentation cadavérique rationnelle et l'observation clinique la plus attentive. La préface le dit ; j'ai voulu le redire et je veux ajouter : c'est cette concordance qui a fait le succès de ce livre de bonne foi, du long et rigoureux travail qui l'a enfanté. »

Août 1908.

Cette nouvelle édition comporte quelques modifications et quelques additions que Varnier eût approuvées puisque ses amis et ses élèves, car il en a laissé, lui aussi, les approuvent. J'en suis pourtant seul responsable puisque je ne veux pas dénoncer mes conseillers anonymes.

J'ai refait plusieurs figures défectueuses. Il en reste encore qui me déplaisent : on me les pardonnera en faveur des bonnes qui ont été empruntées ou imitées si libéralement, avec indication de leur origine ordinairement, ce qui est bien, mais pas toujours, ce qui est mal.

L'on trouvera ici plus de texte et de figures que dans l'édition précédente. Cependant, grâce à certaines modifications typographiques, l'ouvrage, même broché, est resté solide et maniable, et n'a pas augmenté de prix.

L.-H. FARABEUF.

CHAPITRE PREMIER

I

LE CANAL PELVI-GÉNITAL

II

LE FŒTUS, PRÉSENTATIONS ET POSITIONS

LE CANAL PELVI-GÉNITAL

A. PARTIE PELVIENNE, CANAL PELVIEN

Le canal pelvien est osseux ; c'est le petit bassin. Le fœtus s'engage dans *l'orifice supérieur*, descend *l'excavation*, et se dégage par *l'orifice inférieur*.

L'orifice supérieur du petit bassin est formé (Fig. 1) : en avant par le dessus de *la symphyse pubienne ;* en arrière par *le promontoire* de l'angle sacro-vertébral ; de chaque côté, par une courbe osseuse *innominée*, rendue

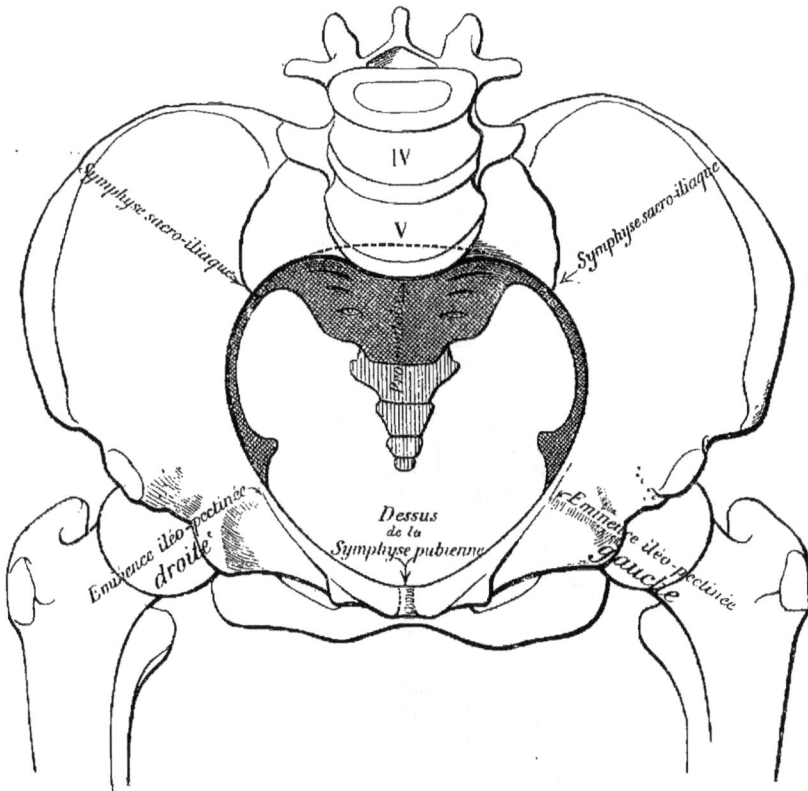

FIGURE 1. — Bassin de femme debout, vu d'avant et de haut. Le regard plonge perpendiculairement au plan de l'orifice supérieur du petit bassin et aperçoit : au fond et au centre, le coccyx ; plus haut, la face antéro-inférieure du sacrum vue en raccourci, parce qu'elle est presque horizontale ; de chaque côté, les épines sciatiques. — Le trait pointillé indique le contour de l'intérieur du petit bassin (excavation), au-dessous de la saillie du promontoire sacro-disco-vertébral.

sensible par le déjettement des ailes iliaques et sur laquelle on remarque deux repères, *l'éminence ilio-pectinée* et *la symphyse sacro-iliaque*.

L'orifice supérieur du petit bassin s'appelle : Détroit supérieur.

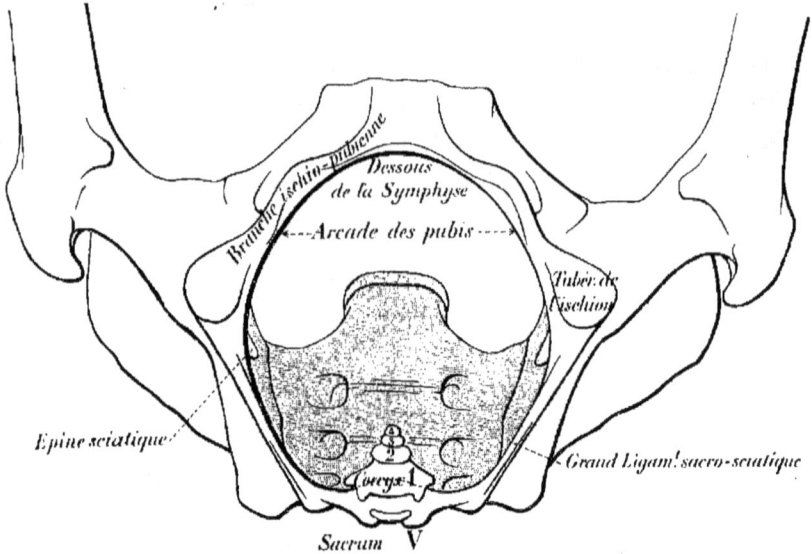

FIGURE 2. — Orifice inférieur d'un bassin de *femme*, en position obstétricale, couchée sur le dos. Observateur assis très bas : son regard plonge perpendiculairement au plan de l'orifice.

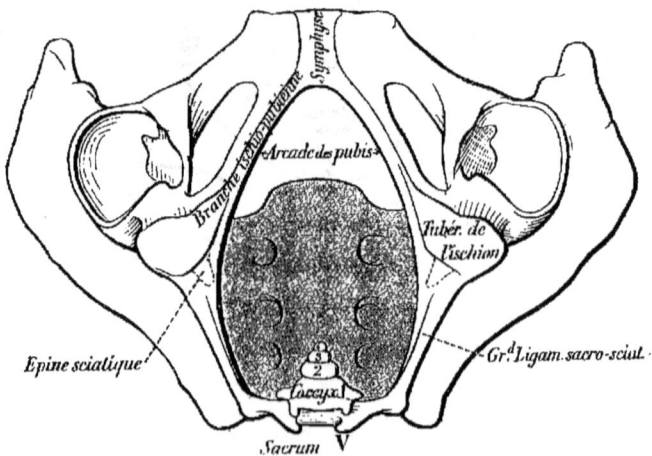

FIGURE 3. — Bassin d'*homme* couché sur le dos. Vue de l'orifice inférieur. Comparez avec celui de la femme (Fig. 2). Chez l'homme : ischions rapprochés, étroitesse, arcade des pubis ogivale. Chez la femme : ischions écartés au delà des épines sciatiques, arcade des pubis large.

L'orifice inférieur du petit bassin, sur le squelette garni de ligaments (Fig. 2), présente : en avant le dessous de la symphyse pubienne,
le *sous-pubis;* en arrière le *coccyx* flexible; de chaque côté, une courbe
mi-partie osseuse (*branche ischio-pubienne* et *tubérosité de l'ischion*),
mi-partie ligamenteuse (*ligaments sacro-ischiatiques*).

Cet orifice inférieur du petit bassin est appelé ordinairement DÉTROIT
INFÉRIEUR. Grâce à la mobilité du coccyx inclus dans le plancher mou
périnéal, ce détroit est très dilatable : ce n'est donc pas le véritable orifice
inférieur du petit bassin, de l'excavation ilio-sacrée, qui est naturellement immuable ou à peu près, puisqu'elle est osseuse.

L'excavation a pour parois (Fig. 4) : en avant, la face postéro-supé-
rieure de *la symphyse* et *des corps des pubis* (faible hauteur et convexité de
haut en bas); en arrière, la surface *sacrée* antéro-inférieure (grande hauteur

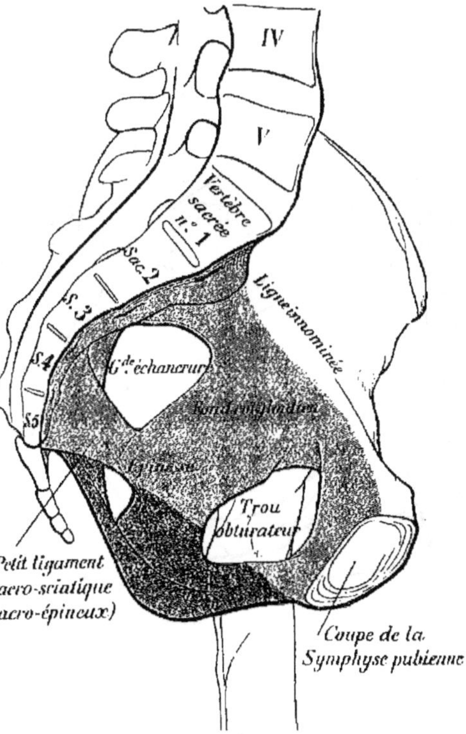

FIGURE 4. — Coupe verticale d'un bassin de femme debout. L'intérieur du petit bassin est teinté :
l'étage supérieur (gris clair) mesure toute la hauteur du sacrum et de la symphyse, c'est *l'excavation*
proprement dite; l'étage inférieur (plus foncé), qui comprend le coccyx ainsi que toute la partie de
l'ischion située au-dessous de l'épine, fait en réalité partie du périnée.

et concavité de haut en bas). Sur les côtés (hauteur moyenne) l'excavation s'étend de *la ligne innominée* jusqu'au-dessous de *l'épine sciatique;* elle est formée par le plan osseux du fond de *la cavité cotyloïde* et par la face interne de *l'épine* et du *corps de l'ischion.* Ces parties osseuses séparent *le trou obturateur,* qui est en avant, *du grand intervalle sacro-sciatique,* qui est en arrière, l'un et l'autre comblés à l'état frais par des ligaments, des muscles, etc.

Ainsi limitée (Fig. 4, gris clair), l'excavation osseuse pelvienne a pour orifice supérieur le détroit supérieur. Et le plan de son orifice inférieur rase en avant le dessous de la symphyse, en arrière la pointe du sacrum, sur les côtés le bord inférieur des épines sciatiques. Cet orifice inférieur est sensiblement immuable comme l'orifice supérieur.

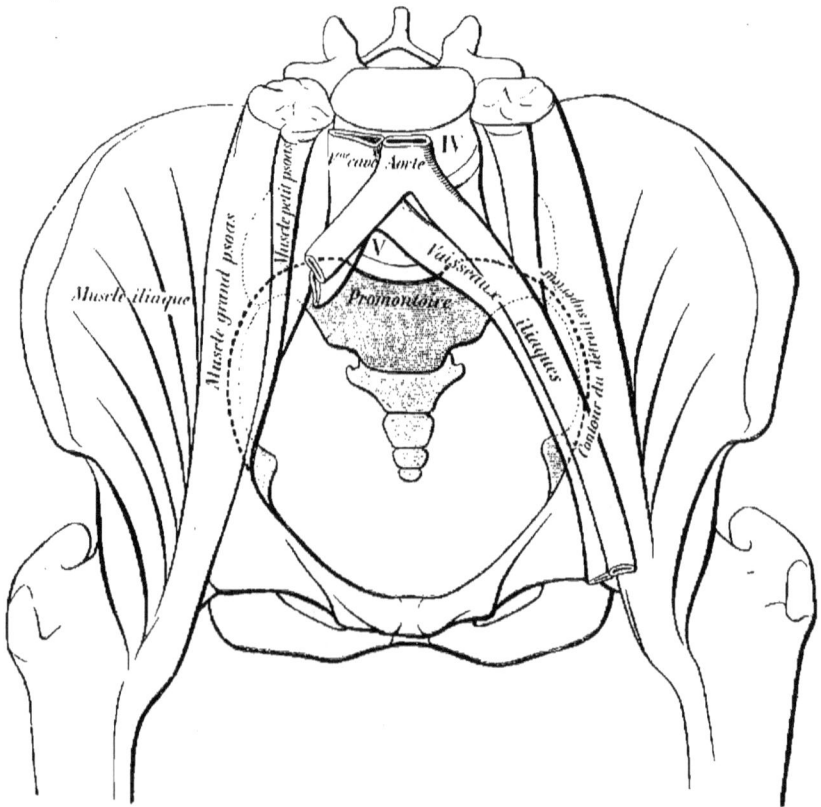

FIGURE 5. — Détroit supérieur garni des parties molles vu par un observateur debout : le regard plonge perpendiculairement au plan du détroit. Sur le côté droit, l'on voit les muscles psoas déborder de plus d'un large doigt la partie postéro-latérale pointillée du contour osseux ; sur le côté gauche, l'épaisseur des vaisseaux vient s'ajouter à la saillie musculaire.

L'ORIFICE SUPÉRIEUR du petit bassin osseux, LE DÉTROIT SUPÉRIEUR, inextensible et immuable, n'est pas un cercle régulier (Revoy. Fig. 1, p. 3). La large et haute saillie du promontoire empiète sur son aire et la fait *réniforme*. En conséquence, ce détroit est *plus large dans le sens transversal* qu'étendu dans le sens antéro-postérieur.

Garni de ses parties molles (*muscles psoas, etc.*) (Fig. 5), le détroit supérieur perd de sa largeur ; néanmoins sa plus petite étendue reste antéro-postérieure. A l'occasion, mesurez sur le cadavre ; ne vous laissez pas tromper par l'apparence.

L'ORIFICE INFÉRIEUR DE L'EXCAVATION (Fig. 6) n'est pas non plus un cercle régulier. Complété de chaque côté par *le petit ligament sacro-sciatique* (*sacro-épineux*), il est légèrement extensible à ce niveau. Son étendue antéro-postérieure, *sous-sacro-pubienne*, c'est-à-dire mesurée de la pointe du sacrum à la symphyse, l'emporte sur ses dimensions transversales, surtout si on les mesure au droit des épines sciatiques dont la saillie, dissimulée par le matelas du m. obturateur int.. ne doit pas être ignorée.

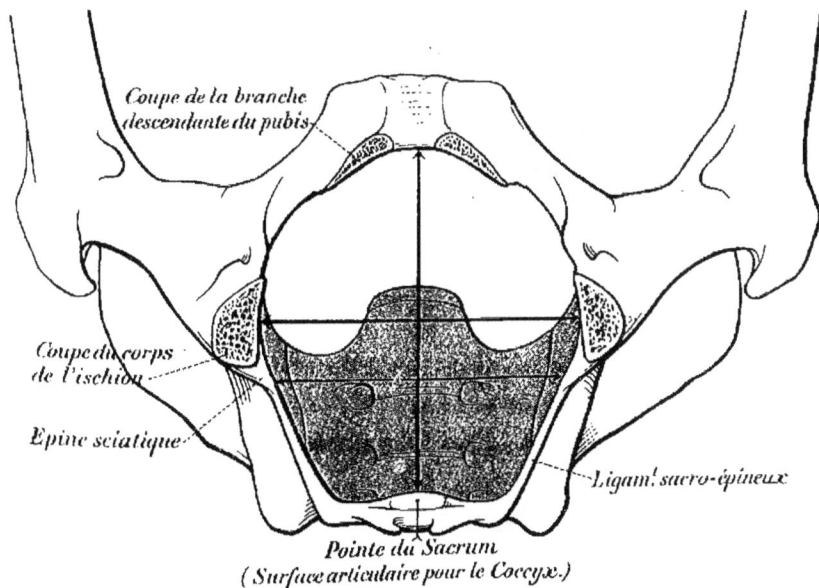

Coupe de la branche descendante du pubis

Coupe du corps de l'ischion

Épine sciatique

Ligam! sacro-épineux

Pointe du Sacrum
(*Surface articulaire pour le Coccyx.*)

FIGURE 6. — Bassin de femme en position obstétricale (sur le dos). Le regard plonge à peu près horizontalement dans l'excavation par son orifice inférieur qu'un trait de scie a mis en évidence. Ce trait a suivi le plan sous-sacro-pubien et divisé. par conséquent, la branche descendante du pubis, près de son origine, et le corps de l'ischion au-dessous de son épine.

L'excavation commence donc *oblongue en travers* et finit *oblongue d'avant en arrière*. Son intérieur, dans sa moitié postérieure, est excavé comme un baril; ses dimensions antéro-postérieure, transversale et obliques sont dites égales entre elles, égales ou supérieures aux grands diamètres des orifices. Tout ce qui peut y entrer y est à l'aise et libre d'y tourner.

B. PARTIE GÉNITALE DU CANAL, FILIÉRE VAGINO-PÉRINÉO-VULVAIRE

L'excavation ou canal pelvien osseux ne constitue pas toute la longueur du canal pelvi-génital que doit traverser le fœtus. Loin de là!

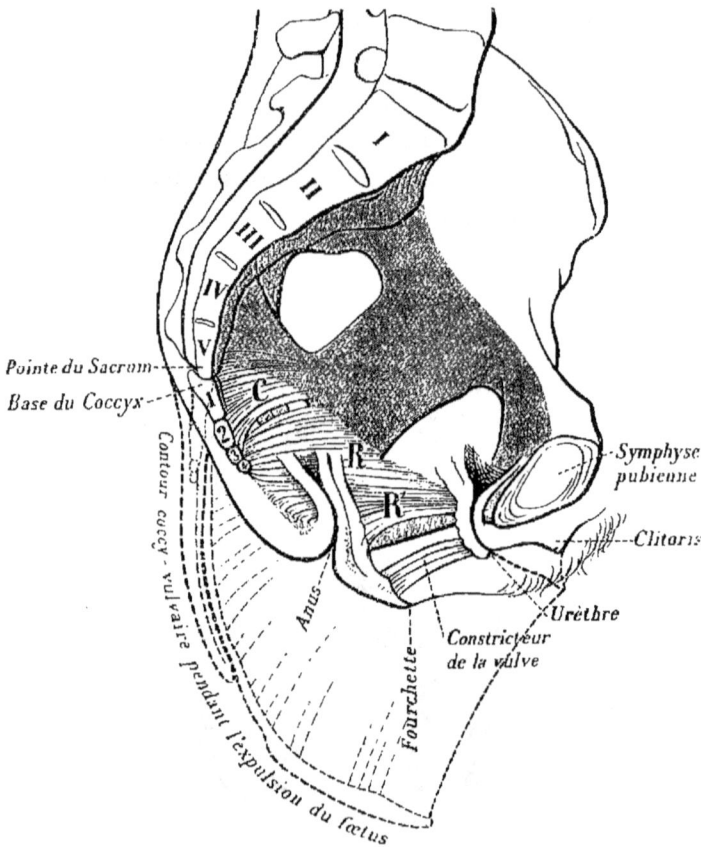

FIGURE 7. — Coupe verticale médiane, femme debout. La partie molle du canal pelvi-génital est figurée : 1° au repos, courte et étroite; 2° pendant l'expulsion, longue et dilatée. — C, R, R', les divers faisceaux du m. releveur coccy-périnéal : C, portion ischio-coccygienne ; R, principaux faisc. convergeant vers la pointe du coccyx ; R', autres faisc. aboutissant près de l'anus. Cf. fig. 10, page 11.

A l'orifice inférieur de l'excavation est comme appendu un entonnoir membraneux, ou **infundibulum périnéo-vulvaire**, qui constitue pour le fœtus une filière de parties molles et que, par antithèse, on appelle souvent *bassin mou, bassin dilatable.*

L'embouchure de cet entonnoir est formée par les insertions du *plancher périnéal musculaire,* c'est-à-dire du *releveur de l'anus* (R'R, Fig. 7) et de *l'ischio-coccygien* (C), dont l'ensemble mérite le nom de *releveur coccy-périnéal.*

Cette embouchure correspond et s'attache à l'orifice inférieur de l'excavation à laquelle l'infundibulum périnéo-vulvaire fait suite : c'est dire que de chaque côté le bassin mou est fixé au contour qui va de la partie basse du corps du pubis à la pointe sacrée, en passant par l'épine sciatique, et que le coccyx en fait partie. A l'état normal, celui-ci joue le même rôle que le raphé d'insertion coccy-anal, puisqu'il est mobile, quoique osseux.

Donc, de chaque côté, sur la ligne intérieure étendue de l'épine sciatique à la partie basse du pubis, des faisceaux musculaires s'insèrent qui se portent en arrière et en bas (Fig. 7) vers le bord du coccyx (C), vers la pointe du coccyx (R) et vers le raphé périnéal pré-coccygien ou ano-coccygien (R'). Il en résulte un **diaphragme** ou **plancher pelvien musculaire**, concave en haut, infundibuliforme (Fig. 8), ouvert d'une

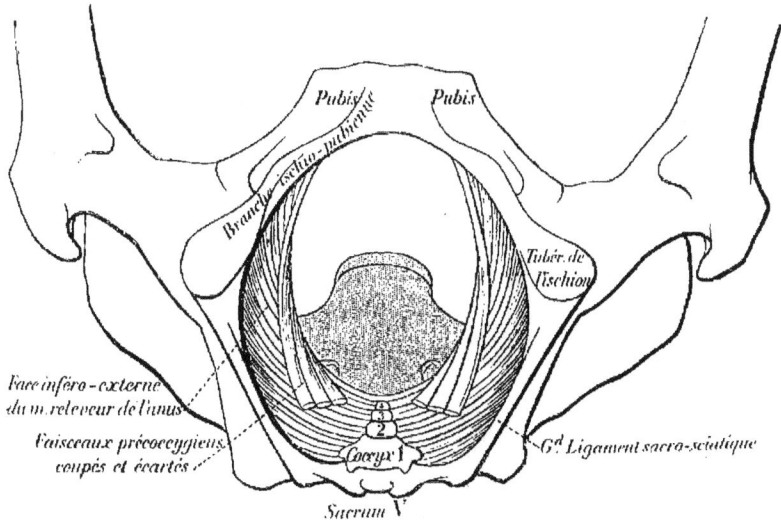

FIGURE 8. — Bassin de femme couchée sur le dos : vue périnéale de l'ensemble d'un muscle releveur coccy-périnéal schématique. Les faisceaux antérieurs, pubo-précoccygiens, ont été désinsérés et écartés pour montrer la forme et l'étendue du puissant orifice musculaire pubo-coccygien au moment où le pôle fœtal commence à le solliciter. Cf. fig. 9 au *verso.*

large fente médiane antérieure où passent l'urèthre, le vagin, le rectum
et que doit forcer et traverser le fœtus, avant d'aborder la vulve.

Cette fente peut être appelée *pubo-coccygienne,* car la majeure partie
des faisceaux du muscle releveur se concentrent vers la pointe du coccyx.
*C'est le détroit supérieur du canal mou dilatable périnéo-vulvaire dont
le détroit inférieur est l'orifice vulvaire.* Mais les accoucheurs, parlant
relativement au bassin osseux, ont l'habitude de l'appeler DÉTROIT INFÉ-
RIEUR. Il faut s'y conformer.

Sa dilatabilité antéro-postérieure est limitée par le degré de rétro-
flexibilité du coccyx. En avant, sa dilatabilité transversale lui permet d'éga-
ler la largeur de l'arcade osseuse des pubis qui l'encadre. En arrière, elle
pourrait être plus considérable, mais la masse graisseuse de la fosse ischio-
anale permet rarement au releveur de l'anus de s'accoler au grand ligament sacro-sciatique et à la tubérosité de l'ischion.

A l'état de repos, avant l'arrivée du fœtus, **le détroit inférieur
pubo-coccygien** a la forme d'une fente large, mais beaucoup plus
longue qu'elle n'est large.

Dilatée par la partie fœtale (Fig. 9), cette fente gagne en longueur par

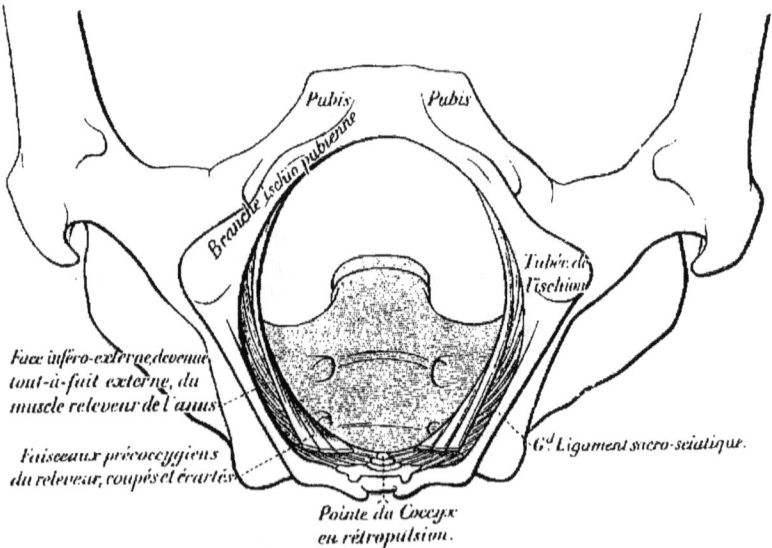

FIGURE 9. — Représente, comme la figure 8, la face périnéale de l'orifice musculaire pubo-coccygien.
Mais, ici, la dilatation est opérée par la partie fœtale qui passe et le coccyx est en rétropulsion
complète. Cf. fig. 8 au *recto* d'en face.

derrière et en largeur de chaque côté. Elle reste plus étendue dans le sens antéro-postérieur que dans le sens transversal.

Examinée à partir du moment où le premier pôle fœtal apparaît à la vulve, **la filière périnéo-vulvaire** constitue véritablement la partie courbe du canal pelvi-génital (Fig. 10). De même que pour l'excavation, la paroi antérieure, sous-pubienne, est courte; la postérieure, périnéale, très longue. Celle-ci, étendue de la base du coccyx à la fourchette vulvaire,

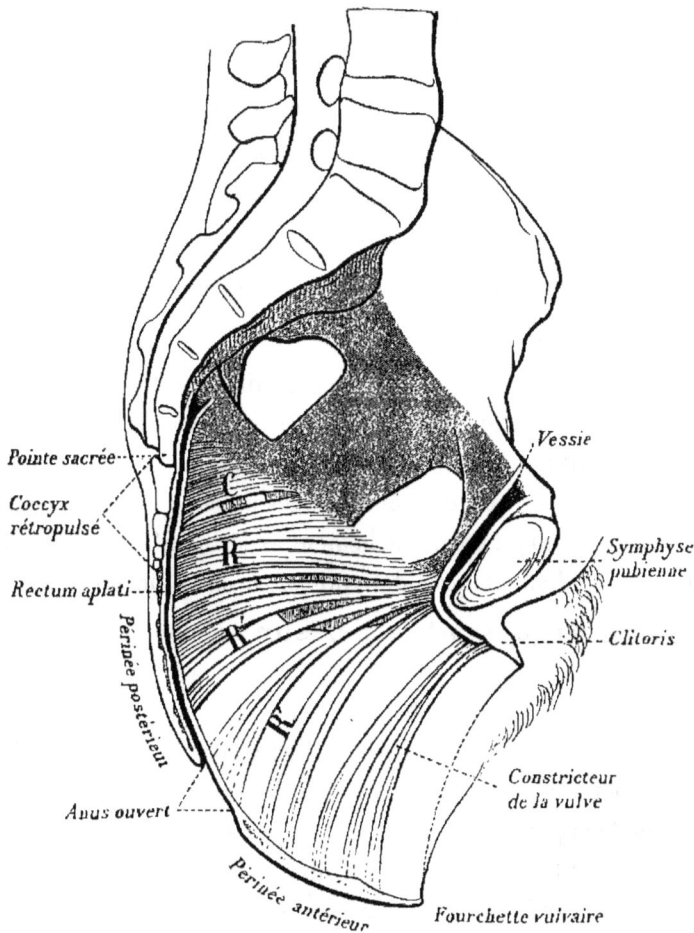

FIGURE **10**. — Coupe verticale médiane du canal pelvi-génital, femme debout. — La partie molle, filière périnéo-vulvaire, est représentée avec tout le développement qu'elle acquiert en longueur et en largeur pendant le passage du fœtus. On remarquera les arceaux musculaires du releveur coccy-périnéal : C, ischio-coccygien; R, principaux faisceaux du releveur rassemblés vers la pointe du coccyx; R' R', autres faisceaux du releveur dissociés par suite de l'élongation de leur ligne d'insertion périnéale, comme leurs analogues du constricteur de la vulve. Cf. fig. 7, page 8.

est très dilatable, très extensible; elle peut dépasser quinze centimètres! Cela pousse la fourchette en avant et amène la vulve à regarder *en l'air* quand la femme est sur le dos (Fig. 11), *en avant* quand elle reste debout, comme la représente là figure 10.

Le canal pelvi-vaginal ou pelvi-génital que parcourt le fœtus est donc fortement coudé et embrasse la symphyse dans sa concavité, comme la courbure d'une sonde vésicale masculine.

On y remarque, en fait, quatre parties relativement étroites ou détroits d'importance inégale.

1° LE DÉTROIT SUPÉRIEUR, orifice supérieur de l'excavation.

2° L'ORIFICE INFÉRIEUR DE L'EXCAVATION, au niveau de la pointe sacrée et du bord inférieur des épines sciatiques : c'est l'entrée du détroit inférieur.

3° LE DÉTROIT INFÉRIEUR, anneau musculaire pubo-coccygien, encadré par l'arcade et les ischions épaissis par les m. obturateurs int.

4° L'ANNEAU VULVAIRE.

Pour les franchir, ces anneaux (réserve faite du détroit supérieur), le fœtus à terme et de volume normal doit être *poussé* ou *tiré dans l'axe*, c'est-à-dire suivant une ligne perpendiculaire au plan de l'orifice et centrale. Suivez sur là figure 11 qui, de même que les précédentes, a été construite, après dissection, pendant un accouchement expérimental sur le corps d'une femme morte rapidement après délivrance. On en vend un moulage.

1° **Le plan du détroit supérieur** est oblique et regarde vers l'ombilic.

La femme étant en position obstétricale, le siège au bord du lit, l'accoucheur entre les jambes, on peut dire que l'**axe du détroit supérieur**, véritable flèche indiquant ce que serait l'engagement du fœtus s'il se faisait suivant le mode appelé synclitique, est dirigé *très en bas et vers les pieds de l'accoucheur*. Et l'on peut ajouter que telle est aussi la direction de l'axe de la plus grande partie de l'excavation (Fig. 11).

2° **Les plans** *de l'orifice inférieur de l'excavation et* **du détroit inférieur** lui-même, quoique beaucoup moins inclinés que celui du détroit supérieur, le sont encore dans le même sens, surtout celui de l'orifice inférieur de l'excavation qui est l'entrée du vrai détroit inférieur.

L'axe de celui-ci, désigné sur la figure comme axe de sortie, reste donc, sur la femme couchée, dirigé non pas tout à fait horizontalement vers l'accoucheur, mais encore *un peu en bas, vers les genoux de l'accoucheur* (Fig. 11).

3° **Le plan de l'anneau vulvaire**, immédiatement avant le dégagement, est oblique et regarde *en l'air*.

L'axe de ce détroit, terminaison de la trajectoire fœtale, est donc dirigé de bas en haut, *en l'air et vers la face de l'accoucheur*.

Conclusion à tirer de l'examen attentif de la figure 11 :

Si l'accoucheur avait mis la main jusque dans le ventre et saisi une partie fœtale, il devrait tirer d'abord en bas, vers ses pieds, pour enfiler le détroit supérieur et descendre l'excavation ; ensuite en bas encore, mais vers ses genoux, pour enfiler et franchir le détroit inférieur ; enfin de plus en plus en haut, vers sa tête, pour sortir de l'anneau vulvaire.

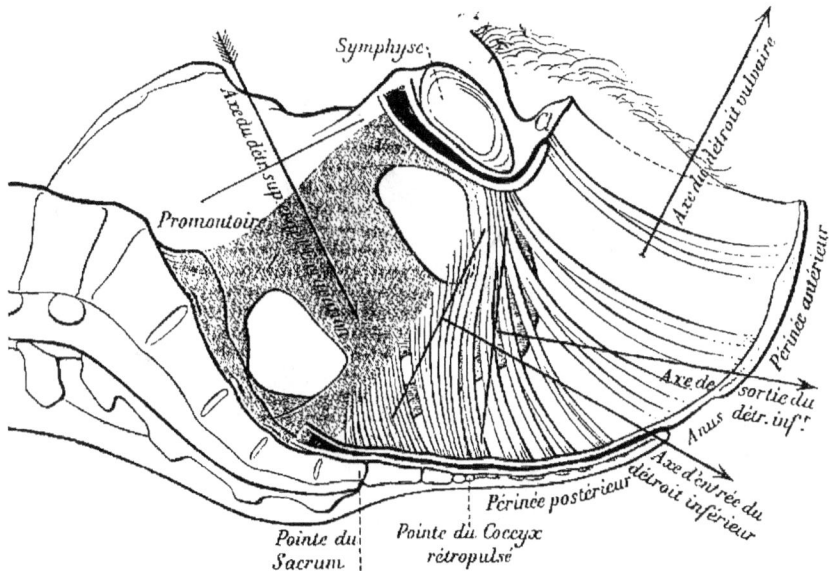

FIGURE **11**. — C'est la figure 10 (coupe verticale médiane du canal pelvi-génital dilaté) mise en position obstétricale. Les axes des divers détroits y sont indiqués par les flèches perpendiculaires au milieu des plans de ces détroits.

Voyez l'axe du détroit supérieur et de l'excavation : il descend presque verticalement.

L'axe de l'orifice inférieur de l'excavation ou entrée du détroit inférieur reste nettement oblique en bas. L'axe de sortie du détroit inférieur ou orifice pubo-coccygien n'arrive pas encore à l'horizontale.

L'axe de l'orifice vulvaire est ascendant, presque vertical.

C. DIMENSIONS DIAMÉTRALES DES DÉTROITS ET DE L'EXCAVATION

On distingue 4 diamètres : *l'antéro-postérieur, le transverse, les obliques.*

DIAMÈTRES DU DÉTROIT SUPÉRIEUR

Diamètre antéro-postérieur, distance intérieure minima promonto-pubienne, diamètre promonto-sus-pubien, *onze centimètres*, **11**.

Diamètre transverse, diamètre bis-iliaque maximum, *treize centimètres et demi*, **13 1/2**, sur le squelette.

Diamètres obliques, distance intérieure de l'éminence ilio-pectinée à la symphyse sacro-iliaque du côté opposé, *douze centimètres*, **12** et plus, sur

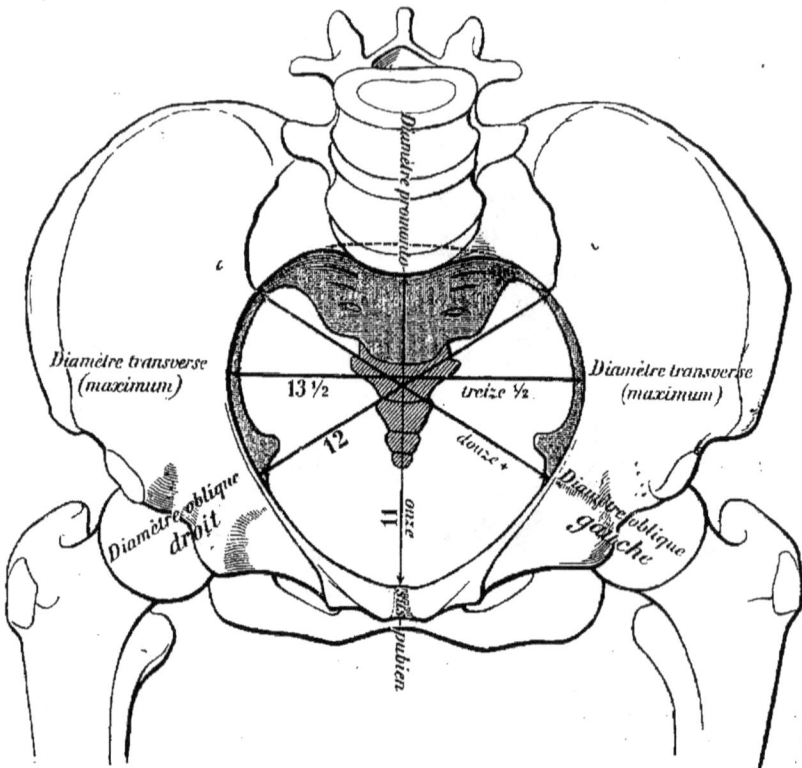

FIGURE 12. — Les quatre diamètres du détroit supérieur tels qu'on a l'habitude de les mesurer sur le bassin sec.

Habituez-vous à bien qualifier, droit ou gauche, les diamètres obliques ; regardez : le *droit* aboutit à l'éminence ilio-pectinée droite, le *gauche* à l'éminence ilio-pectinée gauche.

le squelette. — Il y a deux diamètres obliques croisés en X et qu'il importe de connaître par leur nom. En France, celui qui part du voisinage de *l'éminence ilio-pectinée gauche*, s'appelle *diamètre oblique gauche;* celui qui part de *l'éminence ilio-pectinée droite*, s'appelle *diamètre oblique droit.*

L'étude de ces diamètres du bassin sec est insuffisante et presque vaine.

D'abord, les diamètres obliques et le transverse sont considérablement réduits par la saillie, variable suivant la musculature, dépressible il est vrai, des psoas et des vaisseaux.

Ensuite, et c'est là le point important, la tête fœtale, arrivée à terme et à sa grosseur normale, tend à s'engager dans le calibre pelvien, centre sur centre. Donc, les diamètres transverse et obliques qu'il faut étudier et connaître, sont ceux qui passent par le *centre de figure* du détroit supérieur, c'est-à-dire par le milieu de la distance promonto-pubienne. Les diamètres transverse et obliques représentés fig. 12, y coupent l'antéro-postérieur bien plus près du promontoire que du pubis. Et il devient évident que si l'ovoïde céphalique fœtal faisant descendre son pôle, venait superposer l'un de ses méridiens juste à l'un ou à l'autre de ces diamètres, il buterait contre le promontoire, en laissant vers le pubis un vide inutilisé. Ces diamètres ne sont donc pas praticables.

La réalité est mieux représentée fig. 13: bassin avec parties molles.

Le diamètre promonto-sus-pubien mesure encore *onze centimètres*, **11**.

L'ancien diamètre transverse maximum qui dépassait 0^m13 est tombé au-dessous de 0^m10 (*t t'*). Peu importe qu'il puisse être rallongé par refoulement des parties molles qui l'ont raccourci, puisqu'il est impraticable par sa situation trop rapprochée du promontoire.

Sur la femme vivante, le diamètre transverse maximum apparent est le *diamètre inter-ilio-pectiné* (V. fig. 13) qui mesure presque 0^m12, longueur suffisante; mais il est aussi impraticable, car si la tête posée d'abord comme d'habitude, en travers, tendait à y engager son méridien, le pubis débordé par la bosse antérieure, l'arrêterait.

Entre ces deux diamètres transverses impraticables parce qu'ils sont trop rapprochés, l'un *t t'*, du promontoire, l'autre l'inter-ilio-pectiné, du pubis, l'on peut en imaginer un intermédiaire passant par le centre de figure et par conséquent praticable, s'il est assez long. Évidemment, il est rendu plus court que l'inter-ilio-pectiné, par la saillie des parties molles; mais la mobilité de celles-ci permet à ce *diamètre transverse central* bien placé, de réparer son déficit et d'approcher **0ᵐ12**.

Le chiffre 0ᵐ12 est plus facilement donné par les *diamètres obliques centraux*. Si l'on trace ceux-ci, on les voit aboutir à un doigt en avant des éminences ilio-pectinées et mesurer onze centimètres auxquels le refoulement du psoas ajoute *facilement* 1 centimètre : **11 + 1 = 12**.

CONCLUSIONS. — Sur le détroit supérieur garni de ses parties molles constituantes, le petit diam. est encore l'antéro-post. ou promonto-sus-pubien : *onze centimètres*, **11**. Si le détroit est cordiforme, sa pointe est inutilisable (bon pour la vessie) et son centre d'aire praticable rejeté en arrière.

Le diamètre transverse *central* (passant par le centre de ce détroit garni) peut donner *presque douze centimètres*, et devenir praticable.

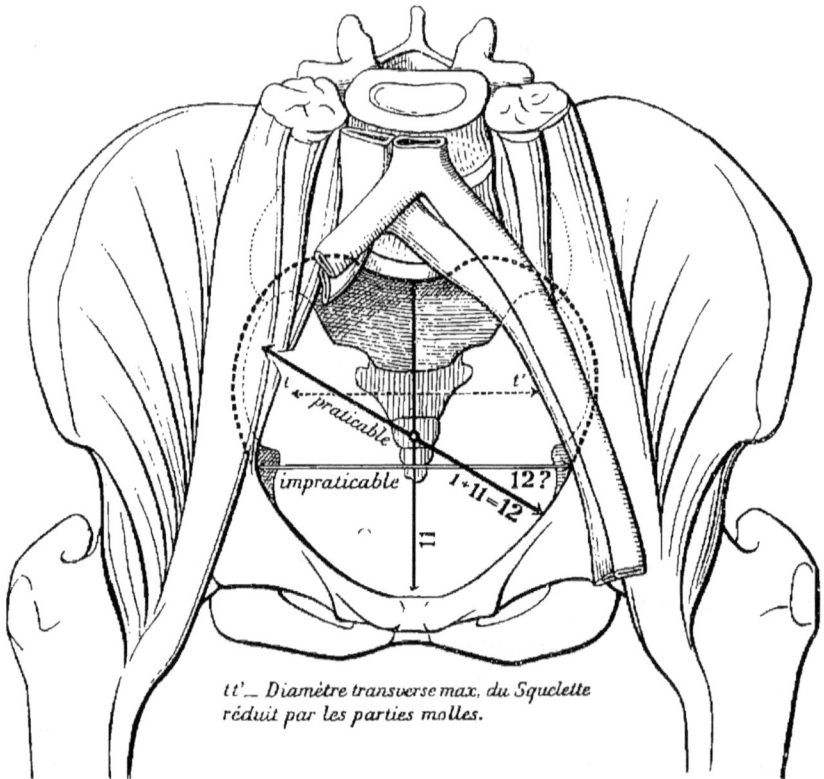

tt'_ Diamètre transverse max, du Squelette réduit par les parties molles.

FIGURE 13. — Les diamètres du détroit supérieur garni des principales parties molles. Le *centre* de figure est marqué par un point blanc, cerclé de noir, au milieu du diamètre antéro-postérieur, là même où vient croiser le diamètre oblique marqué *praticable*. Le diamètre transverse désigné *impraticable* est l'*inter-ilio-pectiné* du texte. L'oblique central *praticable* est coté 1 + 11 = 12, c'est-à-dire : 1 à acquérir facilement par le refoulement des parties molles, + 11 = 12.

Comme situation et comme longueur possible, *douze centimètres* (**12**), les diamètres obliques *centraux* sont les plus praticables, c'est-à-dire les plus aptes à recevoir le plus grand diamètre du pôle fœtal engagé. Sur la vivante, le diamètre oblique gauche que choisit presque toujours le maître diamètre fœtal, l'emporte sans doute aussi en longueur sur l'oblique droit.

DIAMÈTRES DE L'EXCAVATION

· A l'intérieur de l'excavation et à égale distance de ses deux orifices, à la hauteur du diamètre mi-sacro-pubien (Fig. 14), les diamètres antéro-postérieur, transverse, obliques, sont tous sensiblement égaux à **12**^{cm} sur le squelette, sans que l'un d'eux soit spécialement amoindri par les parties molles, les muscles obturateurs ne faisant que commencer.

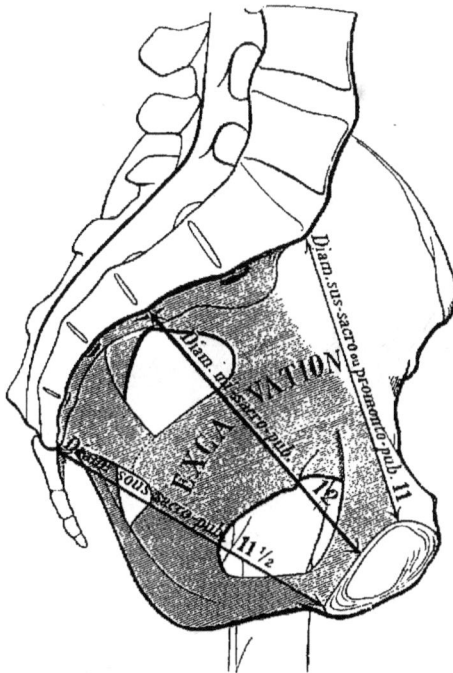

FIGURE **14**. — Coupe verticale médiane d'un bassin de femme debout. Diamètres antéro-postérieurs du détroit supérieur, du milieu de la hauteur de l'excavation et de l'orifice inférieur. Le premier le plus petit = 11. Le second = 12. Le troisième = 11 1/2, supérieur encore de 1/2 centimètre au premier.

Si l'on mesurait la distance sacro-pubienne en partant de la quatrième vertèbre, on trouverait plus de 12 centimètres, tant le sacrum est excavé à ce niveau. Il reste là, quand la tête est engagée en position ordinaire, un vide qui semble préparé et réservé pour quelque changement d'attitude de la tête ou pour l'introduction de la main et du forceps.

DIAMÈTRES DE L'ORIFICE INFÉRIEUR DE L'EXCAVATION

Diamètre antéro-postérieur, distance intérieure de la pointe du sacrum au bord inférieur ou dessous de la symphyse, diamètre sous-sacro-pubien, *onze centimètres et demi*, **11 1/2** (Fig. 15).

Diamètres obliques, *onze*, **11**.

Diamètre transverse maximum, préépineux, *onze centimètres*, **11**.

Diamètre transverse interépineux, *dix centimètres*, **10**.

Le diamètre antéro-postérieur, qui était le plus petit au détroit supérieur, est devenu plus grand ou tout au moins aussi grand que les deux autres. La prédominance de ce diamètre antéro-postérieur est donc réalisée ou préparée à l'être bientôt.

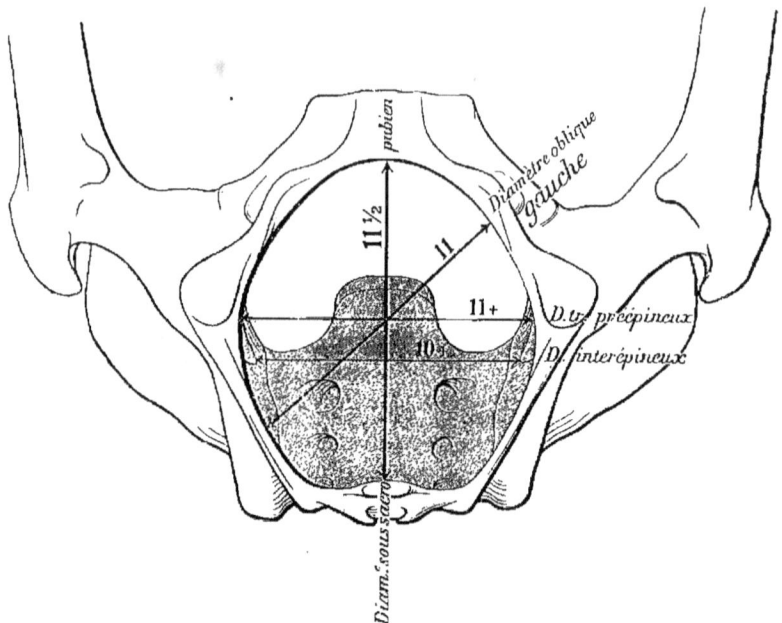

FIGURE **15**. — Diamètres de l'orifice inférieur de l'excavation (+ un peu plus; — un peu moins). Ils sont importants à connaître, car c'est là que, à l'état physiologique, finit le bassin osseux par une espèce de cadre immuable qui entoure le détroit inférieur ou embouchure du bassin mou. A première vue, les trois diamètres centraux diffèrent peu de longueur : 11 1/2, 11, 11 +.

Mais si l'on réfléchit que le diamètre interépineux n'a que 10, qu'il est très rapproché du vrai diamètre transverse, préépineux, et que celui-ci est diminué notablement par l'épaisseur des muscles obturateurs internes, l'on comprendra qu'à l'orifice inférieur de l'excavation, la prédominance soit acquise au diamètre antéro-postérieur.

DIAMÈTRES DU DÉTROIT INFÉRIEUR

Jusqu'ici, nous n'avons mesuré que les diamètres relativement immuables, quoique la mobilité acquise par les articulations du bassin dans les derniers temps de la grossesse permette un certain écartement des ischions et de la pointe du sacrum.

Nous entrons maintenant dans le **bassin mou** essentiellement dilatable, puisque son embouchure pubo-coccygienne, le détroit inférieur, étroite et courte à l'état de repos, doit arriver à atteindre, à peu de chose près, les dimensions de l'orifice inférieur de l'excavation, grâce à l'écartement des muscles releveurs et à la rétropulsion du coccyx.

Diamètre antéro-postérieur, distance qui sépare la pointe du coccyx du *dessous* de la symphyse pubienne (Fig. 16), diamètre coccy-pubien, *sept à dix centimètres, moyenne huit centimètres et demi, dilatable jusqu'à plus de onze.* Donc : 7 à 10, moyenne **8 1/2**, dilatable jusqu'à **+ 11**.

Diamètre transverse : intervalle d'abord minime du releveur (Fig. 16), extensible (Fig. 17), limité sur le squelette par la distance des faces internes des ischions, estimé *onze centimètres*, **11**. Diminué par les muscles obturateurs et la graisse ischio-anale, ce diamètre tombe *au-dessous* de onze.

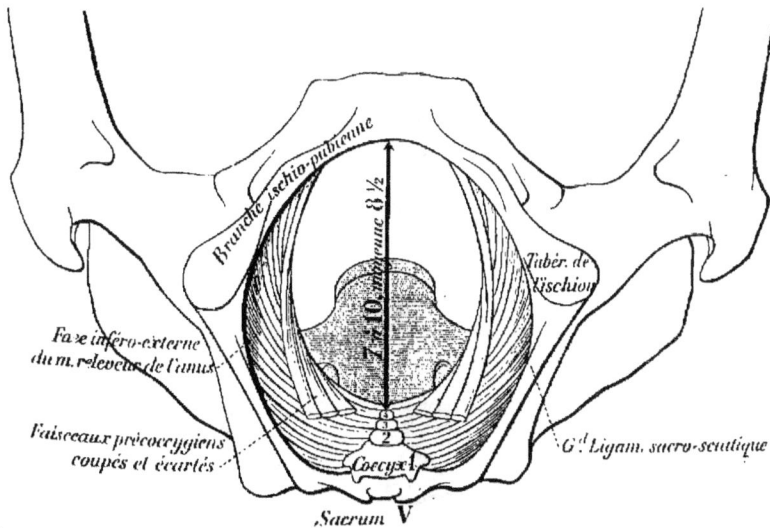

FIGURE **16**. — Le détroit pubo-coccygien au moment où le pôle fœtal commence à le solliciter, c'est-à-dire avant la rétropulsion du coccyx. Il a déjà perdu sa forme de fente antéro-postérieure pour devenir elliptique.

Diamètres obliques joignant, après dilatation du releveur (Fig. 17),
le milieu d'une branche ischio-pubienne et le milieu du muscle ischio-
coccygien du côté opposé, extensibles, estimés *onze centimètres*.

REMARQUES. — Avant de traverser ce détroit inférieur élargi, le fœtus
doit le forcer. Au moment de l'attaque, la prédominance du diamètre
antéro-postérieur sur le transverse est plus marquée qu'après la dilatation.

Au détroit supérieur, la prédominance était aux diamètres obliques ; au
détroit inférieur elle est à l'antéro-postérieur. Si nous voulions faire franchir ces détroits *elliptiques* par un corps ellipsoïde hypothétique aussi gros
que possible, tel qu'un œuf d'autruche légèrement *aplati*, nous l'engagerions
par un bout, en le plaçant de champ dans le sens d'un grand diamètre du
détroit supérieur, transverse plus ou moins oblique. Au fond de l'excavation, mal orienté pour enfiler le détroit inférieur, nous devrions lui imposer
un certain degré de *rotation*, afin que, toujours de champ, il vienne dans
le sens du grand diamètre du détroit inférieur qui est antéro-postérieur.

Ainsi la lettre ↻ ci-contre, bien placée au-dessus du détroit
supérieur ⊃ y descendrait facilement. Pour franchir ensuite
le détroit inférieur autrement dirigé O, elle devrait pivoter,
tourner et se placer dans le plan antéro-postérieur.

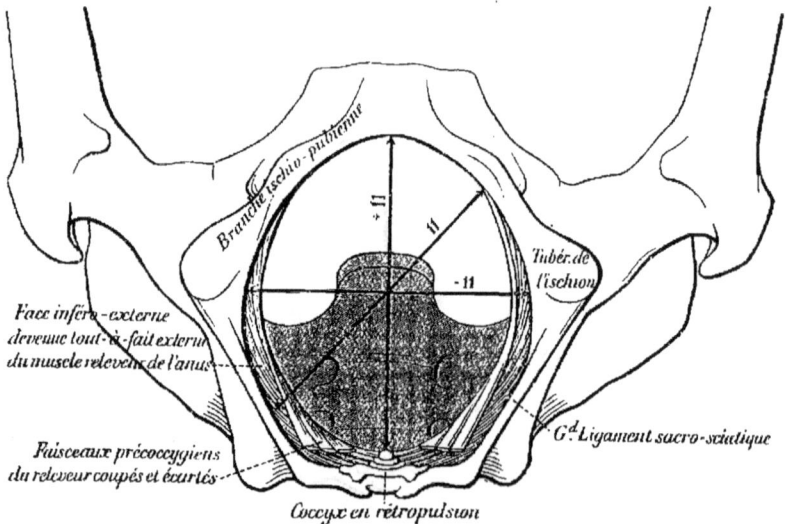

FIGURE **17**. — Le détroit inférieur dilaté. Le diamètre coccy-pubien, prédominant, peut dépasser
11 centimètres, + 11 ; les obliques atteignent 11 ; le transverse reste au-dessous — 11.
Le muscle releveur est un schéma synthétique de toutes les résistances périnéales.

II

LE FŒTUS, PRÉSENTATIONS, POSITIONS

Logé dans la *cavité utérine* qui est *ovoïde,* le *fœtus* pelotonné, tête et membres fléchis devant le tronc incurvé en avant, forme lui-même un *gros ovoïde* dont le tronc constitue le milieu, la tête et le siège les deux *pôles.* **L'ovoïde fœtal**, à terme, est long de *trente* centimètres environ. Placé *en travers*, il est bien loin de pouvoir s'engager dans le détroit supérieur.

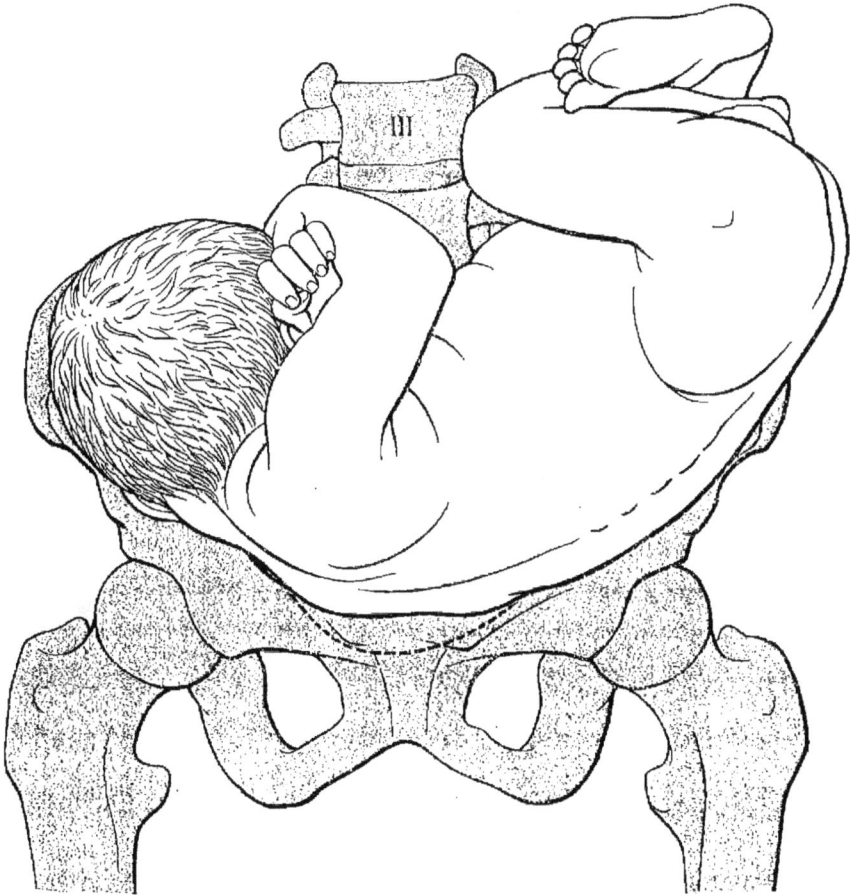

FIGURE **18**. — L'ovoïde fœtal placé en travers du bassin, la tête d'un côté, le siège de l'autre, présentant au détroit supérieur le côté gauche du tronc, l'épaule gauche, dont le commencement d'engagement ne peut aboutir. — Il n'est point aussi enfoncé avant le travail.

Quand même il serait possible de plier complètement le tronc ou le cou du fœtus, la masse résultant de cette plicature, de ce doublement, serait encore beaucoup trop grosse pour s'engager dans le canal pelvien.

Il faut que l'ovoïde fœtal se *présente* et *s'engage* par l'un de ses bouts.

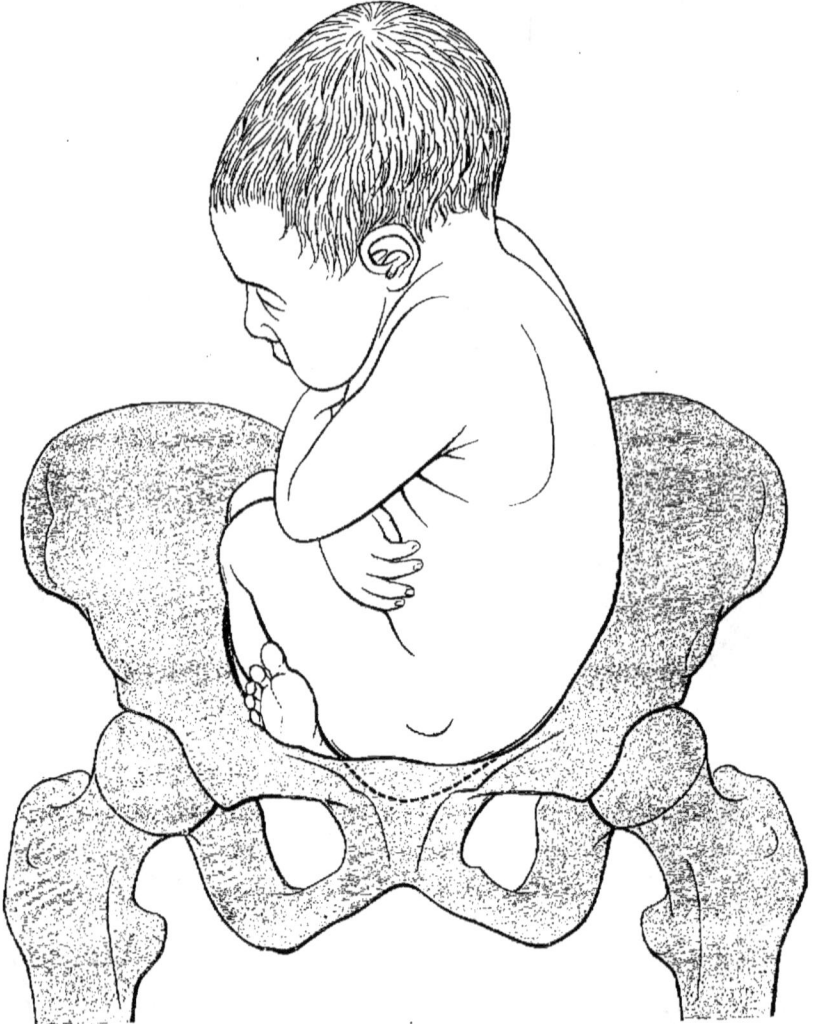

FIGURE **19**. — L'ovoïde fœtal se présentant par le siège complet, fesses et talons, attitude accroupie, tibias à droite (de la mère), sacrum à gauche (de la mère). L'engagement n'est pas fait, le trochanter antérieur restant visible au-dessus du pubis, quoique le postérieur soit sûrement dans l'excavation, bien au-dessous du promontoire que l'on devine être appliqué au flanc à la hauteur de la main visible. Pour pénétrer, dans sa position transversale pure ou légèrement diagonalisée, le diamètre sacro-tibial devra subir une forte réduction.

Ces deux régions ou extrémités fœtales, tête et siège, ne sont pas trop volumineuses pour passer, pourvu qu'elles se présentent bien. Elles le sont assez néanmoins pour être obligées à osciller, à pivoter, à se réduire, à cheminer lentement, en subissant les exigences des détroits, mais aussi en réagissant sur les parties maternelles dilatables.

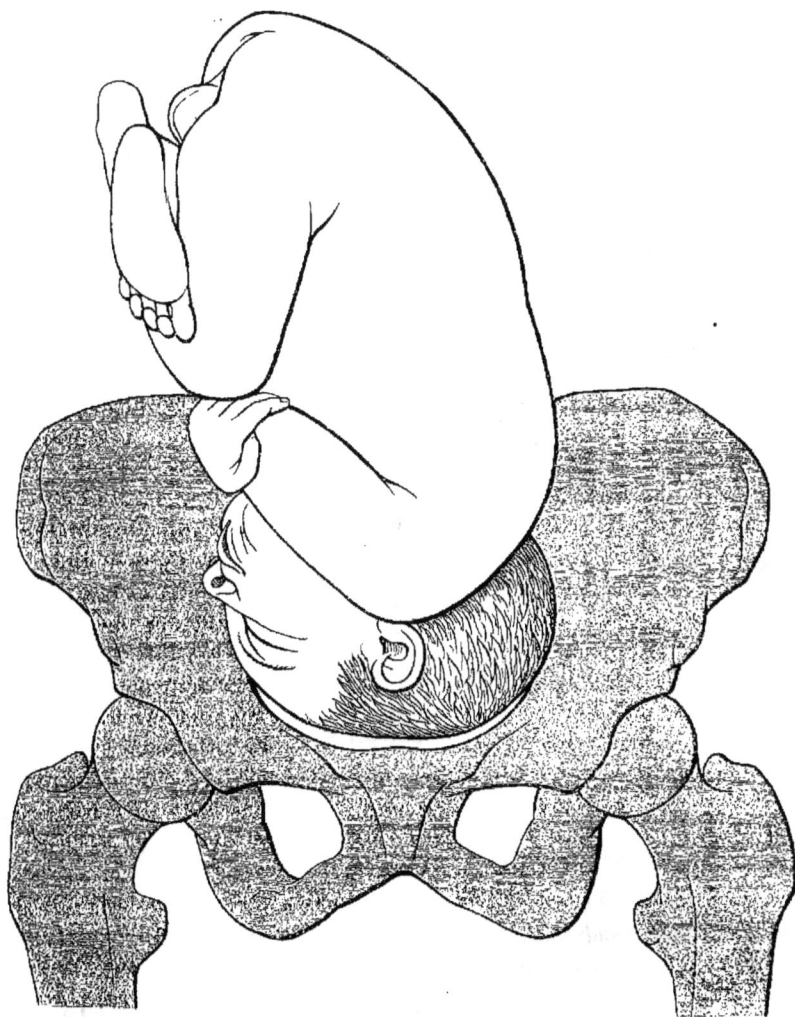

FIGURE 20. — L'ovoïde fœtal offrant son petit bout, la tête, mais l'offrant *mal* au détroit supérieur où elle ne peut pénétrer en gardant cette attitude qui n'est ni la flexion ni la déflexion. Il ne suffit pas que la tête soit en bas pour qu'elle s'engage et descende; il faut encore que la manière dont elle se présente soit bonne. (V. fig. 48, page 6! photo. *ad nat.*)

Rien de plus à dire, si les deux pôles du fœtus étaient cylindroïdes, également réductibles en tous sens, et s'ils traversaient des détroits successifs, ayant les diamètres de même nom égaux ou également dilatables.

Mais les PÔLES FŒTAUX ne sont ni cylindroïdes ni également réductibles dans tous leurs diamètres; ils sont *ellipsoïdes*. Après comme avant la faible réduction qu'elle subit dans la filière, la tête — son sommet comme sa face — reste *aplatie d'une oreille à l'autre*. Et après l'énorme réduction que le tassement fait subir à son épaisseur sacro-tibiale, le siège devient *aplati d'avant en arrière;* son diamètre bitrochantérien prédomine.

De leur côté, les détroits maternels au lieu d'être des anneaux circulaires, sont plutôt *elliptiques*, comme préparés à recevoir les pôles semblablement conformés du fœtus, moyennant que ceux-ci s'orientent bien, *se posent* bien, pour pénétrer, comme on oriente un sou qu'on veut mettre en tirelire.

Un fœtus qui se présente au détroit supérieur par le travers, c'est-à-dire par le **tronc**, se présente mal, toujours *mal*, quelque position qu'il prenne.

Un fœtus qui se présente au détroit supérieur par le **siège**, fait réputé dangereux par les cliniciens, peut, au point de vue mécanique de l'engagement et de la descente, se présenter *mal* ou *bien*. Le siège se présenterait *mal* et sans succès, s'il essayait d'engager son *grand diamètre* qui est d'abord le SACRO-TIBIAL, dans le sens du *petit diamètre* du détroit supérieur, le promonto-sus-pubien. Il se présente *bien*, et avec succès en offrant ce même *grand diamètre* primitif SACRO-TIBIAL, au *grand diamètre* du détroit supérieur, c'est-à-dire au transverse ou mieux à l'un des OBLIQUES.

Un fœtus qui se présente au détroit supérieur par la tête se présente par le petit bout de l'ovoïde fœtal; mais ce petit bout, si peu réductible, reste en réalité le plus gros, même après qu'il a pris la meilleure attitude.

La tête aussi est *ovoïde*, comme la masse totale du fœtus, et la distance *occipito-faciale*, la longueur de l'ovoïde céphalique, est *supérieure au plus grand diamètre pelvien*. Donc si la tête persistait à s'offrir comme dans la fig. 20, sans flexion ni déflexion, l'engagement n'aurait pas lieu. Même dans les meilleures conditions, c'est-à-dire la tête ayant son diamètre *occipito-frontal* superposé au diamètre pelvien maximum, à l'un des obliques, le front et l'occiput buteraient contre le bord du détroit supérieur, l'un vers l'éminence ilio-pectinée, l'autre sur le psoas vers la symphyse sacro-iliaque.

Il faut donc que l'ovoïde céphalique, lui aussi, présente l'un ou l'autre de ses PÔLES, *l'occiput* ou le *menton*. Si c'est l'occiput, le **sommet**, qui se présente et s'engage, la **tête** est fortement **fléchie** (Fig. 21).

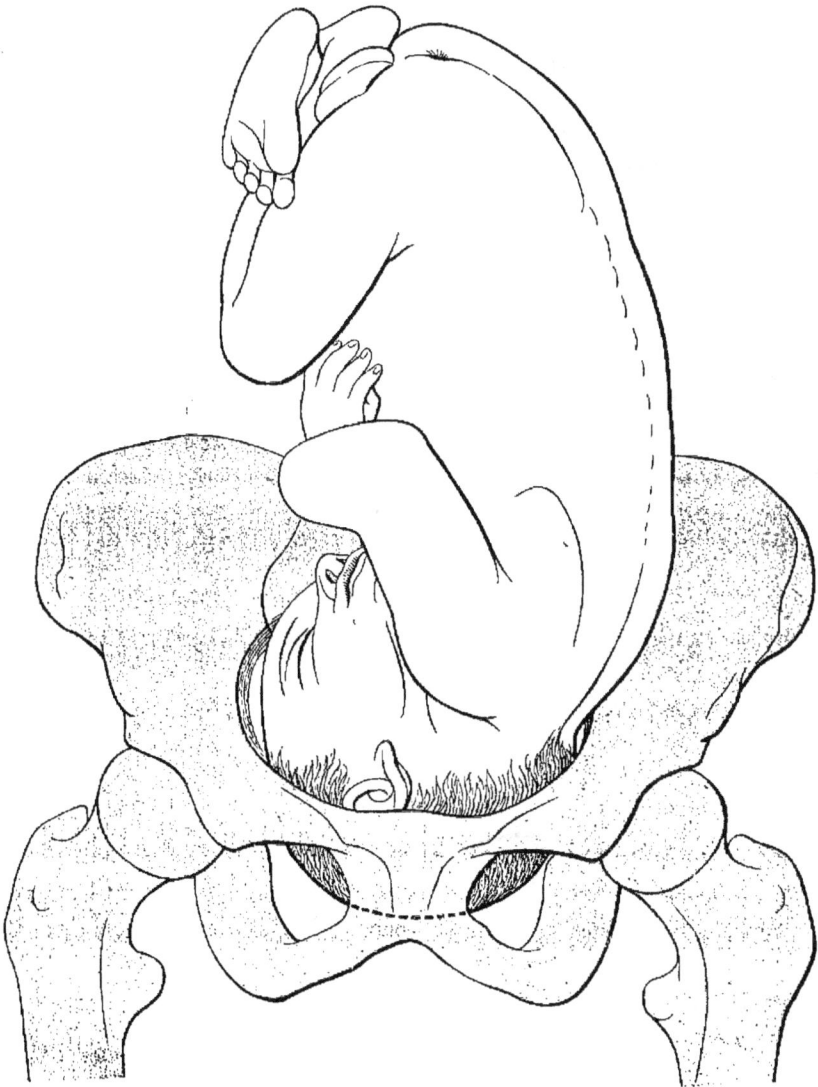

FIGURE **21**. — Engagement du pôle fœtal céphalique par le **sommet**. — La *tête* s'est *fléchie* pour présenter son pôle occipital, son *sommet;* elle s'est de plus bien orientée, bien tournée, bien *posée*, comme on dit, puisque l'engagement est accompli et la descente à moitié faite, la bosse pariétale antérieure étant bien au dessous du culmen pubien.

Au contraire, si la **tête** prend l'attitude fortement **défléchie**, c'est le menton qui descend le premier, c'est la **face** qui se présente et s'engage (Fig. 22).

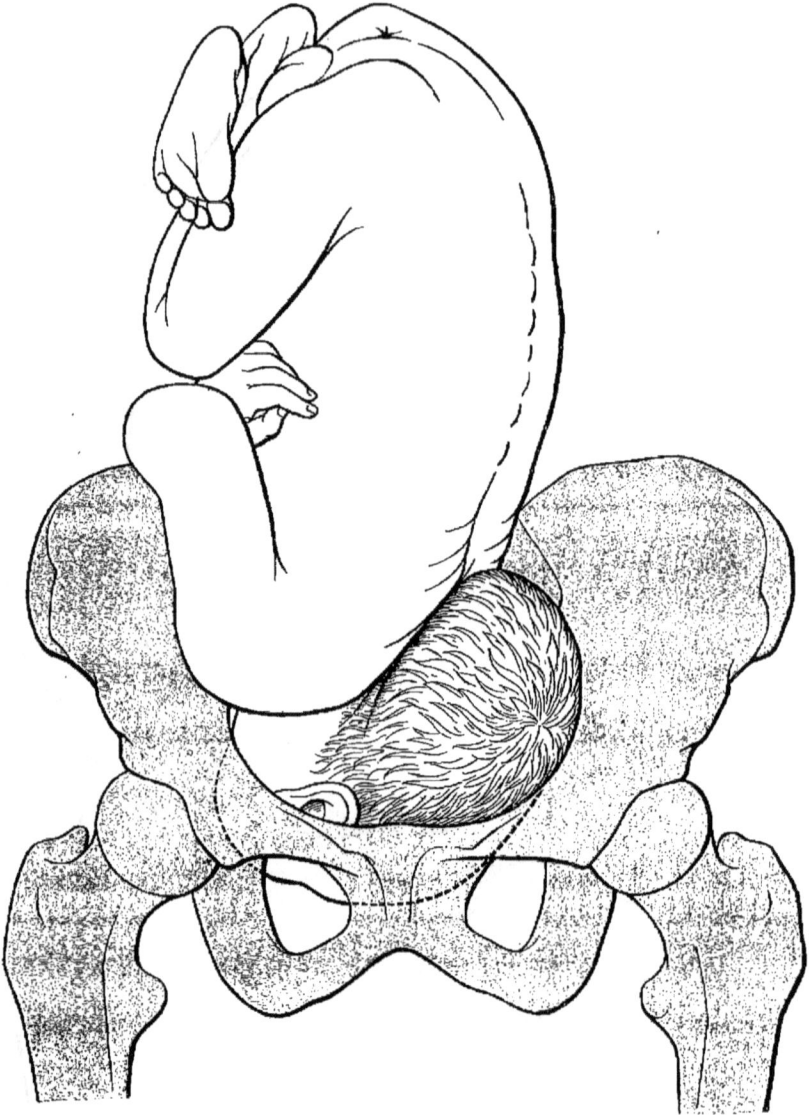

FIGURE **22**. — Commencement de l'engagement du pôle fœtal céphalique par la **face**. — La *tête* s'est *défléchie* pour présenter son pôle mentonnier, sa *face ;* elle s'est en outre bien orientée, bien tournée, bien *posée*, comme on dit, puisque l'engagement est en bonne voie. Comme sur la fig. 21, cette tête est en orientation oblique : ici le menton est à droite (de la mère) et en arrière; la suture sagittale à gauche (de la mère) et en avant, vers l'éminence ilio-pectinée.

TÊTE DU FŒTUS

La tête du fœtus a la forme d'un ovoïde dont la *petite extrémité* correspond au MENTON et la *grosse* à l'OCCIPUT ou, pour parler plus exactement, au point de la région occipito-pariétale qui est le plus éloigné du menton, au pôle anti-mentonnier, là où perce la pointe de la flèche, fig. 23, p. 28.

Sur cette figure 23 qui représente le profil du crâne, on aperçoit deux espaces encore membraneux non négligeables. L'un est situé à la tempe, au sommet de la grande aile du sphénoïde, d'où son nom de *ptéryon*. Cette fontanelle temporale non encore envahie par les aiguilles osseuses des pièces voisines ainsi que la minceur et la souplesse de celles-ci dans une assez large étendue, laisse à la région de la tempe, même chez le fœtus bien développé, une grande dépressibilité qui joue un rôle utile quand la tête entre en conflit avec la saillie osseuse du promontoire et qu'elle y oppose cette région. L'autre espace latéral non ossifié, est en forme d'étoile, *astérion;* il envoie sa principale branche séparer les portions condylienne et écailleuse de l'occipital (kerkringius), et donner à celle-ci une certaine mobilité de charnière (Budin).

Les deux vraies **fontanelles**, celles du diagnostic par le toucher, étant médianes, on ne fait que les apercevoir sur le profil; il faut les regarder sur le dessus et sur le derrière du crâne (Fig. 24 et 25). La *grande*, l'**antérieure**, saute aux yeux (Fig. 24), ainsi que ses *quatre* angles prolongés par *quatre* sutures. La *petite*, la **postérieure** (O Fig. 24), se voit parfaitement sur le sommet (Fig. 25) avec ses *trois* angles prolongés par *trois* sutures.

Les figures 24, P P, et 25, montrent les **bosses pariétales** sur lesquelles il n'est pas inutile d'insister.

Tantôt elles sont dures, éburnées, saillantes en cône émoussé, plus encore qu'on ne le voit sur la figure 25. Tantôt elles sont étalées, à peu près insensibles et invisibles (Fig. 24). Les têtes de fœtus à terme sont bien loin de se ressembler aux points de vue contour et souplesse, par conséquent au point de vue de la faculté d'adapter leur forme aux exigences de la filière maternelle. La réduction du volume total ne se comprend que par l'expulsion des liquides encéphaliques hors du crâne : elle

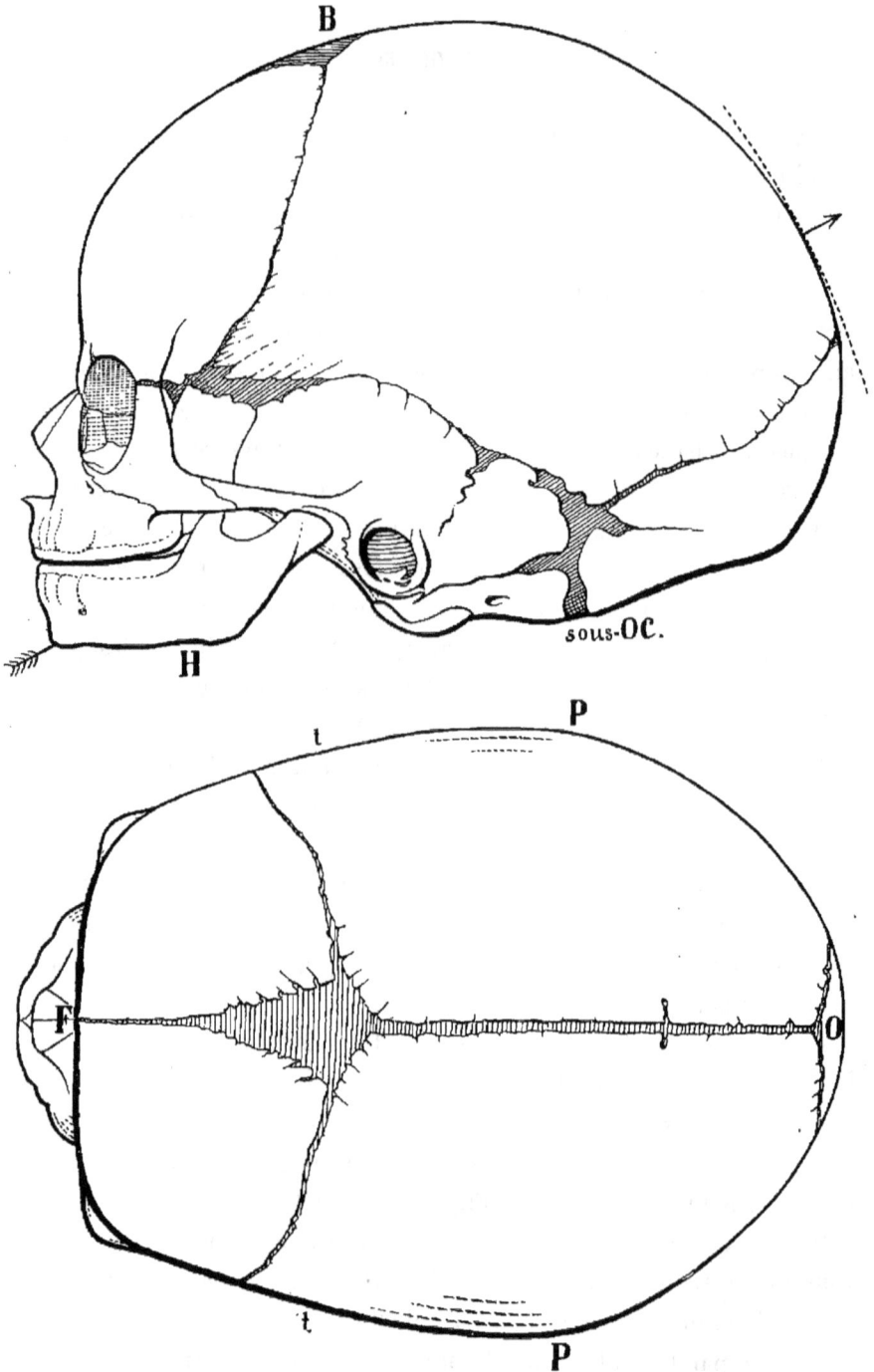

FIGURES **23** et **24**. — Profil et dessus d'un crâne de fœtus à terme. Sutures et fontanelles.

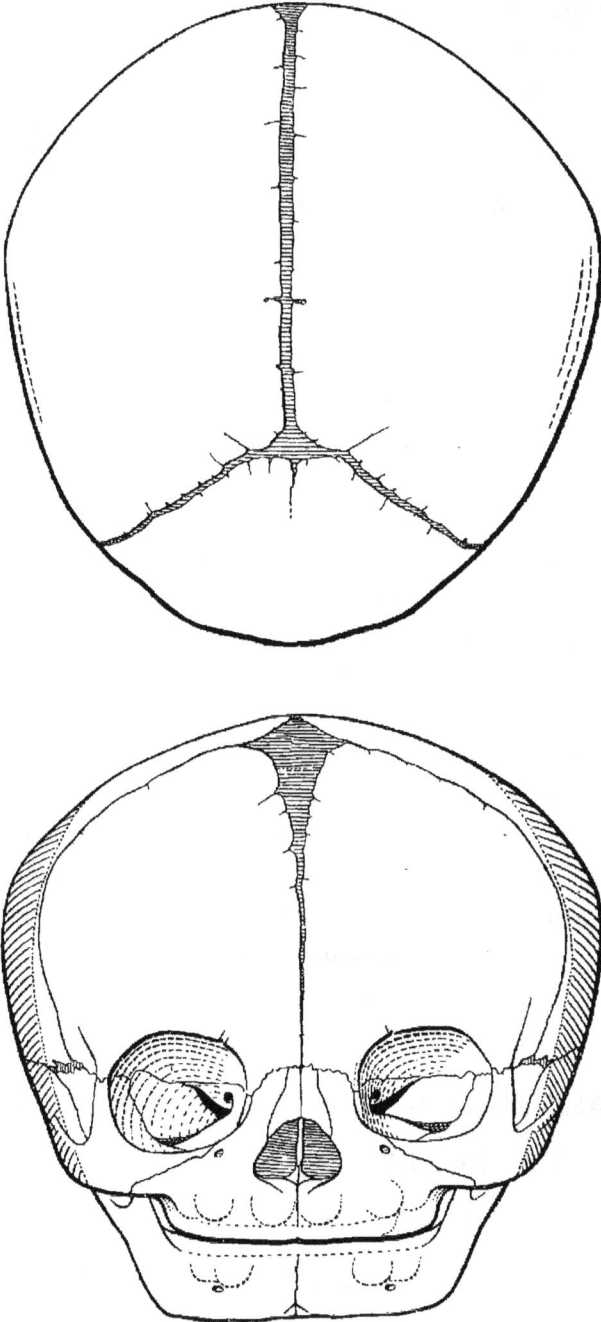

FIGURES **25** et **26**. — Sommet et face d'un crâne de fœtus à terme. Sutures et fontanelles.

ne peut être que minime. Au contraire, l'aplatissement et l'élongation de la tête, quand les os ne sont ni trop durs, ni trop bossus, doivent faciliter singulièrement l'accouchement.

La face est représentée par la figure 26. L'ovale du visage, ce qui s'engage dans les détroits lorsque la face vient la première, est en blanc, les parties ombrées de chaque côté appartiennent à l'arrière-tête.

La fontanelle antérieure se nomme aussi *bregmatique* (βρέγμα, crasse); le point de sa surface où se réuniraient ses quatre sutures prolongées, est le centre de la petite région appelée couramment **bregma**.

L'examen des figures 24, 25 et 26 doit laisser d'autres souvenirs : le dessus de la tête (Fig. 24), est beaucoup plus long que large, sans aucun doute beaucoup trop long pour s'engager dans les détroits. Le derrière de la tête, le SOMMET (Fig. 25), est lui-même un peu plus haut que large. C'est que le diamètre médian l'emporte encore sur le transverse. Il en est de même pour la face. Donc, au squelette et encore plus à la tête entière garnie de ses parties molles : SOMMET OVALE et VISAGE OVALE !

La BASE du crâne est déjà ossifiée, *irréductible*. C'est pour elle que sont faits les basiotribes.

Les pièces de LA VOUTE sont unies à distance par des membranes fibreuses ; elles peuvent se rapprocher et chevaucher l'une sur l'autre, ce qui rend cette région fœtale *réductible* et surtout malléable. De ce chevauchement provoqué par la compression résulte la disparition, pour le doigt, des espaces membraneux étroits qu'il ne sent plus dépressibles. Cela arrive à la suture sagittale et même à la fontanelle postérieure. Nous en reparlerons.

DIMENSIONS DIAMÉTRALES DE LA TÊTE DU FŒTUS

A. DIAMÈTRES DU PLAN MÉDIAN ANTÉRO-POSTÉRIEUR

A. INACCEPTABLES PAR LA FILIÈRE PELVIENNE

1° DIAMÈTRE OCCIPITO-MENTONNIER, la plus grande distance entre le dessous de la symphyse mentonnière et un point situé au pôle opposé : *treize centimètres et demi*, **13 1/2**.

2° DIAMÈTRE OCCIPITO-FRONTAL, du point de l'occipital le plus saillant en arrière à la racine du nez : *douze centimètres*, **12**.

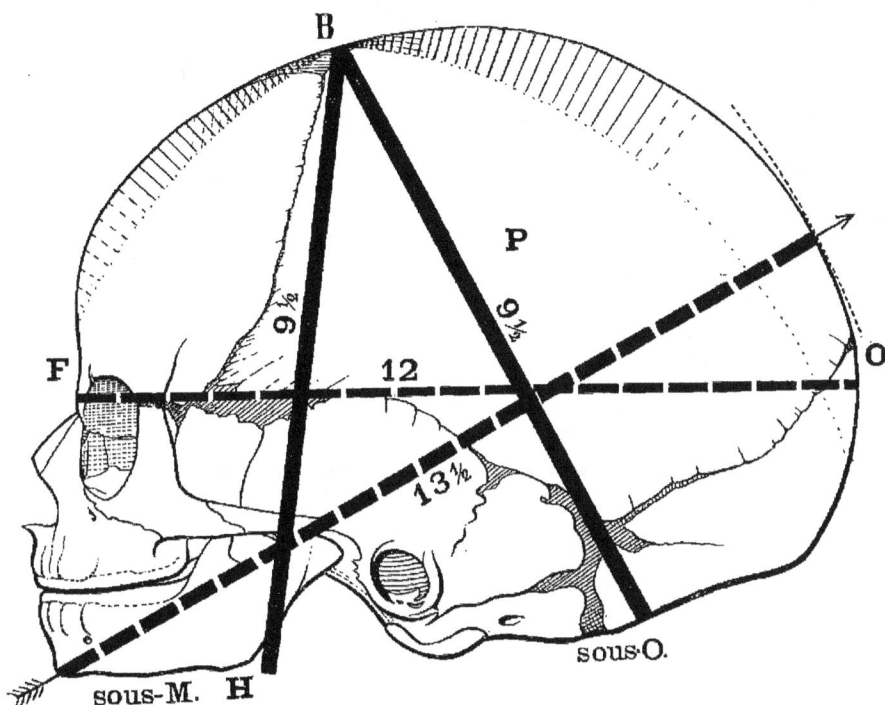

FIGURE **27**. — Diamètres du plan médian, dits antéro-postérieurs. — La flèche va du pôle mentonnier au pôle antimentonnier, c'est le diamètre maximum **occipito-mentonnier** des auteurs : **mento-susoccipital** de Flamant (60 ans avant Budin). — O.-F, diamètre **occipito-frontal**. — H.-B, diamètre **hyo-bregmatique ou sous-mento-bregmatique**. — Sous-O.-B, diamètre **sous-occipito-bregmatique**.

L'ombre qui semble abraser le front indique la différence de longueur (un centimètre environ) entre le diamètre sous-O.-B, et les divers diamètres sous-occipito-frontaux. — De même, l'ombre qui se développe en arrière du bregma B, montre la croissance des diamètres hyo-rétro-bregmatiques, etc.

B. JUSTE ACCEPTABLES PAR LA FILIÈRE PELVIENNE

3° DIAMÈTRE SOUS-OCCIPITO-BREGMATIQUE, du dessous de l'occipital (au contact de la nuque) au milieu de la fontanelle antérieure : *neuf centimètres et demi*, **9 1/2**.

4° DIAMÈTRE SOUS-MENTO OU HYO-BREGMATIQUE, du dessous du menton, près de l'os hyoïde, au milieu de la fontanelle antérieure : *neuf centimètres et demi*, **9 1/2**.

B. DIAMÈTRES TRANSVERSES

PLUS FACILEMENT ACCEPTABLES QUE LES PRÉCÉDENTS PAR LA FILIÈRE PELVIENNE

1° Diamètre bi-pariétal, d'une bosse pariétale à l'autre, *neuf centimètres et quart*, **9 1/4**, peu réductible.

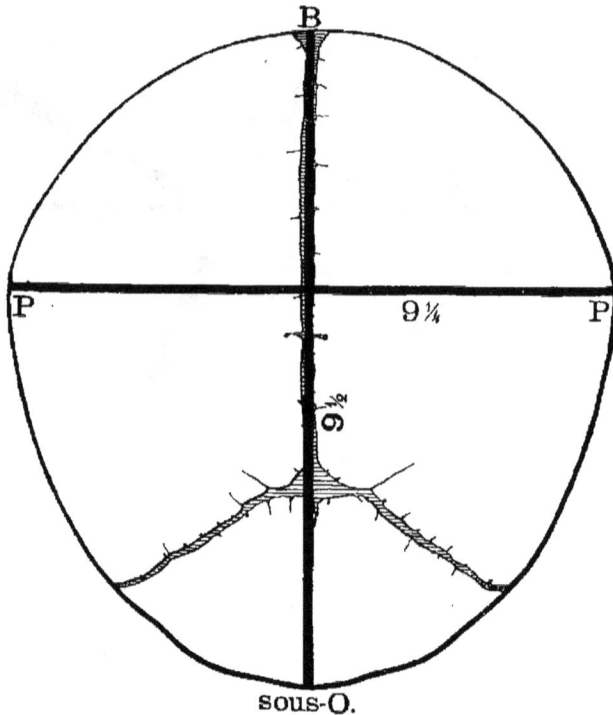

FIGURE **28**. — Diamètres du **sommet** : sous O.-B, **sous-occipito-bregmatique**. — P.-P, diamètre **bi-pariétal**, d'une bosse pariétale à l'autre.
Le relief des bosses pariétales donne au diamètre transverse une étendue maxima qu'il n'avait pas à un centimètre en arrière et qu'il a perdue à un centimètre en avant.

2° Diamètre bi-temporal, entre les deux ptéryons T T (fig. 29), *sept centimètres et demi*, **7 1/2**, réductible.

Retournons fig. 27, p. 30 ; convenons que les lignes H.-B et sous-O.-B sont de petits rubans noirs entourant les deux **circonférences** dites **hyo-bregmatique** et **sous-occipito-bregmatique**.

Dans le ruban circonférentiel sous-O.-B, le SOMMET est engagé jusqu'au-devant des bosses pariétales P, nous voulons y faire passer le reste de la tête. Le ruban étant arrêté par la nuque, sa partie bregmatique seule peut être poussée en avant, *distendue* par le front ombré, mais un peu *soulagée* par l'aplatissement des tempes qui succède au relief des bosses (v. fig. 27).

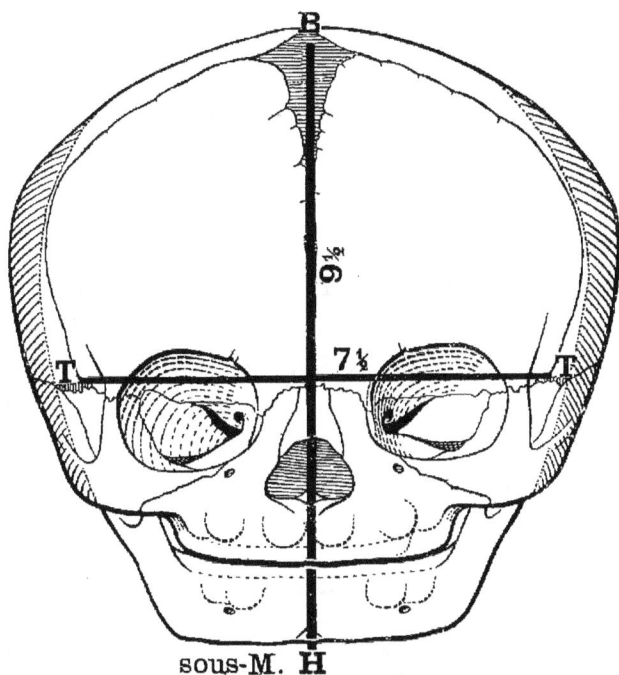

FIGURE **29**. — Diamètres de la **face** : H. B, diamètre **hyo-bregmatique** ou **sous-mento-bregmatique** (Voyez-le mieux sur la fig. 27). — T, T, diamètre **bi-temporal**.

Pour que la tête traverse le ruban circonférentiel hyo-bregmatique (H.-B) où la FACE est engagée, double travail! Ici encore, à cause du cou, la partie bregmatique du ruban seule peut glisser ; il faut qu'à la fois (Fig. 27) elle *s'allonge* au-dessus des pariétaux (ombre) et *s'élargisse* au delà des bosses P.

Les chiffres classiques inscrits ici ont été établis d'après des têtes en peau, vivantes, ayant repris leur forme normale et non sur des têtes sortant de la vulve. L'on ne saurait recueillir trop de mensurations comparatives prises les unes au moment même où la tête sort, les autres 3 et 8 jours après, quand la tête a retrouvé sa forme et l'enfant son poids.

PRÉSENTATIONS ET POSITIONS

A. LES PRÉSENTATIONS

Quand une femme, au début du travail, est examinée par un accoucheur, on peut poser à celui-ci la même question sous trois formes différentes :

Quelle est la **région fœtale** qui est engagée ou tend à s'engager ?

Qu'est-ce qui se présente ?

Quelle **présentation ?**

A quoi il répond suivant le cas : c'est le **sommet**... c'est la **face**... c'est le **siège**. . c'est l'**épaule droite**... c'est l'**épaule gauche**.

Le mot « présentation » répond donc au terme « région fœtale engagée ou tendant à s'engager ». D'où la définition, de prime abord choquante dans sa rédaction : On appelle PRÉSENTATION, la RÉGION FŒTALE qui est engagée ou tend a s'engager la première dans l'excavation.

Ordinairement, c'est la TÊTE qui se présente. Elle se présente presque toujours FLÉCHIE ; par conséquent, c'est le sommet qui s'engage ou tend à s'engager : présentation du **sommet** (Fig. 31 à 34, p. 39 et suiv.).

Très rarement, la TÊTE est DÉFLÉCHIE ; c'est alors la face qui s'engage ou tend à s'engager : présentation de la **face** (Fig. 35 à 38, p. 44 et suiv.).

Le SIÈGE se présente le plus souvent COMPLET, c'est-à-dire que le pôle pelvien conserve, en s'engageant, l'attitude accroupie physiologique : cuisses fléchies, jambes et pieds fléchis et croisés, talons accolés aux fesses. C'est la présentation du **siège** complet (Fig. 39 à 42, p. 49 et suiv.).

Cependant, les membres inférieurs peuvent quitter cette attitude ; le SIÈGE s'engage alors DÉCOMPLÉTÉ et donne la présentation du **siège** décomplété qui a trois modes.

Tantôt les membres sont complètement relevés devant le tronc dont ils diminuent la flexibilité, et les fesses seules s'engagent ; présentation du **siège** décomplété mode des fesses.

Tantôt les membres inférieurs sont tout à fait allongés et les pieds descendent les premiers : c'est encore une PRÉSENTATION DU **siège** DÉCOMPLÉTÉ, mais c'est le mode des PIEDS. Tantôt enfin, les cuisses étant étendues et les jambes fléchies, ce sont les genoux qui s'engagent : c'est toujours une PRÉSENTATION DU **siège** DÉCOMPLÉTÉ, mais c'est le mode des GENOUX. Ces derniers modes sont rares et peu importants : que le siège se présente complet ou décomplété, c'est le pelvis du fœtus qui commande le mécanisme.

Le TRONC se présente toujours par l'un ou l'autre de ses plans latéraux, par l'un des côtés ou, comme on dit encore, par une *épaule*. De là deux présentations du tronc.

Celle du CÔTÉ GAUCHE, de l'**épaule gauche** (Fig. 43 et 44, p. 54 et 55).

Et celle du CÔTÉ DROIT, de l'**épaule droite** (Fig. 45 et 46, p. 56 et 57).

B. LES POSITIONS

Chaque présentation, c'est-à-dire chaque région fœtale, sommet, face, siège, etc., peut tendre à s'engager ou s'engager, *orientée* dans des sens différents.

Exemple : lorsque la tête fléchie, le Sommet, s'engage dans le détroit supérieur, l'occipital est tourné, comme le dos du fœtus, vers le côté gauche ou vers le côté droit de la mère, non directement en travers, mais un peu plus en avant ou un peu plus en arrière ; jamais il ne regarde tout à fait en avant vers la symphyse pubienne, ni en arrière vers le promontoire.

Rien d'étonnant à cela, s'il est vrai que le Sommet soit oblong et que son grand diamètre soit le sous-occipito-bregmatique, ce grand diamètre céphalique devant, en effet, chercher et préférer un grand diamètre pelvien, un oblique, et placer son extrémité occipitale un peu en arrière ou un peu en avant, mais toujours vers l'un des côtés maternels, le gauche (le plus souvent) ou le droit (Fig. 31 à 34, p. 39 et suiv.).

Rien d'étonnant non plus à ce qu'au moment de franchir le détroit inférieur allongé d'avant en arrière, la présentation tourne son grand diamètre en ce dernier sens, et porte l'occipital : en arrière, ce qui est extrêmement rare, ou en avant, ce qui est la règle. Cette rotation que subit la présentation dans le cours de l'évolution change donc la position primitive, initiale ou d'engagement, en une position secondaire, terminale ou de dégagement.

Au début d'un accouchement, pour prévoir ce qui va se passer et y concourir utilement, il ne suffit pas de savoir quelle est la *présentation*, sommet, face, siège, épaule droite, épaule gauche ; il faut connaître, en outre, en quelle *position* est cette présentation.

Pour s'entendre, les accoucheurs ont déterminé, sur le pourtour de chaque présentation, un repère conventionnel ordinairement tangible qui, reconnu, sert à indiquer l'orientation, c.-à-d. à dénommer les positions.

Ces **repères de position** sont :

Pour le SOMMET, l'**occipital** tourné comme le dos.

Pour la FACE, le **menton** tourné comme le ventre.

Pour le SIÈGE, le **sacrum** tourné comme le dos.

Pour les ÉPAULES, le dessus de l'**acromion** qui indique la tête.

Le toucher vaginal révèle l'orientation du repère de position et par conséquent la situation du dos, du ventre, de la tête. Réciproquement, le palper abdominal, en reconnaissant la tête, le ventre ou le dos, peut concourir à déterminer la position de la partie engagée.

En résumé, on appelle POSITION, l'*orientation* à gauche, à droite, en avant, en arrière (relativement à la mère), du *repère* conventionnel déterminé pour chaque présentation. De là les termes : position gauche, position droite, etc. En considérant le *rapport anatomique du repère conventionnel pris sur la Présentation, avec tel ou tel point*, PUBIS, SACRUM, OS ILIAQUE *du contour pelvien maternel*, on peut dire également que ce repère est en position PUBIENNE ou DIRECTE antérieure ; en position SACRÉE ou DIRECTE postérieure ; en position ILIAQUE GAUCHE ou simplement GAUCHE ; en position ILIAQUE DROITE ou simplement DROITE. En vérité, le mot iliaque ne sert à rien, car il n'ajoute ni clarté, ni précision aux termes gauche et droite. L'usage est cependant de s'en servir.

Comme lors de l'engagement (dans le détroit supérieur), les repères de position ne regardent jamais ni en avant vers le pubis, ni en arrière vers le sacrum, mais toujours à droite ou à gauche ; il n'y a, pour chaque présentation, que deux Positions primitives génériques, GAUCHE et DROITE.

Il est bon de répéter que, si le **repère de position** peut exceptionnellement, momentanément, être tourné directement en travers, en position gauche ou droite, variété *transversale*, on le trouve ordinairement à l'extrémité d'un diamètre pelvien oblique, c'est-à-dire un peu en avant vers l'éminence ilio-pectinée, ou un peu en arrière vers la symphyse sacro-iliaque, en position genre GAUCHE ou genre DROIT, variété *antérieure* ou *postérieure*.

Nous allons décrire, nommer et figurer les positions d'engagement, ou positions primitives ordinaires de chaque présentation. Nous voulons qu'à la fin de cette étude, au seul énoncé d'une position, par exemple, **occipito**-ILIAQUE GAUCHE-*antérieure*, qu'au vu de ses quatre initiales **o.** IG. *a.*, l'image du fœtus bien placé dans le bassin maternel, surgisse immédiatement devant les yeux du lecteur. Nous n'allons rien épargner pour arriver à ce résultat d'une importance capitale pour le jeune accoucheur et qu'il lui faut atteindre à tout prix.

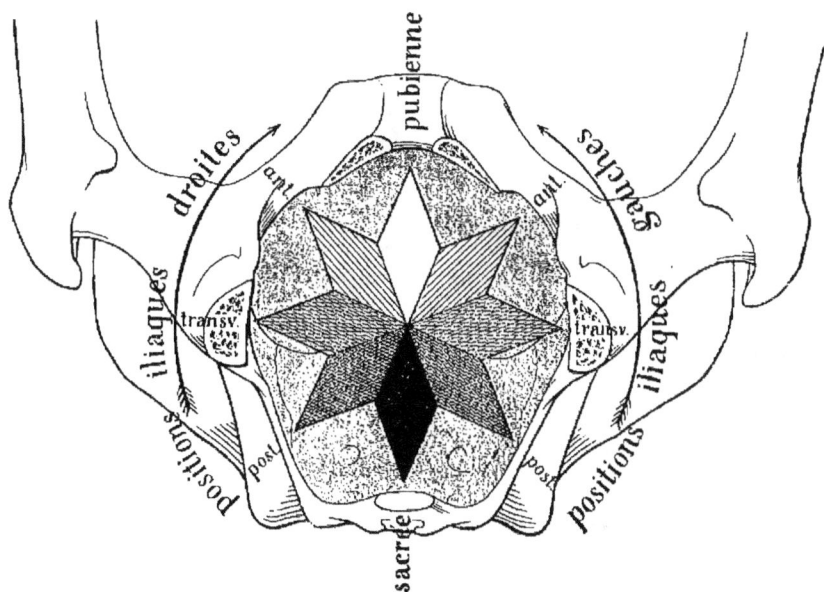

FIGURE 30. — Bassin en position obstétricale présentant l'orifice inférieur de l'excavation mis en évidence par un trait de scie.

L'étoile montre les huit positions dénommées par les accoucheurs.

Les flèches indiquent le sens dans lequel la tête tourne pour changer sa position iliaque primitive ou d'engagement, en position pubienne ou de dégagement.

Découpez un ovale de papier représentant le sommet du crâne fœtal avec les sutures séparant les pariétaux et l'occipital, d'après la figure 25, p. 29; piquez-en le centre sur le centre de l'étoile et faites tourner en arrêtant l'occipital successivement sur tous les rayons de l'étoile : vous aurez vu le sommet dans toutes les positions dénommées qu'il peut prendre au début, au milieu et à la fin de l'accouchement.

Lorsque la TÊTE se présente FLÉCHIE, l'**occipital** ou occiput étant le *repère de position*, l'on conçoit *a priori* que celui-ci puisse, à un moment donné, regarder soit directement *en avant*, vers le pubis (de la mère), soit directement *en arrière* vers le sacrum (de la mère), soit *en dehors* vers l'os iliaque gauche ou vers l'os iliaque droit (de la mère).

Mais jamais, au détroit supérieur, lors de l'engagement de la région fœtale, on ne trouve l'occiput regardant directement en avant, vers le pubis, ni directement en arrière vers le sacrum. Toujours l'occiput regarde ou à droite ou à gauche vers l'un des os iliaques. La *position* est donc du genre iliaque gauche ou du genre iliaque droit.

Exceptionnellement, l'occiput regarde directement en dehors; le plus souvent il est tourné soit un peu en avant, vers l'éminence ilio-pectinée, soit un peu en arrière vers la symphyse sacro-iliaque.

Ces positions de l'occiput restent toutes trois de genre iliaques droites ou iliaques gauches, mais se distinguent comme *variétés* transversale, antérieure ou postérieure.

Positions classiques de la présentation de la tête fléchie, du SOMMET :

Repère	GENRES	Variétés	
Occipito	ILIAQUE GAUCHE	*antérieure.*	O-IG-a.
Occipito	ILIAQUE GAUCHE	*transversale.*	O-IG-t.
Occipito	ILIAQUE GAUCHE	*postérieure.*	O-IG-p.
Occipito	ILIAQUE DROITE	*antérieure.*	O-ID-a.
Occipito	ILIAQUE DROITE	*transversale.*	O-ID-t.
Occipito	ILIAQUE DROITE	*postérieure.*	O-ID-p.

Ce qui peut s'écrire ainsi :

Occipito	ILIAQUES GAUCHES. .	*antérieure.* . . .	Fig. 31.
		transversale.	
		postérieure. . .	Fig. 32.
	ILIAQUES DROITES. .	*antérieure.* . . .	Fig. 33.
		transversale.	
		postérieure. . .	Fig. 34.

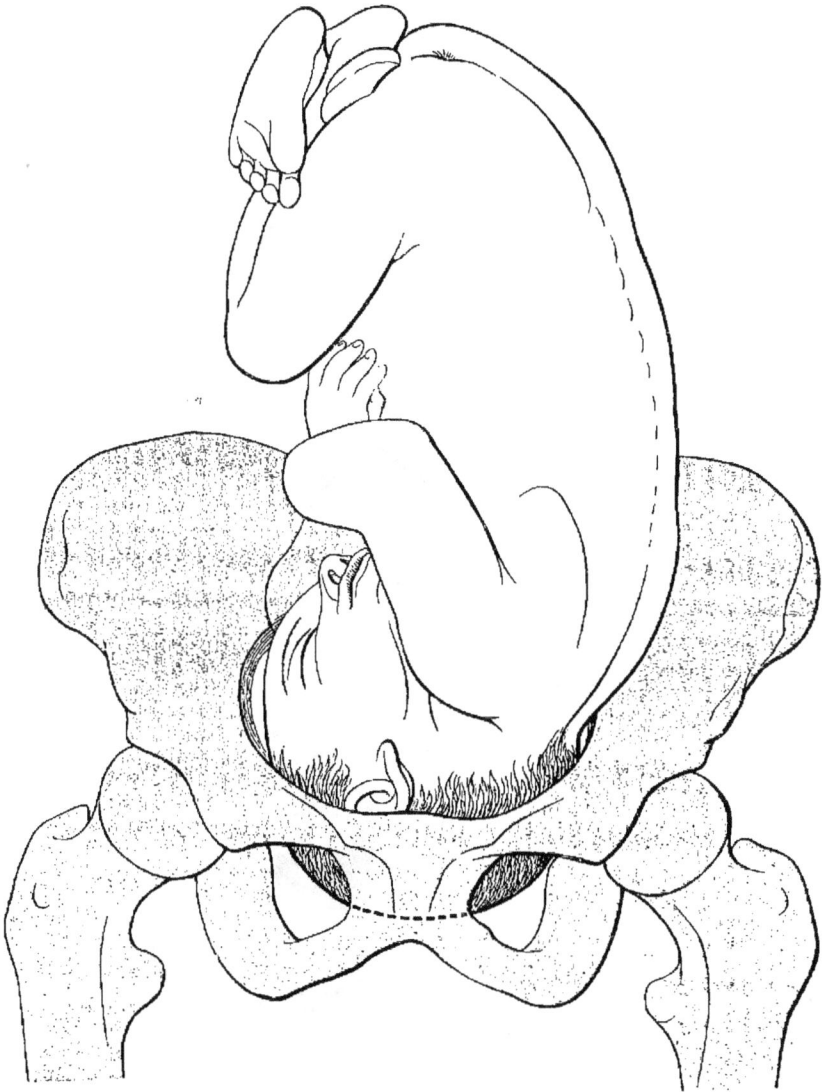

FIGURE **31**. — La TÊTE FLÉCHIE fortement, est engagée ; PRÉSENTATION DU SOMMET.

Quel GENRE de position?
Voyez : Le repère du sommet, l'**occipital**, comme le dos, regarde à GAUCHE de la mère.
C'est une position GAUCHE, **occipito**-ILIAQUE GAUCHE.

Quelle *variété* ?
L'**occipital**, qui est tourné à GAUCHE, regarde aussi, comme le dos, un peu *en avant*.
C'est la variété *antérieure*.

Donc : position **occipito**-ILIAQUE GAUCHE-*antérieure*, O-IG-*a*.

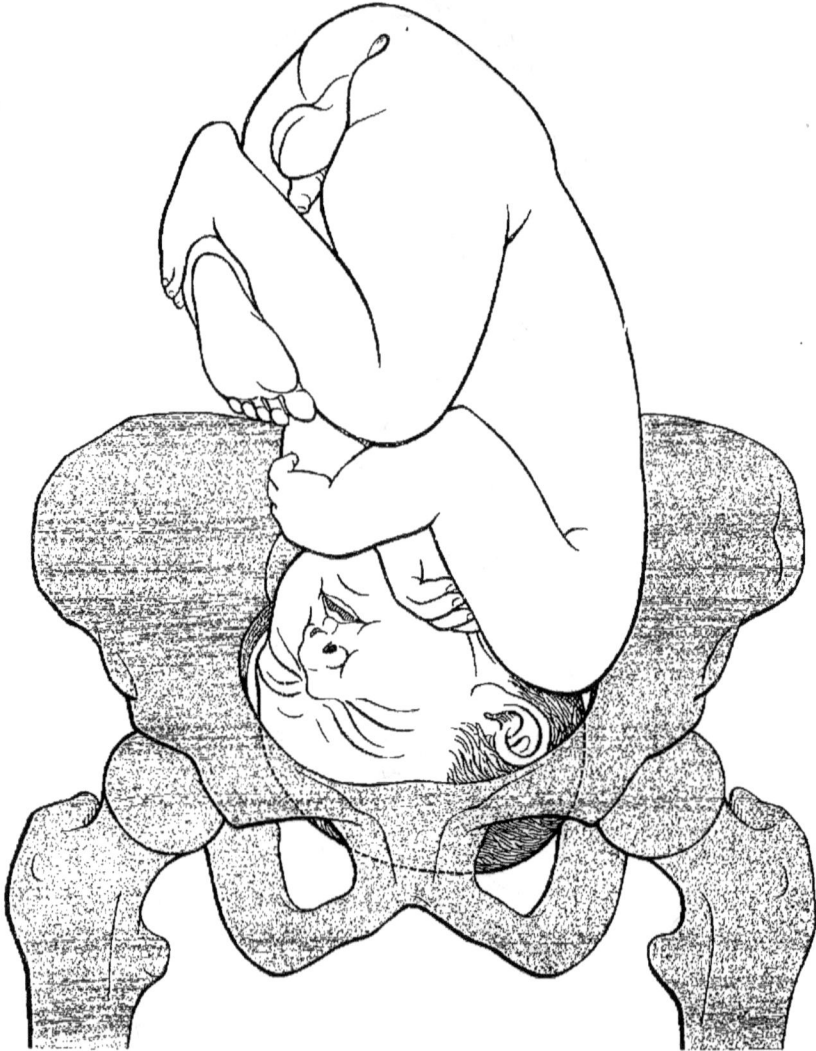

FIGURE 32. — La TÊTE est FLÉCHIE, engagée par le sommet : PRÉSENTATION DU SOMMET.
   Quel GENRE de position ?

Le repère du sommet, l'**occipital**, comme le dos, regarde à GAUCHE.
C'est encore une position GAUCHE, **occipito**-ILIAQUE GAUCHE.

   Quelle *variété* ?
L'**occipital**, qui est tourné à GAUCHE, regarde aussi, comme le dos, un peu *en arrière*.
C'est la variété *postérieure*.

   Donc : position **occipito**-ILIAQUE GAUCHE-*postérieure*, O-IG-*p*.

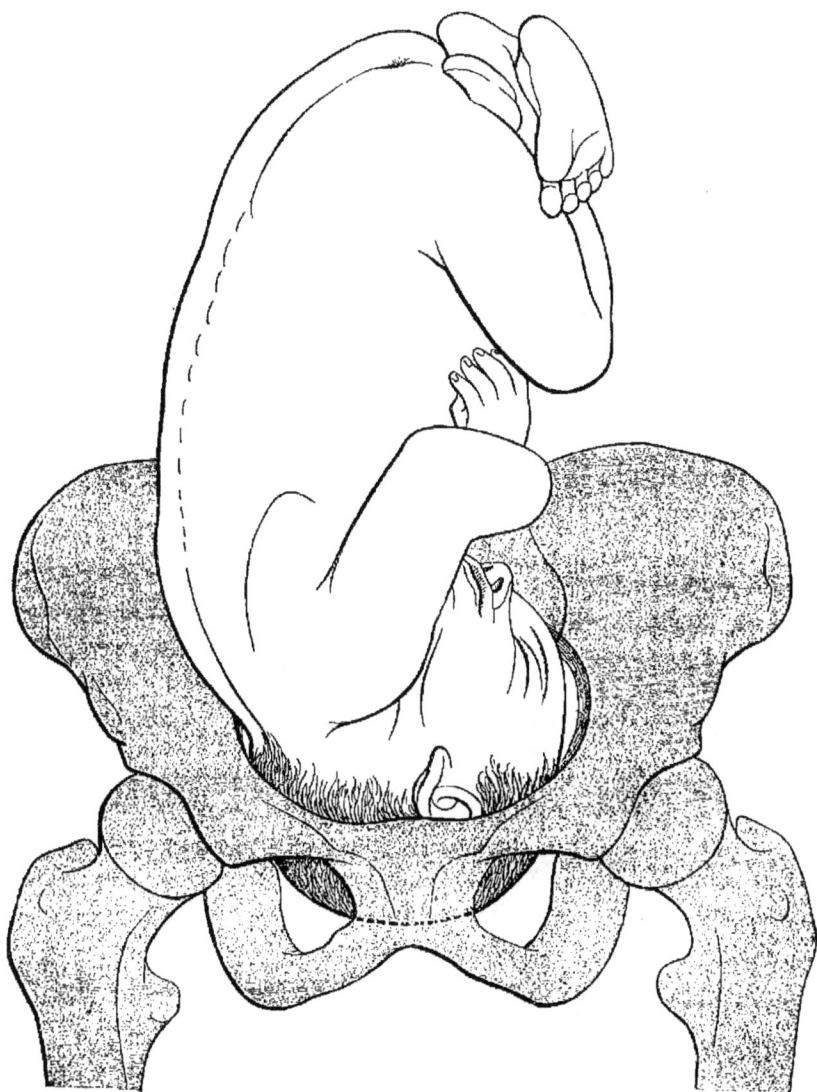

FIGURE **33.** — La TÊTE FLÉCHIE fortement, est engagée : PRÉSENTATION DU SOMMET.

Quel GENRE de position ?
Voyez : Le repère du sommet, l'**occipital,** comme le dos, regarde à DROITE de la mère.
C'est une position DROITE, **occipito**-ILIAQUE DROITE.

Quelle *variété ?*
L'**occipital,** qui est tourné à DROITE, regarde aussi, comme le dos, un peu *en avant.*
C'est la variété *antérieure.*

Donc : position **occipito-** ILIAQUE DROITE-*antérieure,* O-ID-*a.*

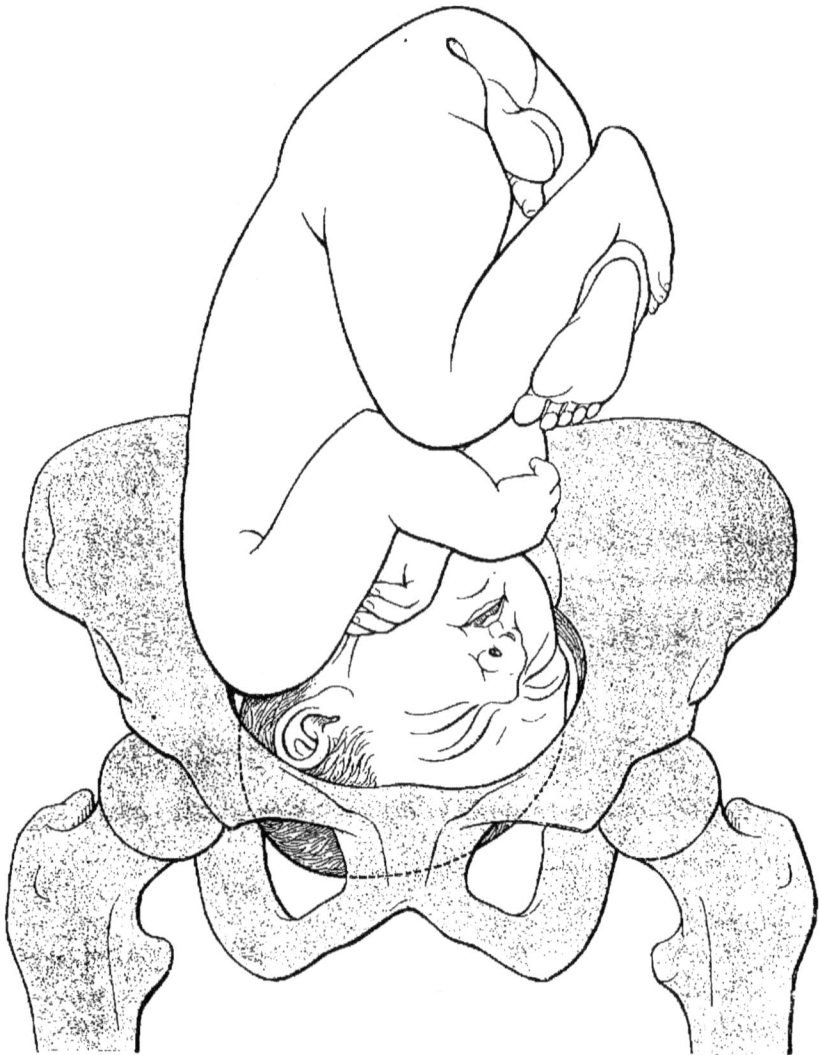

FIGURE **34**. — La TÊTE est FLÉCHIE, engagée par le sommet : PRÉSENTATION DU SOMMET.

Quel GENRE de position ?

Le repère du sommet, l'**occipital**, comme le dos, regarde à DROITE de la mère.

C'est encore une position DROITE, **occipito**-ILIAQUE DROITE.

Quelle *variété ?*

L'**occipital,** qui est tourné à droite, regarde aussi, comme le dos, un peu *en arrière.*

C'est la variété *postérieure.*

Donc : position **occipito**-ILIAQUE DROITE-*postérieure*, O-ID-*p*.

Lorsque la tête se présente DÉFLÉCHIE, c'est-à-dire lorsque le menton descend le premier, le **menton** étant le *repère de position*, l'on peut imaginer *a priori* que celui-ci regarde, à un moment donné, soit directement *en avant* vers LE PUBIS (de la mère), soit directement *en arrière* vers LE SACRUM (de la mère), soit transversalement *en dehors* vers L'OS ILIAQUE GAUCHE ou vers L'OS ILIAQUE DROIT (de la mère).

Mais jamais au détroit supérieur, lors de l'engagement de la région fœtale, on ne trouve le menton regardant directement en avant vers le pubis, ni directement en arrière vers le sacrum. Toujours le menton regarde ou à droite, ou à gauche, vers l'un des os iliaques. La *position* est donc du genre ILIAQUE GAUCHE ou du genre ILIAQUE DROIT.

Exceptionnellement, le menton regarde directement en dehors; le plus souvent il est tourné soit un peu en avant, vers L'ÉMINENCE ILIO-PECTINÉE, soit un peu arrière, vers la SYMPHYSE SACRO-ILIAQUE.

Ces positions du menton fœtal restent toutes trois de GENRE iliaques droites ou iliaques gauches, mais se distinguent comme *variétés* transversale, antérieure ou postérieure.

Positions classiques de la présentation de la tête défléchie, de la FACE :

Repère	GENRES	*Variétés*	
Mento	ILIAQUE GAUCHE	*antérieure.*	m-IG-*a*.
Mento	ILIAQUE GAUCHE	*transversale.*	m-IG-*t*.
Mento	ILIAQUE GAUCHE	*postérieure.*	m-IG-*p*.
Mento	ILIAQUE DROITE	*antérieure.*	m-ID-*a*.
Mento	ILIAQUE DROITE	*transversale.*	m-ID-*t*.
Mento	ILIAQUE DROITE	*postérieure.*	m-ID-*p*.

Ce qui peut s'écrire ainsi :

Mento	ILIAQUES GAUCHES. .	*antérieure.*	Fig. 35.
		transversale.	
		postérieure. . .	Fig. 36.
	ILIAQUES DROITES. .	*antérieure.*	Fig. 37.
		transversale.	
		postérieure.	Fig. 38.

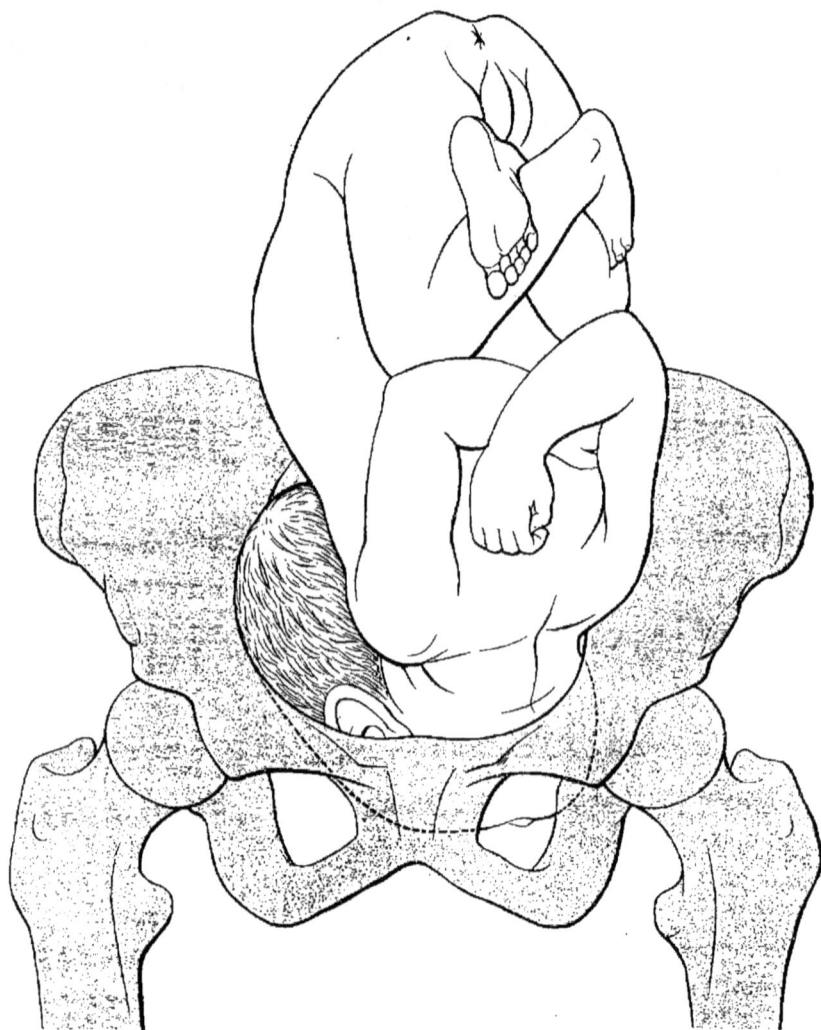

FIGURE **35**. — La TÊTE est DÉFLÉCHIE, engagée par la face : PRÉSENTATION DE LA FACE.

Quel GENRE de position ?

Voyez : Le repère de la face, le **menton**, comme le ventre, regarde à GAUCHE de la mère.
C'est une position GAUCHE, **mento**-ILIAQUE GAUCHE.

Quelle *variété ?*

Le **menton**, qui est tourné à GAUCHE, regarde aussi, comme le ventre, un peu *en avant*.
C'est la variété *antérieure*.

Donc : position **mento**-ILIAQUE GAUCHE-*antérieure*, **m**-IG-*a*.

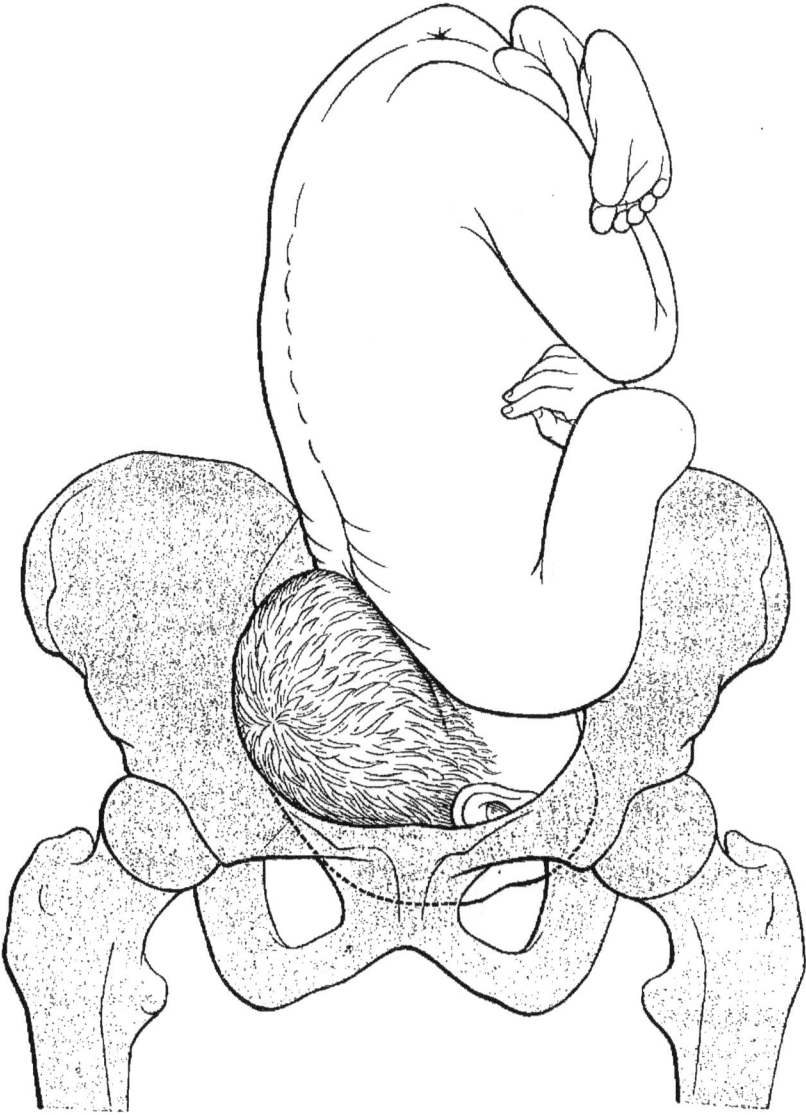

FIGURE 36. — La TÊTE est DÉFLÉCHIE, engagée par la face : PRÉSENTATION DE LA FACE.

Quel GENRE de position?

Le repère de la face, le **menton**, comme le ventre, regarde à GAUCHE.

C'est encore une position GAUCHE, **mento**-ILIAQUE GAUCHE.

Quelle *variété?*

Le **menton**, qui est tourné à GAUCHE, regarde aussi, comme le ventre, un peu *en arrière*.

C'est la variété *postérieure*.

Donc : position **mento**-ILIAQUE GAUCHE-*postérieure*, m-IG-*p*.

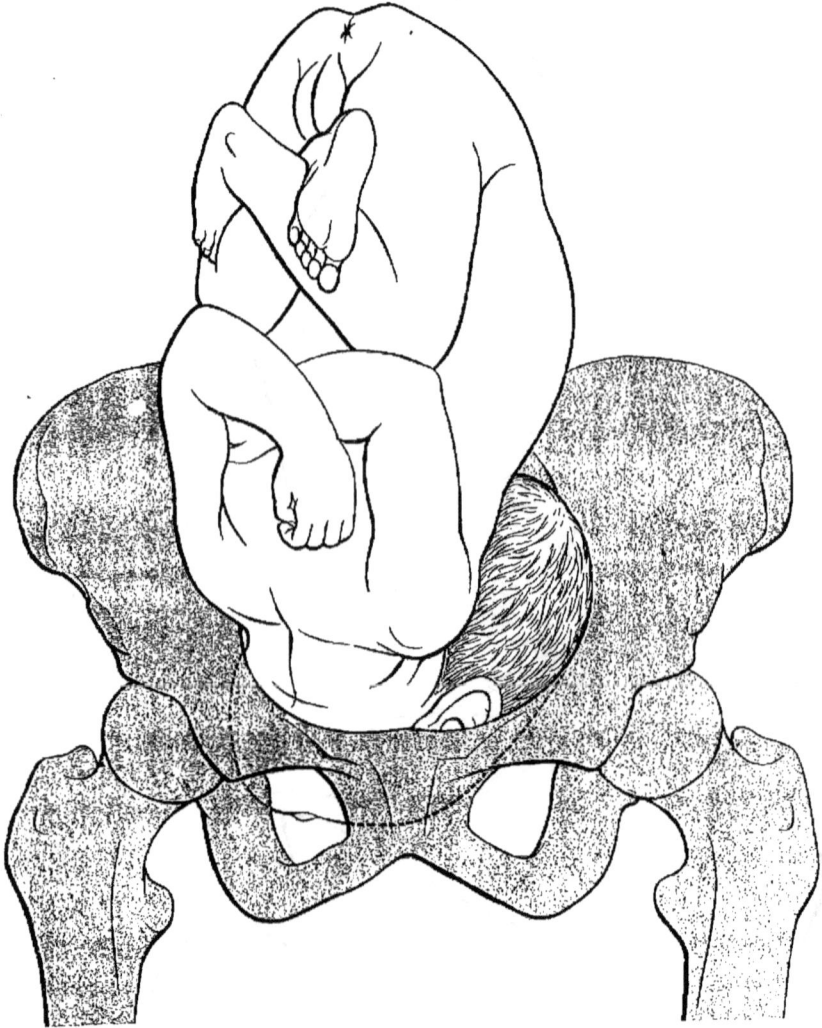

FIGURE **37**. — La TÊTE est DÉFLÉCHIE, engagée par la face : PRÉSENTATION DE LA FACE.

Quel GENRE de position ?

Voyez : Le repère de la face, le **menton**, comme le ventre, regarde à DROITE de la mère.
C'est une position DROITE, **mento**-ILIAQUE DROITE.

Quelle *variété ?*

Le **menton**, qui est tourné à DROITE, regarde aussi, comme le ventre, un peu *en avant.*
C'est la variété *antérieure.*

Donc : position **mento**-ILIAQUE DROITE-*antérieure*, **m**-ID-*a*.

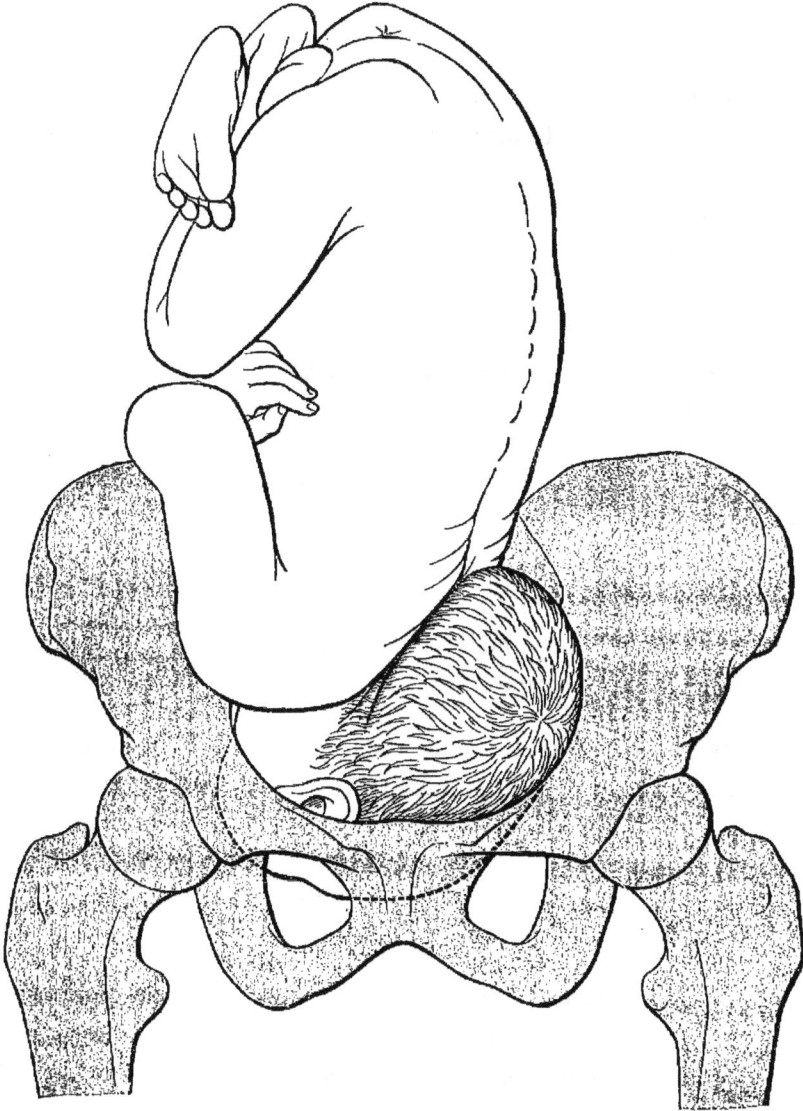

FIGURE **38**. — La TÊTE est DÉFLÉCHIE, engagée par la face : PRÉSENTATION DE LA FACE.

Quel GENRE de position ?

Le repère de la face, le **menton**, comme le ventre, regarde à DROITE.
C'est encore une position DROITE, **mento-**ILIAQUE DROITE.

Quelle *variété ?*

Le **menton**, qui est tourné à DROITE, regarde aussi, comme le ventre, un peu *en arrière*.
C'est la variété *postérieure*.

Donc : position **mento-**ILIAQUE DROITE-*postérieure*, **m**-ID-*p*.

Lorsque le SIÈGE se présente, LA CRÊTE SACRÉE, le **sacrum**, est le *repère de position*. Il ne faut pas imaginer *a priori* que celui-ci, qu'on trouve tourné transversalement *en dehors* vers L'OS ILIAQUE GAUCHE OU vers L'OS ILIAQUE DROIT (de la mère), puisse, à un moment donné, regarder directement *en avant* vers LE PUBIS (de la mère), ni directement *en arrière*, vers LE SACRUM (de la mère).

Jamais le sacrum ne regarde directement en avant vers le pubis, ni directement en arrière vers le sacrum (de la mère).

Toujours le sacrum du fœtus regarde ou à droite ou à gauche, vers l'un des os iliaques. La *position* est donc du genre ILIAQUE GAUCHE ou du genre ILIAQUE DROIT.

Exceptionnellement (sauf au moment du dégagement), le sacrum fœtal regarde directement en dehors ; le plus souvent, au détroit supérieur et dans l'excavation, il est tourné soit un peu en avant, vers L'ÉMINENCE ILIO-PECTINÉE, soit un peu en arrière vers LA SYMPHYSE SACRO-ILIAQUE.

Ces positions du sacrum fœtal restent toutes trois de GENRE iliaques droites ou iliaques gauches, mais se distinguent comme *variétés* transversale, antérieure ou postérieure.

Positions d'engagement classiques, de la présentation du SIÈGE :

Repère	GENRES	Variétés	
Sacro	ILIAQUE GAUCHE	*antérieure.*	S-IG-*a.*
Sacro	ILIAQUE GAUCHE	*transversale.*	S-IG-*t.*
Sacro	ILIAQUE GAUCHE	*postérieure.*	S-IG-*p.*
Sacro	ILIAQUE DROITE	*antérieure.*	S-ID-*a.*
Sacro	ILIAQUE DROITE	*transversale.*	S-ID-*t.*
Sacro	ILIAQUE DROITE	*postérieure.*	S-ID-*p.*

Ce qui peut s'écrire ainsi :

Sacro — ILIAQUES GAUCHES : *antérieure* ..... Fig. 39. / *transversale* .... / *postérieure* ..... Fig. 40.
ILIAQUES DROITES : *antérieure* ..... Fig. 41. / *transversale* .... / *postérieure* ..... Fig. 42.

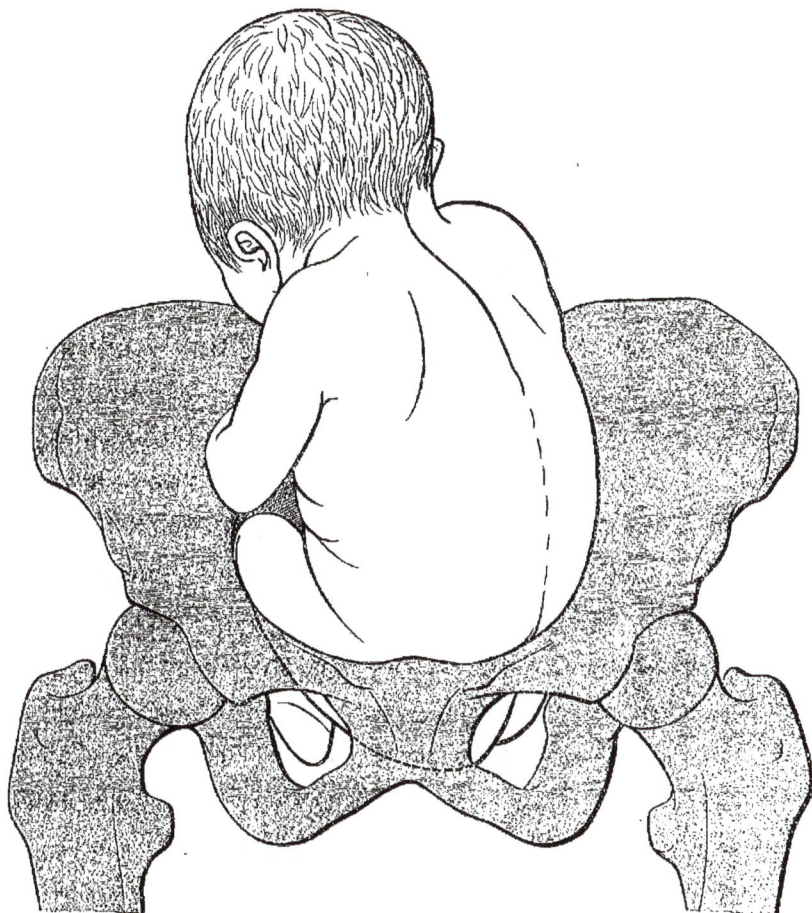

FIGURE **39.** — Le SIÈGE est engagé avec les membres inférieurs repliés, fléchis, croisés : PRÉSEN-
TATION DU SIÈGE COMPLET.

Quel GENRE de position ?

Voyez : Le repère du siège, le **sacrum**, comme le dos, regarde à GAUCHE de la mère.
C'est une position GAUCHE, **sacro**-ILIAQUE GAUCHE.

Quelle *variété* ?

Le **sacrum**, qui est tourné à GAUCHE, regarde aussi, comme le dos, un peu *en avant.*
C'est la variété *antérieure.*

Donc : position **sacro**-ILIAQUE GAUCHE-*antérieure,* **S**-IG-*a.*

4

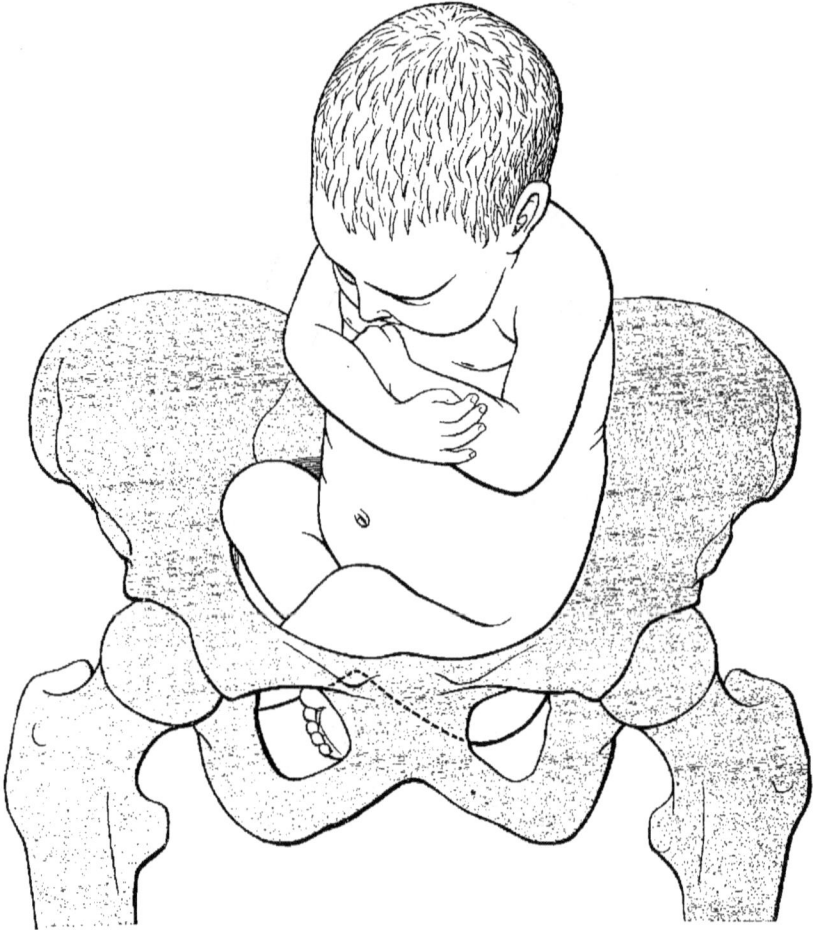

FIGURE **40**. — Le SIÈGE est engagé avec les membres inférieurs repliés, fléchis, croisés : PRÉSENTATION DU SIÈGE COMPLET.

Quel GENRE de position?

Le repère du siége, le **sacrum**, comme le dos, regarde à GAUCHE.
C'est encore une position GAUCHE, **sacro**-ILIAQUE GAUCHE.

Quelle *variété?*

Le **sacrum**, qui est tourné à GAUCHE, regarde aussi, comme le dos, un peu *en arrière.*
C'est la variété *postérieure.*

Donc : position **sacro**-ILIAQUE GAUCHE-*postérieure,* **S-IG-***p.*

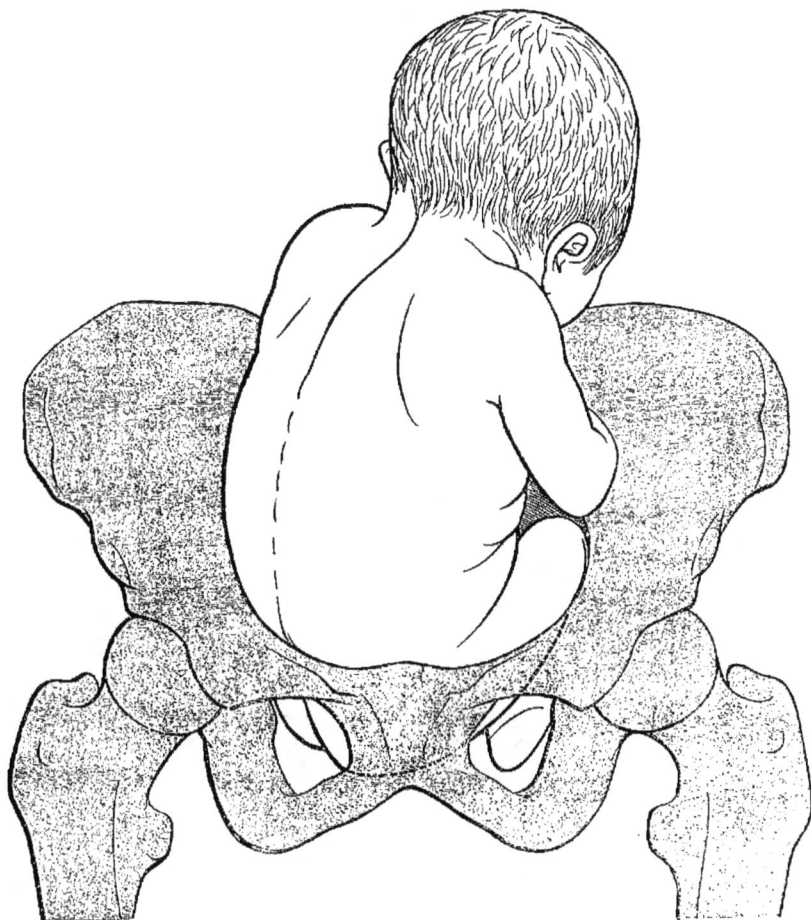

FIGURE **41**. — Le SIÈGE est engagé avec les membres inférieurs repliés, fléchis, croisés : PRÉSEN-TATION DU SIÈGE COMPLET.

Quel GENRE de position ?

Voyez : le repère du siège, le **sacrum**, comme le dos, regarde à DROITE de la mère. C'est une position DROITE, **sacro**-ILIAQUE DROITE.

Quelle *variété ?*

Le **sacrum**, qui est tourné à DROITE, regarde aussi, comme le dos, un peu *en avant.* C'est la variété *antérieure.*

Donc : position **sacro**-ILIAQUE DROITE-*antérieure*, **S**-1D-*a*.

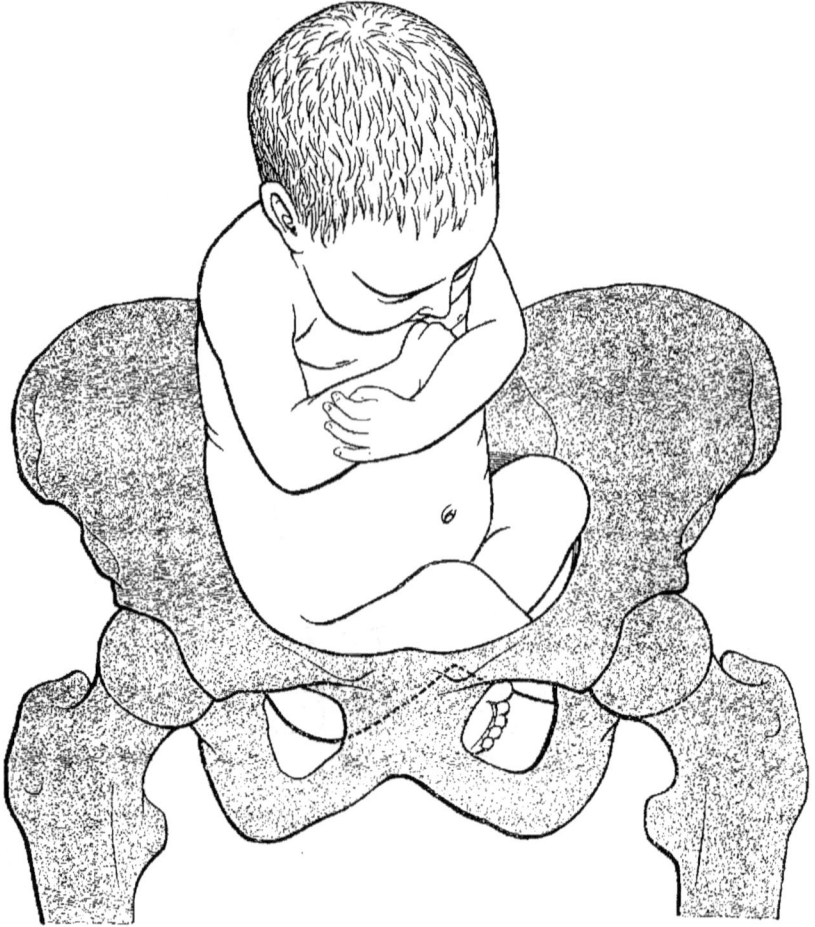

FIGURE 42. — Le SIÈGE est engagé avec les membres inférieurs repliés, fléchis, croisés : PRÉSEN-
TATION DU SIÈGE COMPLET.

Quel GENRE de position?

Le repère du siège, le **sacrum**, comme le dos, regarde à DROITE.
C'est encore une position DROITE, **sacro**-ILIAQUE DROITE.

Quelle *variété*?

Le **sacrum**, qui est tourné à DROITE, regarde aussi, comme le dos, un peu *en arrière*.
C'est la variété *postérieure*.

Donc : position **sacro**-ILIAQUE DROITE-*postérieure*, S-ID-*p*.

Lorsque le TRONC se présente, il le fait toujours par le *flanc droit* ou par le *flanc gauche*, par *l'Épaule droite* ou par *l'Épaule gauche*, comme on dit encore, depuis Mme Lachapelle.

Quoique cette présentation ne puisse aboutir, il faut en connaître les positions pour manœuvrer et lui en substituer une autre.

Quelle que soit l'épaule qui se présente, LE DESSUS DE l'**acromion** (c'est-à-dire la tête du fœtus) regarde l'os ILIAQUE DROIT OU L'OS ILIAQUE GAUCHE à peu près directement, car le fœtus plus ou moins incliné est transversal.

Ici donc nous ne trouvons pour chaque épaule que les deux positions génériques, ILIAQUE GAUCHE OU ILIAQUE DROITE, sans variétés.

Soit, pour la présentation de l'ÉPAULE GAUCHE, les positions :

Repère	GENRES		
Acromio	ILIAQUE GAUCHE	**A**. IG.	Fig. 43.
Acromio	ILIAQUE DROITE	**A**. ID.	Fig. 44.

De même, pour la présentation de l'ÉPAULE DROITE, les positions :

Repère	GENRES		
Acromio	ILIAQUE GAUCHE	**A**. IG.	Fig. 45.
Acromio	ILIAQUE DROITE	**A**. ID.	Fig. 46.

En s'aidant des figures suivantes, il faut arriver à se figurer le fœtus en travers du détroit supérieur, l'ÉPAULE GAUCHE tendant à s'engager, ou même le bras gauche pendant dans le vagin, et bien voir :

Que si la tête, c'est-à-dire **l'acromion** de l'épaule engagée (*la gauche*), regarde à GAUCHE de la mère, *le dos du fœtus est en arrière* (Fig. 43).

Que si la tête, c'est-à-dire **l'acromion** de l'épaule engagée (*la gauche*), regarde à DROITE de la mère, *le dos du fœtus est en avant* (Fig. 44).

De même quand c'est l'ÉPAULE DROITE qui tend à s'engager (p. 56 et 57), il faut, en évoquant l'image du bassin et du fœtus, voir :

Que si la tête, c'est-à-dire **l'acromion** de l'épaule qui tend à s'engager (*la droite*), regarde L'OS ILIAQUE GAUCHE, *le dos est en avant* (Fig. 45).

Que si la tête, c'est-à-dire **l'acromion** de l'épaule qui tend à s'engager (*la droite*), regarde L'OS ILIAQUE DROIT, *le dos est en arrière* (Fig. 46).

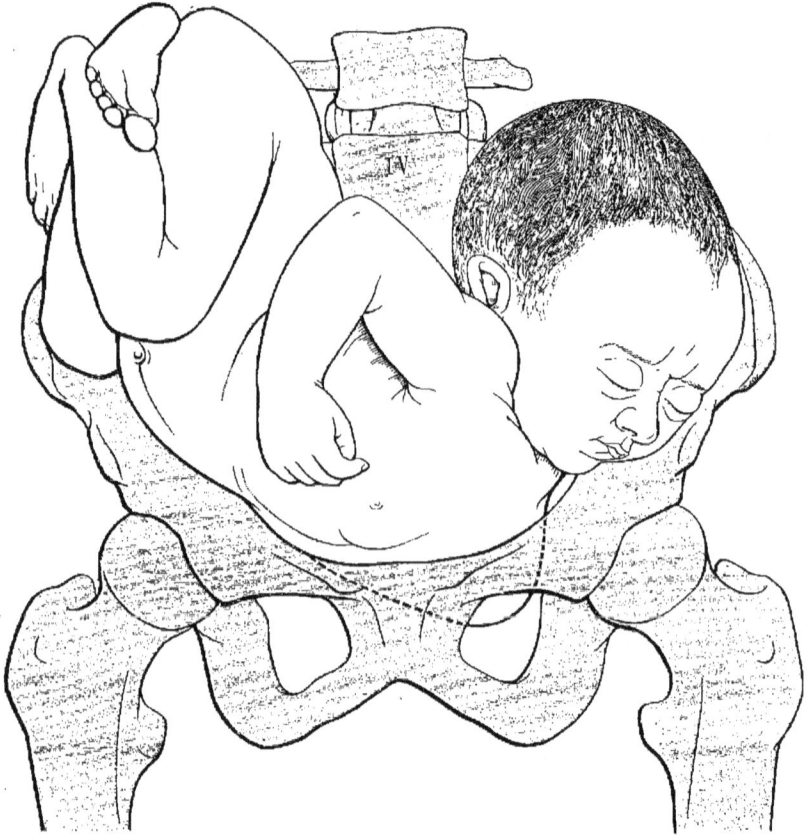

FIGURE **43**. — Le TRONC tend à s'engager par le côté gauche; l'épaule et le bras correspondant font saillie dans l'excavation : PRÉSENTATION de l'ÉPAULE GAUCHE.

Quelle POSITION?

Pour les épaules il n'y a pas de variétés, le fœtus est transversal.

Voyez : Le repère de l'épaule, le dessus de l'**acromion**, comme la tête, est tourné à GAUCHE.

C'est la POSITION GAUCHE, **acromio**-ILIAQUE GAUCHE, **A. IG.** ou **céphalo**-ILIAQUE GAUCHE.

Cachez la figure.

Ne retenez que ce que le toucher vaginal peut vous apprendre : présentation de l'ÉPAULE GAUCHE en position **acromio**-ILIAQUE GAUCHE; et figurez-vous un fœtus en travers d'un bassin, tête à gauche, épaule gauche engagée. Le voyez-vous bien? Voyez-vous les *pieds* à droite et en avant, le dos en arrière?

Découvrez la figure et vérifiez.

Le toucher vaginal dit à l'accoucheur quelle est l'épaule et quelle est sa position, il faut qu'avec ces données celui-ci arrive à **voir** le fœtus tout entier pour savoir où sont les *pieds* qu'il va lui falloir aller chercher.

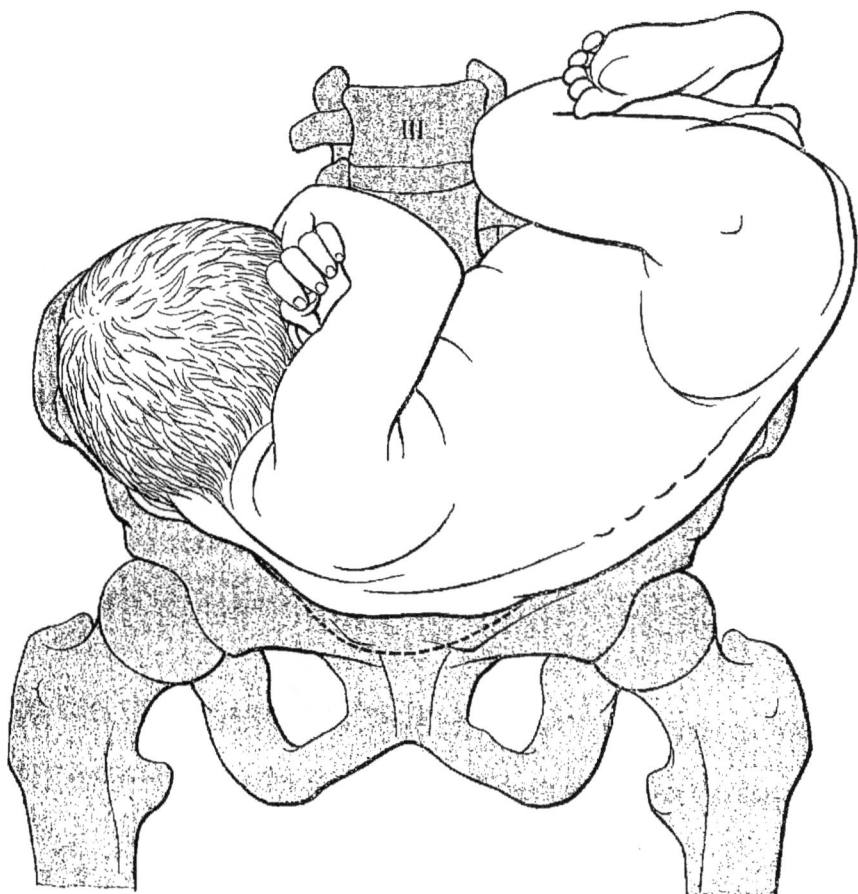

FIGURE **44**. — Le TRONC tend à s'engager par le côté gauche; l'épaule et le bras correspondant font saillie dans l'excavation : PRÉSENTATION de l'ÉPAULE GAUCHE.

Quelle POSITION?

Pour les épaules il n'y a pas de variétés, le fœtus est transversal.

Voyez : le repère, le dessus de l'**acromion**, comme la tête, est tourné à DROITE.

C'est la POSITION DROITE, **acromio**-ILIAQUE DROITE, A. ID. ou **céphalo**-ILIAQUE DROITE.

Comparez cette figure à la précédente.

C'est la même ÉPAULE GAUCHE qui tend à s'engager; mais il semble que le fœtus ait pivoté sur cette épaule comme un miroir à alouettes, de façon à amener la tête à droite en se mettant en position **acromio**-ILIAQUE DROITE. Le dos est maintenant en avant, les *pieds* à gauche et en arrière comme le ventre.

Cachez la figure.

Au seul souvenir de la présentation et de la position, ÉPAULE GAUCHE, A. ID., figurez-vous le fœtus en place avec la situation des *pieds*. — Vérifiez en découvrant la figure.

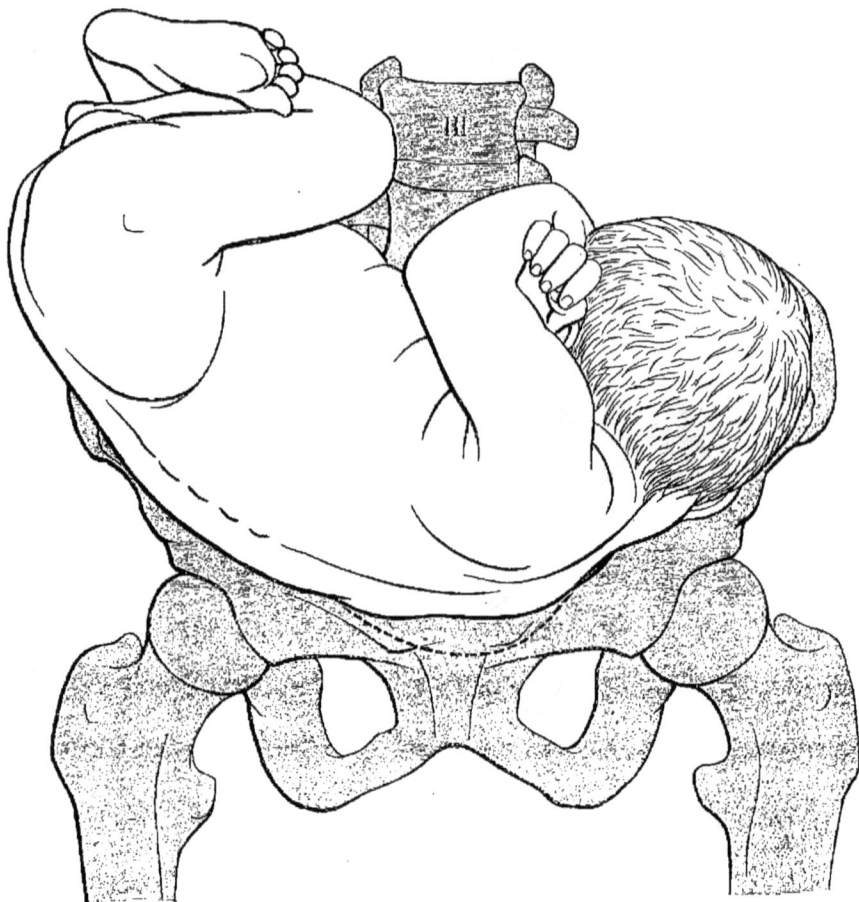

FIGURE **45.** — Le TRONC tend à s'engager par le côté droit : l'épaule et le bras correspondant font saillie dans l'excavation : PRÉSENTATION de l'ÉPAULE DROITE.

Quelle POSITION ?

Pour les épaules, il n'y a pas de variétés, car le fœtus est transversal.

Voyons : le repère, le dessus de l'**acromion**, comme la tête, est tourné à GAUCHE de la mère.

C'est la POSITION GAUCHE, **acromio**-ILIAQUE GAUCHE, **A. IG.** ou **céphalo**-ILIAQUE GAUCHE.

Exercez-vous sur cette figure comme sur les précédentes, en la cachant, pour évoquer l'image du fœtus présentant l'ÉPAULE DROITE en position **acromio**-ILIAQUE GAUCHE : le dos est en avant, les *pieds* sont à droite de la mère et en arrière comme le ventre.

Imaginez maintenant que le fœtus ici représenté fasse demi-tour en pivotant sur l'épaule droite engagée, comme un miroir à alouettes, et vous verrez venir la figure suivante.

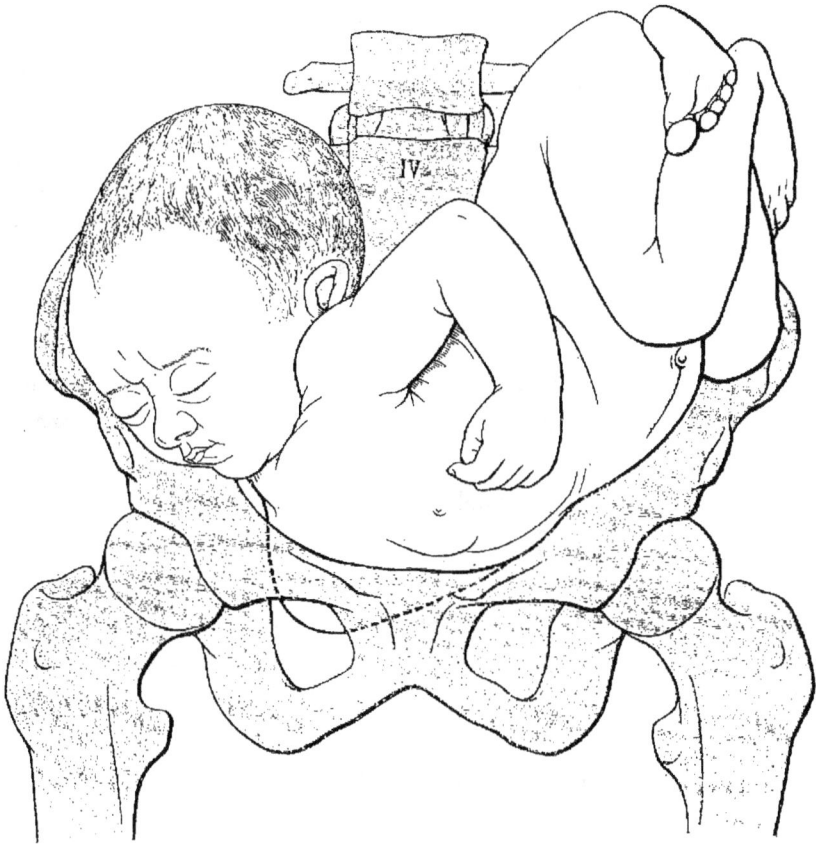

FIGURE **46**. — Le TRONC tend à s'engager par le côté droit : l'épaule et le bras correspondant font saillie dans l'excavation : PRÉSENTATION de l'ÉPAULE DROITE.

Quelle POSITION ?

Pour les épaules, il n'y a pas de variétés, car le fœtus est transversal.

Le repère, le dessus de l'**acromion**, comme la tête, regarde à DROITE.

C'est la POSITION DROITE, **acromio**-ILIAQUE DROITE, **A. ID.** ou **céphalo**-ILIAQUE DROITE.

Exercez-vous sur cette dernière figure comme sur les précédentes, en la cachant, pour arriver à la voir encore au seul énoncé de la légende. Nommez tout haut la présentation et la position afin que votre oreille s'habitue à évoquer l'image par action réflexe. Rompez-vous à cet exercice à propos de toutes les présentations et à l'aide des seize figures qui viennent de défiler sous vos yeux.

Bref, ne quittez pas ce chapitre avant d'être en état, lorsqu'à l'hôpital votre doigt ou votre maître vous aura révélé quelle région se présente et quelle en est l'orientation, de vous figurer le fœtus, son corps, sa tête, ses membres, dans le bassin et le ventre maternels.

CHAPITRE II

MÉCANISME DE L'ACCOUCHEMENT

COMMENT LE FŒTUS PEUT TRAVERSER ET TRAVERSE
LE CANAL PELVI-GÉNITAL

Nous l'avons déjà dit, l'ovoïde fœtal, en raison de ses dimensions, ne peut traverser le canal pelvien qu'en se présentant par une de ses extrémités : *céphalique* (PRÉSENTATION du SOMMET ou de la FACE), *pelvienne* (PRÉSENTATION du SIÈGE).

Encore, pour réussir, doit-il *accommoder* les dimensions de ces diverses régions fœtales (SOMMET, FACE, SIÈGE) à celles du canal pelvi-génital par une série de changements d'attitude et d'orientation, de **mouvements passifs**, dont l'ensemble constitue le MÉCANISME DE L'ACCOUCHEMENT.

Tous ces mouvements, quel que soit le pôle qui se présente, sont régis par une *loi unique* (Pajot). On le verra bien après l'étude que nous allons faire de l'accouchement par le SOMMET, par la FACE et par le SIÈGE.

Auparavant, montrons quels seraient les mouvements actifs qu'aurait à imposer aux diverses parties de son corps, un gamin prisonnier voulant s'enfuir par une ouverture oblongue *tout juste* suffisante. Ne méprisez pas la fantaisie que vous allez lire : elle est l'image même de la réalité.

Figurez-vous donc avec nous, que derrière cette porte, dont le bas est percé d'une espèce de chatière oblongue un peu plus haute que large et de *dimensions appropriées*, est enfermé un jeune garçon souple et avisé, disposé à faire l'expérience d'une évasion. Le sujet, nous le supposons, a conservé des proportions qui se rapprochent de celles du fœtus : grosse tête, petit corps.

Vous voyez bien l'*ovale* de la chatière calculé dans ses dimensions.

A. Regardez, voici le garçon, sans doute à quatre pattes derrière la porte, qui allonge le nez... et engage la face jusqu'au cou... (la manière est bestiale, ainsi se fait la parturition des animaux) ; il a l'air d'un cheval qui prend le collier, mais la grosseur et la longueur de son arrière-crâne le gênent. Malgré tout, voici l'occiput qu'un fort mouvement de *flexion* cervicale a dégagé. La tête dehors et le cou à l'aise, l'enfant, tout de suite, a relevé le menton et regarde devant lui. — Craintif, il essaie de se retirer, mais s'arrête interdit : il se sent pris, à la fois par l'occiput qui frotte et par le menton qui accroche. — Que faire? Comme pour sortir de l'étroit collier de sa blouse, il rapproche le menton du sternum et, la tête fléchie, voyez, il rentre heureusement.

B. Le garçon reparaît à la chatière. Attention! Cette fois, il ne montre pas le nez qu'il tient fortement baissé; c'est l'occiput qu'il engage le premier, comme il l'engagerait dans le collier pour mettre sa blouse : il pousse, et un mouvement de *déflexion* amène et montre le visage. — Voici la tête dehors; sans aucun doute, les épaules sont en travers de la chatière, derrière la porte : la face tourne de côté; pourquoi donc? Eh ! c'est que l'enfant était à plat ventre et qu'il vient de se coucher sur le flanc pour essayer d'engager ses épaules de champ dans le grand diamètre de l'orifice qui est vertical. Néanmoins, les épaules refusent de passer ensemble, quoique l'enfant les hausse visiblement tant qu'il peut vers ses joues pour diminuer la saillie acromiale. Ah ! l'une s'engage et passe, l'autre viendra ensuite. La voici à son tour et après elle, en un instant, le thorax et les bras... c'est fini! Non. Un faux mouvement provoqué par les bras qui ont cherché le sol trop tôt, a remis le garçon à quatre pattes et le voilà pris par la taille, arrêté par les hanches restées en travers derrière la chatière. Comme les épaules, elles ne peuvent passer que de champ. L'enfant est donc contraint de se remettre sur le côté, soit qu'il veuille continuer à avancer, soit qu'il préfère reculer.

C. C'est ce dernier parti qu'il a pris, vous le voyez, déjà replacé sur le flanc, il a réintroduit un bras avec le ventre et la moitié du thorax. Le bras qui reste dehors va le gêner. Il le devine, car voici qu'il le ramène en avant pour renfoncer le coude fléchi, devant l'épigastre. Les épaules rentrent comme elles sont sorties, l'une après l'autre, l'une en haut l'autre en bas, la dernière brusquement; aussi la tête, encore tournée en travers, est-elle brusquement arrêtée par les côtés de la chatière qui heurtent le sous-occiput et le sous-menton. Notre expérimentateur s'est fait mal, il va s'étrangler peut-être. Approchons pour l'aider. Exceptionnellement vif et expert, le voilà remis sur les genoux et les mains, car nous voyons sa tête tourner et se replacer en long en ramenant la face vers le sol. C'était indispensable, mais ce n'est pas suffisant. Fort de sa première expérience, l'enfant fléchit fortement la tête pour rentrer d'abord le menton.

A. PRÉSENTATION DU SOMMET

Immédiatement avant l'engagement dans le détroit supérieur, provisoirement, LA TÊTE est en *attitude intermédiaire* ni fléchie ni défléchie, mais cependant plus près de la flexion que de l'extension.

On enseigne que dès le début, la tête *s'oriente* obliquement, de manière

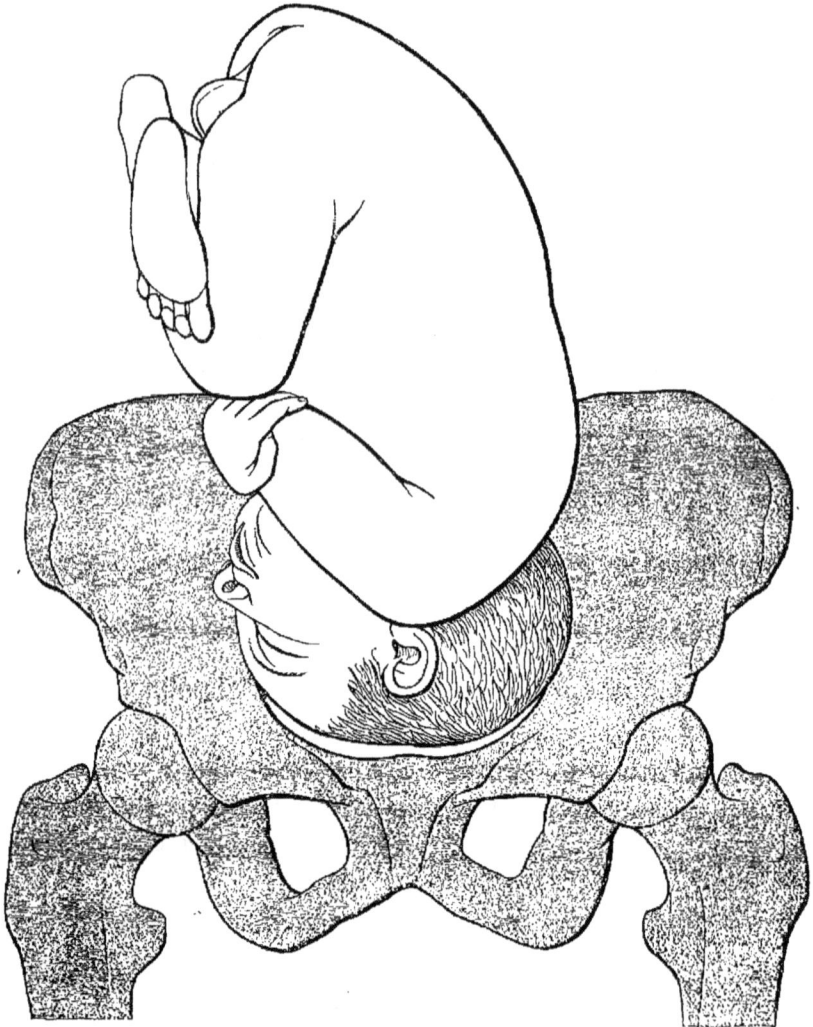

FIGURE 47. — Le pôle céphalique de l'ovoïde fœtal disposé à présenter au détroit supérieur soit son sommet, soit sa face. Attitude presque indifférente, en position transversale. — Pour que l'engagement et la descente se produisent, il faut : 1° que la tête se fléchisse (cas ordinaire) pour engager le Sommet, ou qu'elle se défléchisse fortement (cas très rare) pour engager la Face; 2° qu'elle tourne un peu son occiput en avant ou en arrière afin de s'orienter obliquement.

à offrir son diamètre occipito-frontal très long à l'un des diamètres obliques du bassin, et son diamètre bi-pariétal beaucoup plus petit, à l'autre diamètre oblique pelvien qui le recevrait et le recevra facilement.

La difficulté pour l'engagement résulte seulement de ce que le diamètre oblique pelvien sollicité par l'occipito-frontal fœtal, offre, garni de ses parties molles, des dimensions insuffisantes ou, en d'autres termes, que le

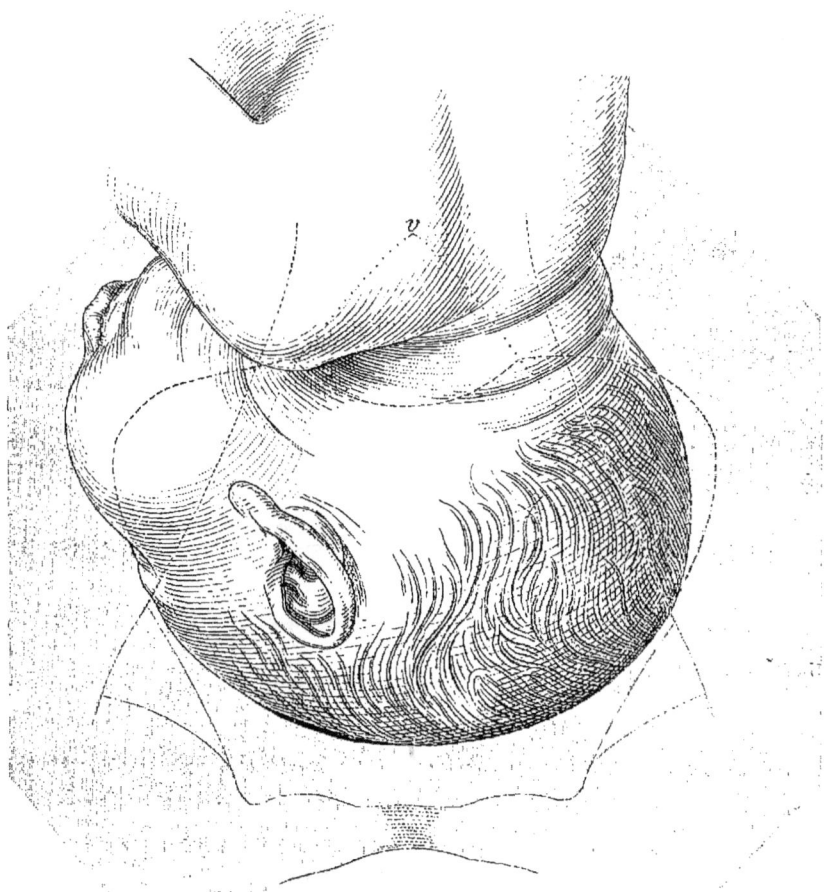

FIGURE **48.** — D'après une photographie de Couvelaire prise *in situ* à l'autopsie. On y peut reconnaître, malgré la légèreté des traits, l'arc pelvien antérieur : symphyse, épines et crêtes pubiennes ; le contour du détroit osseux et le large empiétement bilatéral sur son aire par les muscles psoas flanqués des vaisseaux iliaques nés à la hauteur du point *v* au-dessous duquel se devine la courbe saillante du promontoire. La tête n'étant pas fléchie n'avait pu s'engager.

Figurez-vous la place de l'oreille postérieure que vous ne voyez pas. Ne doit-elle pas être au côté gauche et à la hauteur de ce promontoire et, par conséquent, la bosse pariétale correspondante bien au-dessous, dans l'excavation, alors que l'antérieure se montre claire au-dessus du pubis, par conséquent non engagée ?

diamètre occipito-frontal, en raison de sa longueur excessive, est inaccep-
table (Fig. 49).

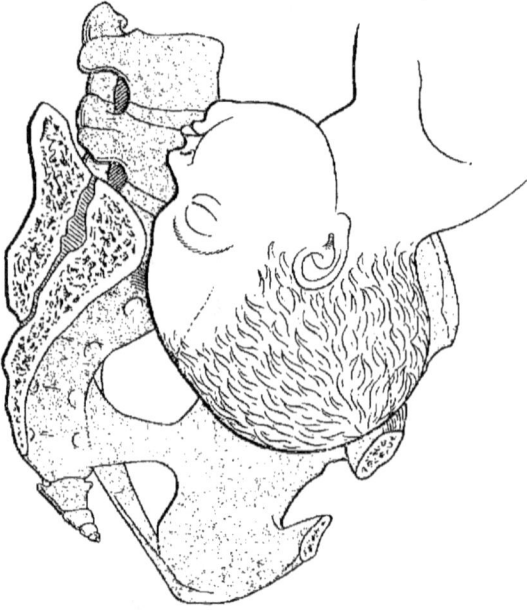

FIGURE **49**. — Coupe oblique du
bassin dans une direction approchant celle du diamètre oblique
gauche. — La tête bien orientée
en position ordinaire, **occipito**-ILIAQUE GAUCHE-*antérieure*,
O-IG-*a*. est représentée avant la
flexion, offrant vainement son
diamètre occipito-frontal inaccep-
table.

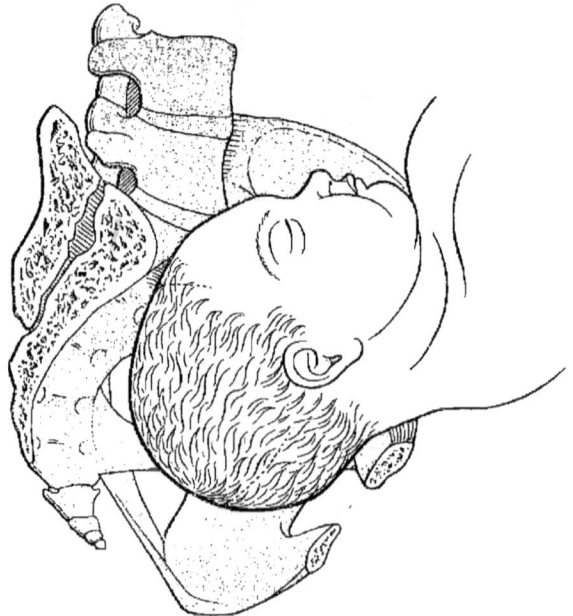

FIGURE **50**. — Dans même coupe
oblique gauche du bassin.
— **Amoindrissement** du
pôle céphalique par **flexion**.
Présentation et engagement
du SOMMET, position **occipito**-ILIAQUE GAUCHE-*antérieure*, O-IG-*a*.
Le premier temps de l'ac-
couchement est accompli; le
second, la descente, progresse.
Comparez fig. 49 ci-dessus.

Mais la tête, sans changer son orientation, sa position, sans modifier la direction de son diamètre bi-pariétal bien placé, peut, en *se fléchissant*, relever le front, *présenter* l'occiput et, au diamètre OCCIPITO-FRONTAL *trop long* (Fig. 49), substituer son diamètre SOUS-OCCIPITO-BREGMATIQUE (**9**cm**1/2**), *très acceptable* par l'oblique pelvien (**12**cm) (Fig. 50 et 51).

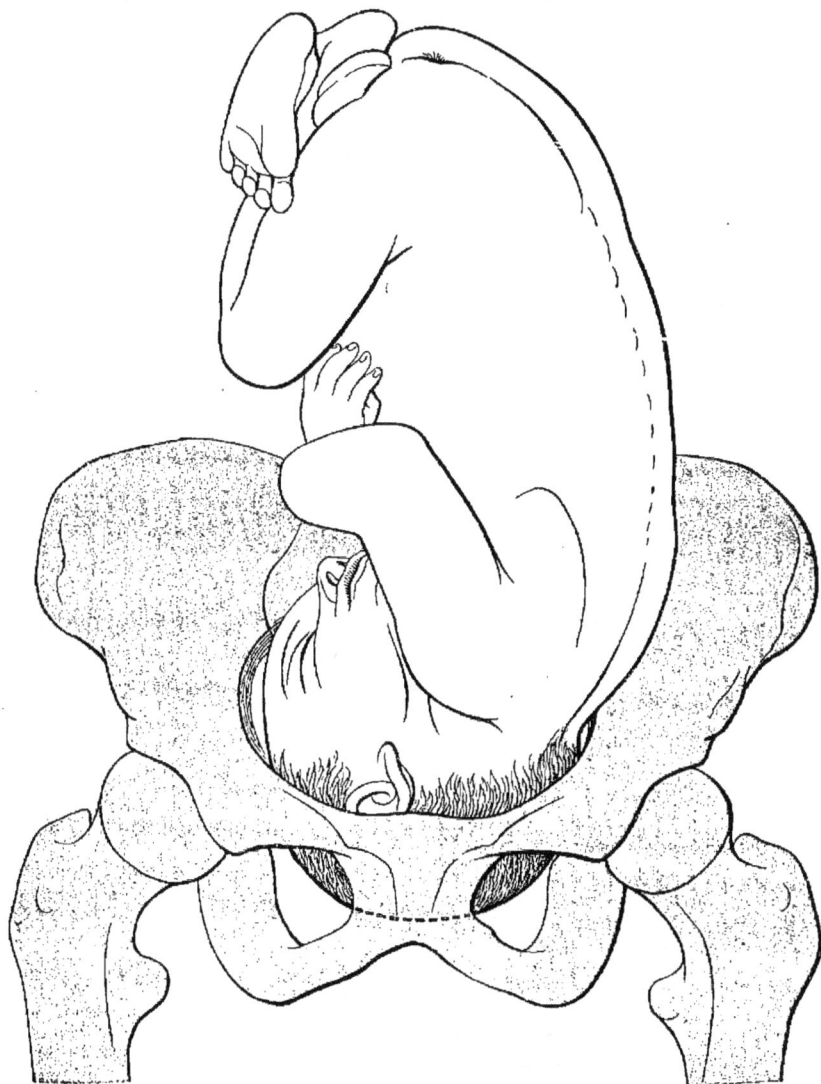

FIGURE **51**. — Présentation du SOMMET en position oblique, **occipito**-ILIAQUE GAUCHE-*antérieure*. — Le premier temps, l'**amoindrissement** du pôle céphalique **par flexion**, est accompli : l'engagement a eu lieu et la **descente** ou progression est en voie. — Les deux bosses pariétales sont au-dessous : la postérieure du *promontoire*, l'antérieure du *culmen* pubo-symphysien.

Alors se trouve réalisé le **premier temps** de l'accouchement par le Sommet, l'*amoindrissement* du pôle céphalique *par flexion*, dont le résultat est l'**engagement** de ce Sommet dans le détroit supérieur pourvu qu'une des bosses pariétales ne rencontre d'obstacle (Fig. 50 et 51).

Sans penser que la flexion de la tête, menton sur sternum, est l'attitude naturelle et que les cercles contractiles utérins tendent à boudiner le fœtus, l'on a attribué cette flexion à la poussée de la colonne vertébrale sur l'occipital, disant que l'occiput pénétrait mieux que le front parce qu'il éprouvait une résistance moindre en raison de la moindre distance qui le sépare du point d'appui de cette poussée.

Or, si vous examinez une tête de profil (Fig. 23 ou 27) vous verrez tout le contraire, c'est-à-dire que les condyles occipitaux, seul point d'appui, sont moins éloignés du plan préfrontal que du plan rétro-occipital.

La tête pénètre presque toujours dans l'excavation en se fléchissant : voilà le fait.

Ainsi fléchie et orientée, elle s'engage et peut *descendre* profondément dans l'excavation où le doigt de l'accoucheur trouve l'occipital et la suture sagittale ou interpariétale, dans la direction même du diamètre oblique pelvien qu'a choisi le diamètre sous-occipito-bregmatique pour s'y engager.

Au fond de l'excavation, la tête a gardé la même attitude fléchie et la même orientation oblique qu'elle avait prises pour y pénétrer.

Ce **second temps**, la **descente**, s'appelle **progression**.

Si la tête pénètre dans le détroit supérieur, diagonalisée et fléchie : y pénètre-t-elle d'aplomb ou inclinée sur l'un de ses côtés, de ses pariétaux, relativement au plan de ce détroit?

Si elle pénètre d'aplomb, synclitiquement suivant l'expression consacrée, et l'opinion généralement acceptée et enseignée il y a vingt ans, sa bosse pariétale postérieure est devant le promontoire en même temps que l'antérieure est derrière le culmen pubien. On peut imaginer cela avec un diamètre promonto-pubien suffisant et un ventre avalé, c'est-à-dire une inclinaison du grand axe de l'ovoïde céphalique d'environ 30° seulement sur l'horizon (femme supposée debout).

Imagine-t-on que Nægelé, en 1819, eut raison, comme s'obstinent encore à le croire tant d'étrangers, d'établir en loi générale ce que montrent seulement de rares faits exceptionnels dans lesquels la bosse pariétale antérieure semble déjà dans l'excavation quand la postérieure est encore arrêtée par le promontoire ; ce n'est plus seulement une forte inclinaison sur l'horizon qu'il faut supposer au grand axe de la tête, mais une horizontalité presque absolue. La tête fœtale ainsi posée est dite *inclinée* sur son pariétal antérieur couché sur l'arc antérieur du détroit où il appuie la région pariéto-squameuse et même l'oreille.

Au contraire, la bosse pariétale postérieure descend-elle au-dessous du promontoire avant que l'antérieure ait franchi le culmen pubien, il y a, dit-on, inclinaison sur le pariétal postérieur : le grand axe de l'ovoïde est plus redressé que dans la pose d'aplomb, le synclitisme. Il semble bien qu'il en doive être ainsi quand on examine de profil une femme enceinte qui n'a pas une chute excessive du ventre.

En 1886, à la suite de mes premières expériences cadavériques, j'ai supposé que ce dernier mode d'inclinaison devait être l'ordinaire même dans les bassins normaux, car cela déjà était admis pour les bassins aplatis, légèrement rétrécis ; on le verra plus loin.

Varnier ayant retrouvé Smellie (1752), rassemblé des documents de toute sorte contrôlés par Pinard (1), et depuis par bien d'autres, mon hypothèse fut acceptée généralement, surtout depuis qu'ayant défini l'engagement, indiqué les moyens de le reconnaître et de suivre la progression, j'ai mis tout le monde à même d'observer rigoureusement ce qui se passe sur la parturiente.

Il y a engagement de la tête dans le bassin quand les deux extrémités de son diamètre bi-pariétal maximum, quand les deux bosses ont franchi le détroit promonto-pubien minimum, si peu que ce soit. Tant que l'anneau refuse de laisser entrer et tout de suite passer le gros de l'œuf cranien, celui-ci reste *posé* dessus, plus ou moins *appuyé*, et même notablement enfoncé si la coquille est souple : il n'est point engagé.

La tête du fœtus se présentant posée transversalement d'abord, obliquement ensuite, fait descendre sa bosse postérieure devant le côté du promontoire et sa bosse antérieure derrière l'arc pubien.

Trois figures vont vous éclairer.

---

(1) Pinard et Varnier. — *Études d'anatomie obstétricale normale et pathologique*, sur l'engagement au détroit supérieur. Paris, G. Steinheil, 1892, mémoire n° VIII.

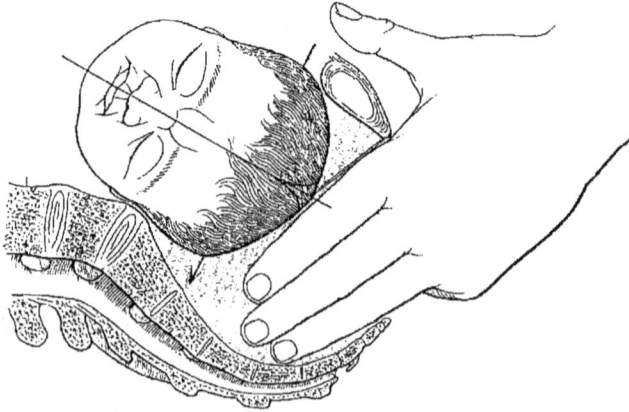

FIGURE 52. — La tête n'est que posée sur le détroit en attitude ordinaire, initiale, *transversale, sans flexion notable*. Déjà sa bosse pariétale postérieure (pointe de flèche) est bien au-dessous du promontoire, mais l'antérieure reste au-dessus du point pubien le plus rapproché du promontoire, du *culmen*. Une très grosse partie du crâne est dans l'excavation. Pourtant il reste place pour *trois doigts* de champ entre le plan coccy-sacré et le pôle céphalique descendant. L'engagement n'est pas fait, et c'est la bosse antérieure qui n'est pas descendue puisque la suture sagittale sensible près du bregma, parce que la flexion n'est pas encore faite, se trouve près du sous-pubis, 3 ou 4 cent., mettons 35 mm.

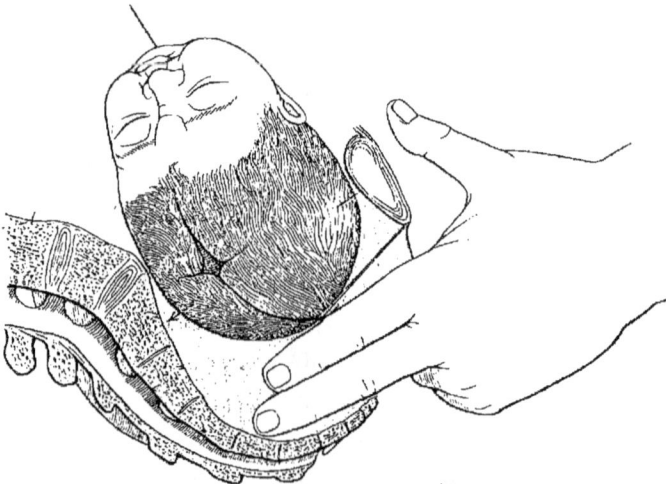

FIGURE 53. — La tête s'est fléchie et diagonalisée, mise en occipito-gauche-antérieure. Elle a oscillé, porté sa bosse postérieure (pointe de flèche) dans la concavité sacrée, fait descendre l'antérieure au-dessous du culmen pubien : l'engagement est donc fait et la descente commencée. Il n'y a plus place que pour *deux doigts* de champ entre le plan coccy-sacré et le pôle fœtal descendant. La distance du sous-pubis à la suture sagittale a augmenté d'environ 2 cent. ; c'est donc (chiffres approximatifs) 55 mm. au lieu de 35.

L'on conçoit qu'une petite tête descendant dans un grand bassin ne fasse pas tant de façons, que sans aller, battant de cloche, dans la concavité sacrée, elle descende directement et que, par conséquent, cet éloignement de la suture sagittale du fait de l'engagement n'ait pas lieu ou soit minime.

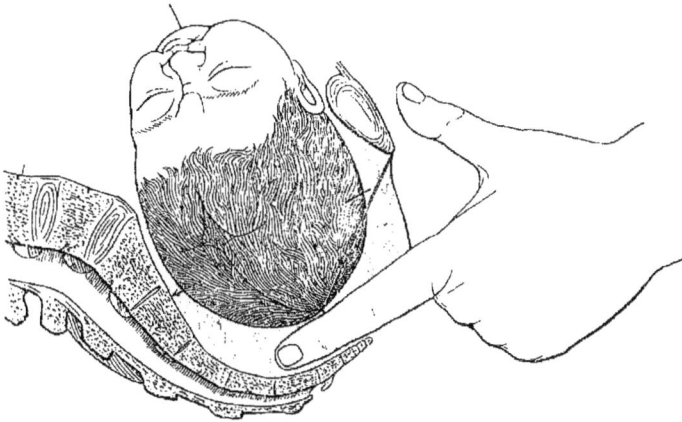

FIGURE 54. — La tête restée fléchie et orientée obliquement, comme sur la figure 53 ci-contre, est descendue, la concavité sacrée utilisée, l'excavation remplie. La distance du sous-pubis à la sagittale touchée comme il faut, dans le plan médian et non sur le côté, a augmenté de deux nouveaux centimètres. Elle est approximativement à 75 mm, au lieu de 55 tout à l'heure et de 35 au commencement. *Un seul doigt* trouve place entre le plan coccy-sacré et le pôle descendant.

La tête va se rapprocher bientôt de ce plan en tournant dans le fond oblong de l'excavation, en sollicitant le détroit musculaire, l'entrée du bassin mou, de la filière périnéo-vulvaire : pour s'y introduire, elle tournera son occiput en avant.

Dans cette figure, comme dans les précédentes, la tête a été grossie pour compenser la suppression des parties molles (utérus, vessie, etc.) et mieux montrer les parties dures qui entrent en contact médiat sur la parturiente.

Ces deux premiers temps, l'engagement et la descente que vous saurez maintenant diagnostiquer, peuvent être accomplis, dit-on, avant le début du *travail* (ouverture du col, contractions, etc.). Je demande si cela est fréquent. A la fin de la grossesse, l'utérus descend et s'élargit ; l'estomac et le diaphragme sont plus à l'aise, tandis que le rectum et la vessie le sont moins. Sans engagement vrai, ne suffit-il pas, pour expliquer cette gêne, que la tête soit fixée et appuyée au détroit supérieur sans interposition notable de liquide amniotique ?

Le SOMMET descendu aborde le détroit inférieur ; mais son orientation oblique primitive, devenue alors défavorable, ne peut pas persister, puisque le fond de l'excavation garnie des muscles obturateurs internes, puisque l'entonnoir du muscle releveur, entrée du bassin mou, de la filière vagino-périnéo-vulvaire sont oblongs d'avant en arrière. Étudions cette orientation avec l'œil (Fig. 55, 56, 57), comme on le fait avec le doigt dans le canal maternel, pour comprendre comment elle va se modifier.

· Un toucher attentif, central et périphérique, révèle ce que l'œil voit sur

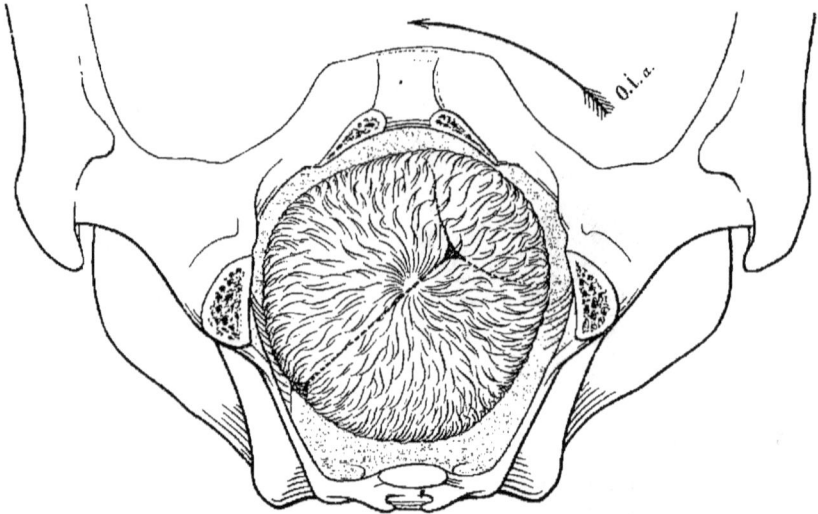

FIGURE 55. — Bassin en situation obstétricale : trait de scie dans le plan de l'orifice inférieur de l'excavation. Vue du SOMMET arrivant près du fond de l'excavation dans sa position oblique d'engagement la plus ordinaire, **occipito**-ILIAQUE GAUCHE-*antérieure*. On voit la fontanelle postérieure et ses trois sutures : l'interpariétale indique le sens du plus grand diamètre du sommet, et aboutit au bregma situé en arrière et à droite de la mère, à l'opposé de l'occiput.

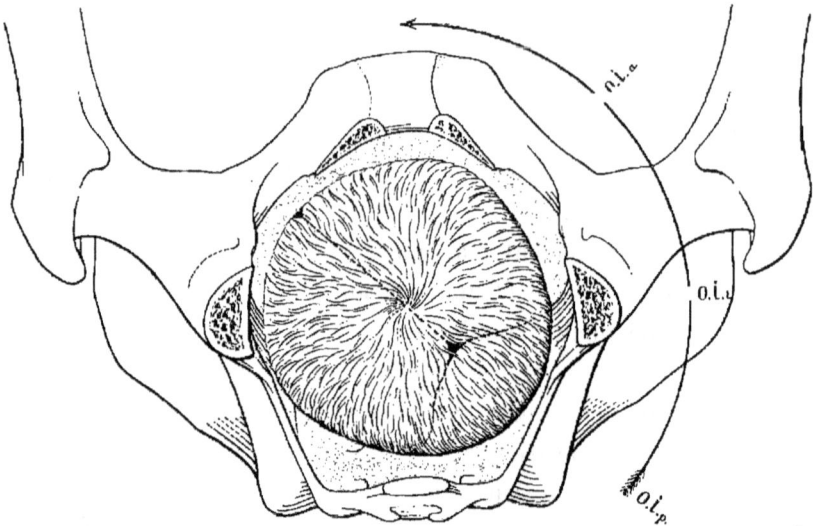

FIGURE 56. — Même bassin. SOMMET arrivé à l'orifice inférieur de l'excavation dans sa position oblique d'engagement qui est ici, par exception, **occipito**-ILIAQUE GAUCHE-*postérieure*.

Dans les deux cas, le sommet va pivoter (**rotation**) et amener l'occipital en avant sous la symphyse, par le plus court chemin. — Sur la fig. **55**, v. la flèche, l'occipital n'a qu'un pas à faire, 45°, 1/4 de demi-circonférence. — Sur la fig. **56**, l'occipital a trois fois plus de chemin à parcourir, 3/4 de demi-circonférence $3 \times 45 = 135°$: la position est GAUCHE-*postérieure*; la rotation va la transformer en G.-*transversale*, puis en G.-*antérieure* pour la rendre enfin **occipito**-PUBIENNE (fig. 57).

ces figures : au fond des organes maternels et les remplissant, la tête fœtale arrondie, saillante, régulière, *non hémisphérique* mais *ellipsoïde*.

Non hémisphérique, car le diamètre bi-pariétal étant plus petit que le sous-occipito-bregmatique *surtout si la flexion n'est pas portée à l'extrême,* comme elle l'est sur nos figures, la partie accessible est plus étendue dans le sens de la suture interpariétale tangible, que dans le sens perpendiculaire ou bi-pariétal.

Or, au DÉTROIT INFÉRIEUR qui, même façonné, dilaté, forcé, restera une *ellipse à grand axe sous-pubo-coccygien*, une fente antéro-postérieure, le SOMMET de la tête fœtale vient s'offrir comme un *ellipsoïde* dont le *grand axe* est d'abord en position *oblique.*

Ce grand axe (indiqué par la suture) est plus long que le diamètre oblique du détroit inférieur auquel il correspond d'abord; il est moins long que ne peut le devenir le diamètre antéro-postérieur de ce même détroit, et s'il y était superposé l'engagement s'y ferait.

La **rotation** seule, le **pivotement** de la tête, peut produire ce résultat et le produit en amenant L'OCCIPUT SOUS LA SYMPHYSE (Fig. 57).

L'étendue de la rotation nécessaire varie donc : *faible* lorsque l'occiput

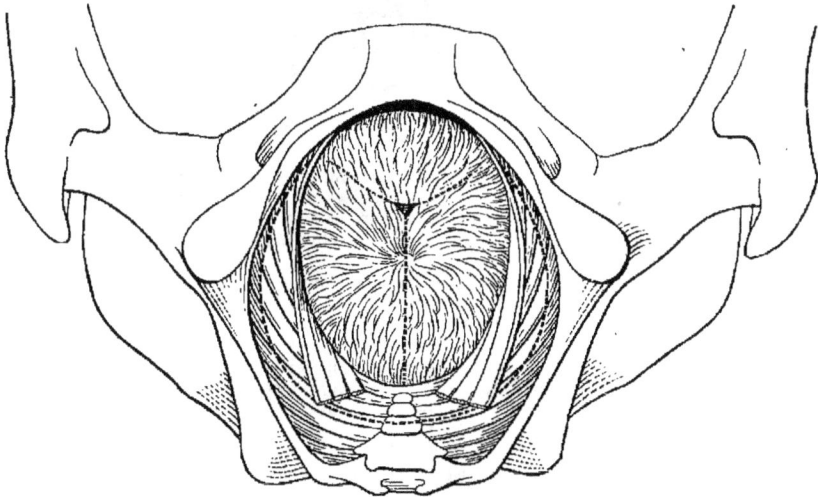

FIGURE 57. — Bassin en situation obstétricale, garni d'un muscle releveur coccy-périnéal schématique dont les faisceaux précoccygiens sont désinsérés et écartés. On aperçoit le SOMMET attaquant le détroit inférieur ou pubo-coccygien : la rotation est faite puisque la position est occipito-PUBIENNE. La fontanelle postérieure et ses trois sutures sont bien visibles. Mais le bregma, où aboutit la suture interpariétale devenue antéro-postérieure, est masqué par le coccyx. De même, les bosses pariétales sont cachées dans les flancs de l'espèce de navire que forme le plancher périnéal musculaire. Le contour de la tête est pointillé.

descendu correspondait à l'une des éminences ilio-pectinée (*pos.* **occipito-**ɪʟɪᴀǫᴜᴇꜱ-*antérieures*); *considérable* quoique se faisant toujours par le plus court chemin, lorsque l'occiput descendu correspondait à l'une des symphyses sacro-iliaques (*pos.* **occipito-**ɪʟɪᴀǫᴜᴇꜱ-*postérieures*). Dans ce dernier cas, le cou (il le peut) doit être fortement tordu, si le tronc n'a pas tourné de 90° avant l'engagement des épaules.

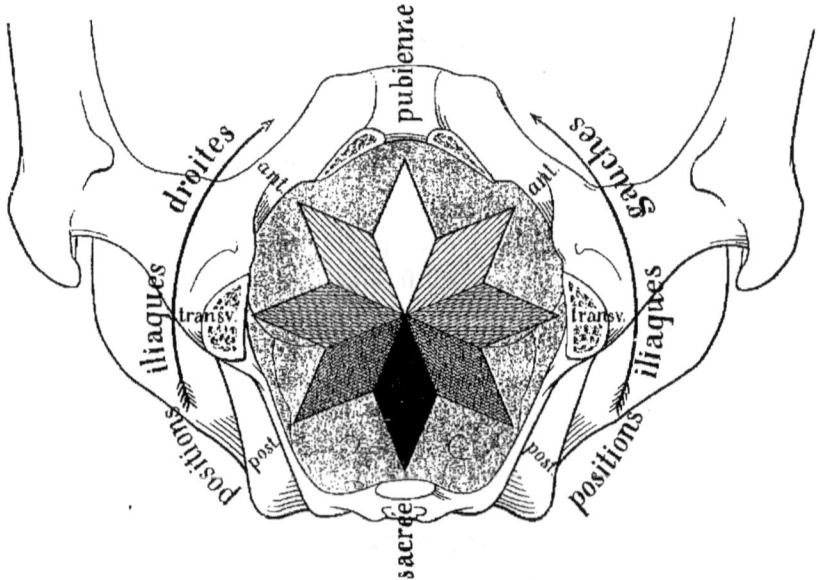

FIGURE **58**. — Cette figure rappelle la nomenclature de toutes les positions, primitives ou secondaires. Remarquez-le une fois de plus, les positions sont qualifiées relativement à la mère : les ɢᴀᴜᴄʜᴇꜱ sont à votre droite à vous lecteur, et les ᴅʀᴏɪᴛᴇꜱ sont à votre gauche.

Jugez, d'après cette figure, de l'étendue et de la direction de la rotation nécessaire pour amener l'occiput en avant.

Au détroit inférieur, quand vous trouvez l'occiput comme le rayon blanc de l'étoile, au droit de la symphyse, la rotation est déjà terminée. Si l'occiput est en position ɪʟɪᴀǫᴜᴇ-*antérieure*, la rotation sera faite bientôt. Si l'occiput est en position ɪʟɪᴀǫᴜᴇ-*transversale*, la rotation est probablement en voie, car probablement l'occiput était primitivement en position iliaque postérieure. Si l'occiput est en position ɪʟɪᴀǫᴜᴇ-*postérieure*, espérez la rotation spontanée, mais comptez qu'elle sera longue ; sachez même que, très exceptionnellement, elle peut se faire en mauvais sens et conduire l'occipital en arrière, en position **occipito-**ꜱᴀᴄʀᴇᴇ, fait gros de difficultés et de dangers.

La teinte plus ou moins sombre des rayons de l'étoile, indique le pronostic plus ou moins grave de toutes les positions du Sommet qu'il est possible de rencontrer au détroit inférieur.

Rᴇᴍᴀʀǫᴜᴇꜱ. — Les *causes mécaniques de la rotation* paraissent obscures ont été bien discutées. Polosson, de Lyon, a écrit et parle encore avec chaleur sur l'action des plans lombo-iliaques......

Mettez, disait Pajot, un œuf en travers sur une cuillère à soupe et tapotez sur le manche : l'œuf branlera ; peu à peu, sa pesanteur le fera tourner et finalement tomber, couché en long dans la cuillère. Un autre ayant tordu légèrement un large tube de verre, à calibre elliptique, y a vu dégringoler une grenouille en tournant; de même une bille de savon aplatie et glis-

Après l'accomplissement de ce **troisième temps**, la **Rotation de la tête**, l'orientation ne sera plus modifiée avant le complet dégagement de cette partie. Aussi pouvons-nous, maintenant que l'occiput correspond à la synthèse, étudier la fin du mécanisme, à l'aide de coupes médianes du bassin maternel où l'on verra le profil de la tête fœtale (Fig. 55 et suivantes).

Maintenant, le SOMMET de la tête (Fig. 53), toujours *fléchie*, force le détroit inférieur et le franchit. L'occiput *en avant, dans l'arcade pubienne*, descend jusqu'à dépasser le niveau du bord inférieur de la symphyse qui bientôt touche la nuque, l'arrière-cou, tandis que le coccyx abaissé correspond au bregma (Fig. 55). Ce passage du sommet, bosses pariétales comprises, cet *engagement jusqu'à la circonférence sous-occipito-bregmatique*, demande du temps et de la force abdomino-utérine. Il se fait par

sante, dans un tube de carton dont l'orifice supérieur était comprimé d'avant en arrière et l'inférieur d'un côté à l'autre.

Peut-on enfiler un soulier, un gant d'armes, de travers, s'ils sont immobilisés ? Et alors si l'on pousse le pied ou la main, ne tournent-ils pas nécessairement pour adapter leur présentation à la forme immuable de la cavité où la poussée les force à se couler ?

L'obus, chassé par la poudre, obéit aux rayures du canon.

Sans poussée utéro-abdominale, point de rotation, c'est connu.

Point de rotation non plus si la forme du fond de l'excavation ne l'impose, notamment, si l'entrée du bassin mou fatiguée, par déchirures apparentes ou interstitielles, ou simple distension, n'a plus qu'une forme indifférente, comme je l'ai vu (après P. Dubois) arriver assez vite dans les expériences cadavériques que l'on a si rarement l'occasion de faire dans de bonnes conditions.

Or, le fond de l'excavation, à la hauteur des épines sciatiques et des matelas (muscles-obturateurs internes) qui en dissimulent les saillies, est oblong d'avant en arrière ainsi que le détroit mou pubo-coccygien, l'entonnoir releveur, l'entrée de la filière périnéo-vulvaire.

D'autre part, la tête descendue en position oblique n'a-t-elle pas le front à l'aise en arrière ; ne peut-elle pas y tourner même en diminuant un peu sa flexion et offrir alors son contour sous-occipito-pré-bregmatique nettement elliptique au détroit oblong sous-jacent auquel l'arcade des pubis interdit de changer sa forme, et qui semble inviter l'ellipsoïde céphalique à se bien tourner pour obéir à la poussée utérine ?

Le cou du fœtus n'offre par lui-même aucune résistance à la torsion, mais quand l'utérus est vide d'eau ou à peu près, que les épaules, l'acromion et la clavicule sont comme scellés aux oreilles et aux joues, il n'est pas déraisonnable de penser qu'une action rotatrice imposée au tronc fœtal au moment où il pénètre dans le bassin, peut-être par les psoas, puisse se communiquer à la tête arrivée au fond de l'excavation. Je vois assez bien dans l'occipito-gauche-antérieure (fig. 54), l'épaule antérieure libre tendre vers l'éminence ilio-pectinée droite, alors que le bras postérieur, s'il fait quelque saillie latérale malgré l'utérus, devale devant le bord du psoas gauche bien incliné pour le rejeter en avant, tourner ainsi le bis-acromial en travers, et conséquemment amener l'occiput en avant moyennant que le haut tronc et la tête soient tassés, soudés, solidarisés.

Mais quand la tête sera sortie, les épaules vont tourner à leur tour et se placer de champ ou à peu près pour se dégager. Quel agent abdominal invoquer pour expliquer cette nouvelle rotation au fond du pelvis ? Sur quelle partie fœtale pourrait-il agir ?

Deux accoucheurs opérant ensemble sur une parturiente souple et tolérante, l'un par le toucher, l'autre par le palper explorateur, sans relâche à partir de l'engagement, pourraient peut-être nous fournir des renseignements que l'expérimentation cadavérique ne peut pas donner.

simple **progression** : la tête reste fléchie, l'occiput descendant comme le bregma.

Le détroit inférieur, l'orifice musculaire pubo-coccygien, est à moitié vaincu, car les bosses pariétales viennent d'y passer ; il étreint pour l'instant la circonférence sous-occipito-bregmatique, parce que le coccyx résiste à la saillie du front, parce que aussi le périnée antérieur (ano-vulvaire) n'a pas encore eu le temps de se dilater et de céder à la pression du sommet.

La tête ne pouvant plus guère descendre, retenue qu'elle est par le périnée (Fig. 59), la nuque et le point sous-occipital ne vont plus progresser.

Du côté de l'aire vulvaire, le sommet sent la résistance moindre. Il s'y porterait vite par un *premier degré* de **déflexion**, malgré l'anneau, mal-

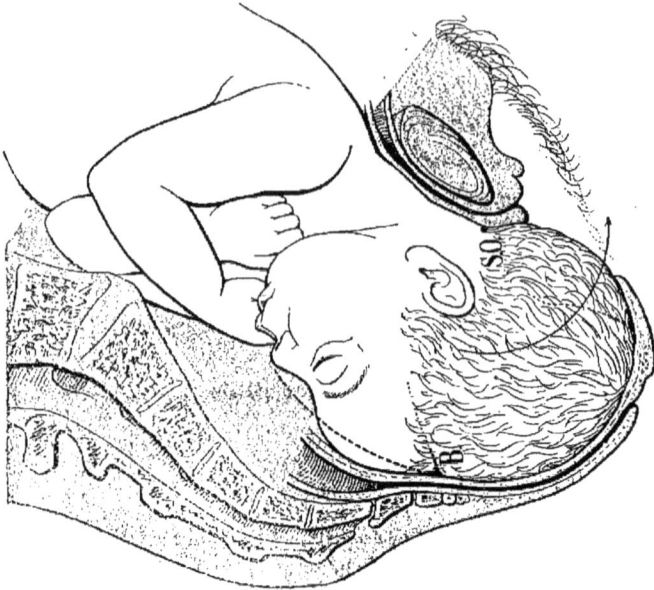

FIGURE **59**. — Coupe médiane du canal pelvi-génital en situation obstétricale. Après sa rotation, le SOMMET a forcé le détroit inférieur pubo-coccygien où la circonférence sous-occipito-bregmatique S.O-B se trouve engagée *momentanément*. Car ou bien la tête va progresser, ou bien elle va remonter plusieurs fois, ce qui est l'ordinaire et impatiente la jeune mère, avant que le coccyx ne permette au front de passer.

La tête, encore fléchie, se montre de profil en position *directe* **occipito-PUBIENNE**, tandis que les épaules s'engagent en haut en position *oblique*. Constatez la distension du périnée postérieur ano-coccygien qui jusqu'à présent a subi le principal effort de la tête. Remarquez la situation de l'occiput qui a *tout entier* dépassé le bord inférieur de l'arcade pubienne et de la symphyse, bord maintenant appuyé sur la nuque au point S.O. Vienne la déflexion de la tête telle que la flèche l'indique, l'occiput ne pourra plus rentrer : le point S.O. servira de centre immobile audit mouvement de déflexion qui fera passer de force le front devant le coccyx, moyennant une augmentation notable de la rétropulsion de celui-ci, augmentation égale à la saillie que fait le front au delà de l'arc pointillé qui l'abrase.

gré le périnée, si la saillie frontale n'était point calée q q-f. longtemps par le coccyx qui résiste et par sa rigidité et par la tension de ses freins-releveurs.

Ce coccyx n'a point encore atteint les limites de sa rétropulsiou possible; en ce sens, le détroit inférieur est encore dilatable.

Sous la symphyse, LA NUQUE est tenue *immobile mais flexible*. La tête fœtale fait plusieurs tentatives de déflexion provoquées par l'utérus et par l'effort; enfin le front, plus éloigné de la nuque que le bregma, repousse et force le coccyx devant lequel défileront plus tard le nez et le menton, devant lequel ils défileraient tout de suite si l'anneau vulvo-vaginal ne résistait pas momentanément aux tentatives de l'occiput (Fig. 60).

Quand le front est arrivé dans le bassin mou, après avoir dépassé le coccyx, celui-ci soulagé se relève. Le crâne entier sorti de l'excavation a franchi

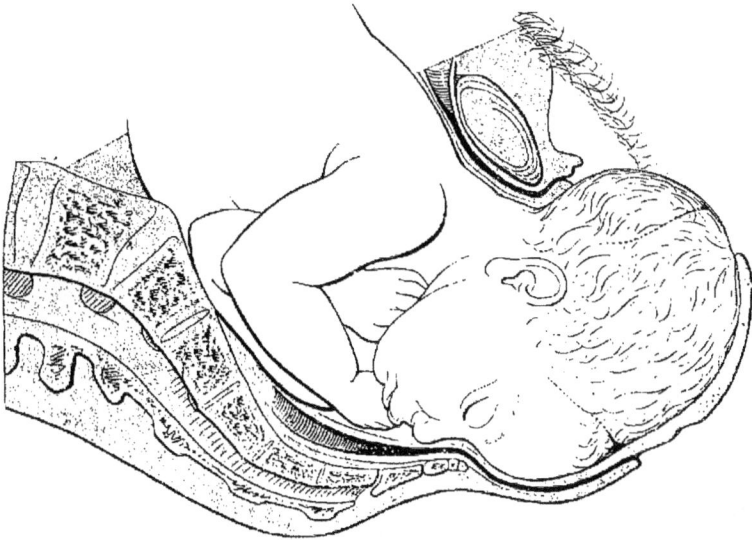

FIGURE 60. — Le premier degré de la déflexion s'étant accompli, le crâne tout entier a franchi le détroit inférieur pubo-coccygien et s'est logé dans le bassin mou qu'il a creusé, en distendant le périnée antérieur comme il avait auparavant distendu le périnée postérieur. Tout à l'heure la tête n'entr'ouvrait la vulve qu'au moment des poussées. Maintenant, elle y est en permanence mais pour une courte relâche, quelques minutes tout au plus, la femme ne pouvant supporter une pareille distension de toutes ses parties molles.

Une fois que le front a dépassé le coccyx, rien n'arrête la face si ce n'est la résistance momentanée et variable de l'anneau vulvaire. Le **quatrième temps** est terminé.

A ce moment, la dilatation de la vulve est commencée, le sommet s'y voit et l'on peut toucher à découvert la fontanelle postérieure qui, avant le commencement de la déflexion (Fig. 59), était cachée par la fourchette. Comparez les figures 59 et 60.

Les épaules ne touchent pas encore le détroit inférieur; elles sont restées en position oblique comme le reste du corps. Il en sera de même (Fig. 61 et 62) tant que la tête ne sera pas complètement sortie et qu'elles n'auront pas tourné.

le détroit inférieur (**4ᵉ temps**), il distend la totalité du périnée (Fig. 60).

Après un court répit, l'attaque sérieuse du périnée antérieur et de l'orifice vulvaire se prononce. La poussée utérine active la progression et la déflexion : la face s'avance dans le bassin mou, le sommet poind davantage et s'engage dans la vulve. Lorsque **la déflexion** accompagnée d'un peu de progression est accomplie au degré utile, à son *deuxième degré*, LA NUQUE est toujours *sous la symphyse*, mais LA RÉGION FRONTON-FACIALE qui était encore en partie dans la concavité du sacrum a, du fait même de la déflexion, *franchi l'arc coccy-musculaire* et repose maintenant sur le périnée postérieur qu'elle distend et refoule au maximum. En même temps le SOMMET ouvre la vulve et s'y engage (Fig. 61).

Ce dernier détroit, LE DÉTROIT VULVAIRE, est franchi par la tête en peu de temps, après quelques assauts qui triomphent du périnée antérieur et de l'anneau. Le deuxième degré de la déflexion, qui vient d'amener la face

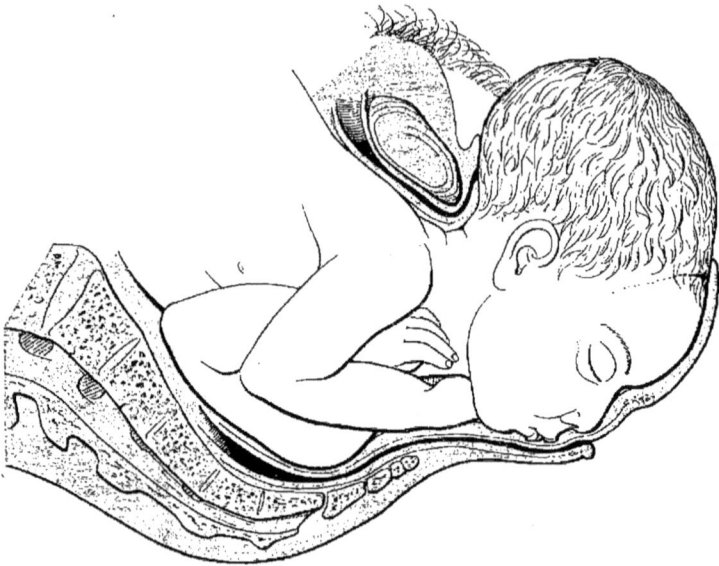

FIGURE 61. — Les poussées utérines ont fatigué, distendu l'anneau vulvaire; le sommet a pu *s'y engager* et permettre au deuxième degré de déflexion d'amener la face dans le périnée postérieur. La commissure antérieure du détroit vulvaire, formée par le clitoris, qui tout à l'heure était encore inactive, est maintenant appliquée étroitement au sous-occiput pendant que la fourchette approche du bregma. Les bosses pariétales sur les côtés vont passer ou passent. A peine sont-elles dégagées, que le front poussé dehors avec force distend, rompt même, si l'on ne modère sa vitesse, la fourchette de la vulve. Le front passé, le plancher périnéal se retire vivement, expulse la face et projette la tête en déflexion forcée. (V. fig. 62.)

dans la région anale, a du même coup *engagé* le sommet dans la vulve jusqu'aux bosses pariétales, qui ne passent pas sans efforts, ni toujours sans danger pour l'intégrité de l'orifice. Un instant, le sommet s'y trouve encadré depuis l'attache de la nuque jusqu'au voisinage du bregma; vite **la déflexion s'exagère** (*troisième degré*) au point que l'occiput toucherait le dos du fœtus si la symphyse n'était pas interposée. Par ce mouvement, le bregma se dégage hors de la fourchette vulvaire, puis péniblement le front, enfin le nez et le menton. Le passage du front, cruel pour la mère, déchire souvent la vulve et le périnée antérieur. Le nez et le menton s'échappent sans résistance, instantanément exprimés par le plancher périnéal d'autant plus rapide dans son retrait qu'il était plus distendu.

Le **5ᵉ temps** est ainsi terminé. Comme le quatrième, il a comporté deux actes successifs : *l'engagement du sommet* jusqu'à la circonférence sous-occipito-bregmatique (au delà des bosses), le *dégagement du front* par déflexion.

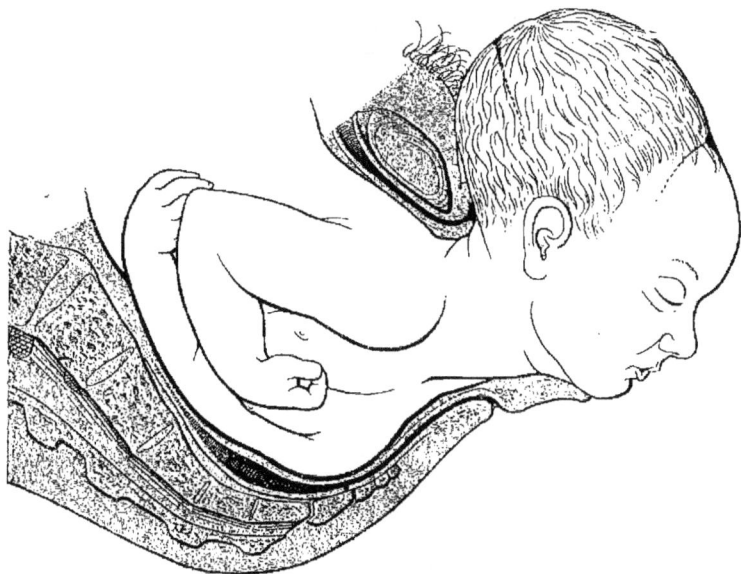

FIGURE **62**. — La tête est complètement sortie; elle a été finalement expulsée par le périnée qui vient de la lancer en déflexion forcée, puisque l'occiput presse le mont de Vénus. Le périnée cravate encore le menton, mais pour un instant, car la face va reprendre sa position physiologique relativement au thorax, c'est-à-dire se tourner de côté, obliquement d'abord, puisque les épaules abordent le détroit inférieur en position oblique, mais bientôt directement, car les épaules opérant leur rotation vont se placer de champ, l'une en avant, l'autre en arrière. (V. fig. 63.)

le détroit inférieur (**4ᵉ temps**), il distend la totalité du périnée (Fig. 60).

Après un court répit, l'attaque sérieuse du périnée antérieur et de l'orifice vulvaire se prononce. La poussée utérine active la progression et la déflexion : la face s'avance dans le bassin mou, le sommet poind davantage et s'engage dans la vulve. Lorsque **la déflexion** accompagnée d'un peu de progression est accomplie au degré utile, à son *deuxième degré*, LA NUQUE est toujours *sous la symphyse*, mais LA RÉGION FRONTON-FACIALE qui était encore en partie dans la concavité du sacrum a, du fait même de la déflexion, *franchi l'arc coccy-musculaire* et repose maintenant sur le périnée postérieur qu'elle distend et refoule au maximum. En même temps le SOMMET ouvre la vulve et s'y engage (Fig. 61).

Ce dernier détroit, LE DÉTROIT VULVAIRE, est franchi par la tête en peu de temps, après quelques assauts qui triomphent du périnée antérieur et de l'anneau. Le deuxième degré de la déflexion, qui vient d'amener la face

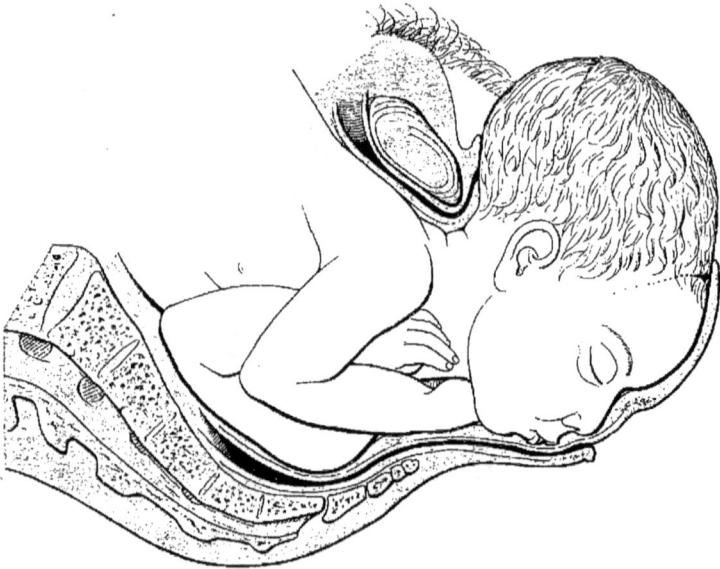

FIGURE 61. — Les poussées utérines ont fatigué, distendu l'anneau vulvaire ; le sommet a pu *s'y engager* et permettre au deuxième degré de déflexion d'amener la face dans le périnée postérieur. La commissure antérieure du détroit vulvaire, formée par le clitoris, qui tout à l'heure était encore inactive, est maintenant appliquée étroitement au sous-occiput pendant que la fourchette approche du bregma. Les bosses pariétales sur les côtés vont passer ou passent. A peine sont-elles dégagées, que le front poussé dehors avec force distend, rompt même, si l'on ne modère sa vitesse, la fourchette de la vulve. Le front passé, le plancher périnéal se retire vivement, expulse la face et projette la tête en déflexion forcée. (V. fig. 62.)

Comme l'ellipsoïde céphalique, sous la pression utérine et devant la résistance du détroit musculaire, les épaules tournent L'UNE *en avant*, débordant le dessous de la symphyse, L'AUTRE *en arrière* attardée au-dessus du coccyx ou de l'un de ses freins latéraux. Donc : ÉPAULE ANTÉR°, ÉPAULE POSTÉR°.

L'ÉPAULE ANTÉRIEURE *s'engage* comme l'a fait l'occiput. Quand l'arcade a été franchie par la saillie deltoïdienne, cette arcade embrasse le côté du thorax (Fig. 63) comme elle embrassait la nuque.

Or, la distance du côté du thorax à la saillie de l'épaule postérieure est réductible et moindre que le diamètre coccy-sous-pubien dilaté. Aussi L'ÉPAULE POSTÉRIEURE, par un mouvement d'**inflexion**, de **flexion latérale du tronc** qui arque celui-ci en avant, va-t-elle pouvoir rétropulser le coccyx, abaisser la pédale coccygienne et sortir du détroit.

Le dégagement du détroit vulvaire (Fig. 64) répète ce qui s'est passé au détroit inférieur pelvien pour l'entrée dans le bassin mou.

S'il arrive que l'épaule postérieure passe la première, c'est par un mécanisme analogue, mais inverse.

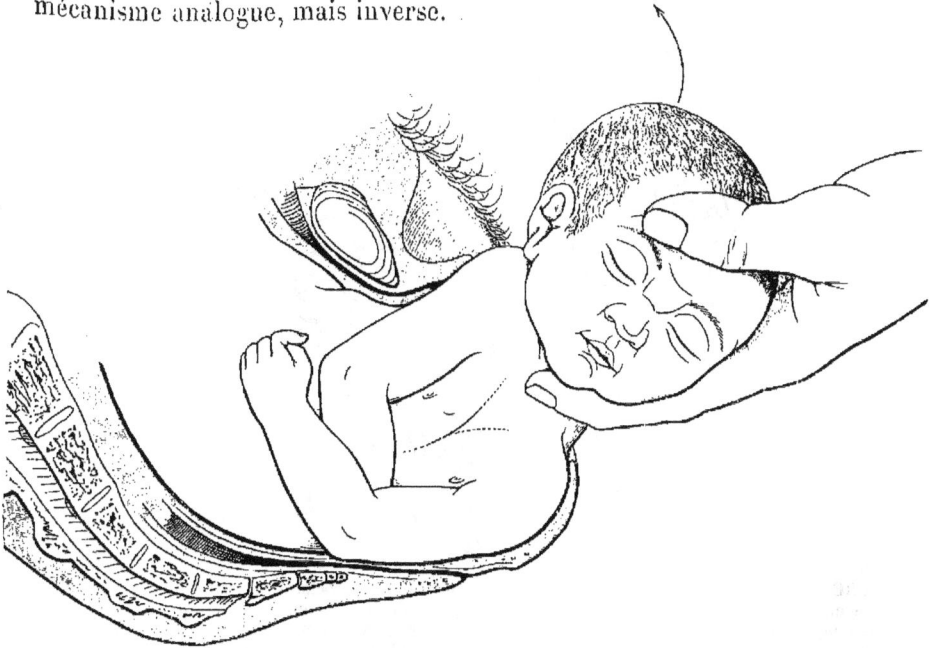

FIGURE **64**. — Passage des épaules dans le détroit vulvaire. L'antérieure n'a eu, pour ainsi dire, aucun chemin à faire pour se dégager la première. La postérieure qui, à l'issue du détroit inférieur, s'était logée dans le bassin mou en distendant modérément le périnée, va forcer la fourchette vulvaire aidée par la main de l'accoucheur. Celle-ci relève la tête pour favoriser l'indispensable incurvation du tronc et le dégagement qui en est la conséquence.

LE RESTE DU FŒTUS sort après les épaules avec la plus grande facilité par **progression** et **inflexion**.

Résumerons-nous, dès maintenant, tous les temps de l'accouchement par le sommet? Non. Après l'étude du mécanisme des présentations de la Face et du Siège, nous établirons un seul tableau didactique et comparatif.

Pendant que la tête, quelle qu'en soit la présentation, tourne et s'engage dans le détroit inférieur, les épaules s'amoindrissent et pénètrent dans le détroit supérieur; pendant que la tête traverse le bassin mou, les épaules descendent, etc.; mais c'est toujours la même loi qui préside au mécanisme.

B. **PRÉSENTATION DE LA FACE**

Avant l'engagement, provisoirement, LA TÊTE est au détroit supérieur dans une *extension modérée*, offrant, après diagonalisation, son diamètre

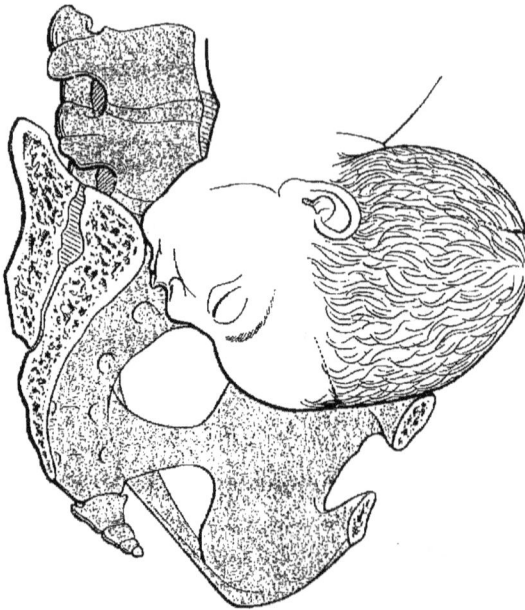

FIGURE 65. — Coupe oblique du bassin dans une direction approchant de celle du diamètre oblique gauche. — La tête est bien orientée obliquement, puisqu'elle se montre de profil sur cette coupe oblique, en position **mento**-ILIAQUE DROITE-*postérieure*, **m**-ID-*p*. ; mais elle n'est pas suffisamment renversée sur le dos, pas assez défléchie pour que la face s'engage. Le menton bute au détroit supérieur dans les environs de la symphyse sacro-iliaque droite et la région rétro-bregmatique appuie sur le pubis gauche. Pour être vraie, cette figure qui, comme la plupart de celles de ce livre, veut d'abord être claire, devrait représenter entre le menton du fœtus et la coupe du sacrum, le fort relief du psoas et des vaisseaux iliaques : ce relief étant dépressible, je me suis permis de le supprimer.

Dès ce moment, surtout si le *front se présente au centre du détroit*, l'accrochement du menton fait ouvrir la bouche, ce qui augmente encore le diamètre mento-sus-occipital.

MENTO-RÉTRO-BREGMATIQUE à l'un des diamètres obliques (grands diamètres)
du bassin (Fig. 65) et son diamètre BIMALAIRE, qui est relativement petit, à
l'autre diamètre oblique pelvien qui le recevrait et le recevra facilement.
Sur la figure 65, le diamètre mento-rétro-bregmatique essaie vainement
de s'engager dans l'oblique gauche pelvien ; l'on devine que le court diamètre bimalaire ne trouve aucune résistance de la part de l'oblique droit
pelvien auquel il correspond.

Donc la difficulté pour l'engagement résulte seulement de ce que le diamètre oblique pelvien offre, garni de ses parties molles, des dimensions
inférieures à celles du diamètre mento-bregmatique fœtal qui le sollicite.

La tête, sans changer d'orientation, son diamètre bimalaire étant supposé
d'emblée bien dirigé, peut, en *se défléchissant* tout à fait, relever l'occiput,
enfoncer le menton (Fig. 66) et, au diamètre MENTO-RÉTRO-BREGMATIQUE *trop
long*, substituer son diamètre SOUS-MENTO OU HYO-BREGMATIQUE (9^{cm} 1/2)
très acceptable par l'oblique pelvien (12^{cm}).

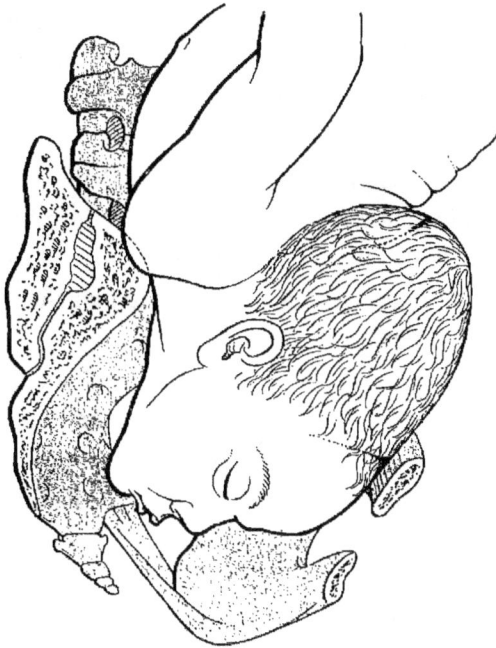

FIGURE 66. — **Amoindrissement** du pôle céphalique par **déflexion**. — Présentation et
engagement de la FACE, position **mento**-ILIAQUE DROITE-*postérieure*, **m**-ID-*p*. — La progression
est arrêtée par la saillie sterno-claviculaire et les épaules; le menton reste comme suspendu à une
distance considérable au-dessus du détroit inférieur. Si la position ne change pas, c'est-à-dire
si le menton ne tourne pas en avant, l'accouchement reste impossible.

Ce premier temps est le temps d'accommodation ou **d'amoindrissement par déflexion**. Pour l'engagement du sommet, nous avons vu la tête s'amoindrir par flexion.

La tête étant ainsi défléchie et orientée, LA FACE peut *descendre* dans l'excavation, où le doigt de l'accoucheur trouve le menton, la bouche, le nez et la suture interfrontale, alignés dans la direction même du diamètre oblique pelvien qu'a choisi le diamètre hyo-bregmatique pour s'y engager.

Ce **second temps, la Descente**, se fait **par progression**, comme dans la présentation du sommet.

La descente de la tête défléchie (face) n'est jamais aussi considérable que celle de la tête fléchie (sommet) que nous avons vue arriver à la fin du second temps, jusqu'au plancher du bassin, quelle que soit la position.

Voici la raison de cette différence qui varie beaucoup du reste, suivant que le menton est en arrière ou en avant. Supposez que la tête défléchie se soit engagée en position **mento**-ILIAQUE-*postérieure*, de telle sorte que le menton corresponde à l'une des symphyses sacro-iliaques comme, dans la fig. 66, page 79, il correspond à la symphyse droite. Le menton descend d'abord le long de la longue paroi postéro-latérale de l'excavation, aussi bas que le lui permet l'allongement maximum de la partie prévertébrale du cou fœtal, c'est-à-dire de la distance mento-sternale. Mais alors la progression s'arrête, quoique la face n'ait pas encore atteint le plancher de l'excavation. Il n'en peut être autrement.

Dans cette position, en effet, la saillie du devant du tronc (fourchette sternale, clavicules et épaules) ne peut que buter sur la partie postérieure et haute du détroit supérieur occupé d'autre part, rempli, par le derrière de la tête. Celui-ci est trop épais pour qu'avec lui le bassin accepte le diamètre sterno-vertébral, le thorax (Voir Fig. 66).

Si au lieu de descendre devant la symphyse sacro-iliaque, en position **mento**-ILIAQUE-*postérieure* (Fig. 66), le menton était descendu derrière l'éminence ilio-pectinée, puis le long du bord postérieur du trou ischio-pubien (position **mento**-ILIAQUE-*antérieure*) (Fig. 67), il eut eu à parcourir une hauteur beaucoup moindre. Au moment même où la fourchette sternale, les clavicules et les épaules auraient arrêté la descente, en butant sur la partie antérieure et basse du détroit supérieur, la face eût touché le plancher périnéal et commencé de solliciter le détroit inférieur en se disposant à tourner.

Tant que le menton demeure en arrière, ou directement en travers, la face reste suspendue pour ainsi dire au-dessus du détroit inférieur, la descente s'arrête incomplète, il n'y a pas d'espoir de voir l'accouchement progresser. Nécessairement il faut que, dans les positions postérieures et mêmes transversales, un premier degré de **rotation** — spontané et alors de cause indéterminée (la face n'appuyant sur rien), ou provoqué par l'accoucheur — ramène le menton plus en avant, afin que la descente se complète autant que possible et permette à la face d'attaquer le détroit inférieur.

Donc, quand la rotation n'est pas terminée et que néanmoins *la descente est accomplie*, le menton est à l'extrémité *antérieure* d'un diamètre oblique et ne peut être que là.

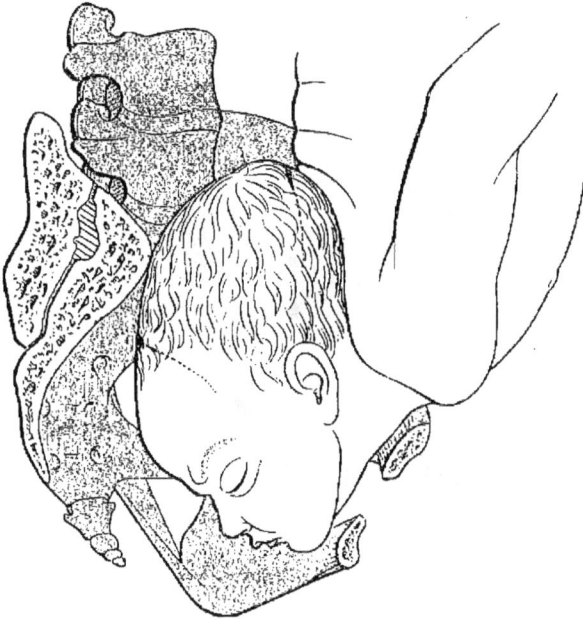

GURE **67.** — Présentation et engagement de la FACE en position **mento-**ILIAQUE GAUCHE-*antérieure*, **m**-IG-*a*. Dans cette position comme dans la même variété *antérieure* de l'ILIAQUE DROITE, la progression ne sera pas arrêtée par la saillie sterno-claviculaire avant l'arrivée de la face au détroit inférieur. La figure représente donc la progression touchant à sa fin, mais encore en voie d'accomplissement. Cette face restée jolie n'est plus l'image de la réalité à cette période de l'accouchement. Voyez la nature même, fig. 68 et 69 d'après un fœtus (monstrueux dans ses membres, régulier dans sa tête) et des photographies que je dois à Couvelaire.

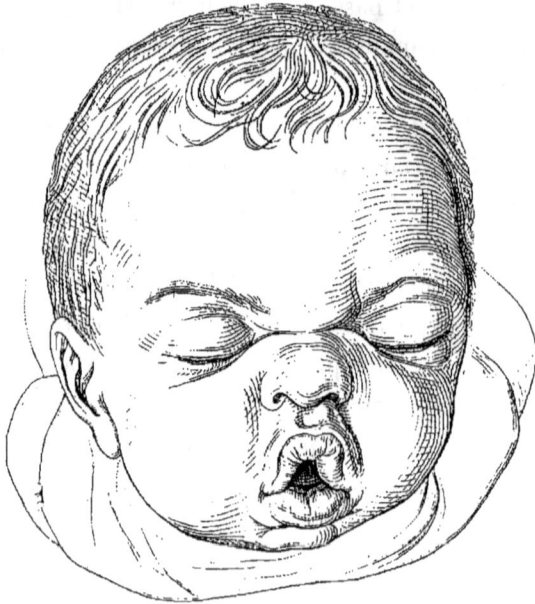

FIGURE **68**. — Face immédiatement après l'accouchement.

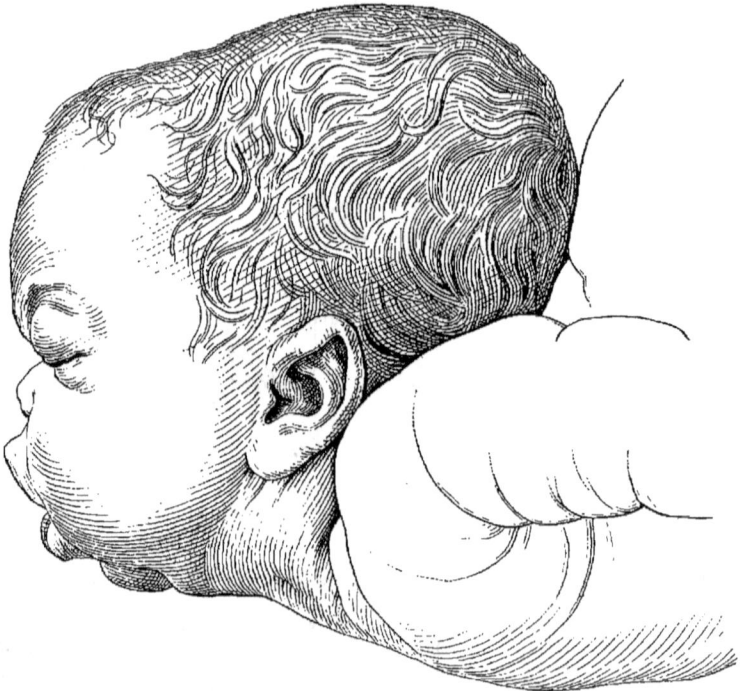

FIGURE **69** — Même face de profil ; bras monstrueux.

Alors un toucher attentif, central et périphérique, révèle, au fond des organes maternels et les remplissant, la face (face et front) dont l'ensemble n'est pas *hémisphérique*, mais *ellipsoïde*, comme le disent les figures ci-après, à qui les mesure après avoir douté au premier coup d'œil.

En effet, les diamètres bimalaires, bi-temporaux, bi-auriculaires sont plus petits que le mento-bregmatique, ce qui revient à dire que la partie accessible est plus étendue dans le sens mento-bregmatique, indiqué par la suture frontale tangible, que dans le sens perpendiculaire ou bimalaire.

Or, au DÉTROIT INFÉRIEUR, *fente antéro-postérieure* pubo-coccygienne qui, même façonnée, dilatée, forcée, restera une *ellipse à grand axe pubo-coccygien*, LA FACE fœtale s'offre comme un *ellipsoïde* dont le *grand axe* est en position *oblique* (Fig. 70 et 72). Ce grand axe, indiqué par la ligne qui joindrait le menton au bregma en passant dans le plan méridien du nez, est plus long que le diamètre oblique du détroit inférieur auquel il correspond d'abord ; il est moins long que ne peut le devenir le diamètre antéro-postérieur de ce même détroit, et s'il y était superposé l'engagement pourrait s'y faire facilement. La **rotation** seule, provoquée par la poussée utérine comme toujours, c'est-à-dire le **pivotement** de la face, peut produire ce résultat et le produit en amenant LE MENTON sous la SYMPHYSE tel qu'on le voit sur la figure 74, p. 86, après que la face descendue en position quelconque, a tourné comme le montrent les fig. 70, 71, 72, 73.

Répétons-le. Dans les positions **mento-**ILIAQUES-*antérieures* (droite ou gauche), la descente se fait complète, sans rotation ; et la rotation nécessaire à l'engagement dans le détroit inférieur, est mesurée par l'arc de cercle qui sépare l'éminence ilio-pectinée de la symphyse pubienne, 45°.

Dans les positions **mento-**ILIAQUES-*postérieures* (droite ou gauche), la descente commence sans rotation. Elle ne s'achève que grâce à une rotation mesurée par l'arc de cercle qui sépare la symphyse sacro-iliaque de l'éminence ilio-pectinée, $45 + 45° = 90°$. A ce premier degré de rotation (*rotation de descente*, de cause peu connue ou trop souvent impuissante), vient s'ajouter ensuite la rotation de 45° qui est nécessaire, comme ci-dessus, à l'entrée de la face dans le détroit inférieur (*rotation d'engagement*).

Après ce **troisième temps**, la **rotation**, l'orientation de la face ne change plus avant le complet dégagement de la tête (fig. 74 à 77).

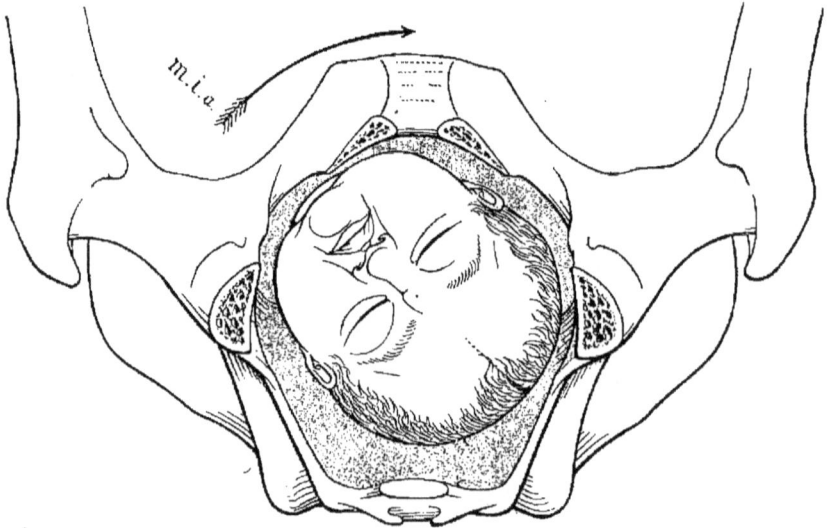

FIGURE **70**. — Bassin en situation obstétricale : trait de scie dans le plan de l'orifice inférieur de l'excavation. Face arrivant au fond de l'excavation en position **mento**-ILIAQUE DROITE-*antérieure*. Le point central du prochain mouvement de rotation de 45° est sur la racine du nez.

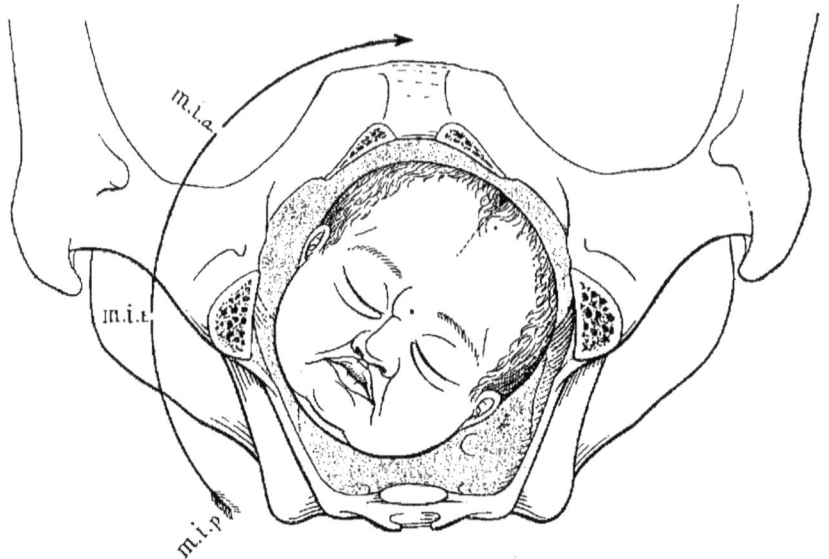

FIGURE **71**. — FACE aussi descendue que possible en position **mento**-ILIAQUE DROITE-*postérieure*. Dans cette position, le menton reste haut situé et ne peut arriver à l'orifice inférieur de l'excavation. La descente ne sera complétée qu'à mesure que la rotation en avant se fera.

Il faut que la face pivote (**rotation**) et amène le menton en avant sous la symphyse, par le plus court chemin. Sur la fig. 70, la flèche l'indique, le menton n'a qu'un pas à faire, 45°, 1/4 de demi-circonférence. Sur la fig. 71, le menton a trois fois plus de chemin à faire, 135°, 3/4 de demi-circonférence : la position est DROITE-*postérieure* ; la rotation la transformera succes-sivement en DROITE-*transversale*, puis en DROITE-*antérieure*, pour la rendre enfin **mento-**PUBIENNE.

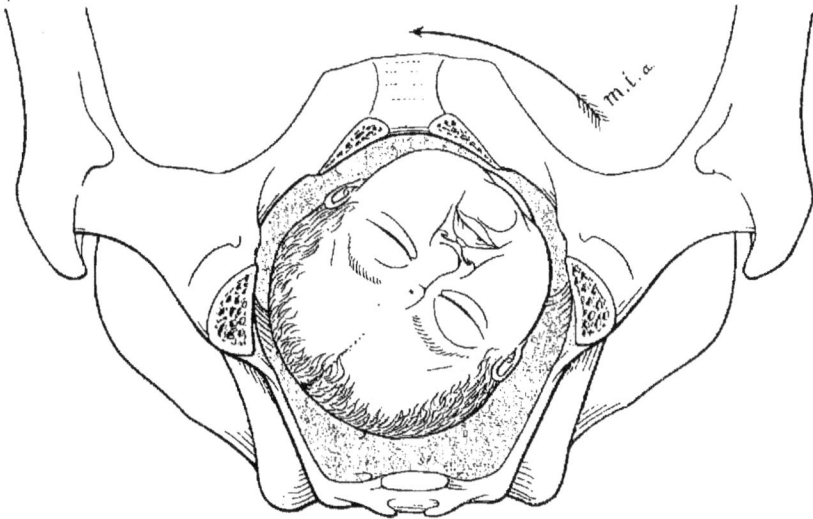

FIGURE **72.** — Vue d'une présentation de la FACE arrivée au fond de l'excavation en position **mento**-ILIAQUE GAUCHE-*antérieure*. On voit la suture frontale et l'angle antérieur du bregma. La rotation n'a qu'un pas, 45°, à faire faire au menton pour l'amener sous l'arcade.

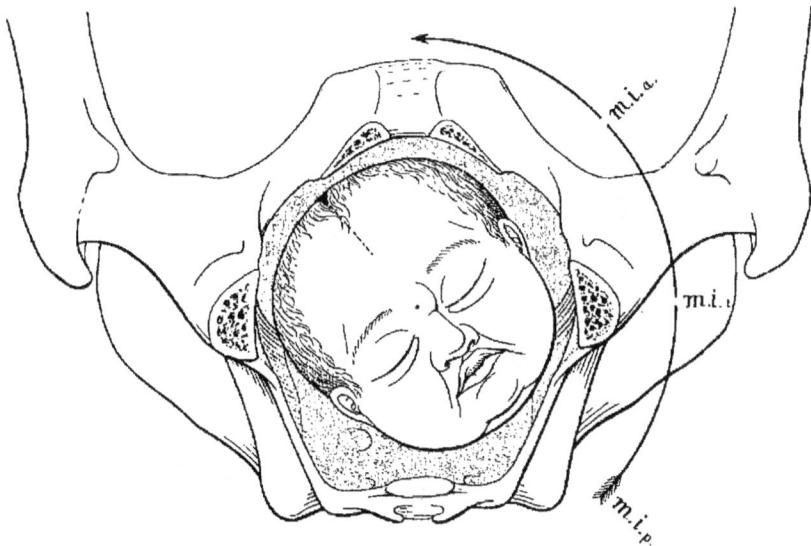

FIGURE **73**. — FACE arrêtée dans sa descente en position **mento**-ILIAQUE GAUCHE-*postérieure*.
De toute nécessité, sous peine de mort pour la mère et l'enfant, il faut que la face pivote, que la **rotation** dans toute l'étendue de la flèche, se fasse et amène le menton en avant pour que la descente se complète et rende possible l'engagement dans le détroit inférieur.

Les figures 70, 71, 72 et 73 ont été mises sous les yeux du lecteur afin que la nécessité de ramener le menton en avant, dans tous les cas, s'impose à lui. Nous ne l'avons pas fait pour le sommet, parce que, au prix de grandes douleurs et de sérieux dangers, l'accouchement peut néanmoins se faire en position **occipito**-SACRÉE.

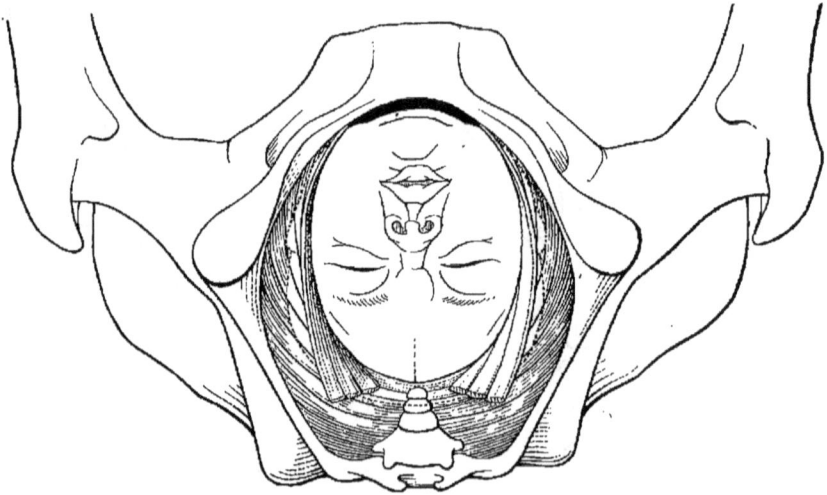

FIGURE 74. — Bassin en attitude obstétricale, garni d'un muscle releveur coccy-périnéal schématique
dont les faisceaux précoccygiens sont désinsérés et écartés. On aperçoit la FACE attaquant le
détroit inférieur ou pubo-coccygien : la rotation est faite, puisque la position est mento-PUBIENNE.
La suture frontale est visible, le bregma, où elle aboutit, caché par le coccyx; le contour de
l'arrière-tête (pointillé) dans les flancs du navire formé par le plancher périnéal musculaire.

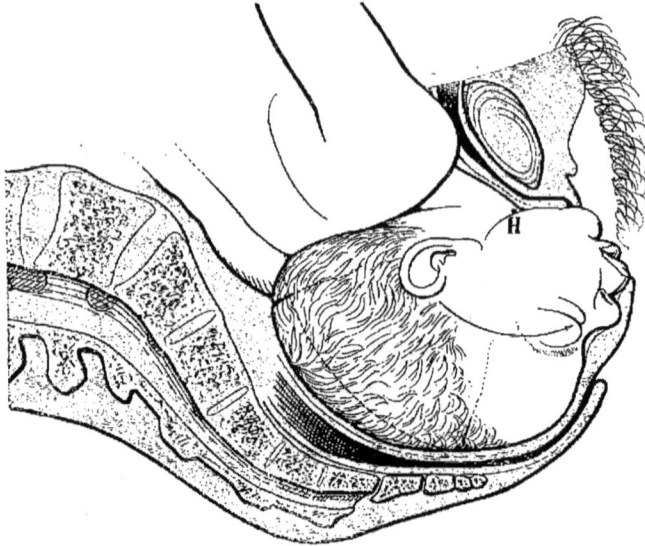

FIGURE 75. — Après rotation, la FACE a forcé le détroit pubo-coccygien où la circonférence hyo-
bregmatique se trouve engagée. La tête encore défléchie est en position directe mento-PUBIENNE,
tandis que les épaules s'engagent en haut en position oblique. Le périnée postérieur a subi l'effort
du front et s'est distendu. Toute la région sous-mentale a dépassé le bord inf. de la symphyse appuyé
au point hyoïdien. Il qui va servir de centre immobile à la flexion indiquée par la flèche. Ce
mouvement provoqué par les poussées utérines, la résistance du périnée et la complaisance de la
vulve, se produira, parce que le menton ne peut plus rentrer. Après le bregma qui force en ce
moment le coccyx, passeront, avec grand'peine, la région pariétale et enfin l'occiput.

La face s'engage dans le détroit inférieur, *le menton en avant*, dans l'arcade pubienne, *sous la symphyse*. Bientôt, par simple progression de la tête, le bord inférieur de cette symphyse touche la région sous-mentale, l'os hyoïde, le cou, tandis qu'au coccyx répond le bregma (Fig. 75).

Mais le périnée arrête la progression. La flexion va intervenir, pousser la face dans la vulve et faire passer l'arrière-tête, malgré le coccyx qui n'a point encore atteint les limites de sa rétropulsion possible. Donc, *sous la symphyse*, le cou est tenu *immobile mais flexible* : la tête fœtale, poussée par l'utérus, fait plusieurs tentatives de flexion successives qui peu à peu distendent le périnée et dilatent le bassin mou. Dans un effort suprême, la région pariéto-occipitale, bien plus éloignée de l'os hyoïde que le bregma, repousse, force et dépasse définitivement le coccyx qui se relève ensuite.

A ce moment, après le *premier degré* de **flexion**, la tête entière est dans le bassin mou (Fig. 76) ; le sommet, qui était dans la concavité du

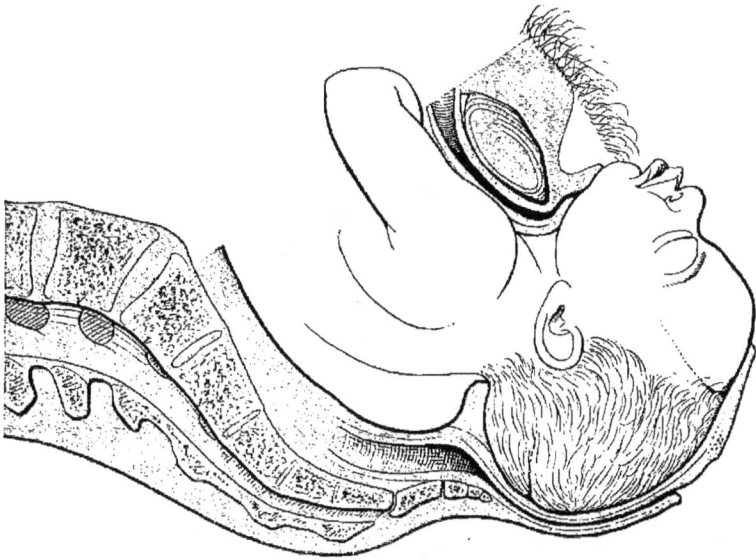

FIGURE 76. — Le premier degré de la flexion s'étant accompli, la tête a franchi le détroit inférieur pubo-coccygien, et s'est logée pour peu de temps dans le bassin mou, qu'elle a creusé en distendant le périnée antérieur après le postérieur.
La face commence à s'engager dans l'orifice vulvaire, dont on devine la distension en voyant la commissure clitoridienne fortement appliquée sous le menton pendant que la fourchette l'est sur le front. Tout à l'heure, l'anneau vulvaire reculera sur la circonférence hyo-bregmatique. Puis, la commissure clitoridienne étant arrêtée sur l'os hyoïde, le progrès de la flexion dégagera le bregma, ensuite les pariétaux et leurs bosses, enfin l'occiput qui sera brusquement expulsé par l'élasticité du périnée rapide dans son retrait quand rien ne retient plus la vulve.

sacrum, a franchi l'arc coccy-musculaire et repose maintenant dans le creux du périnée postérieur qu'il distend ; le front chasse en avant la fourchette, allonge le périnée antérieur, paraît à la vulve. Le détroit a subi *l'engagement* de la face, puis le *dégagement* de l'occiput (**4ᵉ temps**).

Reste à franchir l'anneau vulvaire. La région hyoïdienne, toujours sous la symphyse, est à peine capable d'une faible progression. Le 2° *degré* de la **flexion** se prononçant peu à peu, le front distend la vulve, applique au sous-menton la commissure clitoridienne et sort assez vite ; la circonférence sous-mento-bregmatique est alors *engagée* : le bregma se dégage puis plus péniblement la région rétro-bregmatique si saillante et si large. Tout à coup, les bosses pariétales étant sorties, le 3ᵉ *degré* de la **flexion** s'accomplit sous l'action du périnée qui, en se retirant, expulse brusquement l'occiput et martèle le clitoris entre la symphyse et le menton (Fig. 77) (fin du **5ᵉ temps**).

Les épaules se tassent et s'engagent ; — descendent ; — tournent ; — franchissent l'une après l'autre le détroit inférieur ; — se dégagent hors de la vulve l'une après l'autre, comme dans la présentation du Sommet.

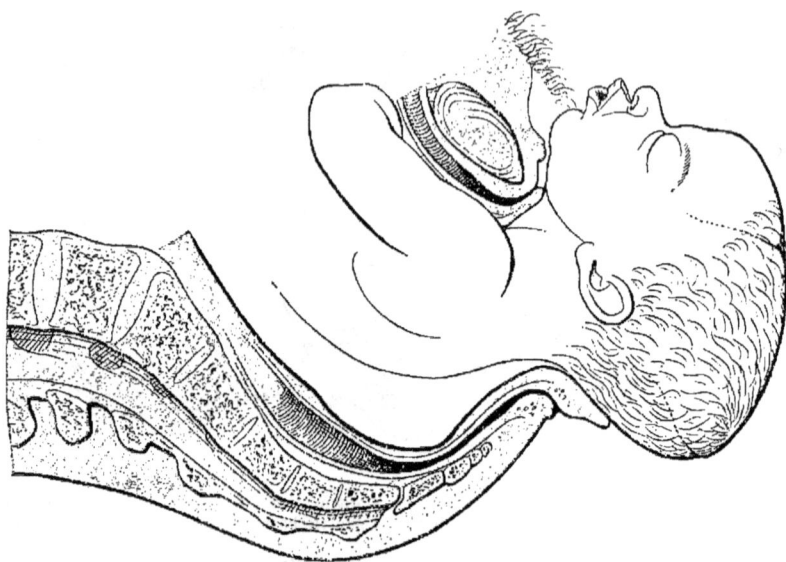

FIGURE **77**. — La tête complètement sortie avec toute la flexion possible ; le menton appuyé devant la symphyse, s'est déjà relâché de sa position première forcée et va tourner pour *restituer* à la tête son attitude physiologique relativement au thorax du fœtus. Si cette figure était ainsi transformée, on verrait le sommet au lieu du profil, comme on verrait en plein le dos du fœtus si la rotation imminente des épaules avait déjà placé le corps de champ. Cela va se faire et le reste, comme cela s'est fait dans l'accouchement par le Sommet (fig. 63).

C. PRÉSENTATION DU SIÈGE

Nous ne nous occuperons que de la présentation du SIÈGE COMPLET (*siège et membres inférieurs fléchis*). « Quand on a compris le mécanisme de

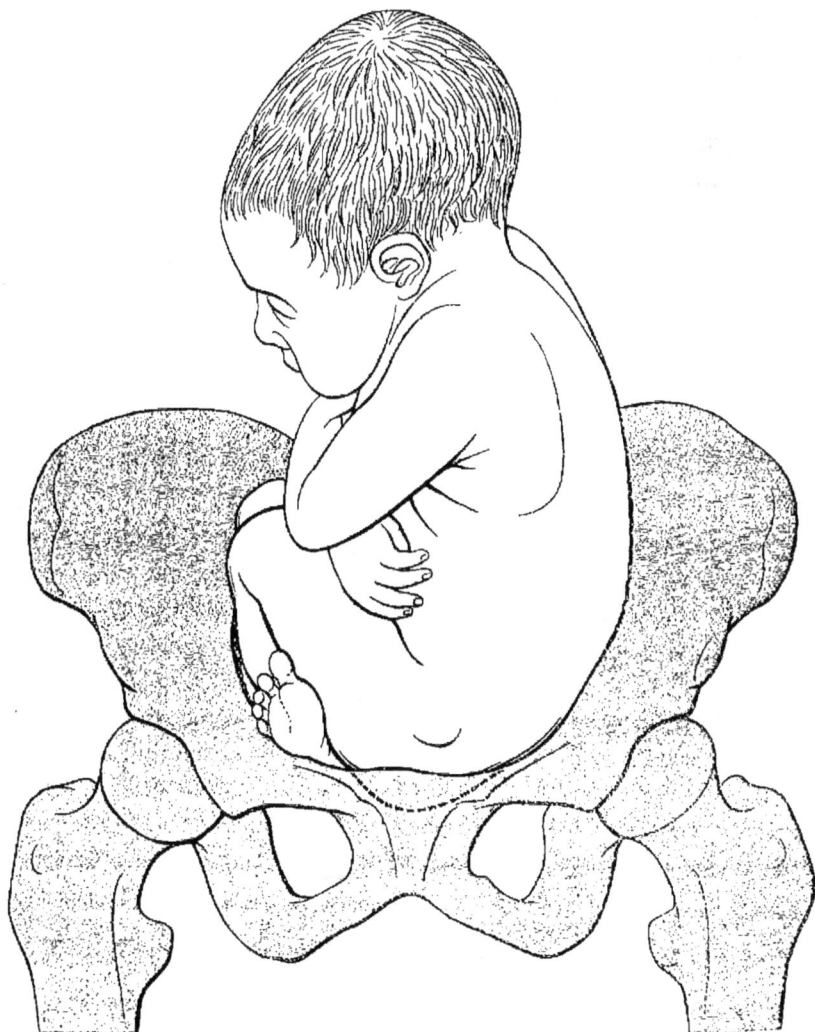

FIGURE 78. — L'ovoïde fœtal offre au détroit supérieur sa grosse extrémité, le SIÈGE COMPLET modérément pelotonné et mal orienté. L'engagement ne se fait pas. Avec un pelotonnement plus serré, le diamètre sacro-tibial, très réductible, pénétrerait sans doute dans le diamètre transverse pelvien; mais le bitrochantérien peu réductible n'est évidemment pas à sa place dans le plus petit diamètre du détroit supérieur, dans le promonto-pubien.

Une meilleure orientation précédant l'engagement se produira, qui placera obliquement les deux grands diamètres, le SACRO-TIBIAL et le BITROCHANTÉRIEN; la position provisoire sacro-ILIAQUE-*transversale* deviendra sacro-ILIAQUE-*postérieure* ou *antérieure* (Fig. 39 et suiv., p. 49 et suiv.).

l'accouchement par l'extrémité pelvienne complète, le reste (les trois modes du siège décomplété) n'est plus qu'une question de sens commun. » (Pajot).

Au-dessus du détroit supérieur, la région fœtale appelée LE SIÈGE est dans un état de pelotonnement modéré. Son diamètre transverse, le BITRO-CHANTÉRIEN qui, relativement *peu réductible*, deviendra ultérieurement le plus grand et commandera le mécanisme, est encore, à ce moment, *plus petit* que son diamètre antéro-postérieur *très réductible* et appelé SACRO-TIBIAL parce qu'il est étendu du devant des membres repliés, du tibia à la crête du sacrum.

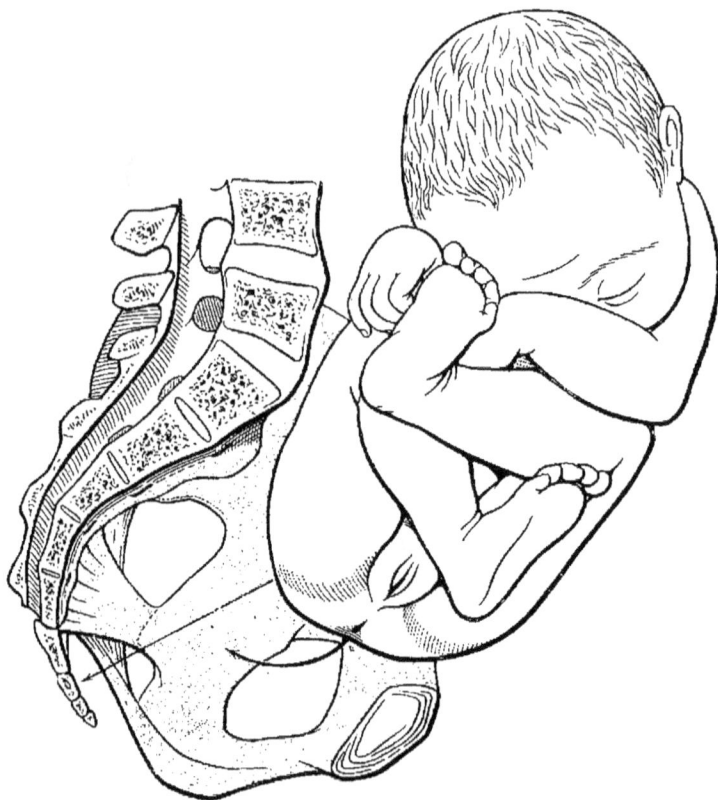

f

FIGURE **79**. — Le SIÈGE complet posé sur le détroit supérieur (d'après nat., Waldeyer) à peu près en travers, avant diagonalisation, comme celui de la fig. 78. La hanche postérieure est déjà au-dessous du promontoire, mais l'antérieure reste au-dessus du pubis (comme les bosses du Sommet). La flèche indique le mouvement en battant de cloche qui, portant la hanche postérieure dans la concavité sacrée, permettra à l'antérieure de descendre derrière le pubis.

Avant l'engagement, provisoirement, le siège, après s'être bien orienté, offre son DIAMÈTRE SACRO-TIBIAL, momentanément le plus grand, à l'un des diamètres obliques (grands diamètres) du bassin, et son DIAMÈTRE BITROCHANTÉRIEN à l'autre diamètre oblique pelvien qui le recevrait et le recevra facilement. Donc, la difficulté pour l'engagement résulte seulement de ce que le diamètre oblique pelvien, sollicité par le sacro-tibial fœtal, offre, garni de ses parties molles, des dimensions inférieures aux dimensions primitives de celui-ci.

Le siège peut, sans changer son orientation devenue bonne, subir un *tassement* qui incruste pour ainsi dire les cuisses dans l'abdomen, aplatisse les jambes sur les cuisses, fléchisse les pieds et les déjette en dedans. Ainsi

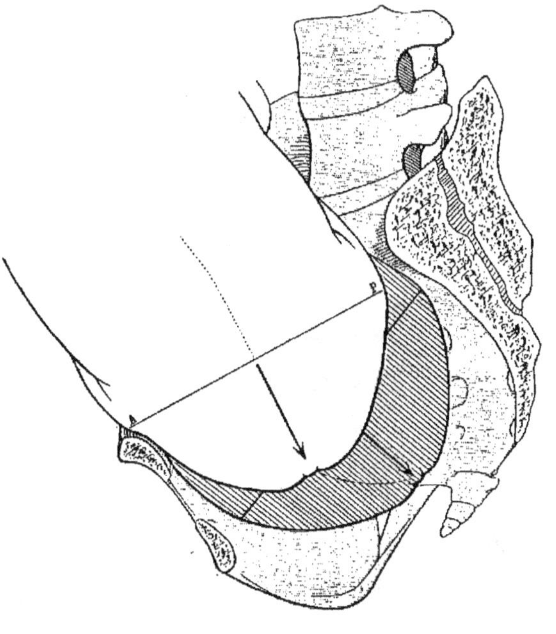

FIGURE **80**. — Le SIÈGE dans une coupe pelvienne suivant un diamètre oblique du bassin (le droit). Le siège blanc, déjà diagonalisé, n'est que posé. Son trochanter postérieur **P.** est bien dans l'excavation, au-dessous du détroit, mais l'antérieur A est encore arrêté sur le pubis margelle.

Un mouvement de battant de cloche accompagné d'une descente légère transforme le siège blanc en siège rayé : le trochanter antérieur s'enfonce, la flèche de descente change de direction : le repère coccy-sacré, la pointe de flèche, fuit en arrière suivant l'arc pointillé.

LE DIAMÈTRE SACRO-TIBIAL, *trop grand avant cette compression* qui ira plus loin encore, *devient facilement acceptable par le diamètre oblique pelvien.*

Ce **premier temps** est le temps d'accommodation ou d'**amoindrissement** par compression ou **tassement**.

LE SIÈGE, ainsi *tassé* et orienté, peut alors **descendre** en conservant sa position oblique initiale. Dans l'excavation, le doigt de l'accoucheur trouve les talons, la pointe du coccyx ; il suit le sillon interfessier dans la direction

même du diamètre oblique pelvien qu'a choisi le diamètre sacro-tibial
réduit pour s'y engager.

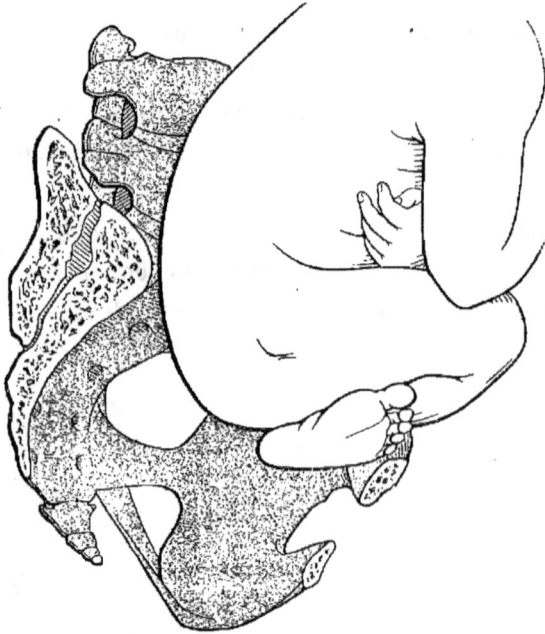

FIGURE **81**. — Coupe du bassin suivant à peu près le
diamètre oblique gauche.
SIÉGE bien orienté pour s'engager en position **sa-
cro**-ILIAQUE DROITE-*postérieure ;* mais insuffisamment réduit, encore trop
peu tassé.

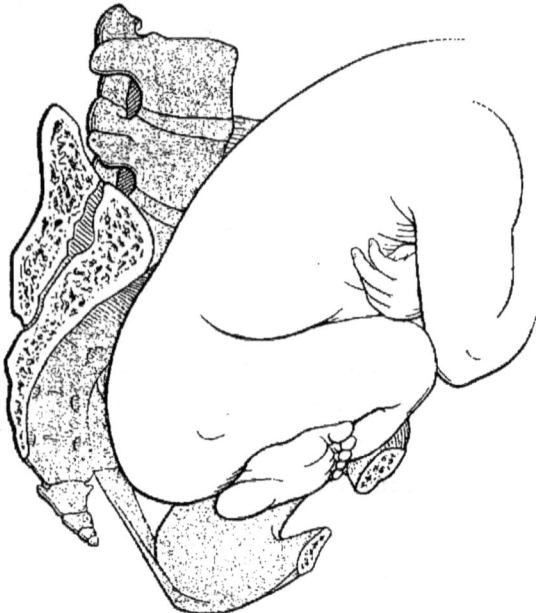

FIGURE **82**. — Le SIÉGE
amoindri par tassement s'est
engagé et descend en position **sacro**-ILIAQUE DROITE-
postérieure. Le premier
temps est accompli ; le second, la descente, le sera
bientôt.

Ce **second temps, la Descente**, est une simple **progression**.

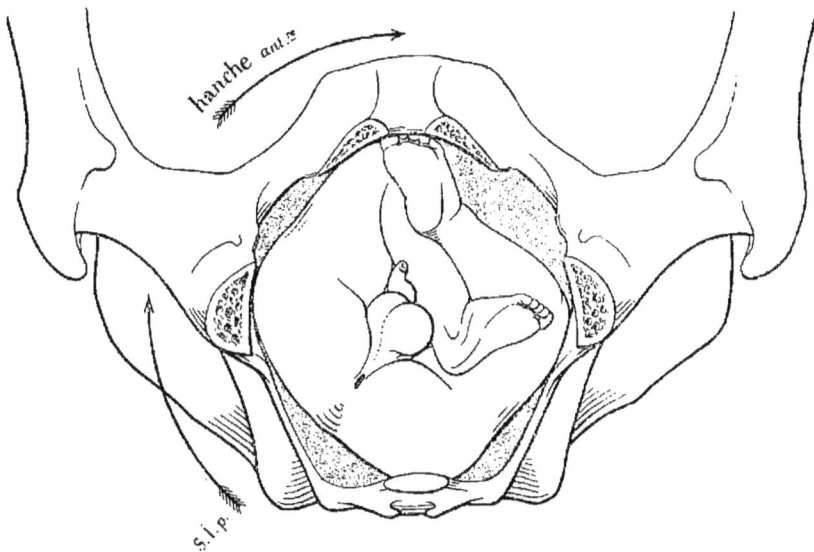

FIGURE 83. — Bassin en situation obstétricale, scié dans le plan de l'orifice inférieur de l'excavation. Vue du SIÈGE arrivant au fond de l'excavation dans sa position oblique d'engagement,
sacro-ILIAQUE DROITE-*postérieure*, S-ID-*p*. — Pour bien orienter, relativement au détroit
coccy-pubien, le diamètre bitrochantérien devenu le maître-diamètre, il suffit qu'une rotation
de 45° fasse avancer la hanche déjà antérieure et l'amène directement en avant.

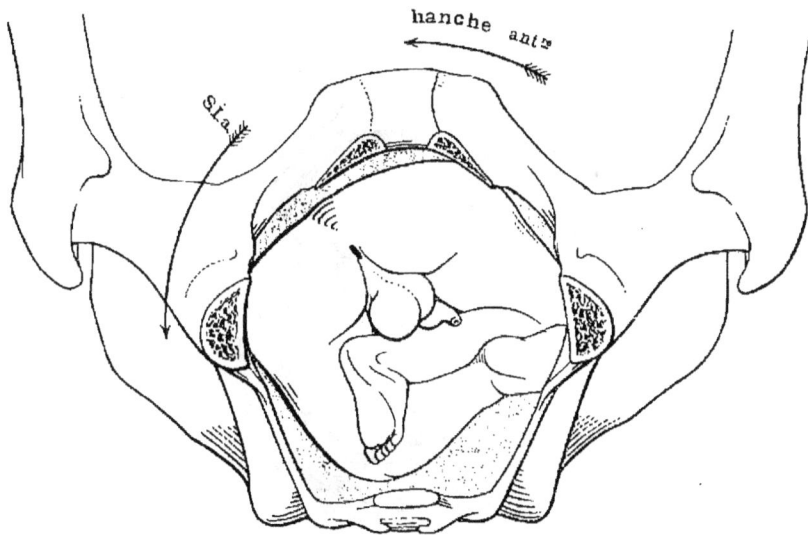

FIGURE 84. — Vue du SIÈGE arrivant au fond de l'excavation dans sa position oblique d'engagement sacro-ILIAQUE DROITE-*antérieure*, S-ID-*a*. — Pour pénétrer dans le bassin mou à
travers le détroit coccy-pubien, le siège va tourner d'un demi-quart de circonférence, 45° : la
hanche déjà antérieure va venir directement en avant. Les figures 83 et 84 montrent que la
rotation fait avancer (pos. *post.*) ou reculer (pos. *ant.*) le sacrum, pour le fixer en pos. *transv.*

En abordant le DÉTROIT INFÉRIEUR, le siège du fœtus est *ellipsoïde* et non *hémisphérique*. Non hémisphérique, car, tandis que le diamètre peu réductible bitrochantérien a conservé des dimensions relativement grandes, le diamètre antéro-postérieur fœtal a diminué considérablement. Celui-ci est maintenant le plus petit, de peu, si le tassement a opéré sur le siège complet (siège et pieds), de beaucoup, si les jambes se sont relevées laissant le siège, maintenant décomplété, s'offrir seul au détroit inférieur.

La partie accessible est donc plus étendue dans le sens bitrochantérien que dans le sens perpendiculaire indiqué par le sillon interfessier.

Or, au DÉTROIT INFÉRIEUR qui même façonné, *dilaté*, forcé, restera une *ellipse* à grand axe sous-pubo-coccygien, une *fente antéro-postérieure*, LE SIÈGE fœtal s'offre comme un *ellipsoïde dont le grand axe est en position oblique*. Ce grand axe (perpendiculaire au sillon interfessier tangible) est plus long relativement au diamètre oblique du détroit inférieur, auquel il correspond d'abord, que relativement au diamètre antéro-postérieur de ce même détroit. S'il était superposé à celui-ci, l'engagement se ferait plus facilement.

La **rotation** seule, c'est-à-dire **le pivotement** du siège, peut produire ce résultat et le produit, en amenant L'UNE DES HANCHES *SOUS LA SYMPHYSE*.

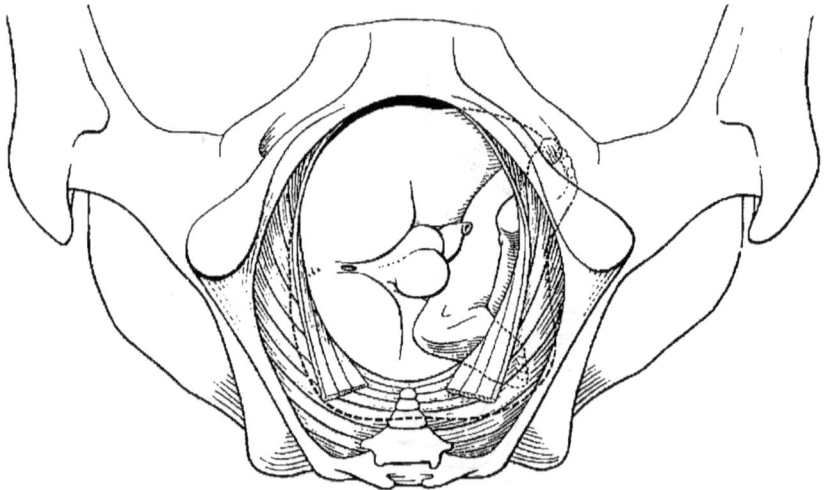

FIGURE 85. — Bassin en situation obstétricale, garni d'un muscle releveur coccy-périnéal schématique dont les faisceaux précoccygiens sont désinsérés et écartés.
Vue du SIÈGE en position **sacro**-ILIAQUE DROITE-*transversale*. Cette position actuelle, qui permet l'entrée dans le bassin mou, résulte de la **rotation** qui est faite et dérive ou bien d'une **sacro**-ILIAQUE DROITE-*postérieure* (fig. 83), dont le sacrum aurait avancé, ou bien d'une **sacro**-ILIAQUE DROITE-*antérieure* (fig. 84), dont le sacrum aurait reculé.

L'étendue de la rotation nécessaire ne varie pas; elle est toujours faible, car c'est toujours la hanche la plus rapprochée de la symphyse qui vient se placer sous cette dernière pour la déborder ensuite, tandis que l'autre vire en arrière et s'attarde au-dessus du coccyx. Il y a donc maintenant HANCHE directement ANTÉRIEURE, HANCHE directement POSTÉRIEURE.

Après l'accomplissement de ce **3ᵉ temps** (la rotation), l'orientation du siège ne sera plus modifiée avant le complet dégagement.

Pour franchir le détroit inférieur (**4ᵉ temps**), d'abord LA HANCHE ANTÉ-RIEURE s'*engage* dans l'arcade pubienne, *sous* LA SYMPHYSE (Fig. 86), comme l'occiput dans la présentation du sommet, comme le menton dans la présentation de la face. Mais remarquez la différence : ici, ce n'est pas le repère de position, le sacrum, qui vient sous la symphyse, c'est une hanche.

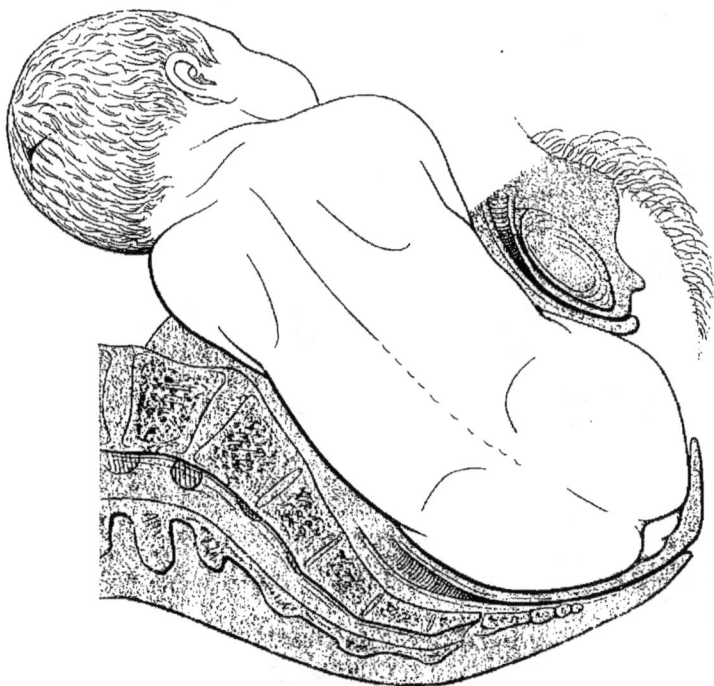

FIGURE 86. — Coupe médiane du bassin en situation obstétricale. Le SIÈGE, **après rotation** en position **sacro**-ILIAQUE DROITE-*transversale*, s'engage dans le détroit inférieur coccy-pubien. Déjà la hanche *antérieure* a dépassé le bord inférieur de la symphyse. Le périnée retarde la progression et l'empêche d'être directe. Elle va se faire vers la vulve par une poussée qui, incurvant le fœtus en avant (*inflexion*), introduira la hanche postérieure, malgré le coccyx, dans le bassin mou.

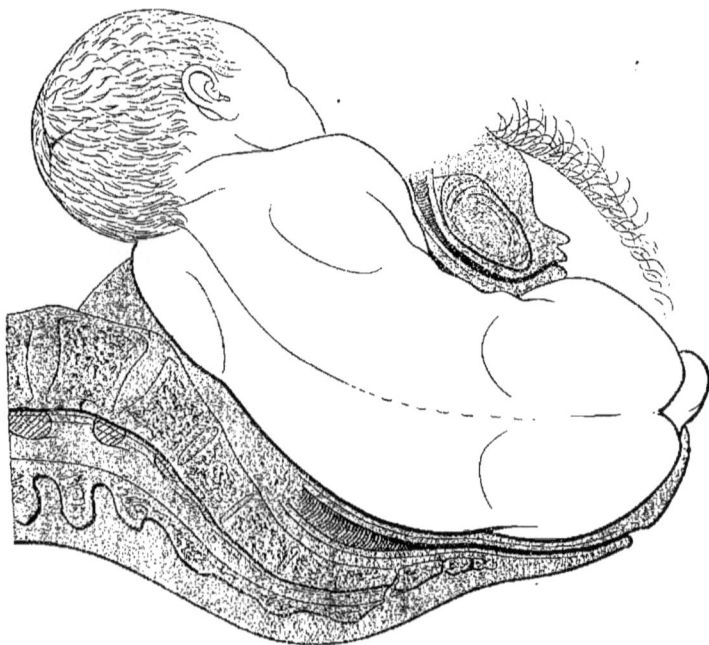

FIGURE **87**. — La hanche antérieure ayant dépassé la symphyse, la postérieure a forcé le coccyx : SIÈGE dans le bassin mou, fesse antérieure et scrotum à la vulve, périnée ant. encore bien court.

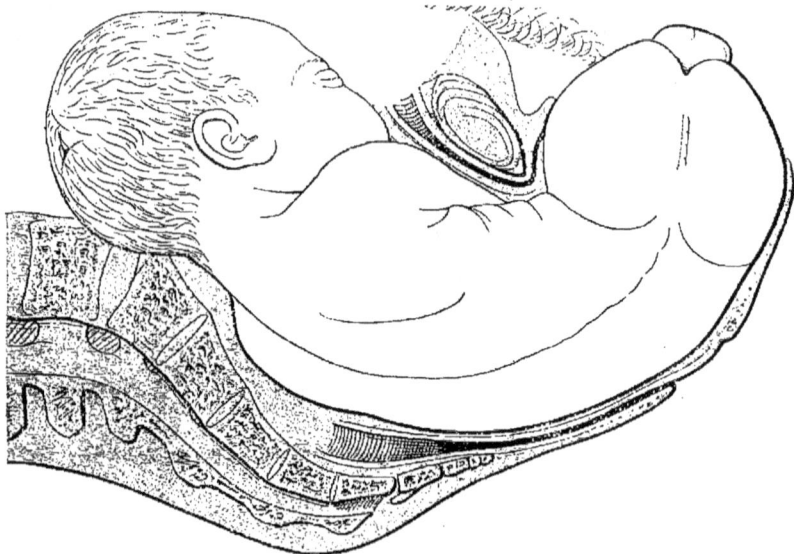

FIGURE **88**. — SIÈGE dans l'anneau vulvaire. — Cet anneau fixé en avant aux pubis ne peut fuir devant la hanche antérieure ; mais en arrière, l'extensibilité périnéale permet à la hanche postérieure de chasser devant elle la fourchette ; de là une **inflexion**, une incurvation latérale du tronc et une élongation de la distance coccy-vulvaire considérables.

Quand L'ARC SOUS-SYMPHYSIEN a été franchi par la saillie de cette hanche, par la crête iliaque du fœtus, il *embrasse* le côté du ventre, LE FLANC *dépressible et flexible*, comme il embrassait la région hyoïdienne dans la présentation de la face et la nuque dans la présentation du sommet. Cela étant, la distance qui sépare la hanche postérieure du sillon creusé au flanc fœtal par l'arcade pubienne, peut facilement devenir moindre que le diamètre coccy-sous-pubien dilaté. Aussi, en même temps que se produit **l'inflexion, la flexion latérale du tronc** du fœtus qui commence à se courber sous l'arcade, voit-on LA FESSE POSTÉRIEURE poussée par l'utérus *augmenter la rétropulsion du coccyx*, et franchir le détroit (Fig. 87).

Le **5e temps**, ou passage du détroit vulvaire, est précédé par une élongation considérable du périnée (Fig. 88). La hanche postérieure chasse la fourchette devant elle et n'en triomphe qu'après épuisement de l'élasticité périnéale.

Ce n'est pas fini! Après le siège vont venir LES ÉPAULES, plus larges que les hanches; enfin LA TÊTE, plus grosse que les épaules. Ces renflements du corps fœtal ne peuvent parcourir la filière pelvi-génitale sans s'y accommoder. Il y a donc comme trois accouchements successifs.

Une fois qu'il a franchi le détroit vulvaire, le SIÈGE est *poussé en l'air*, vers l'accoucheur, dans l'axe de la filière des parties molles; par conséquent le tronc fœtal passe incurvé sous la symphyse pubienne. Pendant ce mouvement, les membres pelviens se dégagent et deviennent libres.

Normalement, les membres thoraciques descendus accolés au thorax sortent avec lui.

Quant aux ÉPAULES : **1°** LE DIAMÈTRE BISACROMIAL **tassé** s'est **engagé** dans le détroit supérieur; **2°** il est **descendu** dans l'excavation suivant le diamètre oblique pelvien qui vient de livrer passage au diamètre bitrochantérien; il arrive donc au DÉTROIT INFÉRIEUR; en position oblique.

3° Comme l'a fait l'ellipsoïde pelvien, les épaules vont **tourner** sous la pression utérine, l'une en avant qui tout de suite débordera le dessous de la symphyse, tandis que l'autre en arrière s'attardera un instant au-dessus du coccyx. Après rotation, il y a ÉPAULE ANTÉRIEURE, ÉPAULE POSTÉRIEURE.

4° L'ÉPAULE ANTÉRIEURE *s'engage* comme l'a fait la hanche antérieure. L'ARC SOUS-SYMPHYSIEN, quand il a été franchi par la saillie de cette épaule,

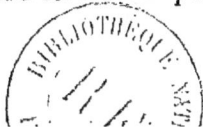

embrasse la région sus-claviculaire, LA NAISSANCE DU COU (Fig. 89), comme il embrassait tout à l'heure la région sus-iliaque, le flanc.

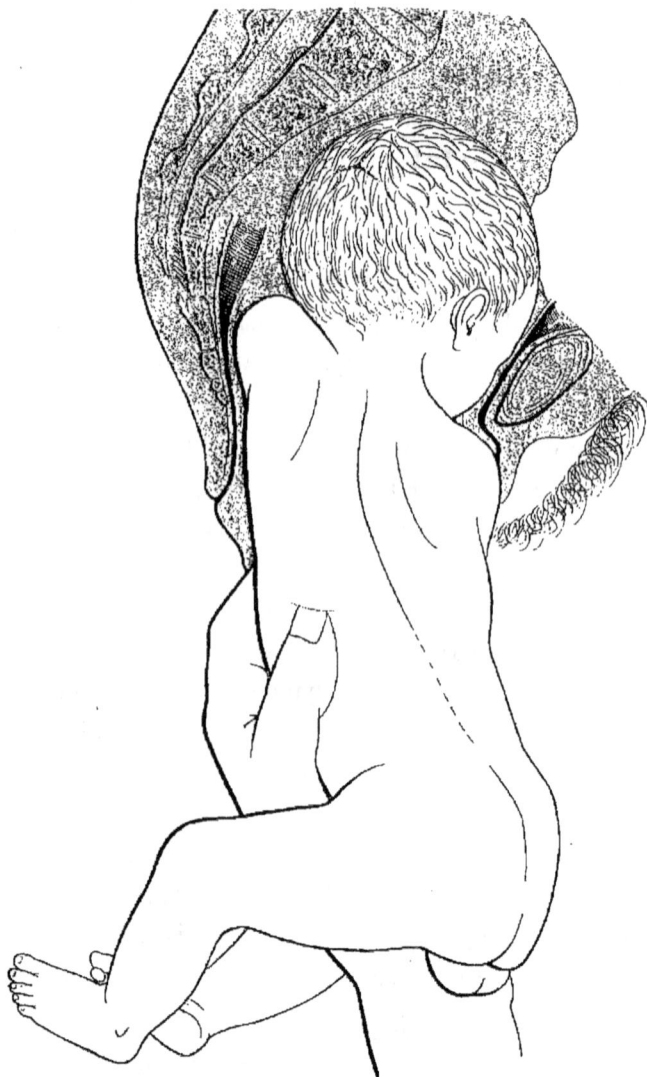

FIGURE **89.** — Accouchement par le SIÈGE. Passage des épaules. Après rotation, l'épaule antérieure a franchi le bord inférieur de la symphyse. L'épaule postérieure va maintenant forcer le coccyx avec facilité et entrer dans le bassin mou.

A la vulve, la commissure clitoridienne laissera l'épaule antérieure se dégager sans résistance. A bref délai, l'épaule postérieure franchira la fourchette et il ne restera plus que la tête.

Remarquez sur cette figure que la tête arrive aussi au détroit inférieur en position oblique et qu'elle présente sa base au détroit comme au doigt de l'accoucheur. Pour étudier sa rotation, il va nous falloir la supposer détronquée (V. fig. 90 et 91).

Or, de la région sus-claviculaire de l'épaule antérieure à la saillie deltoïdienne de l'épaule postérieure, la distance est moindre que le diamètre coccy-sous-pubien dilaté. L'ÉPAULE POSTÉRIEURE *va donc pouvoir augmenter la rétropulsion du coccyx* et franchir le détroit inférieur.

Le dégagement au détroit vulvaire n'est que la répétition de ce qui s'est passé au détroit inférieur.

Dès lors la tête reste seule dans le canal pelvi-génital.

A la suite des épaules, LA TÊTE *fléchie*, le menton collé au sternum, a été poussée dans l'excavation. Le pôle mentonnier s'est engagé dans le détroit supérieur en même temps que la base du cou, voire le sommet du thorax. Le diamètre DORSO ou VERTÉBRO-MENTONNIER est orienté naturellement comme l'était primitivement le SACRO-TIBIAL. La nuque est tournée comme le sacrum et la bouche à l'opposé. Le diamètre VERTÉBRO-MENTONNIER qui a pénétré le premier, le SOUS-OCCIPITO-FRONTAL qui est venu ensuite, sont donc descendus suivant le diamètre oblique pelvien perpendiculaire à celui qu'ont pris les épaules après les hanches.

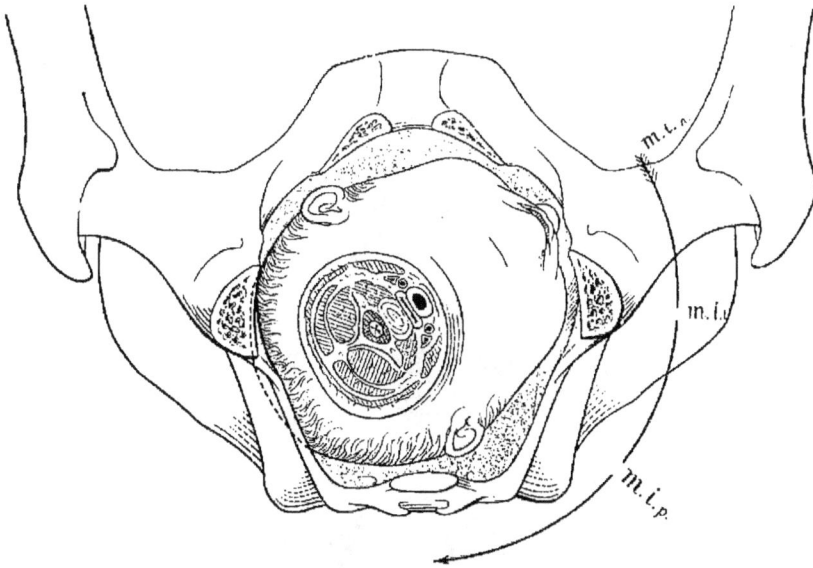

FIGURE **90**. — Tête de fœtus supposée détronquée et restée dans l'excavation comme elle s'y trouve immédiatement après la sortie des épaules dans l'accouchement par le SIÈGE lorsque la *déflexion* céphalique est notable. Bien entendu, cette tête est représentée dans la même position que dans les figures précédentes, **mento**-GAUCHE-*antérieure*. L'occiput est à droite comme était le sacrum. La flèche indique le sens et l'étendue de la rotation nécessaire, accomplie ci-derrière, fig. 91.

1° Engagée, 2° descendue, la tête arrive au détroit inférieur en position oblique. Elle va donc subir : **3° la rotation**.

Après le dégagement des épaules qui sépare le sternum du menton, la tête peut se défléchir notablement, même sans tractions intempestives ; elle peut aussi rester suffisamment fléchie. Dans les deux cas, elle offre au détroit sa base ayant son maître-diamètre *oblique*. C'est le diamètre VERTÉBRO-MENTONNIER (en cas de flexion complète) et le SOUS-OCCIPITO-MENTONNIER (en cas de déflexion) : tous deux l'emportent sur le diamètre transverse du cou et de la tête, sur le BIMASTOÏDIEN. Par sa base, comme par son sommet, comme par sa face, la TÊTE se présente donc *ellipsoïde*.

Or, AU DÉTROIT INFÉRIEUR qui, même façonné, *dilaté*, forcé, par le passage du siège d'abord, des épaules ensuite, est une *ellipse* à grand axe sous-pubo-coccygien, une *fente antéro-postérieure*, LA BASE de la tête fœtale s'offre comme un *ellipsoïde* dont le *grand axe* est en position *oblique*. Ce grand axe (celui qui va de la nuque au menton) est plus long que le diamètre oblique du détroit inférieur auquel il correspond d'abord ; il est moins long que ne peut le devenir le diamètre antéro-postérieur de ce même détroit, et s'il y était superposé, l'engagement serait possible.

La rotation seule, c'est-à-dire le **pivotement** de la tête, peut

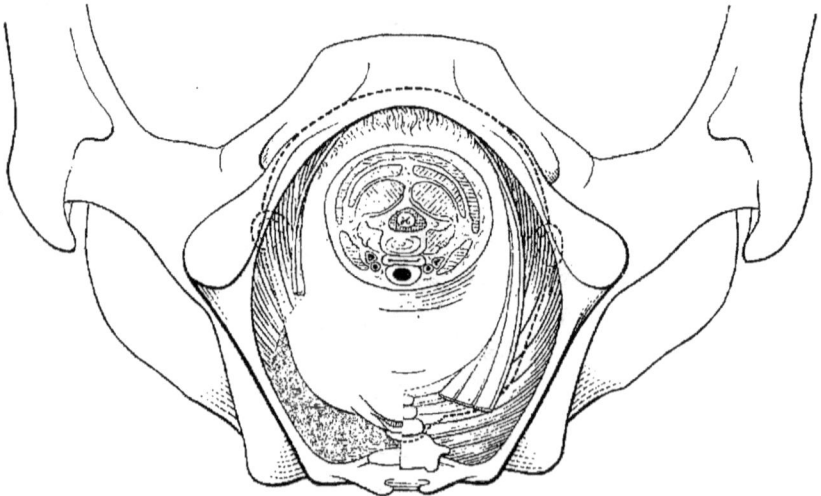

FIGURE 91. — Bassin en attitude obstétricale, garni d'un muscle releveur coccy-périnéal schématique et en partie excisé. Accouchement par le SIÈGE. Vue de la tête supposée détronquée après que la rotation a conduit le menton directement en arrière vers le coccyx qui le cache et le retient en raison même de la fâcheuse déflexion qui est notable.

produire ce résultat, et le produit en dirigeant LA NUQUE *en avant vers la* SYMPHYSE et LE MENTON *en arrière vers LE COCCYX*.

L'étendue de la **rotation** nécessaire varie donc considérablement ; elle est *faible* lorsque la nuque descendue correspondait, comme au début le sacrum, à l'une des éminences ilio-pectinées (positions **sacro-ILIAQUES**-*antérieures*) ; elle est *considérable*, quoique se faisant toujours par le plus court chemin, lorsque la nuque descendue correspondait, comme au début le sacrum, à l'une des symphyses sacro-iliaques (positions **sacro-**ILIAQUES-*postérieures*) (Fig. 90, p. 99).

Après l'accomplissement de cette rotation de la tête, l'orientation ne sera plus modifiée avant le complet dégagement de cette partie. LA NUQUE, étroitement cravatée, est retenue *sous* LA SYMPHYSE, parce que l'occiput est arrêté par l'arcade et les corps des pubis. Toute progression est impossible de ce côté (Fig. 91 et 92). — Le MENTON est *au niveau* DU COCCYX.

4° Un commencement de **flexion**, déterminé par l'utérus, engage le menton et la face et les pousse dans le bassin mou. L'asphyxie va menacer ; il faut une terminaison rapide dût-on intervenir à la Mauriceau.

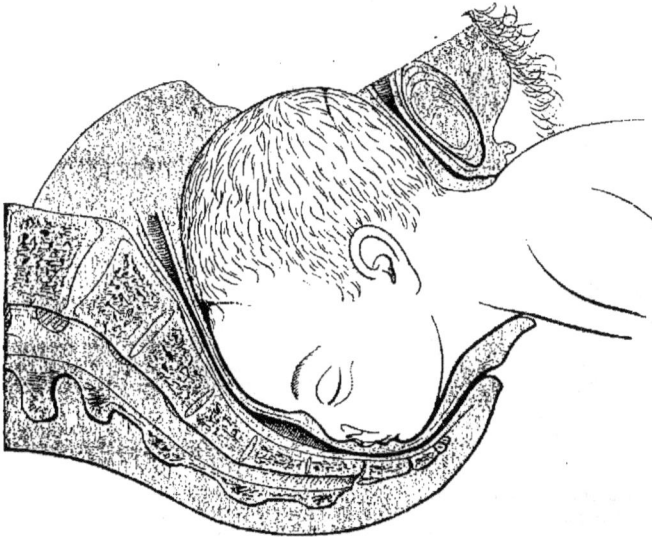

FIGURE **92**. — Coupe médiane du bassin en attitude obstétricale. Accouchement par le SIÈGE Vue de la tête qui sort la dernière : **tête dernière**. L'attaque du détroit pubo-coccygien a commencé. La rotation est faite. On voit que la *flexion* est *nécessaire* pour faire passer le menton devant le coccyx, et que du côté de l'occiput toute progression est arrêtée.

Mais le front ne passe pas sans résistance. Heureusement, le coccyx n'a point encore atteint les limites de sa rétropulsion possible ; en ce sens le détroit inférieur est encore dilatable. La nuque (le derrière du cou) est toujours tenue sous la symphyse ; elle y est *immobile* mais *flexible*. La tête fœtale poussée par l'utérus **se fléchit** de plus en plus ; le front, plus éloigné de la nuque que le menton et que la face, repousse, *force une dernière fois le coccyx* et brusquement pénètre dans le bassin mou (Fig. 93). Au-dessus reste la région pariéto-occipitale, tant que la fourchette vulvaire n'a pas cédé successivement au menton et au front, comme vient de le faire le détroit inférieur.

A ce degré de flexion (Fig. 93), la nuque est toujours *sous* la symphyse, mais la région mento-frontale qui était dans la concavité du sacrum a, du fait même de la flexion, franchi l'arc coccy-musculaire et *repose* maintenant *sur* le périnée qu'elle distend et refoule.

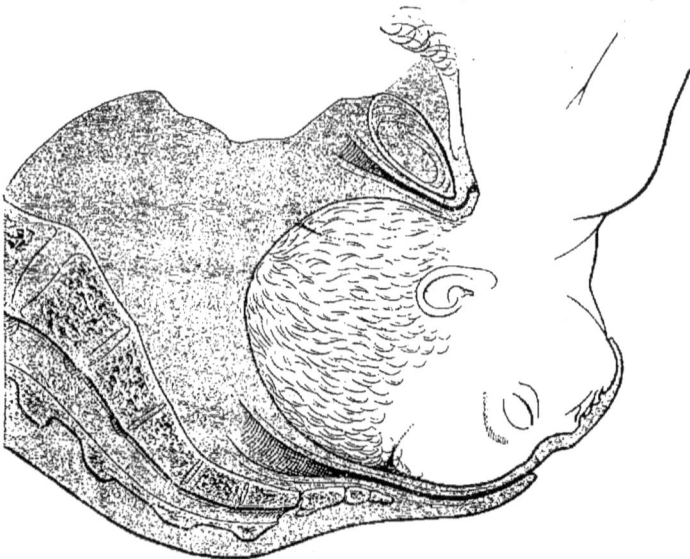

FIGURE **93.** — Accouchement par le SIÈGE. Sortie de la **tête dernière.** Les deux actes du 4ᵉ temps sont accomplis puisque le *menton* et la face d'abord, le *front* ensuite, ont forcé le coccyx. La face et le front ont été poussés dans le bassin mou. La région pariéto-occipitale y sera chassée ultérieurement, en même temps que le menton, par flexion, vaincra la résistance vulvaire. On sent que l'occiput étant toujours arrêté par les pubis, tout l'effort utéro-abdominal se borne à faire progresser le front, c'est-à-dire à produire un mouvement de flexion du cou. — Ce mouvement n'est point absolument empêché, mais il est ralenti et gêné lorsqu'on laisse le corps de l'enfant entre les cuisses de la mère. C'est pour cela que la figure représente le corps relevé pour laisser toute liberté au menton d'évoluer.

On peut considérer le détroit inférieur comme vaincu et franchi
(**4ᵉ temps**), puisqu'il a laissé passer la circonférence *sous-occipito-fron-*
tale plus grande que la sous-occipito-bregmatique et autres qui viennent
derrière.

5° Le dernier détroit, le détroit vulvaire, est passé par la tête comme
l'a été le détroit inférieur. La flexion continue : le menton force la fourchette immédiatement suivi par la face (Fig. 94) ; le front, à son tour, se
dégage ensuite péniblement. Aussitôt, rien ne retenant plus l'anneau
vulvaire, le périnée expulse l'arrière-tête, en se retirant avec rapidité.

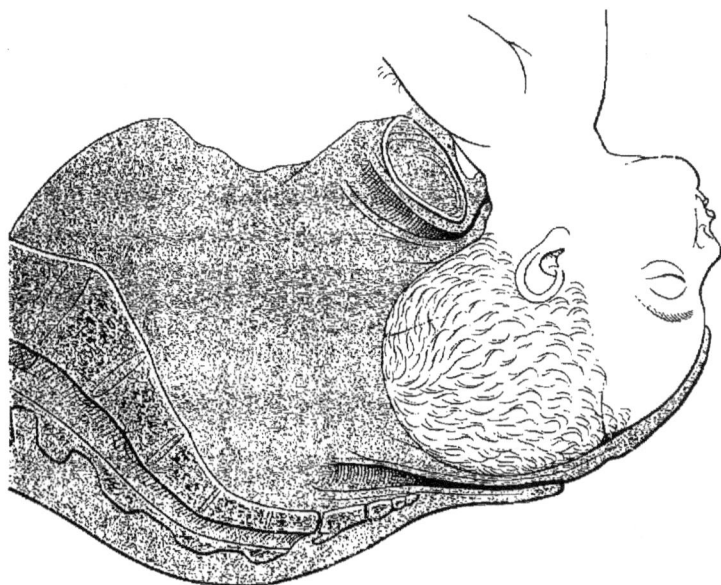

FIGURE 94. — Accouchement par le SIÈGE. Sortie de la **tête dernière**. Le crâne entier a pu
venir dans le bassin mou, car le menton et la face sont sortis de la vulve. Le front entraîne la
fourchette, distend le périnée antérieur et va se dégager, brusquement suivi de l'arrière-tête.
Pour favoriser ce mouvement, le dos de l'enfant est renversé sur le ventre de la mère : **dos
sur ventre**.

AVIS. — Le tableau suivant résume tout le mécanisme des accouchements. Lisez-le verticalement et horizontalement. Les colonnes verticales
indiquent la succession et la nature des divers temps ou actes mécaniques
pour chaque présentation. Les bandes horizontales exposent et comparent
un même temps ou acte mécanique dans toutes les présentations.

TABLEAU COMPARATIF des CINQ TEMPS du MÉCANISME de L'ACCOUCHEMENT

TEMPS	Sommet premier	Face première	Épaules après Tête ou Siège	Siège premier	Tête dernière
1 Engagement dans le détroit supérieur.	*Orientation oblique* du maître-diamètre. Amoindrissement par *flexion*. Bascule si bassin juste.	*Orientation oblique* du maître-diamètre. Amoindrissement par *déflexion*.	*Orientation oblique* du maître-diamètre. Amoindrissement par *compression* prépulsant, haussant et rapprochant les acromions.	*Orientation oblique* du 1er maître-diamètre (SACRO-TIBIAL). Amoindrissement par *compression*.	*Orientation oblique* du maître-diamètre (VERTÉBRO-MENTONNIER). Amoindrissement par *flexion*.
2 Descente.	*Progression simple*.	*Progression*. Rotation de descente nécessaire pour transformer les pos. postérieures en pos. antérieures.	*Progression simple*.	*Progression*. Le premier maître-diamètre s'amoindrit et le cède enfin au BITRO-CHANTÉRIEN.	*Progression simple*.
3 Attaque du détroit inférieur.	*Orientation antéro-postérieure* du maître-diamètre par *rotation* qui amène l'occiput en *avant*.	*Orientation antéro-postérieure* du maître-diamètre par *rotation* qui amène le *menton en avant*.	*Orientation antéro-postérieure* du maître-diamètre par *rotation* qui place une *épaule* en avant, l'autre en arrière.	*Orientation antéro-postérieure* du nouveau maître-diamètre (BITRO-CHANTÉRIEN) par *rotation* qui place une *hanche* en avant, l'autre en arrière.	*Orientation antéro-postérieure* du maître-diamètre par *rotation* qui amène le *menton* en *arrière*.
4 Passage du détroit inférieur, entrée dans le bassin mou.	**A.** Engagement jusqu'à la circonférence s.-O.-B. par *progression*. **B.** Passage du front devant le coccyx par *déflexion*.	**A.** Engagement jusqu'à la circonférence hyo-bregmatique par *progression*. **B.** Passage de la région pariéto-occipitale devant le coccyx par *flexion*.	**A.** Passage de l'épaule antérieure par *progression*. **B.** Passage de l'épaule post. par flexion latérale du dos ou du cou (*inflexion*).	**A.** Passage de la hanche antérieure par *progression*. **B.** Passage de la hanche postérieure par *inflexion vertébrale*.	**A.** Engagement du menton et de la face par *flexion*. **B.** Passage du front par *flexion exagérée*.
5 Passage de la vulve, dégagement.	**A.** Engagement jusqu'à la circonférence s.-O.-B. par *progression et déflexion*. **B.** Dégagement du front et de la face par *déflexion exagérée* et *retrait du périnée*.	**A.** Engagement jusqu'à la circonférence hyo-bregmatique par *progression et flexion*. **B.** Dégagement de l'arrière-tête par *flexion exagérée* et *retrait du périnée*.	**A.** Sortie de l'épaule antérieure par *progression*. **B.** Dégagement de l'épaule post. par *inflexion exagérée* et *retrait du périnée*.	**A.** Sortie de la hanche antérieure par *progression*. **B.** Dégagement de la hanche postérieure par *inflexion exagérée* et *retrait du périnée*.	**A.** Sortie du menton et de la face par *flexion*. **B.** Dégagement du front et de l'arrière-tête par *flexion exagérée* et *retrait du périnée*.

CHAPITRE III

DIAGNOSTIC PAR LE TOUCHER

DES

PRÉSENTATIONS ET POSITIONS

A. LA PRATIQUE DU TOUCHER

Dans l'art des accouchements, *toucher une femme* c'est lui introduire dans le vagin, ordinairement l'index seul, souvent l'index et le médius, quelquefois même la main tout entière. La propreté et la discrétion sont de rigueur.

Le toucher vaginal permet à l'accoucheur-expert d'apprécier assez bien la forme et les dimensions du bassin osseux : *toucher mensurateur.*

D'autre part, il fournit, sous le nom de *toucher explorateur*, une foule de renseignements utiles, précieux, indispensables, sur l'état des parties maternelles et fœtales: dimensions et dilatabilité de l'orifice vulvo-vaginal, contenu de la vessie et du rectum, longueur du vagin et situation du col, perméabilité et profondeur du canal cervical, épaisseur du segment infé-rieur de l'utérus tangible ordinairement dans le cul-de-sac antérieur, et à travers cette épaisseur, mobilité, consistance, forme de la région fœtale ; quand le canal cervical a disparu et qu'il ne reste plus qu'un orifice unique, l'externe : degré de la dilatation de cet orifice, épaisseur et souplesse de son pourtour, engagement de l'œuf, poche des eaux, sa saillie, son volume, sa consistance, son contenu (quelquefois le cordon) ; enfin à travers cette poche ou après sa rupture, la *région fœtale.* — De l'étude attentive longue et minutieuse que le doigt fait de celle-ci, au triple point de vue de sa *forme*, de son *orientation* et de sa *situation*, résulte le triple diagnostic de la *Présentation*, de la *Position* et de la *Période* du travail.

Un toucher aseptique et sans brutalité, avec un doigt, avec deux doigts, avec la main entière, peut durer 5, 10, 15 minutes et plus sans inconvénients. L'accoucheur, le débutant même, peut toujours arriver à sentir et, par là, à établir *en temps utile* l'indispensable diagnostic de la Présentation et de la Position. Sans ce diagnostic ferme, aucune intervention n'est permise, aucun pronostic n'est possible, aucune sécurité n'existe, même dans les cas les plus simples; et l'honorabilité du médecin se donnant comme accoucheur est fortement compromise.

Voici les conditions que nous supposerons réalisées, les seules dans lesquelles le toucher vaginal donne des résultats absolument précis, et qui se retrouvent exagérées dans les exercices pratiques sur le mannequin.

1° *L'orifice utérin est complètement dilaté;* par conséquent la cavité utérine communique *largement* avec celle du vagin;

2° *La poche des eaux est rompue;* par conséquent une région fœtale se présente *à nu* au doigt explorateur;

3° *La région fœtale qui se présente est saillante dans le bassin au moins jusqu'au milieu de la hauteur de l'excavation;* par conséquent le doigt de l'accoucheur peut *en atteindre facilement* le centre ou pôle descendant et aussi la périphérie.

L'accoucheur, qui ne doit pas avoir d'ongles saillants, après avoir lavé à l'eau bouillie savonneuse le vagin, la vulve et les parties environnantes, se savonne et se brosse longuement les mains et les ongles dans une solution antiseptique de son choix (biiodure de mercure, 1/2000; sublimé, 1/2000; acide phénique parfaitement dissous, 3/100, etc). Il oint copieusement de vaseline phéniquée (3 pour 100) les doigts qui vont se trouver en contact avec les parties génitales, l'index surtout, le droit ou le gauche au choix de l'opérateur pour le premier toucher. La plupart des praticiens se servent d'abord de l'index droit, quand les deux côtés du lit sont accessibles, ce qui doit être. Dans cette pratique usuelle, l'accoucheur, prêt pour le toucher, s'approche du milieu du lit, à droite de la femme qui est couchée sur le dos près du bord, à portée de l'explorateur, la tête soutenue par un épais oreiller pour éviter toute raideur des muscles abdominaux.

Il commande de fléchir les membres inférieurs, de rapprocher les talons des fesses et d'écarter les genoux en les renversant en dehors : cette attitude élargit le pli interfessier et entre-bâille la vulve.

De la main gauche il soulève le drap, sous lequel il glisse la main droite préparée, l'avant-bras et le bras tout entier ; il rabat aussitôt, ramène et attire le drap sur son épaule droite et sur le ventre de la femme, couvrant ainsi largement la région explorée.

Il s'agit maintenant, sans y voir, de gagner rapidement, par le plus court chemin et sans tâtonnements ridicules, la fente vulvaire, et d'y pénétrer sans hésitation. Rien de plus facile.

La main droite de champ, les ongles en bas, le pouce écarté, glisse, s'enfonce, le long de la face interne de la cuisse droite jusqu'à ce que le bout des derniers doigts touche le lit, et que le bord radial du bout de l'index soit arrêté dans le sillon interfessier au voisinage de l'anus. Sans dévier de la ligne médiane, l'index appuyant comme pour fendre le périnée et la fourchette, en se relevant légèrement, sent la vulve humide et chaude et y pénètre en même temps que le coude s'abaisse jusqu'à toucher le plan du lit. Après cet abaissement, l'index est dans le prolongement de l'avant-bras ; il peut entrer profondément, tout droit et doucement, laissant au dehors devant le pénil, le pouce, et devant le périnée, les trois derniers doigts fortement fléchis pour retarder le plus possible le moment où la fourchette, ne pouvant plus être refoulée, arrêtera la pénétration. En poussant le toucher dans cette direction vous porteriez le doigt vers la mi-hauteur du sacrum. S'il vous plaît de vous diriger vers le promontoire et, *a fortiori*, vers le centre du détroit supérieur, il vous faudra non seulement relever l'index et en même temps enfoncer le coude davantage dans le matelas, mais encore obtenir de la femme qu'elle s'y prête. Elle sait le faire et le fait par la flexion lombaire qui, modifiant l'inclinaison du bassin, relève et présente la vulve, rapproche le promontoire du plan du lit et l'amène dans la direction du doigt explorateur.

Quand le bassin de la femme touchée est déjà partiellement rempli par un pôle fœtal, l'index entrant de champ heurte ce pôle, mais ne peut le sentir et l'apprécier que vaguement. La pulpe seule donne les sensations fines dont vous avez besoin : tournez-la donc en l'air par un mouvement de supination qui, de la ligne médiane où il était, portera le pouce (c'est le droit) dans le pli génito-crural gauche.

Dès que l'index a senti le pôle fœtal et que, par la supination, il y a appliqué sa pulpe, il commence à glisser d'avant en arrière, directement, aussi profondément que possible, sans jamais perdre le contact, afin de percevoir. chemin faisant, tous les caractères qui se rencontrent sur la ligne médiane.

Après avoir ainsi parcouru le méridien médian du pôle fœtal (de 1 en 2, Fig. 95), il faut explorer le pourtour ou cercle de ce pôle, c'est-à-dire, toujours sans perdre le contact, ramener l'index en avant, en suivant ou le *demi-cercle droit* ou le *demi-cercle gauche*.

Vous touchez avec l'index droit (simulez ce toucher) dont la pulpe est arrêtée en arrière sur le plus haut point accessible. Le dos de votre main en supination est sur le lit (2, Fig. 95), une pronation progressive l'amènera facilement d'abord au contact de la cuisse gauche (3, Fig. 95), et ensuite en avant jusqu'au delà de la ligne médiane. L'index, entraîné dans ce mouvement, tiendra toujours sa pulpe commodément appliquée au demi-cercle polaire gauche, c'est-à-dire correspondant à la cuisse gauche, et pourra même, après avoir dépassé la ligne médiane en avant, explorer le tiers antérieur du demi-cercle du côté opposé (Fig. 96). Partant du même point postérieur,

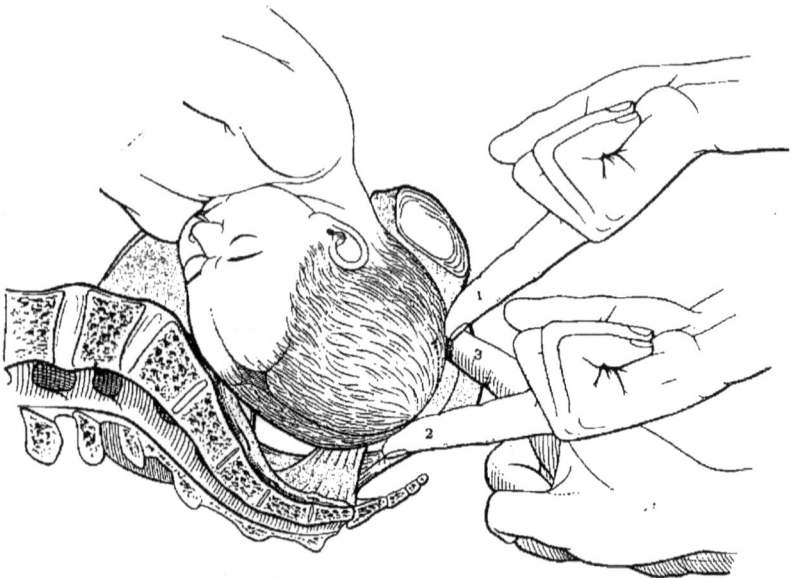

FIGURE 95. — Toucher par la main droite représentée en trois attitudes successives : de 1 en 2, elle a plongé directement en arrière ; de 2 en 3, elle a déjà exploré les deux tiers du demi-cercle gauche en passant de la supination à la demi-pronation.

AVIS RELATIF AUX FIGURES 95 A 128. — Le spectateur, placé à droite de la mère, voit d'un regard horizontal le Sommet, la Face ou le Siège dans la moitié gauche du bassin. Simulez toutes les attitudes qui vont passer sous vos yeux.

si cette main droite, au lieu de tourner son dos vers la cuisse gauche par pronation, tentait, de le tourner vers la cuisse droite, en exagérant sa supination (Fig. 97), elle serait bientôt obligée de s'arrêter, et la pulpe de l'index n'aurait exploré qu'avec peine le tiers postérieur du demi-cercle polaire droit.

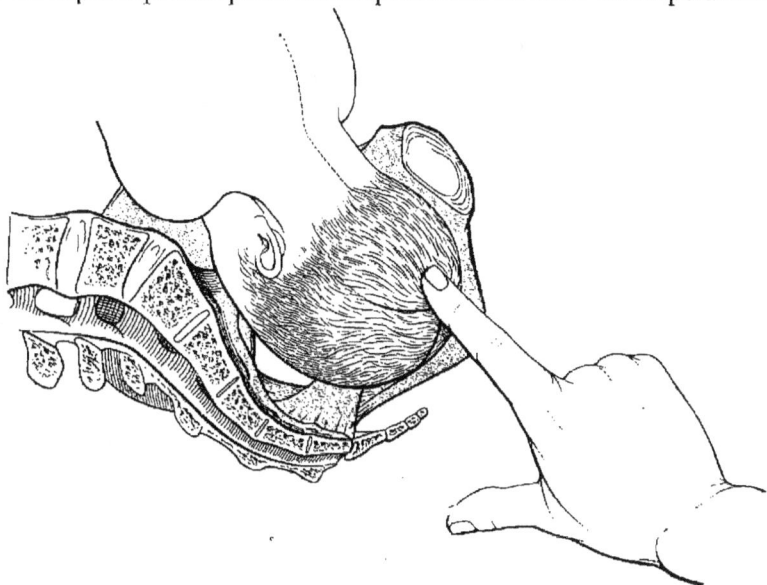

FIGURE 96. — La main droite en touchant méthodiquement (fig. 95, attitudes 1, 2 et 3) a parcouru d'arrière en avant tout le demi-cercle gauche ici invisible; elle a même dépassé la ligne médiane et s'est arrêtée ne pouvant forcer davantage sa pronation.

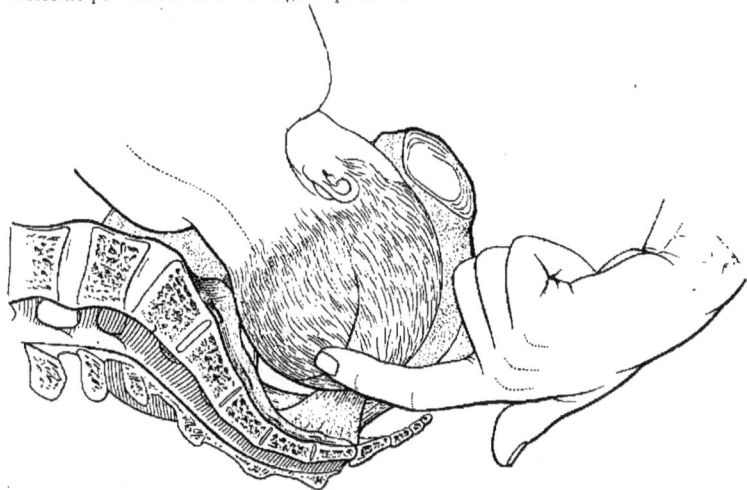

FIGURE 97. — La main droite en touchant méthodiquement, étant arrivée en arrière (attitude 2, fig. 95) a forcé la supination et réussi très péniblement à explorer le tiers postérieur du demi-cercle gauche, ici visible et tourné à droite de la mère.

Ainsi l'index droit explore mal le tiers postérieur du demi-cercle polaire droit, bien tout le demi-cercle gauche, moins bien le tiers antérieur du demi-cercle droit, pas du tout le tiers moyen de ce même.

Le champ d'exploration de la main gauche est analogue et contraire ; essentiellement, c'est le côté droit. (Voyez Fig. 98, 99 et 100.)

Donc, pour toucher la ligne médiane, le choix de la main est indifférent.

Mais ensuite, pour revenir en avant et bien explorer les demi-cercles polaires, il faut la main droite pour le côté gauche et la main gauche pour le côté droit. Si les accoucheurs font ordinairement le premier toucher ou toucher de reconnaissance avec la main droite, ce n'est pas seulement parce que c'est, pour presque tout le monde, la main habile, mais aussi pour cette raison que le Repère fœtal qui sert à déterminer les Présentations et les Positions se trouve le plus souvent du côté gauche, côté que cette main excelle à explorer. Lorsque la main droite n'a pas rencontré le Repère fœtal à gauche, il vaut mieux recourir à la main gauche pour le trouver sûrement et commodément à droite, que de s'obstiner à ne pas changer de main.

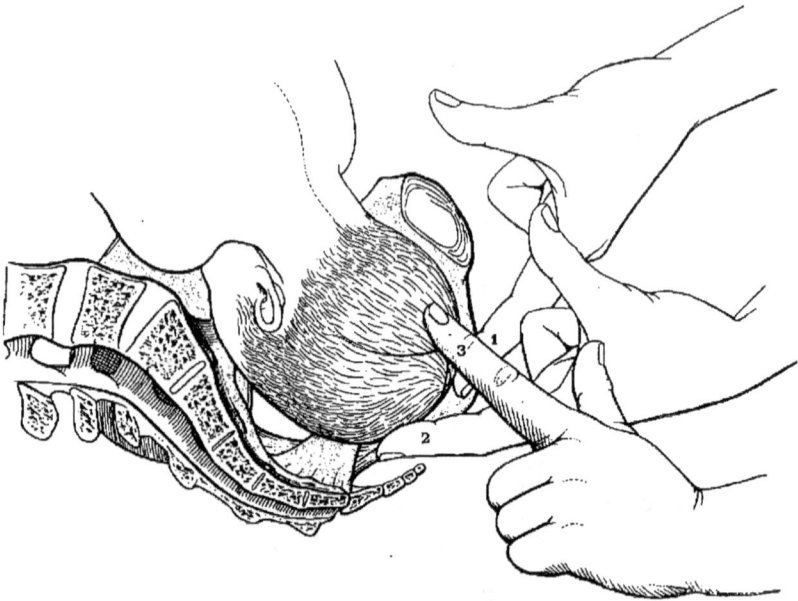

FIGURE **98**. — Toucher par la main gauche représentée en trois attitudes successives : de 1 en 2, elle a plongé directement en arrière ; de 2 en 3, elle a exploré les trois quarts du demi-cercle droit, en passant de la supination à la demi-pronation. Si elle va plus loin et dépasse la ligne médiane, elle prendra l'attitude de la fig. 99.

De même, quand on ne perçoit que des sensations vagues, particulièrement lorsque l'engagement n'est pas prononcé, il faut employer les deux mains successivement pour explorer avec la droite le côté gauche et avec la gauche le côté droit.

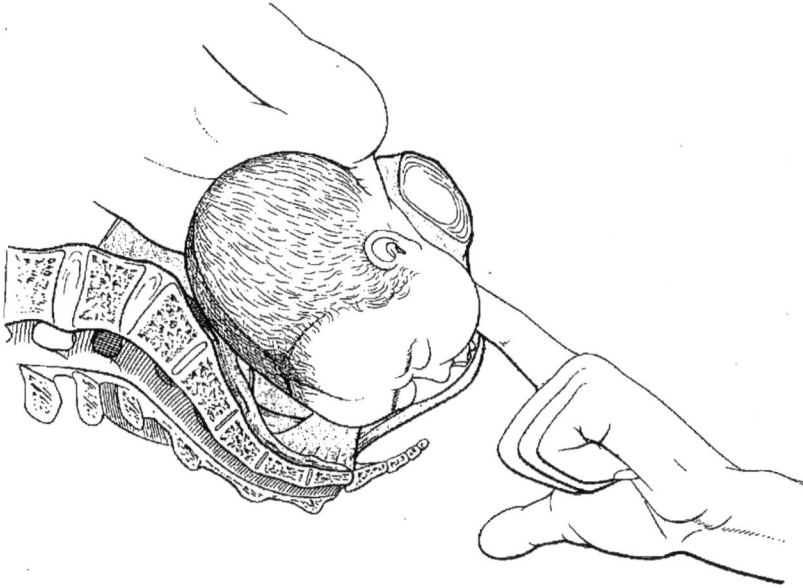

FIGURE 99. — La main gauche en touchant méthodiquement (fig. 98, attitudes 1, 2 et 3), a parcouru d'arrière en avant tout le demi-cercle tourné à droite de la mère, ici visible, front, tempe, joue gauches ; elle a dépassé la ligne médiane et s'est arrêtée ne pouvant forcer davantage sa pronation.

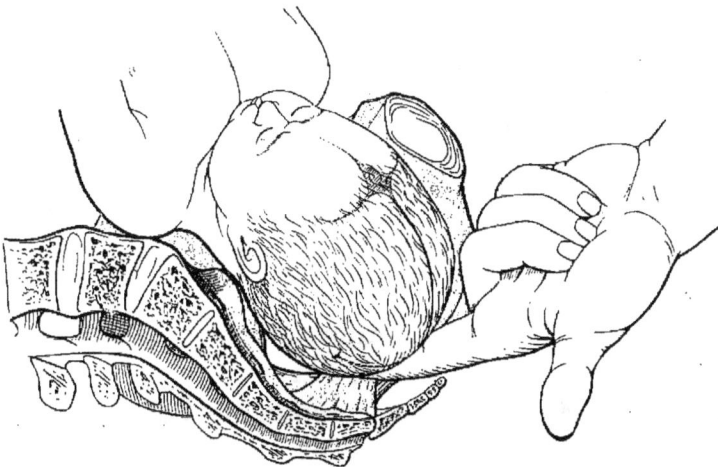

FIGURE 100. — La main gauche touchant méthodiquement, étant arrivée en arrière (attitude 2, fig. 98), a forcé la supination et réussi très péniblement à explorer le tiers postérieur, ici invisible, du demi-cercle droit de la tête situé à gauche de la mère.

B. LES POINTS DE REPÈRE FŒTAUX

Pour faire le diagnostic de la PRÉSENTATION, il suffit d'*explorer la région fœtale* assez pour la reconnaître à son point de Repère. Ce n'est, bien entendu, pas le moment de songer à déterminer les rapports de cette région inconnue avec le bassin.

Sans penser à autre chose, on explore donc, avec le doigt, la *surface* et le *pourtour* de la région fœtale accessible ; on en détermine les caractères et l'on ne s'arrête qu'après avoir *trouvé, examiné* et *reconnu* sûrement le **point de repère** fœtal caractéristique **de** chaque **présentation.**

Les points de Repère de Présentation sont :

Pour le sommet, la **fontanelle postérieure ;**

Pour la face, le **nez** et la **cloison** des narines ;

Pour le siège, le **coccyx**, la **crête coccy-sacrée ;**

Pour le tronc, les **côtes** et les **espaces intercostaux.**

Pour faire le diagnostic de la POSITION, il faut *s'occuper à la fois* de la région fœtale après qu'elle est connue et du bassin maternel, puisqu'il s'agit d'établir **l'orientation** de l'une dans l'autre, de la partie fœtale dans la partie maternelle.

Les Repères fœtaux de Position, c'est-à-dire qui servent à déterminer *l'orientation*, et par suite à nommer, à baptiser la Position, sont situés, nous l'avons vu, toujours sur un point de la périphérie de la région qui se présente.

Ce sont :

Pour les positions du sommet : **l'occiput ;**

Pour les positions de la face : le **menton ;**

Pour les positions du siège : le **sacrum ;**

Pour les positions des épaules : le **dessus de l'acromion.**

L'accoucheur connaît la position lorsqu'il a le doigt sur le **repère fœtal d'orientation :** ce doigt est-il à gauche de la mère, la Position est du GENRE GAUCHE; ce doigt, qui est à GAUCHE, est-il plus *en arrière* qu'en avant, la Position est du GENRE GAUCHE, *variété postérieure;* est-il plus *en avant* qu'en arrière, la Position est du GENRE GAUCHE, *variété antérieure.*

Le diagnostic de la Présentation et de la Position comporte donc deux opérations successives :

1° Reconnaître le Repère de Présentation ; **Fontanelle postérieure** (SOMMET); **Nez** (FACE); **Crête coccy-sacrée** (SIÈGE); **Gril costal** (TRONC).

2° Déterminer l'orientation du Repère de Position : **occiput** (POSITIONS du SOMMET); **menton** (POSITIONS de la FACE); **sacrum** (POSITIONS du SIÈGE); **dessus de l'acromion** (POSITIONS du TRONC).

Il n'est pas difficile, à l'aide du **repère de présentation** toujours tangible, de déterminer l'orientation du **repère de position** quelquefois inabordable. En effet :

Quand le doigt est sur la **fontanelle postérieure**, repère de la présentation du Sommet, il est par cela même sur la pointe de **l'occipital**, repère des Positions du Sommet.

Quand il est sur les **trous du nez**, repère de la présentation de la Face, il sait facilement où est le **menton**, repère des Positions de la Face.

Quand il est sur la **crête coccy-sacrée**, repère de la présentation du Siège, il sait en quel sens regarde la face dorsale du **sacrum**, repère des Positions du Siège.

Enfin quand il est sur le **gril costal**, repère de la présentation du Tronc, il peut trouver l'**aisselle** dont le creux regarde à l'inverse du **dessus de l'acromion**, repère des Positions du Tronc.

Exercez-vous d'abord et à maintes reprises, sur des nouveau-nés vivants (cela ne fait aucun mal) ou morts, en pleine lumière, afin de familiariser vos index avec les caractères de ces repères, avant d'essayer le diagnostic sous la serviette ou dans le mannequin. Maniez, touchez, explorez, chaque fois que vous en aurez l'occasion, le crâne, les oreilles, la face, les côtes, l'aisselle, les mains et les doigts, le siège, l'aine, le jarret, les pieds, les orteils et les talons.

C. DIAGNOSTIC DE LA PRÉSENTATION DU SOMMET ET DIAGNOSTIC DE SES POSITIONS

La tête est fléchie, l'occiput descend le premier.

La partie accessible au doigt s'étend de la *nuque* au *bregma* : c'est toute la calotte sous-jacente à la circonférence sous-occipito-bregmatique. La *suture sagittale*, qui se termine d'un bout au *bregma* (B, Fig. 101), à la

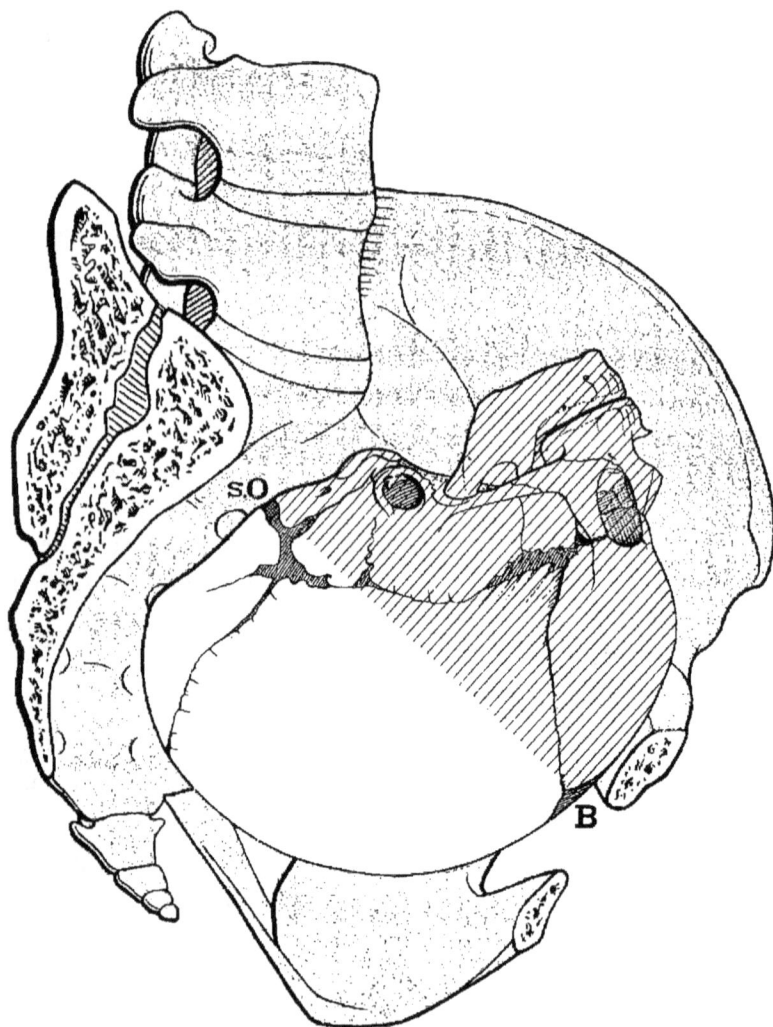

FIGURE 101. — La tête présentant le Sommet et l'ayant engagé dans une coupe pelvienne suivant le diamètre oblique gauche. L'hémisphère accessible se détache en blanc jusqu'à la circonférence équatoriale sous-occipito-bregmatique, s. O.-B. — Dans la position la plus commune, B est à la place de s. O. et *vice versa* : l'hémisphère accessible reste le même.

fontanelle antérieure, sur le haut pourtour difficilement accessible de la partie engagée, aboutit de l'autre bout à la *fontanelle postérieure* plus accessible, car entre elle et le haut pourtour occupé par le sous-occiput (Fig. 101, s.O.), il y a toute la longueur de l'écaille occipitale.

Cette suture sagittale ou, pour préciser davantage, sa partie postérieure, passe nécessairement au centre polaire qui est à la fois la partie déclive et la plus facile à explorer. Trouvée, cette suture conduit nécessairement le doigt sur l'une et l'autre fontanelle. (Rev. Fig. 23 à 26, pages 28 et 29.)

Le **point de repère** à trouver par le doigt de l'accoucheur est la **fontanelle postérieure**, petit *centre triangulaire d'étoile triangulaire* formée par *trois sutures :* la SAGITTALE et les deux branches de la LAMBDOÏDE. Cette fontanelle *triangulaire* n'a même pas la largeur du bout du doigt ; il n'existe donc point en cet endroit d'espace membraneux mou, dépressible, qui soit nettement appréciable.

Lorsque la tête est engagée et descendue dans l'excavation, la compression réduit la voûte du crâne en faisant chevaucher les pariétaux l'un sur l'autre, et tous les deux par-dessus l'occipital.

Alors la suture sagittale, au lieu de ressembler à un étroit fossé dépressible, peut se révéler par la saillie d'une de ses berges, par la *crête osseuse* d'un bord pariétal chevauchant et saillant ; il en est de même pour les branches de la lambdoïde, sur lesquelles empiètent et saillent les bords pariétaux postérieurs. Dans ce cas, ce ne sont pas trois sillons dépressibles, mais *trois crêtes* qui convergent au point dit fontanelle postérieure. Et celle-ci, encapuchonnée sous la saillie des chevrons pariétaux, ne se devine que par la sensation de compas ouvert que ces chevrons donnent au doigt toucheur.

Pour arriver rapidement et sûrement à trouver la **fontanelle postérieure**, il faut *pratiquer le toucher méthodiquement :* introduire le doigt indicateur dans le vagin, tourner l'ongle en dessous, la pulpe en l'air ; toucher tout de suite, près du pubis, la région fœtale, et, rampant à sa surface, se porter directement dans le plan médian, profondément en arrière, le plus haut possible en se faisant pousser le coude au besoin.

Quelle que soit l'orientation de la tête, ce doigt ainsi promené d'avant en arrière, rencontrera, sentira et croisera *une suture,* soit sous forme d'une bande membraneuse étroite, dépressible, entre deux bords osseux parallèles, soit sous forme d'une crête s'il y a chevauchement des os.

Cette suture est *toujours la suture sagittale*. C'est ce que démontrent les figures 94, 95, 96 et 97 sur lesquelles la voie blanche médiane est la piste que doit suivre d'avant en arrière, le doigt touchant méthodiquement : constatez qu'il rencontrera nécessairement la suture.

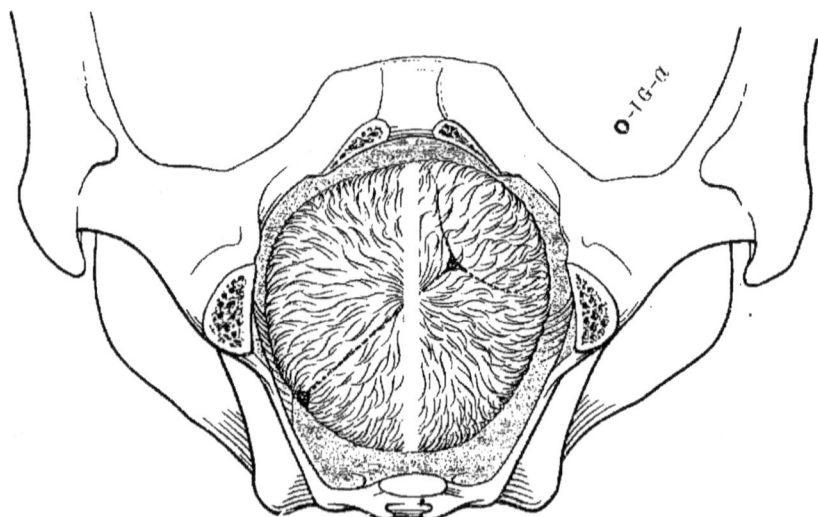

FIGURE **102**. — Sommet dans l'orifice inférieur de l'excavation. — position **occipito**-ILIAQUE GAUCHE-*antérieure*.

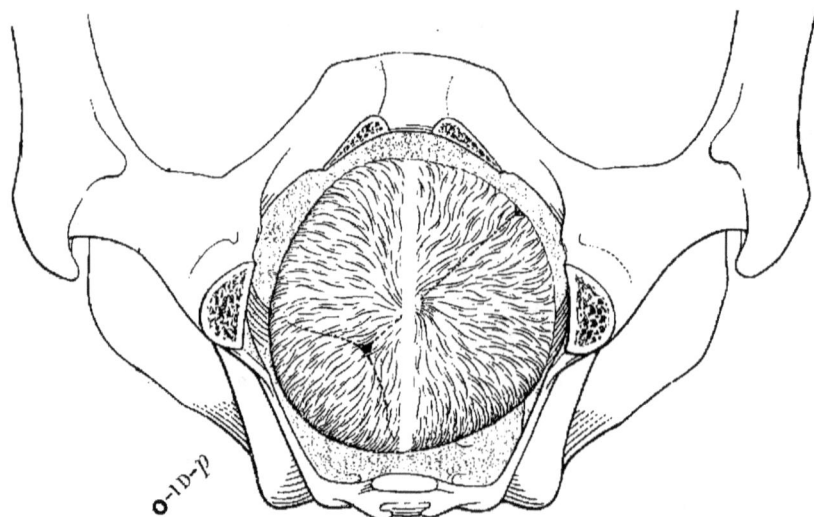

FIGURE **103**. — Sommet dans l'orifice inférieur de l'excavation.— Position **occipito**-ILIAQUE DROITE-*postérieure*.

La suture sagittale sentie et suivie par le doigt conduit par un bout à la fontanelle bregmatique, haut située, difficilement accessible, par l'autre bout à la **fontanelle postérieure**, point de **repère** cherché.

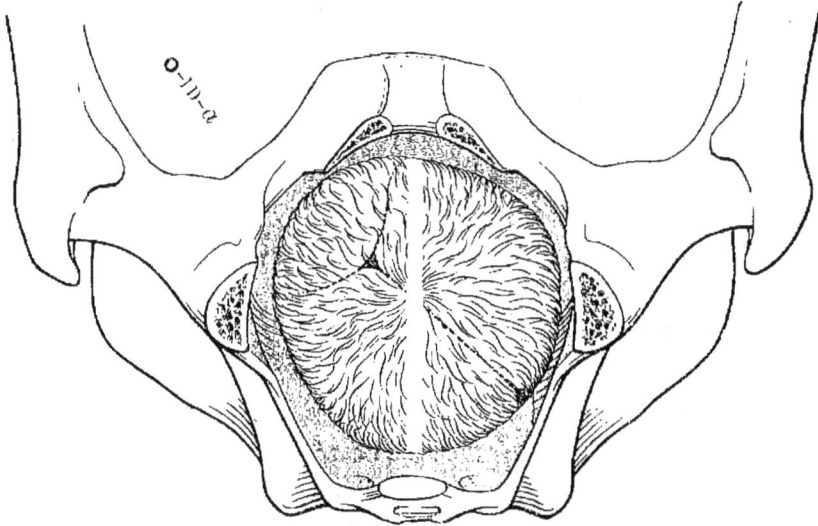

FIGURE **104.** — Sommet dans l'orifice inférieur de l'excavation. — Position **occipito-**ILIAQUE DROITE-*antérieure*.

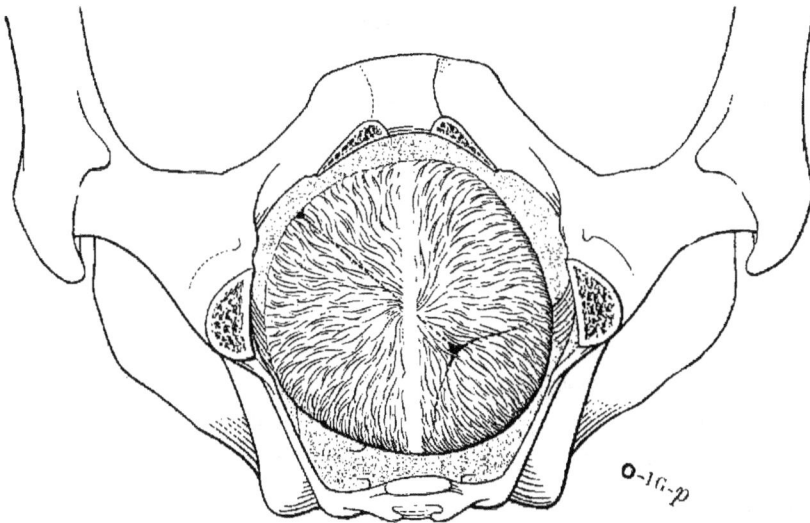

FIGURE **105.** — Sommet dans l'orifice inférieur de l'excavation. — Position **occipito-**ILIAQUE GAUCHE-*postérieure*.

Suivez donc, du bout du doigt, la suture rencontrée. Si elle vous conduit à un espace membraneux large, dépressible, ce n'est pas la fontanelle postérieure, c'est l'antérieure, le bregma. Pour en avoir la preuve, efforcez-vous d'enfoncer le doigt plus haut et de sentir qu'à ce large carrefour membraneux viennent se perdre non 3 mais 4 sutures divergeant en croix : la sagittale que vous avez suivie (1re), que continue l'interfrontale (2e), et que croisent les fronto-pariétales (3e et 4e).

Revenant avec la pulpe de l'index par le chemin de la suture sagittale conductrice, vous arriverez à l'autre bout sur la fontanelle postérieure (3 *sutures ou 3 crêtes, pas d'espace membraneux appréciable*).

C'est donc le SOMMET qui se présente, puisque vous êtes sur la **fontanelle postérieure** qui est le **repère** de cette présentation.

La Présentation étant connue, occupons-nous du diagnostic de la POSITION, c'est-à-dire de l'orientation de l'**occipital**.

La fontanelle postérieure n'est pas comme l'antérieure sur la haute périphérie de la région fœtale engagée. Elle n'est pas non plus au centre : elle tourne autour, suivant un petit cercle péripolaire dans le mouvement de rotation de la tête. Son orientation que dit la position du doigt qui la touche, est naturellement celle de l'**occipital**, Repère des Positions du Sommet.

Donc pour déterminer le GENRE de Position, quand le doigt est sur la fontanelle postérieure, il n'y a qu'à se demander : A quel côté du bassin de la mère répond la fontanelle postérieure ou plutôt le doigt qui est dessus?

Au côté GAUCHE? La position est du GENRE GAUCHE.

Au côté DROIT? La Position est du GENRE DROIT.

Pour les *variétés*, le diagnostic se fait encore par l'indication que l'attitude du doigt donne de l'orientation de la fontanelle touchée et de l'occipital. La chose est seulement plus délicate : il faut que l'explorateur tienne la pulpe de son index correctement appliquée sur la fontanelle.

Dans cette attitude, l'**occiput** est orienté comme l'ongle du doigt, l'ongle comme la face dorsale du doigt et de la main restée visible à l'extérieur.

Cette **face dorsale** de la main regarde-t-elle :

Vers l'éminence ilio-pectinée? La variété de position est *antérieure*.

Directement en dehors? La variété est *transversale*.

Vers la symphyse sacro-iliaque? La variété est *postérieure*.

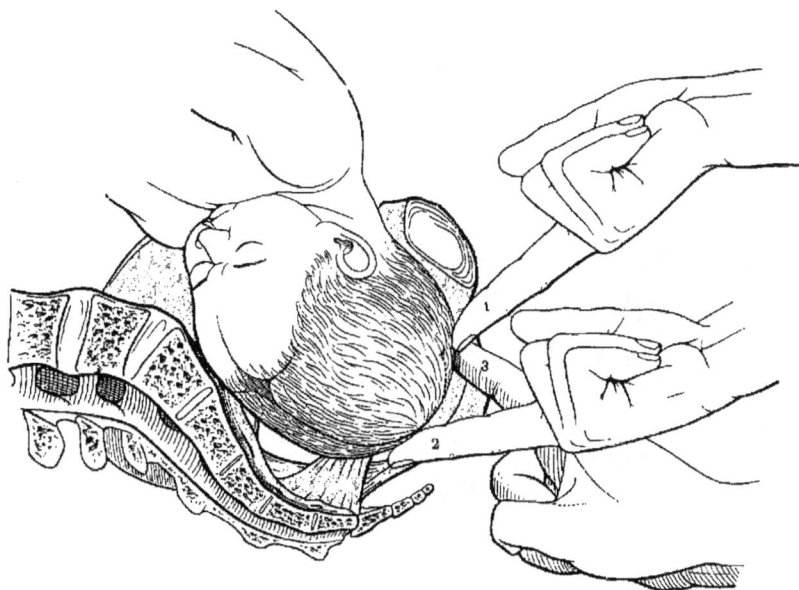

FIGURE **106**. — Sommet. — Position **occipito**-ILIAQUE GAUCHE-*antérieure*, commodément touchée par la main droite (3) après que cette main a conduit le doigt méthodiquement de 1 en 2, du pariétal antérieur au pariétal postérieur, pour rencontrer la suture et venir en 3 sur la fontanelle postérieure en substituant à la supination initiale une demi-pronation.

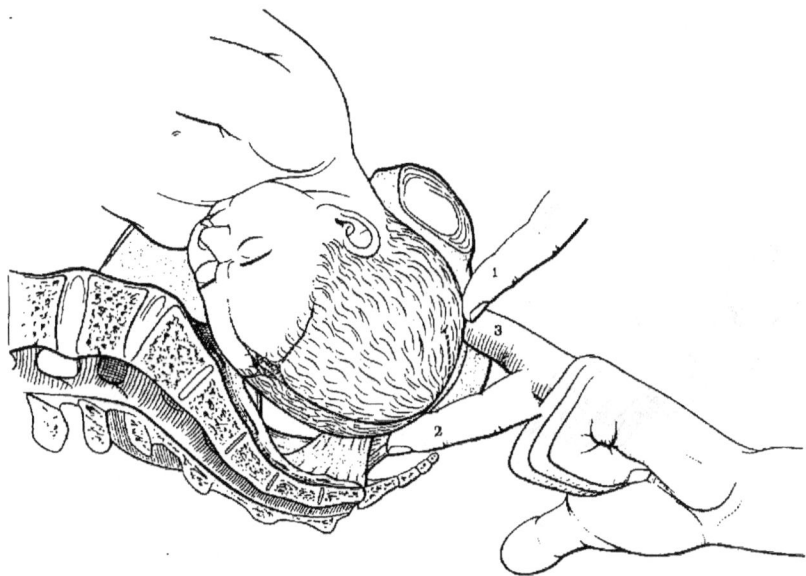

FIGURE **107**. — Sommet. — Même Position **occipito**-ILIAQUE GAUCHE-*antérieure*, péniblement touchée par la main gauche qui a porté facilement le doigt de 1 en 2, mais a dû changer sa supination initiale en une pronation forcée (3) pour atteindre la fontanelle postérieure.

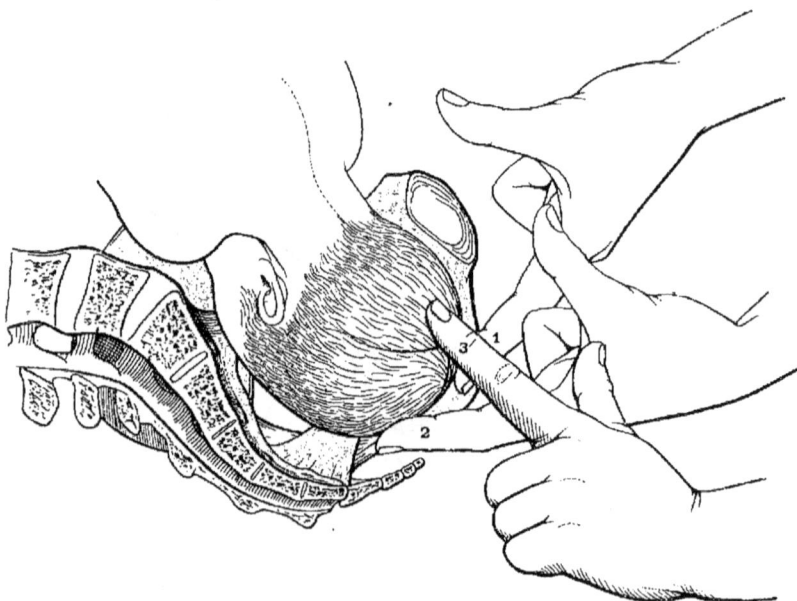

FIGURE **108**. — Sommet. — Position **occipito**-ILIAQUE DROITE-*antérieure*, commodément touchée par la main gauche (3), après que cette main a conduit le doigt méthodiquement de 1 en 2, du pariétal antérieur au pariétal postérieur, pour rencontrer la suture et venir en 3 sur la fontanelle postérieure et la pointe occipitale en substituant à la supination initiale une demi-pronation.

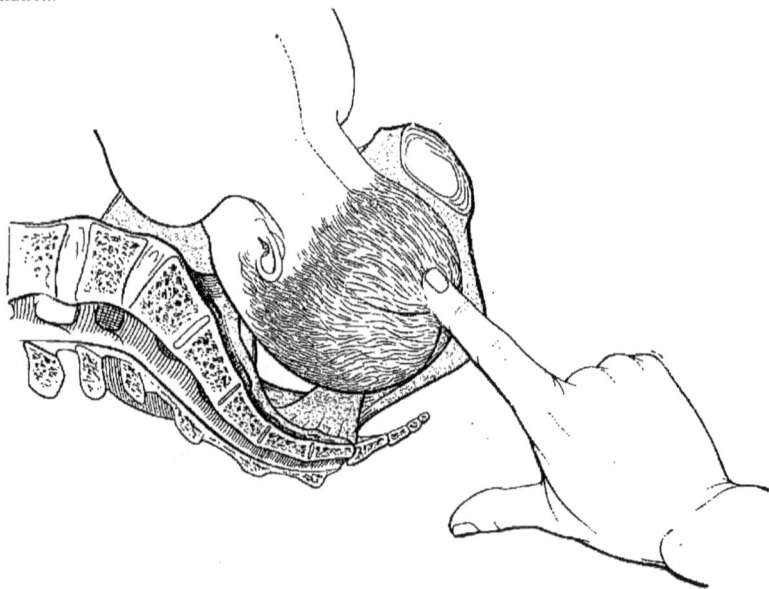

FIGURE **109**. — Sommet. — Même Position **occipito**-ILIAQUE DROITE-*antérieure*, assez péniblement touchée par la main droite qui, introduite comme il faut en supination, est maintenant en pronation forcée.

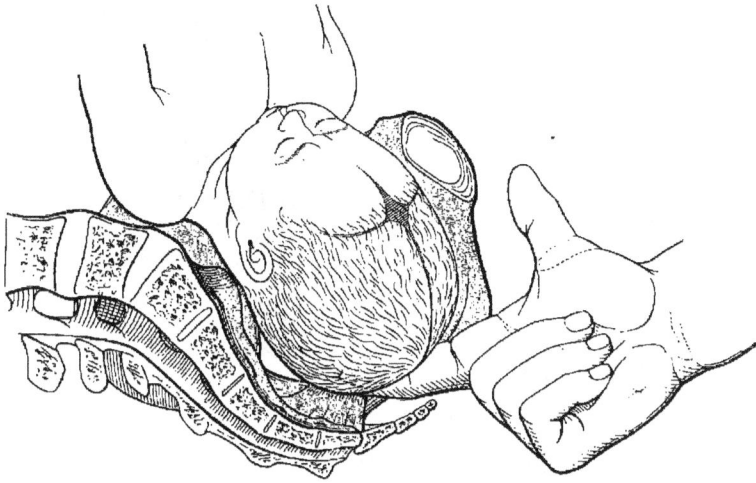

FIGURE **110.** — Sommet. — Position **occipito**-ILIAQUE GAUCHE-*postérieure*, commodément touchée par la main droite qui n'a fait que diminuer légérement sa supination initiale.

Le toucher des Positions *postérieures*, fig. 110 à 113, laisse le poignet haut et ne l'oblige pas à déprimer le lit comme le toucher des Positions *antérieures*, fig. 106 à 109.

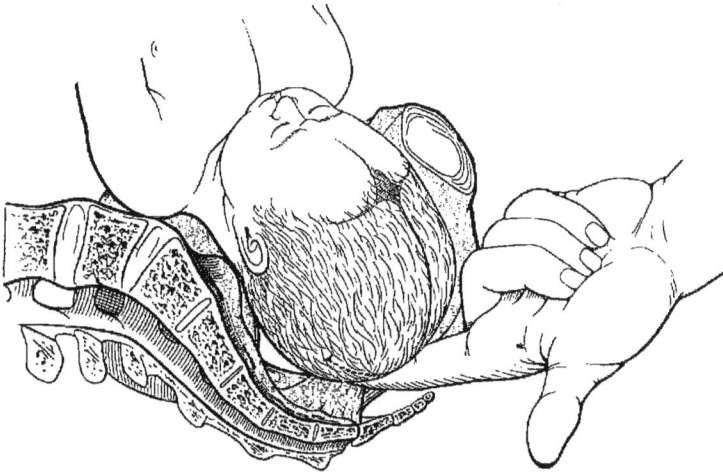

FIGURE **111.** — Sommet. — Même position **occipito**-ILIAQUE GAUCHE-*postérieure*, très péniblement touchée par la main gauche qui a dû forcer la supination initiale.

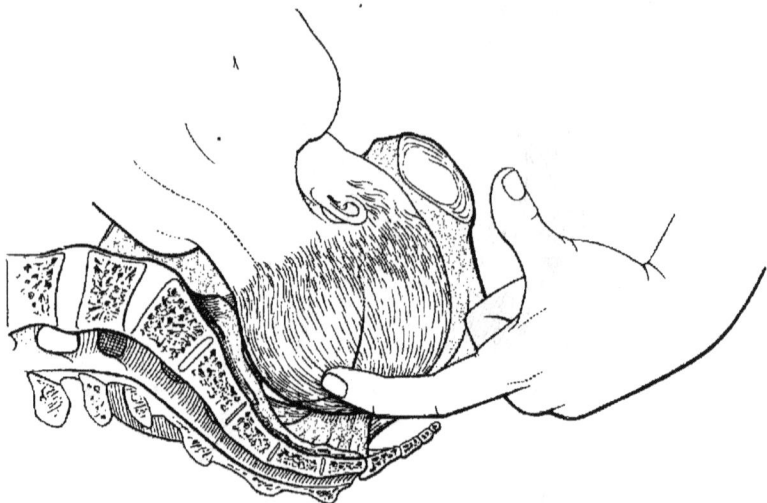

FIGURE **112**. — Sommet. — Position **occipito-**ILIAQUE DROITE-*postérieure*, commodément touchée par la main gauche qui n'a fait que diminuer un peu sa supination initiale.

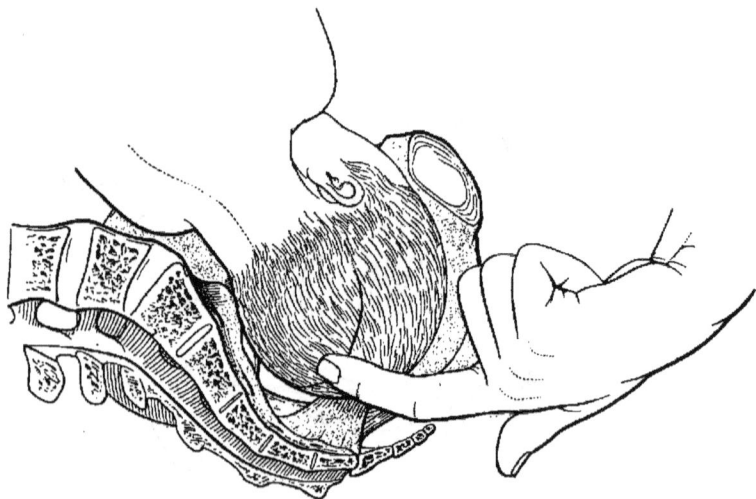

FIGURE **113**. — Sommet. — Même Position **occipito-**ILIAQUE DROITE-*postérieure*, très péniblement touchée par la main droite qui a dû forcer sa supination initiale.

Au détroit inférieur, mais au détroit inférieur seulement, vous trouverez, si la rotation est faite, la suture sagittale non plus oblique, non plus transverse, mais antéro-postérieure, avec la fontanelle repère en avant et l'**occipital** plus en avant encore, sous la symphyse pubienne. La POSITION est alors devenue *antérieure directe*.

Sur la femme en train d'accoucher, lorsque le travail dure depuis très longtemps, la présence d'une bosse séro-sanguine énorme, couvrant la tête fœtale, peut masquer complètement la suture sagittale et les fontanelles. Habituez-vous donc sur le mannequin à introduire la main (*toucher manuel*), afin de pouvoir explorer le pourtour non tuméfié de la région engagée, et vous sentirez une **oreille**. Glissez alors l'index entre le pavillon de l'oreille et la région mastoïdienne du fœtus; il sera arrêté bientôt par l'angle d'union de ces deux parties. Si l'ouverture de cet angle regarde le côté GAUCHE de la mère, l'**occipital** fait de même et la Position est du GENRE GAUCHE. De même pour le côté droit.

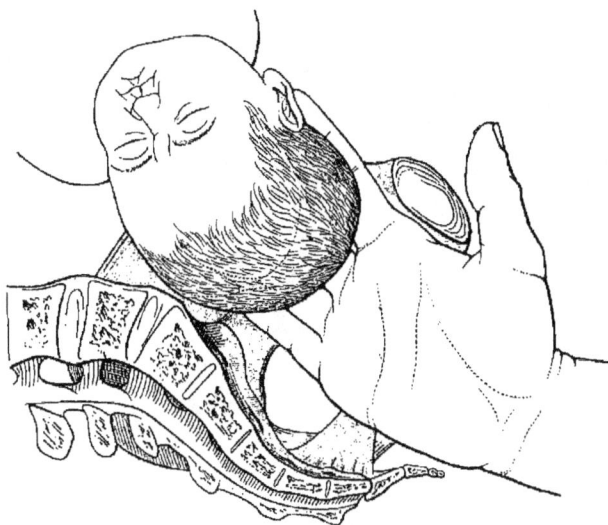

FIGURE **114**. — Sommet au détroit supérieur, non engagé, pas même appuyé, car la main l'a fait remonter.

Toucher manuel : l'index ayant trouvé le sinus auriculo-temporal tourné à gauche, la position est **occipito-**ILIAQUE GAUCHE. — Plus bas, dans l'excavation, la main eut senti plus facilement l'oreille postérieure dont le sillon rétro-auriculaire eut indiqué de même la position.

D. DIAGNOSTIC DE LA PRÉSENTATION DE LA FACE ET DIAGNOSTIC DE SES POSITIONS

La tête est défléchie, le MENTON descend le PREMIER. La PARTIE ACCESSIBLE au doigt, face et front, s'étend de la *région sous-mentale*, de *l'os hyoïde* (H). au *bregma* (B, Fig. 115). Au milieu de la portion frontale passe la *suture interfrontale* qui se termine par un bout au *bregma*, dans la *fontanelle antérieure* haut située, sur le pourtour difficilement accessible de la région fœtale engagée ; par l'autre bout, à la naissance du *nez* qui se développe en pyramide à base percée de *deux trous*. Cette base trouée de la pyramide

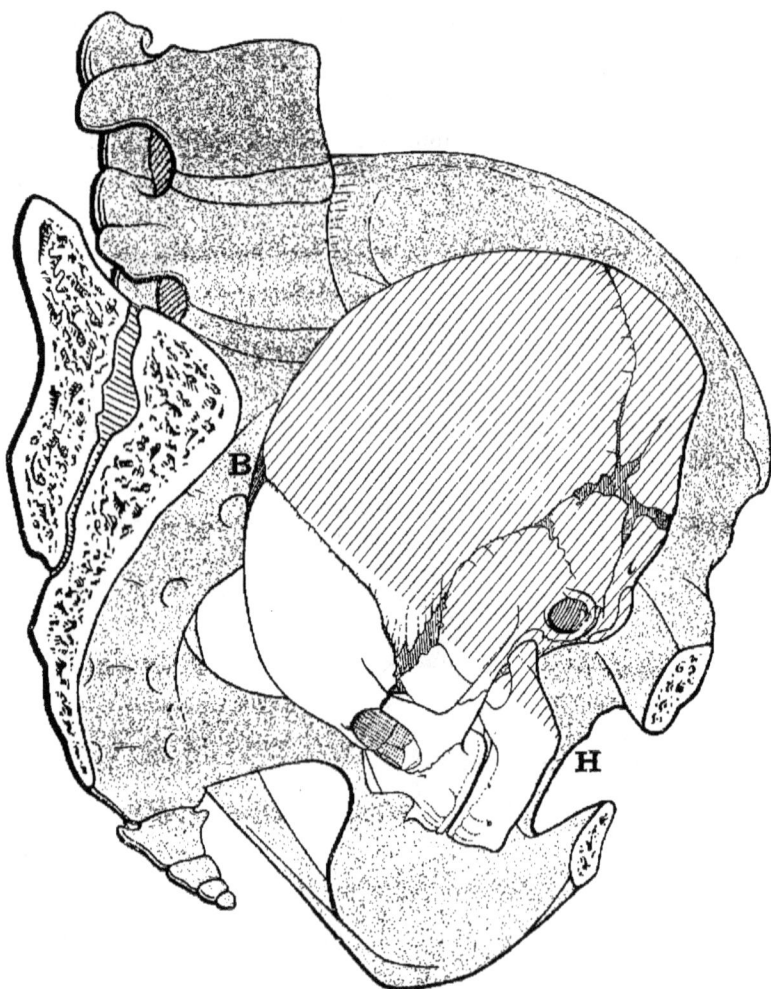

FIGURE **115**. — La tête présentant la Face dans une coupe pelvienne suivant le diamètre oblique gauche. L'hémisphère accessible se détache en blanc jusqu'à la circonférence **H. B.**

nasale est beaucoup plus accessible que la fontanelle bregmatique ; elle est en effet plus bas située. Elle est moins loin du menton que du front. Par conséquent, n'occupant pas le centre polaire (racine du nez), elle tourne autour suivant un petit cercle dans les mouvements de rotation de la tête.

Le **point de repère** à trouver par le doigt de l'accoucheur est ce *dessous du nez*, cette base de la *pyramide nasale*, avec les **deux trous** des narines et la **cloison** qui les sépare. Contrairement à ce qui a lieu pour les autres parties de la face, le nez ne s'infiltre jamais notablement. Aussi garde-t-il toujours sa forme, sa consistance caractéristique et à peu près son volume.

Lorsque la face est bien engagée dans l'excavation, que les membranes sont rompues depuis longtemps, le gonflement, l'œdème sont ordinairement considérables. Et au lieu d'atteindre d'emblée la saillie pyramidale du nez, le doigt explorateur ne trouve qu'un SILLON séparant les DEUX JOUES tuméfiées et rapprochées comme *deux fesses*. Il faut alors enfoncer l'index dans ce sillon pour y sentir la saillie du **nez** molle, mobile, dépressible et percée de **deux trous** bien *séparés* et bien *bordés*.

Pour arriver rapidement et sûrement à trouver le nez, il faut *pratiquer le toucher méthodiquement* : introduire le doigt indicateur dans le vagin, tourner l'ongle en dessous, la pulpe en l'air ; toucher tout de suite, près du pubis, la région fœtale, et rampant à sa surface se porter directement dans le plan médian, profondément en arrière, le plus haut possible.

Le doigt ainsi promené d'avant en arrière, du pubis vers le sacrum, sentira successivement, lorsque l'engagement datera de plusieurs heures et que la face sera tuméfiée, ce qui est l'ordinaire :

Une *première tumeur mollasse* arrondie (joue antérieure) ;

Un *sillon* ou des *saillies irrégulières* (nez, lèvres, etc.) ;

Une *seconde tumeur mollasse* arrondie (joue postérieure), plus profondément et plus haut située, et plus difficilement accessible au doigt explorateur.

Dans les cas difficiles, avec œdème énorme, vous ne sauriez dire d'emblée si vous avez affaire aux joues ou aux fesses, à une présentation de la Face ou à une présentation du Siège. De la tumeur mollasse postérieure, ramenez la pulpe de l'index dans le sillon ; explorez-en le fond, cherchez, tâtez. Vous arriverez à percevoir, ici ou là, la sensation caractéristique : **deux**

trous, séparés par une **cloison** et situés à la base d'une saillie pyramidale molle. Aucune autre partie fœtale ne donne une sensation semblable.

C'est donc la FACE qui se présente puisque vous êtes sur le **nez** qui est le **repère** de cette Présentation.

La Présentation étant connue, occupons-nous du diagnostic de la POSITION, c'est-à-dire de l'orientation du **menton**.

Les trous du nez, que le doigt vient de reconnaître et sur lesquels il s'est arrêté, sont assez rapprochés du **menton** et orientés comme ce Repère des Positions de la Face.

Donc pour déterminer le GENRE de Position, quand le doigt est sur les trous du nez, il n'y a qu'à se demander : A quel côté du bassin de la mère répond ce doigt?

Au côté DROIT? La Position est du GENRE DROIT.

Au côté GAUCHE? La Position est du GENRE GAUCHE.

Pour les *variétés*, le diagnostic se fait encore par l'indication que l'attitude du doigt donne de l'orientation des trous du nez et du menton. La chose est seulement plus délicate : il faut que l'explorateur tienne la pulpe de son index correctement appliquée sur les deux trous à la fois.

En cette attitude, le **menton** est orienté comme l'ongle du doigt, l'ongle comme la face dorsale du doigt et de la main restée visible à l'extérieur.

Cette **face dorsale** de la main regarde-t-elle :

Vers la symphyse sacro-iliaque? La variété de position est *postérieure;*

Directement en dehors? La variété est *transversale;*

Vers l'éminence ilio-pectinée? C'est la variété *antérieure.*

Au détroit inférieur, mais au détroit inférieur seulement, vous trouverez, si la rotation est faite, le sillon entre joues non plus oblique, non plus transverse, mais antéro-postérieur, avec les orifices des narines dirigés en avant et le **menton** sous la symphyse pubienne. La POSITION sera devenue *antérieure directe.*

Le nez seul suffit au diagnostic. Pourtant l'accoucheur ne néglige jamais d'essayer de sentir : les arcades sourcilières saillantes et dures, les globes oculaires ronds, les lèvres épaisses, l'orifice buccal, les arcades gingivales fermes, la gouttière linguale et ses mouvements de succion... le fer à cheval sous-mentonnier.

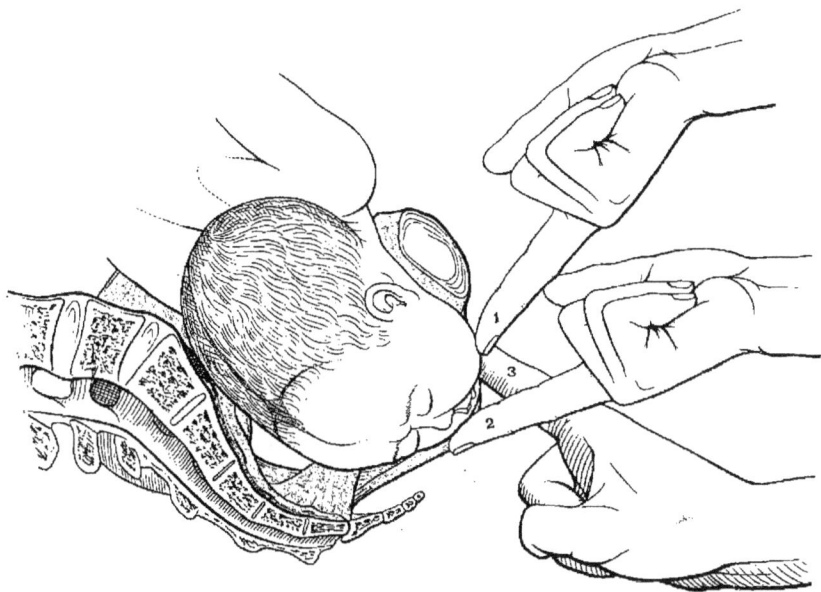

FIGURE **116**. — Face. — Position **mento**-ILIAQUE GAUCHE-*antérieure*, commodément touchée par la main droite (3), après que cette main a conduit le doigt méthodiquement de 1 en 2, de la joue antérieure à la joue postérieure pour rencontrer le sillon, le nez, et venir en 3 sur le menton, en substituant à la supination initiale une demi-pronation.

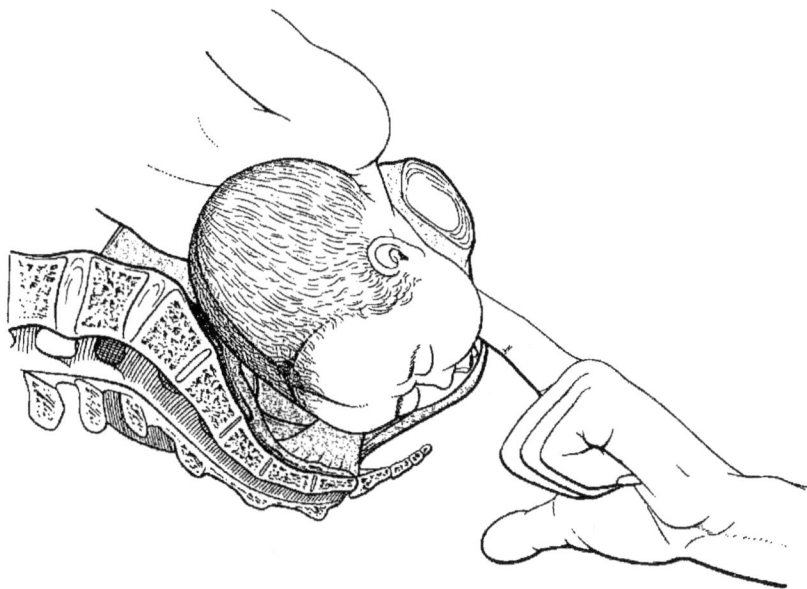

FIGURE **117**. — Face. — Même position **mento**-ILIAQUE GAUCHE-*antérieure* péniblement touchée par la main gauche qui a dû changer sa supination initiale en pronation forcée pour atteindre le menton.

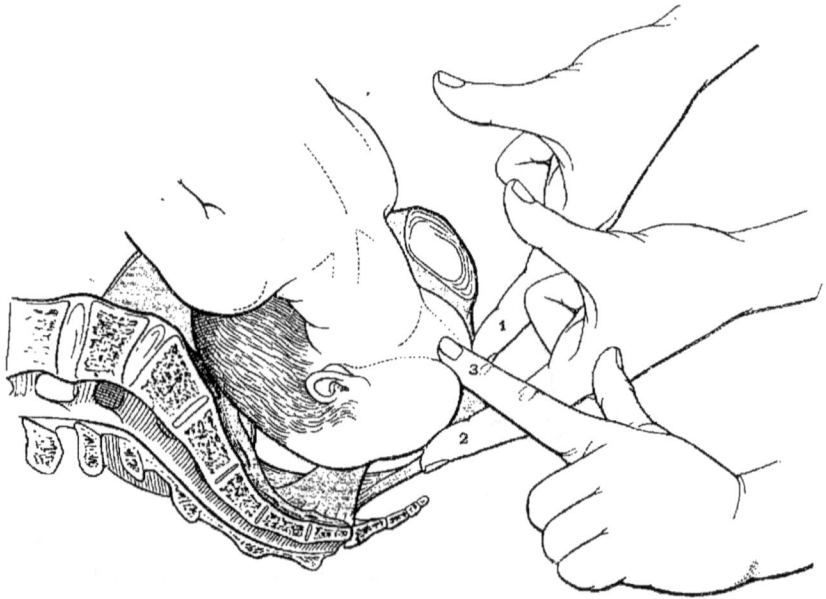

FIGURE **118**. — Face. — Position **mento**-ILIAQUE DROITE-*antérieure*, commodément touchée par la main gauche (3) après que cette main a conduit le doigt méthodiquement de 1 en 2, de la joue antérieure à la joue postérieure pour rencontrer le sillon, le nez, et venir en 3 sur le menton en substituant à la supination initiale une demi-pronation.

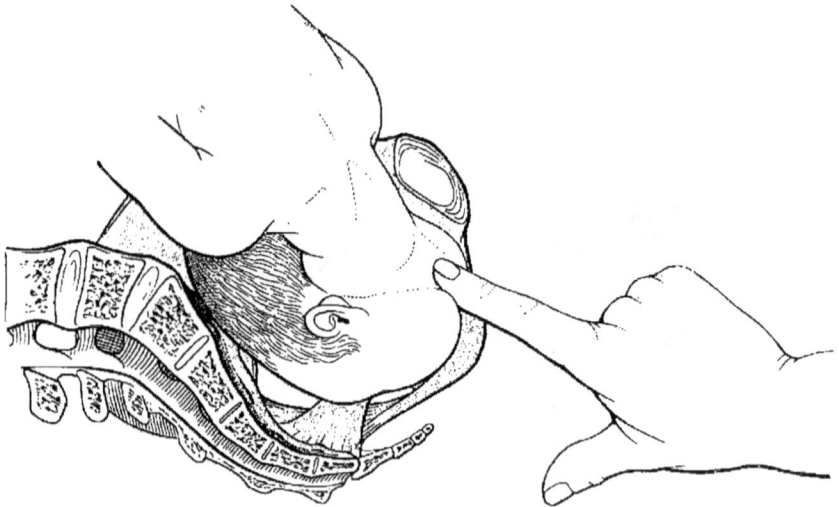

FIGURE **119**. — Face. — Même position **mento**-ILIAQUE DROITE-*antérieure*, assez péniblement touchée par la main droite qui, introduite comme il faut en supination, est maintenant en pronation forcée.

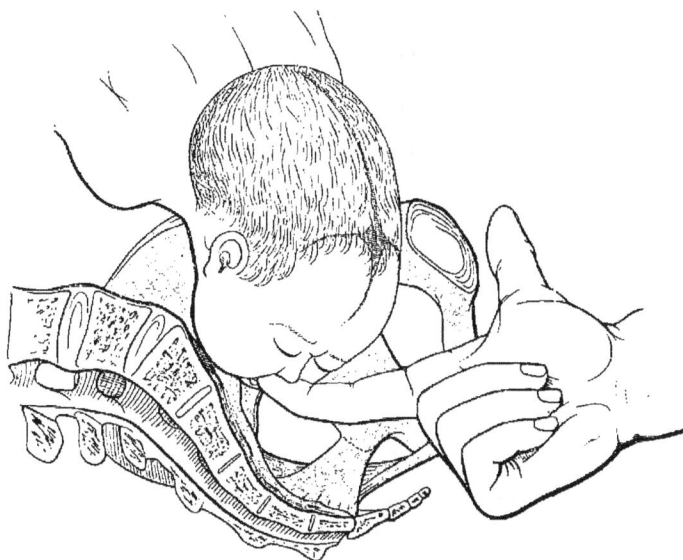

FIGURE **120**. — Face. — Position **mento**-ILIAQUE GAUCHE-*postérieure*, touchée commodément par la main droite qui n'a fait que diminuer légèrement sa supination initiale. L'index, quoique appartenant à la main de choix, n'a pu atteindre que le nez, parce que la descente de la tête n'est pas accomplie.

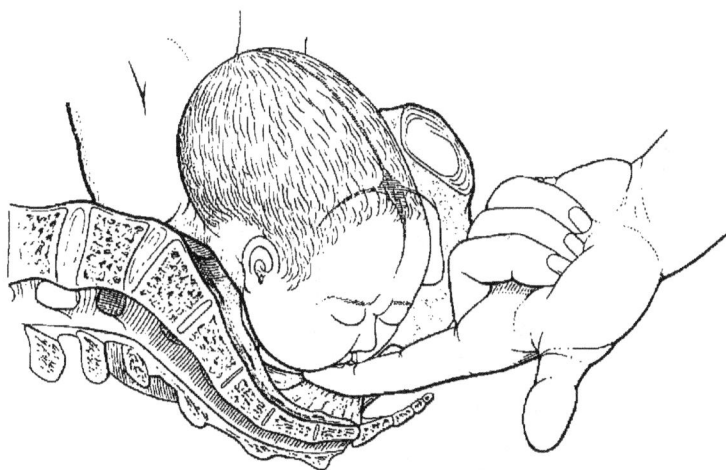

FIGURE **121**. — Face. — Même position **mento**-ILIAQUE GAUCHE-*postérieure*, très péniblement touchée par la main gauche qui a dû forcer la supination initiale. Si l'index gauche a pu atteindre le menton, c'est que la face est descendue autant qu'elle le peut faire dans cette position.

9

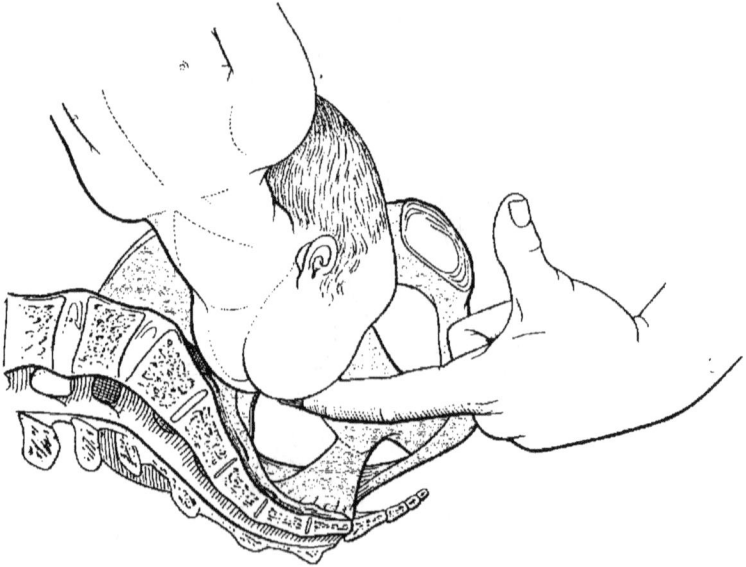

FIGURE **122**. — Face. — Position **mento**-ILIAQUE DROITE-*postérieure*. — La descente ne fait que commencer, aussi l'index n'atteint-il que le nez bien qu'il appartienne à la main gauche qui est ici la main commode, puisqu'elle n'a qu'à diminuer un peu sa supination initiale pour orienter sa face dorsale comme l'est le menton, en arrière et à droite.

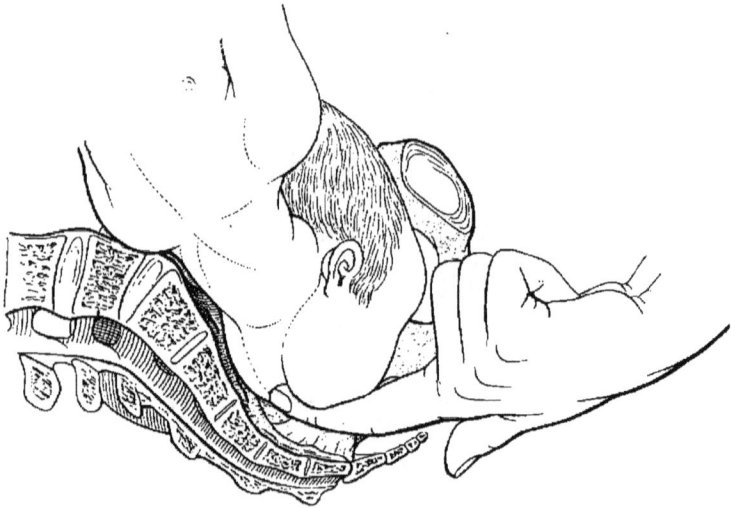

FIGURE **123**. — Face. — Même Position **mento**-ILIAQUE DROITE-*postérieure*, très péniblement touchée par la main droite qui a dû forcer sa supination initiale. Si l'index a pu atteindre le menton, c'est que la descente est accomplie autant qu'elle peut l'être dans cette position.

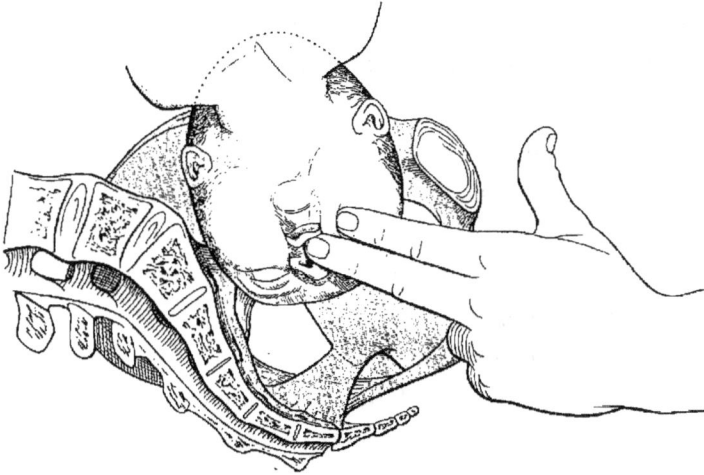

FIGURE **124**. — Face. — Position **mento**-ILIAQUE DROITE-*transversale* au moment de l'engagement dans le détroit supérieur. C'est la main commode, la gauche, qui touche. Deux doigts sont introduits qui ont facilement senti les arcades sourcilières, les globes oculaires, la joue antérieure où l'index est posé ; mais vu la hauteur de la tête, c'est seulement le plus long, le médius, qui atteint le nez et qui atteindra le menton et le fer à cheval maxillaire après avoir senti la bouche, ses lèvres et ses gencives, etc.

E. DIAGNOSTIC DE LA PRÉSENTATION DU SIÉGE
ET DIAGNOSTIC DE SES POSITIONS

La PARTIE ACCESSIBLE au doigt s'étend de *l'extrémité supérieure de la crête sacrée* au *pubis* du fœtus. Elle comprend, quelle que soit l'attitude des membres inférieurs : les fesses jusqu'aux trochanters, les organes génitaux, l'anus, le coccyx et le sacrum. Au centre de ce pôle passe le *sillon intercrural* et *interfessier* qui va, des *organes génitaux* par-dessus l'*anus*, mourir derrière le sacrum, enfermant dans ses berges la *pointe coccygienne* et la *crête coccy-sacrée*.

Le **point de repère** de Présentation à trouver par le doigt de l'accoucheur, est le **coccyx**, pointe cartilagineuse dure et mobile au milieu de parties molles, et qu'on ne peut confondre avec aucune autre partie fœtale quand on l'a touchée une fois.

Pour arriver rapidement et sûrement à trouver le **coccyx**, il faut *pra-*

tiquer le toucher méthodiquement, comme pour le Sommet, comme pour la Face, introduire le doigt indicateur dans le vagin, tourner l'ongle en dessous, la pulpe en l'air, toucher tout de suite, près du pubis, la région fœtale, et rampant à sa surface se porter directement dans le plan médian, profondément en arrière, le plus haut possible.

Le doigt, ainsi promené d'avant en arrière, sentira successivement :

Une *première tumeur mollasse* arrondie (fesse antérieure);

Un *sillon;*

Une *seconde tumeur mollasse*, arrondie (fesse postérieure), plus difficilement accessible au doigt explorateur.

Tout cela senti, vous ne sauriez dire d'emblée si vous avez affaire aux joues ou aux fesses, à une présentation de la Face ou à une présentation du Siège. De la tumeur mollasse postérieure ramenez la pulpe de l'index dans le sillon, pénétrez au fond et parcourez-le. Vous n'y trouverez pas, comme dans la présentation de la face, deux trous séparés par une cloison et percés à la base d'une saillie pyramidale molle. Vous y sentirez au contraire une *dépression*, un *infundibulum* au fond duquel est l'ANUS, fermé sur le fœtus vivant, entr'ouvert et praticable au doigt sur le fœtus mort qui sert aux manœuvres dans le mannequin.

Mais l'orifice buccal insuffisamment exploré pourrait donner le change.

Par conséquent, étendez votre exploration du sillon, vers ses extrémités. Vous atteindrez nécessairement : par un bout les organes génitaux, relativement difficiles à bien explorer, par l'autre bout la **pointe du coccyx**, repère cherché, actuellement plus déclive et caractéristique de la présentation du SIÈGE.

La Présentation étant connue, occupons-nous du diagnostic de la POSITION, c'est-à-dire de l'orientation du Repère, le dos du **sacrum**, la **crête coccy-sacrée**.

De la pointe du coccyx qui vient de révéler la Présentation et sur laquelle le doigt est encore, celui-ci remonte facilement sur la crête coccy-sacrée. Ceci fait, il n'y a qu'à se demander pour déterminer le GENRE de Position : A quel côté du bassin de la mère répond le doigt explorateur?

Au côté GAUCHE? La Position est du GENRE GAUCHE.

Au côté DROIT? La Position est du GENRE DROIT.

Pour les *variétés*, le diagnostic se fait encore par l'indication que l'attitude du doigt donne de l'orientation de la crête coccy-sacrée. La chose est seulement plus délicate : il faut que l'explorateur tienne la pulpe de son index, correctement appliquée en long sur la série des durs tubercules. Dans cette attitude, le **sacrum** est orienté comme l'ongle du doigt, l'ongle comme la face dorsale du doigt et de la main restée visible à l'extérieur.

Cette **face dorsale** de la main regarde-t-elle :

Vers l'éminence ilio-pectinée ? La variété de position est *antérieure* ;

Vers la symphyse sacro-iliaque ? La variété est *postérieure* ;

Directement en dehors ? C'est la variété *transversale*.

Cette dernière orientation, la *transversale*, est celle du passage au détroit pelvien inférieur et au détroit vulvaire, alors que le grand diamètre du Siège, le bitrochantérien, est devenu antéro-postérieur comme le grand diamètre de ces détroits.

Tout ceci s'applique à la fois aux deux modes les plus communs de la Présentation du Siège, c'est-à-dire :

1° A la présentation du SIÈGE COMPLET (*fesses et pieds*) ;

2° A la présentation du SIÈGE DÉCOMPLÉTÉ MODE DES FESSES (*fesses*) *seules, membres relevés devant le tronc*).

Entre ces deux modes la différence est la suivante :

Dans la présentation du Siège complet vous trouverez accolées aux fesses les saillies dures des *talons*, les plantes des pieds, surfaces bombées, rénitentes, s'élargissant à mesure qu'on approche des *orteils*. Contrairement aux doigts les orteils sont tous les cinq en *rangée* mamelonnée, quatre petits et *un très gros*, renflés du bout, comme pédiculés, tous accolés, mais séparables, longs seulement en apparence.

3° Quant à la présentation du SIÈGE DÉCOMPLÉTÉ MODE DES PIEDS, l'on devine que les pieds descendant les premiers sont déjà accessibles ou même visibles, alors que le siège proprement dit est encore trop élevé pour qu'on puisse l'explorer aisément.

Dans ce cas, l'examen des pieds permet de déterminer la POSITION du Siège dans le bassin maternel, car la pointe du talon regarde comme le sacrum fœtal point de repère d'orientation.

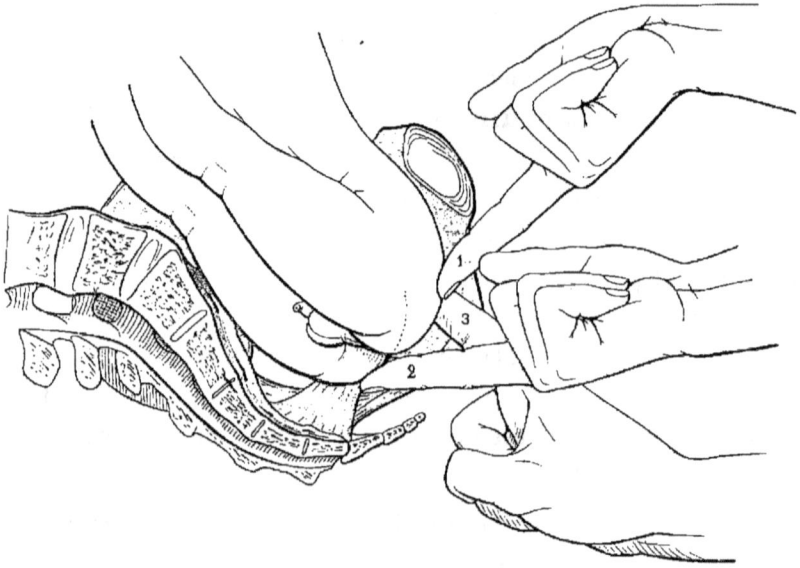

FIGURE **125**, — Siège décomplété mode des fesses. — Position **sacro**-ILIAQUE GAUCHE-*antérieure*. — La main droite explorant méthodiquement a trouvé la fesse antérieure (1) puis, au delà du sillon, la fesse postérieure (2). Ayant changé sa supination initiale en demi-pronation (3), elle touche commodément la crête coccy-sacrée.

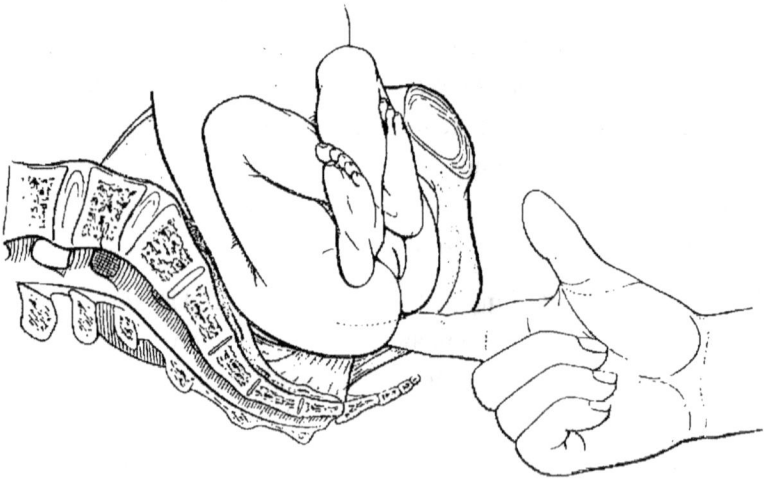

FIGURE **126**.— Siège complet. — Position **sacro**-ILIAQUE GAUCHE-*postérieure*, commodément touchée par la main convenable, la droite.

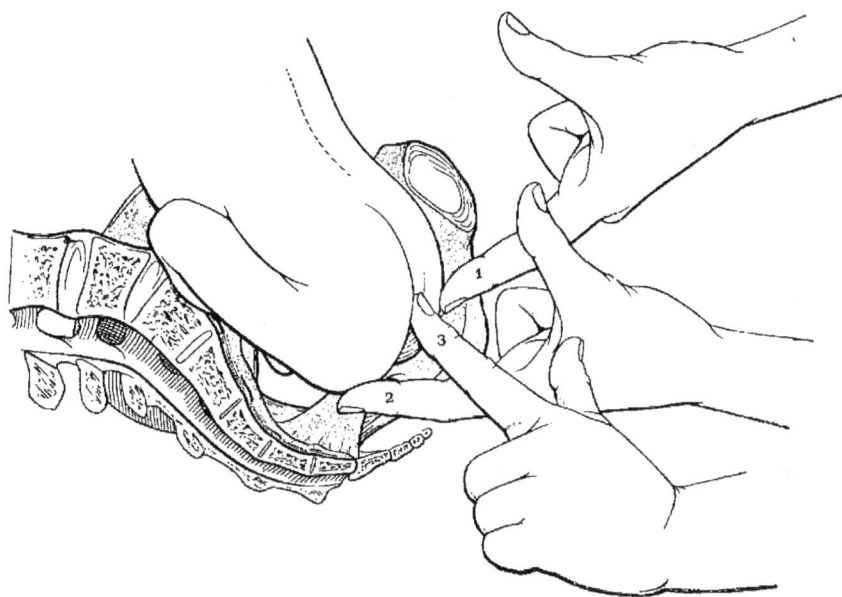

FIGURE **127**. — Siège complet. — Position **sacro**-ILIAQUE DROITE-*antérieure*. — La main gauche explorant méthodiquement a trouvé la fesse antérieure (1), puis, au delà du sillon, la fesse postérieure (2). Ayant changé sa supination initiale en demi-pronation (3), elle touche commodément la crête coccy-sacrée.

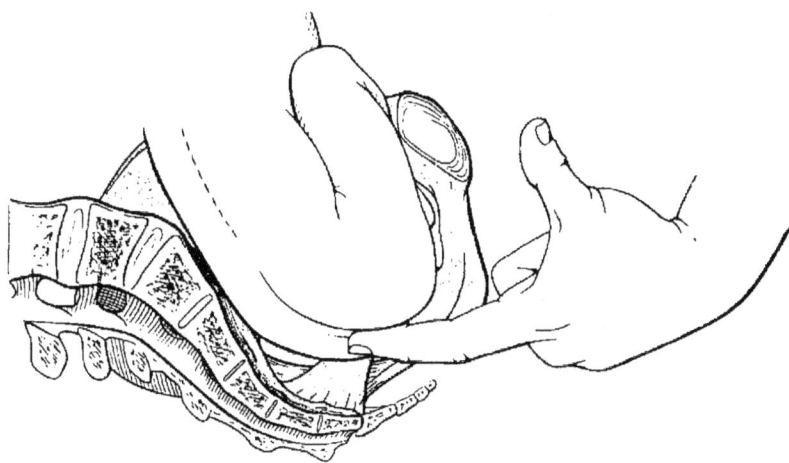

FIGURE **128**. — Siège complet. — Position **sacro**-ILIAQUE DROITE-*postérieure*, commodément touchée par la main convenable, la gauche.

F. DIAGNOSTIC DES PRÉSENTATIONS
DE L'ÉPAULE DROITE ET DE L'ÉPAULE GAUCHE
ET DIAGNOSTIC DE LEURS POSITIONS

Il est entendu que le Tronc se présente toujours en travers, par le côté, et définitivement par l'une ou par l'autre Épaule, comme on dit depuis Mme Lachapelle.

Il y a donc ici matière à un diagnostic plus complexe que dans les présentations du Sommet, de la Face et du Siège. Il faut en effet répondre successivement aux trois questions suivantes :

D'abord, est-ce le Tronc ?

Ensuite, est-ce l'Épaule droite, est-ce l'Épaule Gauche ?

Enfin, en quelle Position se trouve l'Épaule (Droite ou Gauche) qui se présente ?

Jamais on ne doit se hasarder à commencer, par manœuvres internes, la transformation d'une présentation de l'Épaule en présentation du Siège, avant d'avoir obtenu une vue nette de l'attitude du fœtus. Or, cette vue nette n'existe qu'après la solution des deux dernières questions : Quelle est l'Épaule ? Quelle est la Position de cette épaule ?

La façon dont on arrive à faire le diagnostic est différente, suivant la période du travail à laquelle on est appelé.

Lorsque la poche des eaux est encore intacte et l'épaule très élevée, non à demi engagée comme sur mes figures, ce n'est pas sur le toucher vaginal, mais sur le palper abdominal qu'il faut compter. Outre que le toucher est dangereux, parce qu'il expose à la rupture de la poche qu'on a le plus grand intérêt à conserver intacte, il est habituellement muet.

« Avant la rupture, il n'est aucun signe valable (de la présentation de l'Épaule) », écrivait Mme Lachapelle qui pourtant possédait toutes les habiletés du toucher, mais qui était réduite à ces seules ressources, l'auscultation et le palper étant inconnus de son temps.

« Ce n'est, ajoutait-elle, qu'après la rupture des membranes que l'exploration au moyen du doigt peut donner une certitude complète à toute personne expérimentée. »

Et, après cette rupture des membranes, le procédé de diagnostic diffère suivant que le membre attaché à l'épaule qui se présente est ou n'est pas défléchi, déployé, procident.

Quand une épaule occupe l'aire du détroit supérieur, le bras correspondant peut en effet pendre dans le vagin, et la main, avec une partie de l'avant-bras, être visible à la vulve ; c'est la variété dite *brachiale* de la présentation de l'Épaule, la plus communément observée dans les conditions où nous nous supposons placés : poche rompue, dilatation complète.

L'œil vient alors au secours du doigt pour dire quelle main, gauche ou droite, se montre à l'extérieur.

Mais, et c'est ce qu'on rencontre habituellement quand la dilatation de l'orifice est encore petite, le membre supérieur peut être resté dans l'utérus, appliqué contre la poitrine.

Alors, tantôt c'est le coude plus ou moins fléchi qui occupe le centre de la présentation : variété dite *cubitale* ; tantôt, le membre étant complètement retenu et relevé au-devant et au-dessus du tronc qu'il croise obliquement, c'est le moignon de l'épaule seul, l'acromion, que l'on rencontre plus ou moins près de l'axe du canal pelvien : variété dite *acromiale*.

Le diagnostic est facile dans la variété brachiale où la main du fœtus s'offre au toucher et le plus souvent aussi à la vue ; il est plus délicat dans les variétés acromiale et cubitale où la main se dérobe à l'exploration. Dans ces derniers cas, l'accoucheur doit toucher à une grande profondeur, d'abord le *gril costal* pour reconnaître la Présentation, le *Tronc*, ensuite l'aisselle pour savoir la Position de *l'acromion*, enfin les apophyses épineuses qui indiquent l'orientation du *Dos*.

Manière de faire le diagnostic dans la variété brachiale, c'est-à-dire quand la main est pendante, tangible et visible.

1° Est-ce le Tronc?

Il faut savoir qu'une main du fœtus peut être sentie dans le vagin ou même se montrer à la vulve sans qu'il y ait présentation de l'Épaule. Cela se voit lorsqu'il y a procidence d'un membre supérieur accompagnant une présentation de l'extrémité céphalique (Sommet ou Face), présentation reconnaissable par le toucher aux caractères antérieurement indiqués.

Donc il ne suffit pas que la main pende à la vulve pour qu'on soit autorisé à dire : présentation du Tronc.

Il faut encore que le doigt de l'accoucheur ait senti le point de repère caractéristique de cette présentation, le **gril costal**, qui se trouve haut situé, couvrant l'aire du détroit supérieur.

Pour vous éclairer, touchez donc en remontant le long du membre qui pend, et si vous ne trouvez bientôt ni la Face ni le Sommet, allez plus haut sans quitter le bras qui vous guide. Soit à droite, soit à gauche de ce bras, vous sentirez le Tronc, gros, cylindrique et cerclé de côtes donnant au va-et-vient transversal du doigt la sensation d'un gril.

Donc, c'est le Tronc, c'est-à-dire une épaule.

2° Quelle Épaule ?

Nous pouvons le savoir tout de suite en examinant la main pendante pour reconnaître si c'est la droite ou la gauche.

Rien n'est plus facile, vous allez le comprendre.

Mettez un fœtus en travers du détroit supérieur d'un mannequin couché sur le dos, de façon que ce fœtus présente une épaule, le bras correspondant engagé, la main pendante à la vulve. Voyez les figures 129, 130, 131 et 132 ci-contre ; elles reproduisent les deux positions de chaque épaule.

Lorsque la paume de la main est tournée en l'air, vers le plafond (vers vous sur les figures), quelle que soit l'attitude du fœtus, le pouce de cette main vous montre la cuisse de la mère homonyme de l'épaule qui se présente : le pouce gauche regarde la cuisse gauche et le pouce droit la cuisse droite.

C'est une loi qui ne souffre pas d'exception.

Donc, lorsque vous avez reconnu le Tronc, et qu'une main est à la vulve, vous avez une chose à faire : mettre la paume en l'air. Le radius tournant autour du cubitus s'y prêtera, quelle que soit l'orientation du dos.

Si alors le pouce se dirige vers la cuisse gauche de la mère, vous en concluez que c'est l'Épaule gauche qui se présente (Fig. 129 et 130.)

Si au contraire la main, la paume en l'air, a le pouce tourné vers la cuisse droite de la mère, c'est l'Épaule droite qui se présente (Fig. 131 et 132).

Un autre moyen naturel et impossible à oublier est à la disposition de l'accoucheur. Celui-ci n'a qu'à chercher, par la *superpose*, laquelle de ses mains pourrait sortir dans la même attitude que celle du fœtus.

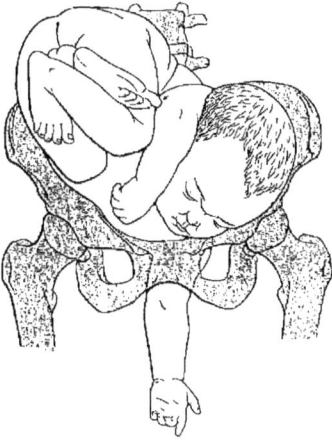

FIGURE **129**. — La main pendante ayant la paume en l'air dirige le *pouce* vers la cuisse *gauche ;* donc c'est la main gauche, c'est-à-dire une présentation de l'ÉPAULE GAUCHE.

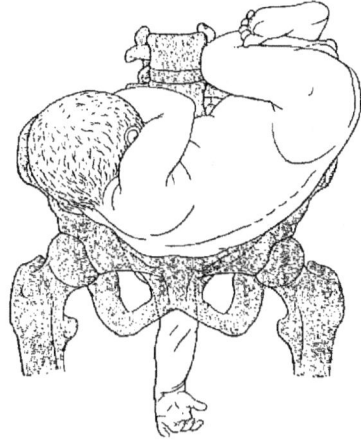

FIGURE **130**. — La paume de la main pendante n'a pu être tournée en l'air que par pronation forcée. Le *pouce* dirigé vers la cuisse *gauche* indique présentation de l'ÉPAULE GAUCHE.

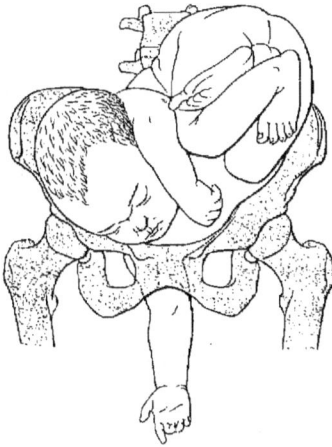

FIGURE **131**. — La main pendante ayant la paume en l'air, dirige le *pouce* vers la cuisse *droite ;* donc c'est la main droite, c'est-à-dire une présentation de l'ÉPAULE DROITE.

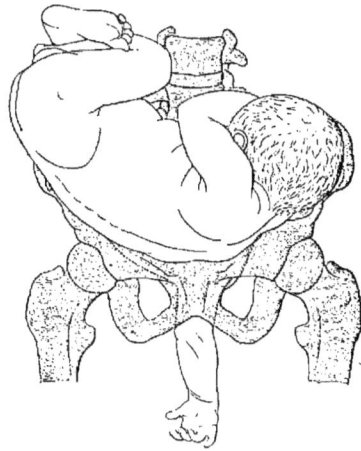

FIGURE **132**. — La paume de la main pendante n'a pu être tournée en l'air que par pronation forcée. Le *pouce* dirigé vers la cuisse *droite* indique présentation de l'ÉPAULE DROITE.

L'emploi de ce moyen n'exige pas que la paume soit tournée en l'air ; l'accoucheur essaie, successivement s'il le faut, de superposer sa main droite ou sa main gauche à la main fœtale procidente, en imitant l'attitude de celle-ci. Quand il a réussi avec l'une ou l'autre de ses mains, le problème est résolu. Essayez à l'aide des quatre petites figures précédentes.

Ainsi c'est l'Épaule Droite ou c'est l'Épaule Gauche, vous le savez.

3° En quelle Position se présente-t-elle ? C'est-à-dire : le dessus de l'acromion, repère de position, est-il tourné vers l'os iliaque gauche (**acromio**-ILIAQUE GAUCHE) ou vers l'os iliaque droit (**acromio**-ILIAQUE DROITE) ?

Vous ne pourriez, par le toucher, distinguer aisément le point de repère de position, l'acromion, souvent peu accessible, et qui n'a pas de caractères bien tranchés. Mais vous allez pouvoir facilement, à la racine du membre pendant, reconnaître, entre le bras et le tronc, le creux angulaire de l'aisselle, l'angle ouvert thoraco-brachial. Naturellement, l'acromion sera de l'autre côté de la racine du membre.

Avec le doigt qui touche, remontez le long du bras procident jusqu'au fond des parties maternelles ; retrouvez-y le tronc ; sentez à nouveau le gril costal (Fig. 133 et 134) ; enfin rapprochez-vous de la racine du membre pendant : là, le creux angulaire de l'aisselle, c'est-à-dire l'angle ouvert thoraco-brachial, arrêtera votre doigt. Vous savez que le dessus de l'acromion, marqué **A** sur les figures, est de l'autre côté de la racine du bras ; par conséquent vous êtes en état de dire si cet acromion, repère de position, regarde à gauche ou à droite de la mère.

L'acromion est-il à gauche ? La Position est **acromio**-ILIAQUE GAUCHE (Fig. 133).

L'acromion est-il à droite ? La Position est **acromio**-ILIAQUE DROITE (Fig. 134).

COROLLAIRE. — Quand on sait quelle est l'Épaule et quelle est sa Position, on sait de quel côté sont les *pieds*, de quel côté est la *tête* (celle-ci du même côté que l'acromion) ; et il suffit d'un léger effort cérébral pour se représenter l'*orientation du Dos* en arrière ou en avant, orientation dont la connaissance est indispensable.

Faites cet effort cérébro-visuel, d'abord à l'aide des grandes figures 135 et suivantes ; ne vous lassez pas de le refaire ensuite, en fermant le livre.

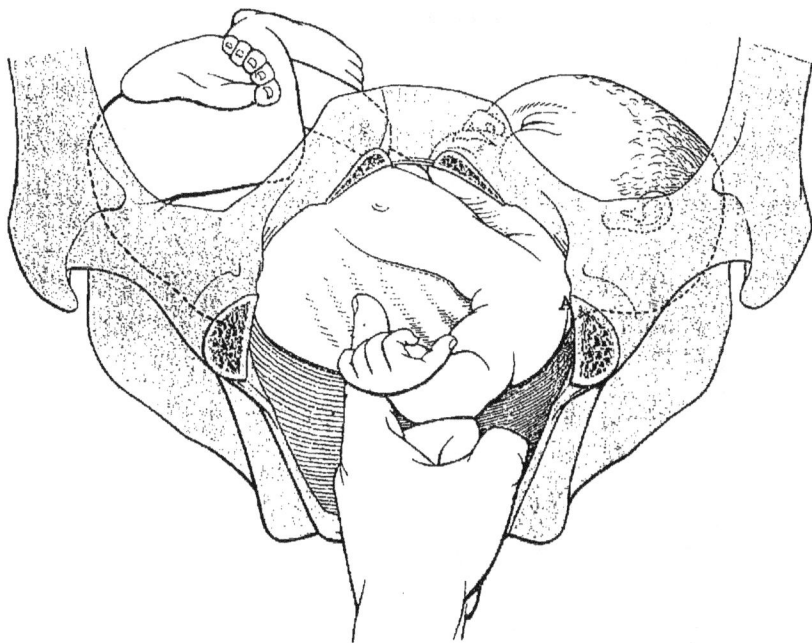

FIGURE **133**. — Ép. Gauche, var. brachiale. — Doigt sur côtes, ira dans l'aisselle : Acr. **A** à gauche.

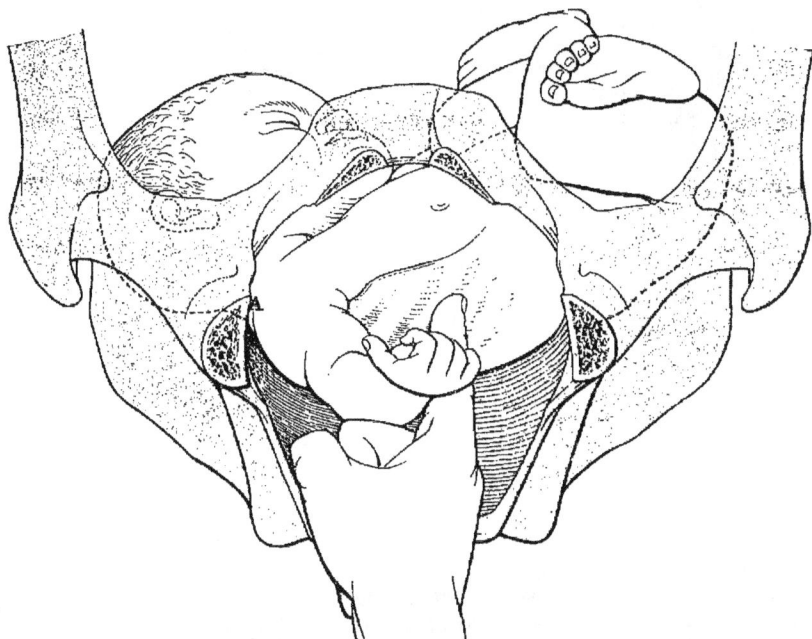

FIGURE **134**. — Ép. Droite, var. brachiale. — Toucher du gril puis d'aisselle ; Acromion **A** à droite,

1º ÉPAULE GAUCHE, position **acromio-**ɪʟɪᴀǫᴜᴇ ɢᴀᴜᴄʜᴇ; en d'autres termes **céphalo-**ɪʟɪᴀǫᴜᴇ ɢᴀᴜᴄʜᴇ : tête à gauche, pieds à droite.

En même temps ne voyez-vous pas que le *dos est en arrière*, dans cette présentation de l'épaule *gauche* en position *gauche*?

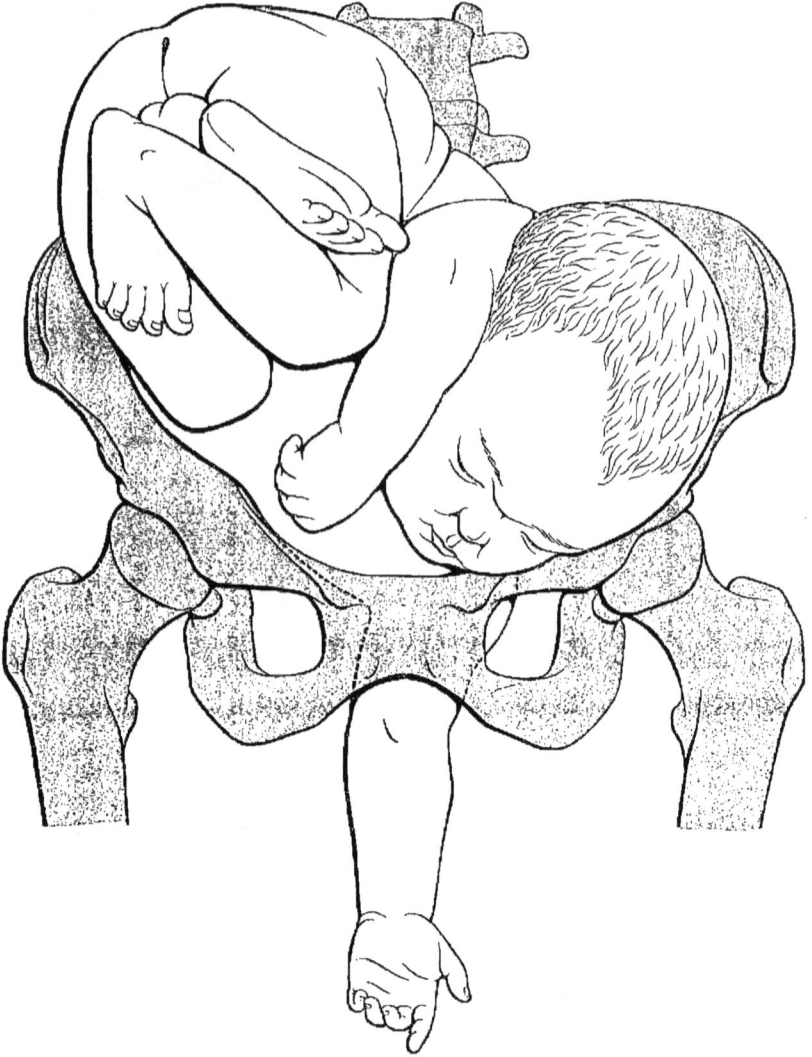

FIGURE **135**. — Pouce à gauche, Épaule Gauche. — Position **acromio-**ɪʟɪᴀǫᴜᴇ ɢᴀᴜᴄʜᴇ. — La Présentation et la Position sont homonymes, Gauches : le Dos est en arrière.

Exercices à faire à l'aide des figures 135 à 138. — Cachez le fœtus figuré, et que la lecture de la légende le fasse néanmoins réapparaître à vos yeux. Cachez ensuite la légende et, de vive voix, sur le simple vu de la figure, répétez : Épaule Gauche, Position Gauche, Dos en arrière. Et ainsi de suite.

2° Même ÉPAULE GAUCHE, mais en position **acromio**-ILIAQUE DROITE (**céphalo**-ILIAQUE DROITE) : la tête est passée à droite, les pieds à gauche. Le *dos* est venu *en avant* dans cette présentation de l'épaule *gauche* en position *droite*. Familiarisez-vous par la comparaison des figures avec cette notion : pour une *même Épaule*, l'orientation du Dos et la Position changent simultanément; donc, la connaissance de l'orientation du Dos suffit à indiquer la Position, et réciproquement, la connaissance de la Position dit quelle est l'orientation du Dos.

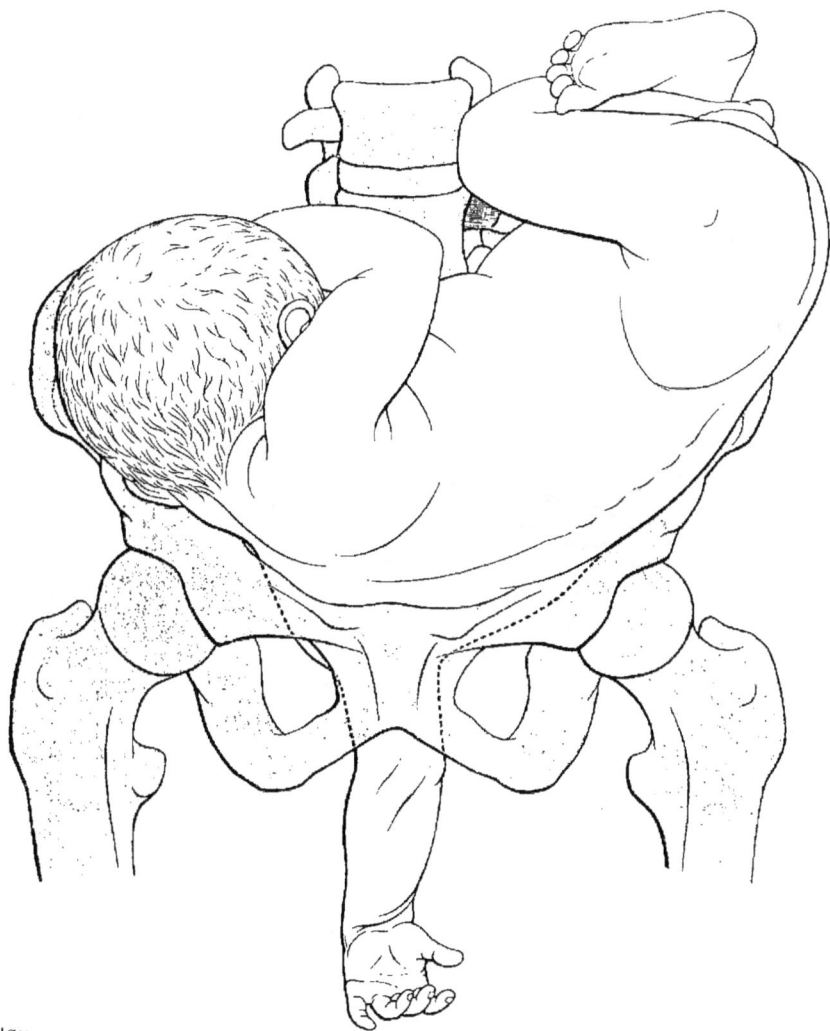

FIGURE **136**. — Pouce à gauche, Épaule Gauche. — Position **acromio**-ILIAQUE DROITE. — Présentation et Position antonymes, l'une Gauche, l'autre Droite : le Dos est en avant.

3° ÉPAULE DROITE, position **acromio**-ɪʟɪᴀǫᴜᴇ ᴅʀᴏɪᴛᴇ; en d'autres termes **céphalo**-ɪʟɪᴀǫᴜᴇ ᴅʀᴏɪᴛᴇ, c'est-à-dire : tête à droite, pieds à gauche. Le corps du fœtus vous apparaît le *dos tourné en arrière* dans cette présentation de l'épaule *droite* en position *droite*. Comparez les fig. pages 142 et 144 : le *dos est en arrière*, l'épaule et le repère pelvien maternel, l'os iliaque, sont *homonymes*, tous deux gauches (Fig. 135) ou tous deux droits (Fig. 137).

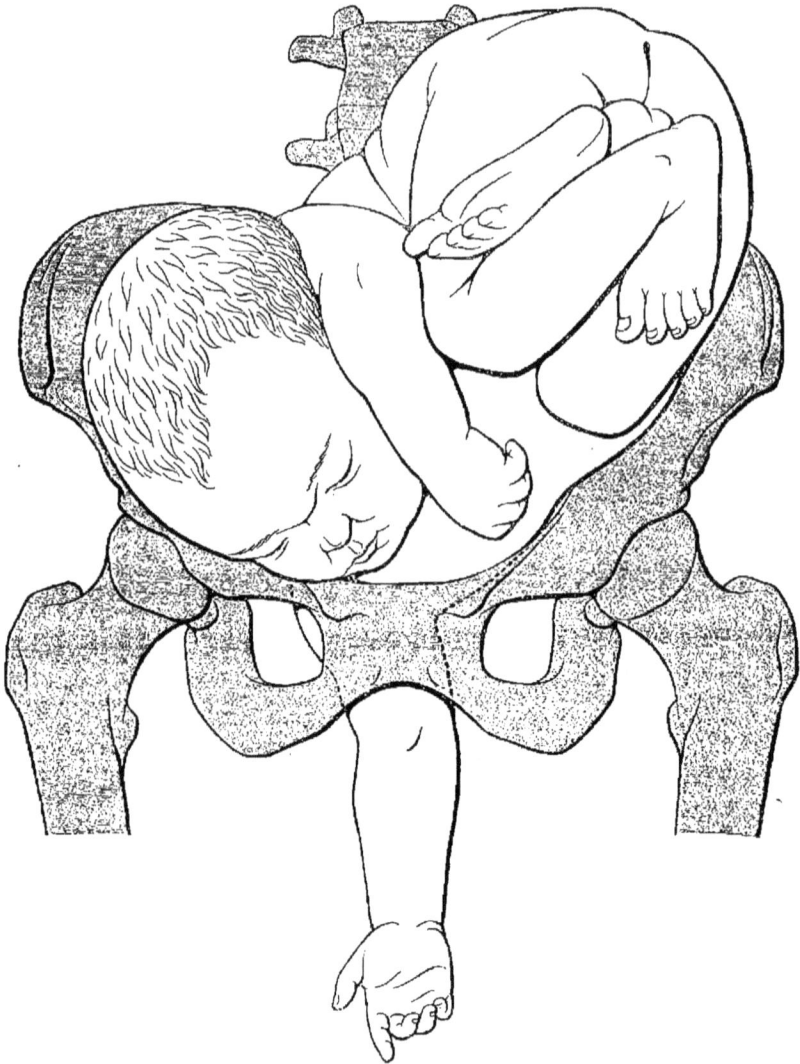

FIGURE **137**. — Pouce à droite, Épaule Droite. — Position **acromio**-ɪʟɪᴀǫᴜᴇ ᴅʀᴏɪᴛᴇ. — La Présentation et la Position sont homonymes, Droites : le Dos est en arrière.

4° Même **ÉPAULE DROITE**, mais en position **acromio**-ɪʟɪᴀǫᴜᴇ ɢᴀᴜᴄʜᴇ (**céphalo**-ɪʟɪᴀǫᴜᴇ ɢᴀᴜᴄʜᴇ): la tête est à gauche, les pieds à droite comme dans la figure 135, mais le *dos* est venu *en avant* dans cette présentation de l'épaule *droite* en position *gauche*.

Avec cet alinéa 4° comparez le 2° page 143 et les figures 136 et 138 où e *dos est en avant*; l'épaule et le repère maternel, l'os iliaque, sont *antonymes*; l'un est gauche si l'autre est droit et *vice versa*.

Ces notions seront très utiles pour l'intelligence de ce qui va suivre.

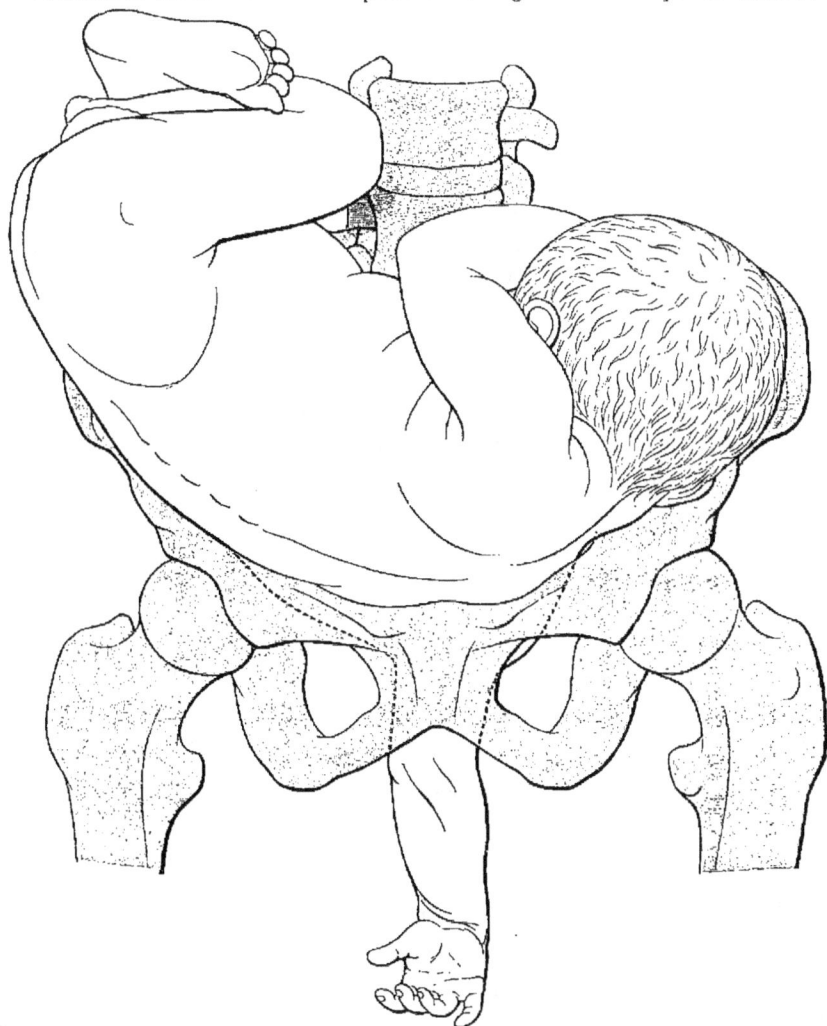

FIGURE **138**. — Pouce à droite, Épaule Droite. — Position **acromio**-ɪʟɪᴀǫᴜᴇ ɢᴀᴜᴄʜᴇ. — Présentation et Position antonymes, l'une Droite, l'autre Gauche : le Dos est en avant.

10

Manière de faire le diagnostic dans la présentation de l'épaule quand le bras est resté collé au tronc, la main inaccessible.

1° Est-ce le Tronc?

Dans l'étage supérieur de l'excavation, au travers de l'orifice utérin encore incomplètement dilaté, le doigt qui touche sent le bras, petit cylindre transversalement placé. Devant ou derrière, le doigt un peu plus enfoncé atteint le tronc, gros, cylindrique, cerclé de côtes, donnant au va-et-vient transversal la sensation caractéristique du gril costal.

C'est donc le Tronc, c'est-à-dire une épaule.

2° Quelle Épaule?

Nous ne pouvons, comme nous l'avons fait précédemment dans la variété brachiale, résoudre tout de suite cette question; car la main fœtale indicatrice est inaccessible, non seulement à la vue, ce qui va de soi, mais encore au toucher. En pratique, vous la tirerez, vous tournerez la paume en l'air, vous regarderez l'orientation du pouce, et rentrerez ainsi dans le cas précédent, présentation de l'Épaule variété brachiale main pendante.

Mais auparavant, pendant que le doigt est dans la profondeur, il est indiqué de chercher l'aisselle à l'opposite de laquelle sont l'acromion et la tête, afin de savoir :

3° Quelle est la Position de cette épaule encore indéterminée?

Voici le toucher à faire : Fig. 139 et 140.

Engager le bout du doigt qui est sur le tronc, entre le petit cylindre (bras) et le gros cylindre cerclé (tronc), comme pour les décoller l'un de l'autre. Après un va-et-vient transversal, sans quitter le gril costal qui empêche toute confusion de l'aisselle avec le pli du coude, reconnaître l'angle ouvert thoraco-brachial, l'aisselle, qui vous arrêtera. Conclure que l'acromion, placé de l'autre côté de la racine du bras, regarde à gauche de la mère (Fig. 139), ou à droite de la mère (Fig. 140).

Remarquez une fois de plus sur chacune des deux figures, que si le fœtus tournant comme à la broche, amenait en avant son dos qui est en arrière, le doigt sentirait encore une aisselle dans la même Position. Or, l'aisselle ne révèle pas elle-même le nom de son côté. Vous tireriez donc la main.

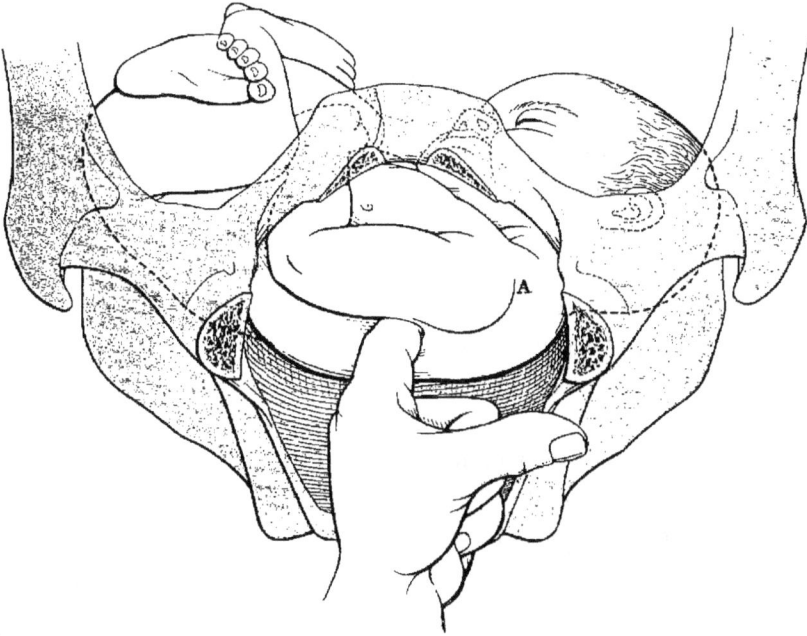

FIGURE **139**. — On a senti un bras, le Tronc, une aisselle : Pos. GAUCHE. Ce n'est pas savoir assez.

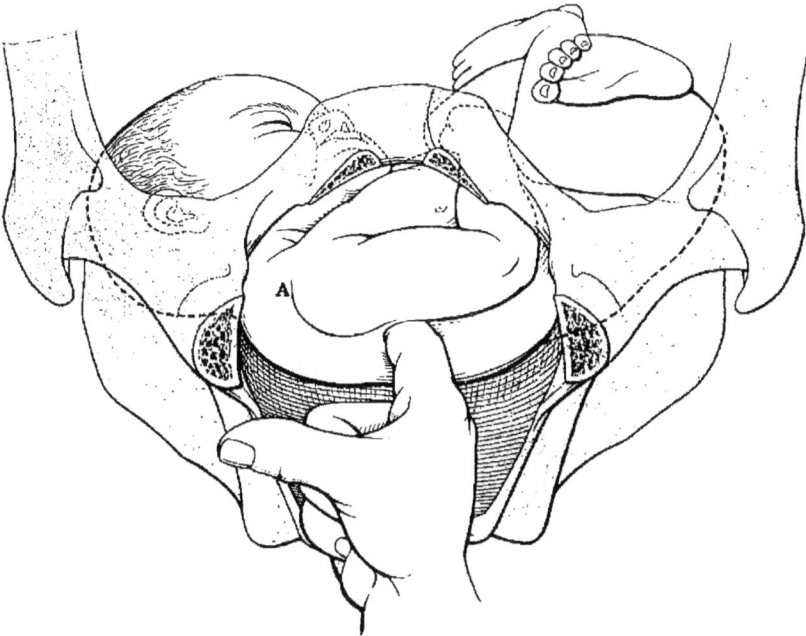

FIGURE **140**. — Le doigt trouve le Tronc en Pos. DROITE. Quelle Épaule? Tirez main ou tâtez dos.

Cependant, ne fût-ce que pour répondre aux questions d'un examinateur, vous devez désirer savoir déterminer le nom de l'épaule qui se présente, sans déplier le bras et amener la main au dehors.

Quand le toucher vous a mené dans l'aisselle et dit, par conséquent, quelle est la Position (iliaque Gauche ou iliaque Droite) de l'épaule inconnue, vous pouvez arriver à nommer cette épaule, en déterminant dans quel sens est tourné le Dos, en avant ou en arrière.

Partant de l'aisselle où vous êtes, vous enfonceriez deux doigts, la main entière, si c'était nécessaire et possible, pour aller chercher très profondément, derrière ou devant le tronc fœtal, jusqu'à ce que vous ayez reconnu la série très sensible des nœuds des apophyses épineuses vertébrales.

Lorsque après avoir déterminé de quel côté (gauche ou droit) sont l'acromion et la tête (par la recherche de l'aisselle), vous serez arrivé en outre à savoir (par le toucher profond) dans quel sens (arrière ou avant) regarde le dos, vous pourrez vous figurer et formuler l'attitude du fœtus de deux manières.

a. — Soit en simulant vous-même la présentation et la position de la façon suivante : placé entre les cuisses, vous tourneriez le dos en avant ou en arrière relativement à la mère, comme vous savez qu'est tourné le dos du fœtus ; ensuite, par une latéro-flexion lombaire, vous inclineriez votre buste et votre tête vers le flanc maternel où se trouve la tête fœtale. Étant alors approximativement dans la même attitude que l'enfant, vous *poseriez* vous-même, comme dirait un artiste à son modèle, l'épaule basse qui tend à s'engager, la position de la tête et l'orientation du dos. Habituez-vous à cet exercice.

b. — Soit en recourant aux notions mnémoniques établies plus haut, notions naturellement fugitives, mais que nous reproduisons néanmoins, parce qu'elles servent, dit-on, à quelques-uns.

Si vous avez trouvé le *dos en arrière*, l'épaule qui se présente porte le nom du côté où est la tête, *homonymie* : la tête est-elle à *gauche*, c'est l'épaule *gauche* ; la tête est-elle à *droite*, c'est l'épaule *droite*.

Si vous avez trouvé le *dos en avant*, l'épaule qui se présente est *antonyme* du côté où se trouve la tête ; la tête est-elle à *gauche*, c'est l'épaule *droite* ; la tête est-elle à *droite*, c'est l'épaule *gauche*.

CHAPITRE IV

INTERVENTION MANUELLE

DANS

L'ACCOUCHEMENT par LE SIÈGE

Quoique l'expulsion du fœtus se présentant par le siège puisse se terminer spontanément, chaque fois que la filière pelvi-génitale et le fœtus sont normalement conformés, la règle est cependant de ne confier à la nature que l'expulsion de l'extrémité pelvienne, du tronc et des membres supérieurs, et d'intervenir toujours, avec les mains, pour l'extraction de la tête. En effet, lorsque tout est sorti, sauf la tête, la fonction respiratoire du placenta déjà amoindrie, se trouve suspendue et l'enfant commence à faire des mouvements inspiratoires vains et dangereux: dans cette situation, le moindre retard peut déterminer l'asphyxie. C'est ce qui rend la présentation du siège redoutable pour le fœtus.

Donc dans l'accouchement normal par le siège, vous extrairez la tête par la *manœuvre de Mauriceau*. Cette manœuvre, aussi facile qu'efficace, est d'un emploi constant et urgent : nous la décrirons avant toutes autres.

Tout en restant encore dans les conditions normales de conformation, nous aurons en second lieu à étudier le cas où l'accouchement par le siège, à quelque degré qu'il soit arrivé et même dès le début, doit être, dans l'intérêt de la mère ou de l'enfant, rapidement terminé par la main de l'accoucheur. Et supposant qu'il y ait tout à faire (la dilatation de l'orifice étant complète, bien entendu), nous vous apprendrons à chercher et saisir les pieds ou un pied pour exercer des tractions qui engagent le siège dans le détroit supérieur, le fassent descendre, passer le détroit inférieur et la vulve ; à vous méfier du relèvement possible des bras, à le prévenir ou à le corriger ; enfin à répéter la manœuvre de Mauriceau pour extraire la tête comme il le faut toujours. C'est la difficile *grande extraction* du siège que l'on pratique assez souvent et qui sera soigneusement exposée comme étant aussi le vrai prélude de la version.

Nous verrons ensuite comment, lorsque les fesses, jambes relevées, s'attardent au-dessus du détroit supérieur, l'on peut arriver à faire tomber un pied dans la région accessible, dans l'excavation.

Comme complément seront exposées : d'abord les *tractions inguinales*, c'est-à-dire la manière d'accrocher les aines pour dégager le siège arrivé spontanément en mode des fesses au détroit inférieur ; enfin la manœuvre complexe qu'il faut exécuter sur la tête lorsque le détroit supérieur rétréci l'arrête après avoir laissé passer le reste du corps.

A. MANŒUVRE DE MAURICEAU

(Manière d'engager et de dégager la tête à travers le détroit inférieur et la vulve, après l'expulsion spontanée du tronc dans l'accouchement normal par le siège.)

Au lit d'une parturiente, si le toucher qui vous a appris que vous aviez affaire à une présentation du siège, vous indique maintenant que la dilatation de l'orifice utérin est complète, vous ne devez plus quitter la place.

Vous restez donc et toutes les cinq minutes vous auscultez les battements du cœur de l'enfant. Si rien ne périclite de ce côté, vous attendez, mais vous vous tenez prêt. Car même en l'absence de toute malformation et de toute complication maternelle ou fœtale, il va falloir : surveiller la sortie spontanée du siège, du tronc et des membres supérieurs ; au bon moment, c'est-à-dire aussitôt que l'ombilic apparaîtra, tirer une anse de cordon, pour assurer sa perméabilité et empêcher tout tiraillement ; enfin manœuvrer pour *extraire la tête*.

Dès que la hanche antérieure se montrera à la vulve, vous coucherez la femme en travers, en *position obstétricale*, le siège tout au bord du lit, la région ano-coccygienne dans le vide, les membres inférieurs de la parturiente enveloppés de linges chauds, écartés, fléchis et soutenus par deux chaises, ou mieux par deux aides assis de chaque côté.

Vous vous bornez encore à ausculter, à regarder et à attendre.

Plus ou moins rapidement le siège se dégage sous vos yeux, puis le commencement du tronc.

Placez une main dessous pour le soutenir.

Anse au cordon. — De l'autre main, celle qui par sa face palmaire correspond au ventre du fœtus, cherchez vers l'ombilic qui se montre à la vulve, le cordon : tirez légèrement sur le *bout placentaire* pour amener une anse qui flotte à l'extérieur.

Laissez faire les contractions utérines et la poussée abdominale ; surtout ne tirez pas sur le fœtus. Répétez-vous le conseil de Mme Lachapelle ; « L'accoucheur doit se garder de céder à l'impatience naturelle qu'on éprouve souvent en pareil cas, et résister à la tentation d'agir qu'excite naturellement la facilité apparente offerte par la disposition des parties du fœtus. Il doit, avec ménagement et lenteur, recevoir et diriger le fœtus expulsé par l'utérus, plutôt que l'extraire. » En tirant, vous feriez relever les bras ! peut-être défléchir la tête ! Soutenez donc seulement le corps, qui sort presque de champ, ou déjà vous présente le dos. N'irritez pas le fœtus par le contact répété de mains agitées qui provoquerait des inspirations prématurées et l'entrée dans le larynx et la trachée des liquides utéro-vaginaux.

Les bras sortent spontanément avec le thorax, devant lequel la contraction utérine les maintient fléchis et croisés ; bientôt *il ne reste plus que la tête dans le bassin.* Jusqu'ici passif ou à peu près, l'accoucheur devient actif.

Le dos du fœtus est d'un côté, le ventre de l'autre ; de même la nuque d'un côté (comme le dos), la bouche de l'autre (comme le ventre). Pour soutenir maintenant le corps, mettez-le à cheval sur l'avant-bras de la main qui déjà a tiré le cordon et correspond par sa face palmaire au ventre du fœtus et par conséquent à sa bouche (ventre à gauche de la mère, main droite ; ventre à droite de la mère, main gauche). Glissez donc cette main entre les jambes de l'enfant ; enfoncez l'index et le médius dans la vulve et le détroit inférieur, jusque dans l'excavation du bassin où se trouve la bouche du fœtus encore tournée sur le côté, un peu en avant ou en arrière. Nous disons sur le côté, car vous n'avez pas perdu de temps ; vous n'avez pas maladroitement attendu, au péril de l'enfant, l'accomplissement spontané de la rotation. C'est donc *sur le côté du bassin* et non *dans la concavité du sacrum,* que les bouts de vos deux doigts trouveront la bouche pour y entrer et accrocher le maxillaire inférieur (Fig. 141 et 142).

Vous n'avez pas oublié le mécanisme de la sortie spontanée de la tête dernière (pages 99 et suiv.).

Rassurez-vous donc : vos doigts sont dès lors maîtres de provoquer ou de

compléter la flexion de la tête, d'achever la descente, de produire la rotation
qui conduira le menton vers le coccyx, et enfin d'accomplir le dégagement.
Il faut pourtant que votre autre main, en ce moment sans emploi, collabore,
qu'elle enfourche la nuque entre l'index et le médius, d'abord pour repous-
ser l'occiput pendant que les doigts de l'autre main, qui travaillent dans
le bassin, abaissent le menton, ensuite pour concourir à la rotation et enfin
pour tirer sur les épaules.

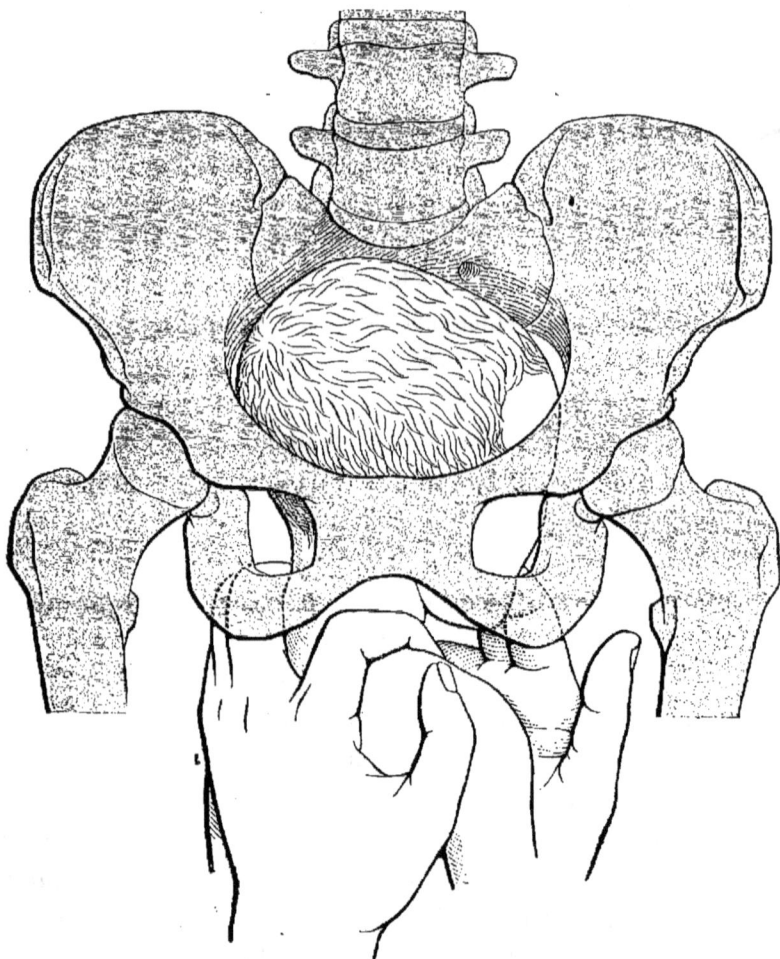

FIGURE 141. — Manœuvre de Mauriceau. — La bouche étant à gauche, c'est la main droite,
celle dont la paume regarde naturellement le plan ventral du fœtus, qui a introduit ses deux
grands doigts dans la bouche et tire sur la mâchoire. La main gauche a enfourché la nuque
et, après avoir d'abord poussé l'occiput pour aider à la flexion, va tirer maintenant sur les épaules,
et favoriser la rotation qui doit mener le menton en arrière.

Ainsi placées, les mains agissant de concert ont : 1° rétabli la flexion de la tête, l'une tirant le menton, l'autre refoulant l'occiput ; 2° elles ont déterminé la rotation favorable, les doigts de la bouche poussant en arrière, l'un des doigts de la nuque chassant en avant ; elles ont présenté, engagé même la face dans le détroit inférieur, en tirant en bas, l'une sur le maxillaire inférieur accroché solidement, l'autre sur les épaules par ses deux doigts appliqués en bretelles.

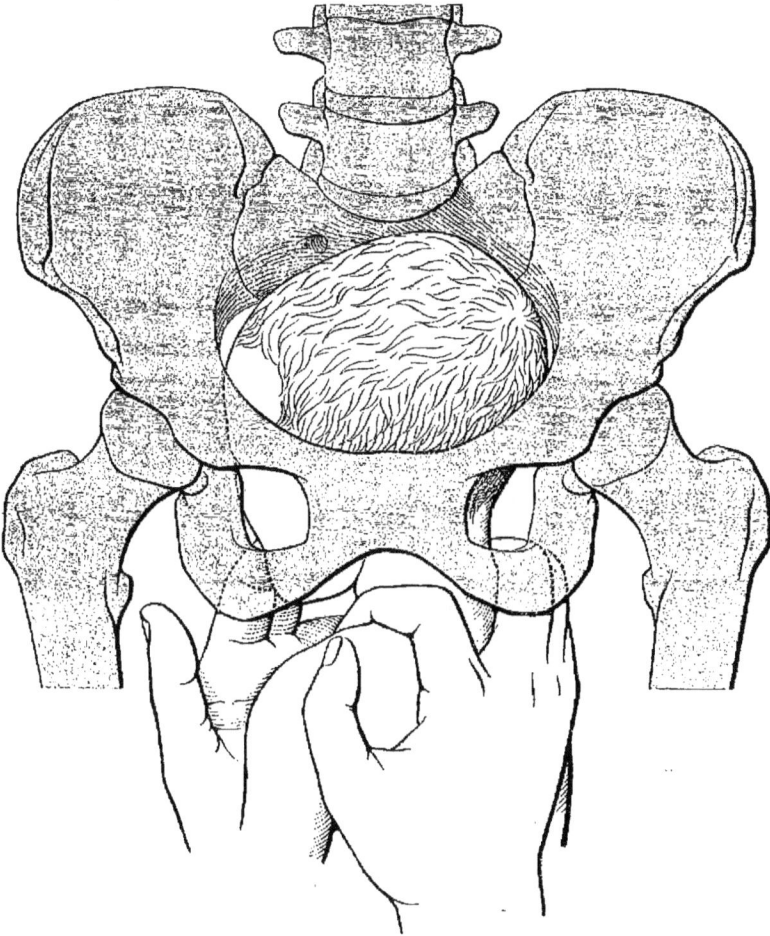

FIGURE 142. — Manœuvre de Mauriceau. — La bouche étant à droite, c'est la main gauche, celle dont la paume regarde naturellement le plan ventral du fœtus, qui a introduit ses deux grands doigts dans la bouche et tire sur la mâchoire. La main droite a enfourché la nuque et, après avoir poussé l'occiput pour aider à la flexion, va tirer maintenant sur les épaules, et favoriser la rotation qui doit mener le menton en arrière.

Alors, la face est dans le bassin mou, mais le coccyx arrête le front.

Revoyez au besoin les figures 92, 93 et 94, pages 101 à 103, et rappelez-

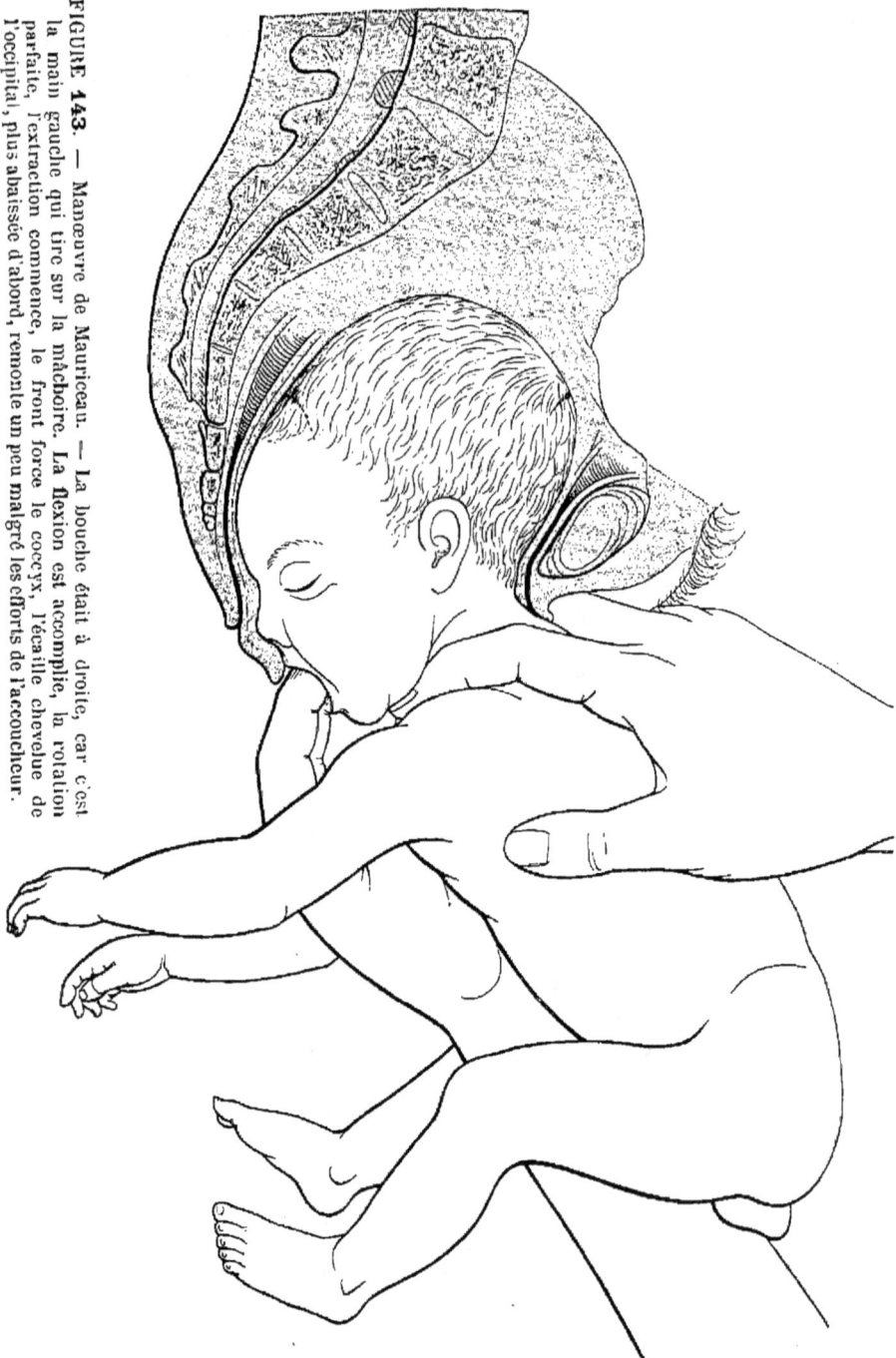

FIGURE 143. — Manœuvre de Mauriceau. — La bouche était à droite, car c'est la main gauche qui tire sur la mâchoire. La flexion est accomplie, la rotation parfaite, l'extraction commence, le front force le coccyx, l'écaille chevelue de l'occipital, plus abaissée d'abord, remonte un peu malgré les efforts de l'accoucheur.

vous le mécanisme : la nuque (région sous-occipitale) doit rester fixe sous
l'arcade pubienne et servir de centre de mouvement au front et au bregma
qui, précédés par le menton et la face, vont, par un mouvement progressif
de flexion exagérée, défiler successivement devant le coccyx d'abord
(passage du détroit inférieur), devant la fourchette vulvaire enfin.

Si le tronc restait horizontal sur l'avant-bras qu'il chevauche, la rencontre du menton avec le sternum empêcherait cette évolution de la tête.
Au contraire, le renversement du dos du fœtus sur le ventre de la mère
peut redonner à la tête fœtale un nouveau champ de flexion à parcourir.

Vous tenez le fœtus, comme il a été dit, sur l'un de vos avant-bras, deux
doigts dans la bouche, deux doigts enfourchant la nuque ; la flexion, la
rotation sont accomplies, la descente est complète, et la face engagée dans
le détroit inférieur.

Il s'agit d'abord de forcer le front à franchir le coccyx. Maintenez la
nuque fortement abaissée sous la symphyse en agissant sur les épaules avec
la fourche recourbée de vos deux doigts. De l'autre main tirez vigoureuse-
ment sur le maxillaire inférieur, en relevant votre traction progressivement
comme vous relevez le corps même du fœtus. Vous aurez plus de facilité si,
au lieu de rester face à la vulve, vous vous placez de profil en faisant un pas
du côté de la main qui enfourche la nuque.

Bientôt, un ressaut vous annonce que le front vient de triompher de la
résistance coccygienne et d'entrer dans le bassin mou (Fig. 143).

Reste à vaincre l'anneau vulvaire.

Relevez de plus en plus votre traction, dressant en l'air le siège du fœtus ;
allez avec prudence ; regardez la face se dégager ; observez le degré de distension que le front impose au périnée, non sans danger ; ralentissez un peu
l'expulsion s'il y a menace de déchirure. Au moment même où le front, la
partie fœtale la plus éloignée de la nuque, force la fourchette vulvaire
(dernier ressaut), instantanément suivi par le derrière de la tête, le dos
du fœtus peut, comme l'avant-bras correspondant de l'accoucheur, être
renversé sur le ventre de la mère.

Tout de suite faites replacer la femme en long dans son lit. Pendant que
les aides s'y emploient, portez vous-même le nouveau-né afin que le cordon
ne soit pas tiraillé. Déposez l'enfant entre les jambes écartées de la mère,
en travers ; couchez-le sur le côté, le dos à la vulve et le cordon par-dessus.

B. GRANDE EXTRACTION OU EXTRACTION COMPLÈTE

(Manière d'extraire successivement le Siège, le Tronc et la Tête dans le cas où il est
nécessaire de précipiter l'accouchement à cause de complications menaçant la vie
de la mère ou celle de l'enfant.)

Une fois la dilatation de l'orifice utérin suffisante (jamais avant), l'accoucheur peut être obligé d'intervenir à tous les moments de la période
d'expulsion (éclampsie, hémorragie, troubles de la circulation funiculaire
ou inter-utéro-placentaire, etc.).

Plus l'accouchement est avancé, moins il y a à faire. Nous allons traiter
d'abord de la grande extraction, c'est-à-dire de celle qui commence avant
l'engagement du siège dans le détroit supérieur, et s'exécute par *traction
podalique*. Qui peut le plus peut le moins.

Dans les cas ordinaires, le Siège se présente COMPLET, les talons aux
fesses : les pieds sont accessibles. Plus rarement le Siège est décomplété
MODE DES FESSES, pieds relevés à la hauteur de la face : nous dirons comment on arrive à abaisser un pied tant que le siège n'est pas engagé et,
par conséquent, à terminer encore par traction podalique.

Mais il arrive que le MODE DES FESSES existant primitivement s'engage tel
quel dans l'excavation, ou bien qu'il se crée par le relèvement des jambes
pendant la descente d'un siège qui d'abord se présentait complet. Il n'y a
plus à songer alors à l'abaissement d'un pied ; il faut agir par *tractions
inguinales* : c'est une variante de l'extraction qui sera décrite à part.

L'étude de la grande extraction comprend : la recherche et la saisie d'un
ou de deux pieds — l'engagement du siège dans le détroit supérieur — sa
descente — son engagement et son passage dans le détroit inférieur —
son engagement et son passage dans la vulve — la formation d'une anse
flottante au cordon — le dégagement des bras relevés... — enfin le dégagement de la tête par la manœuvre de Mauriceau.

Dans la traction monopode qui réunit actuellement la majorité des suf-
frages, le *choix du pied* et le *mécanisme de l'engagement* dans le détroit supérieur ont une telle importance que nous allons d'abord en traiter longuement, en rapportant ce qui se passe sur le mannequin naturel, n'ayant rien

trouvé de formel dans les auteurs. Pourtant les extractions du siège sont assez communes, mais les praticiens qui les ont faites ont généralement négligé d'en noter les péripéties : quelques-uns même semblent n'avoir jamais suivi ni soupçonné l'évolution. Voulant édifier, chaque fois que nous le pouvons, sur une base établie solidement par l'observation, revenons d'abord sur la manière dont le siège se présente (Fig. 144) et s'engage dans le détroit supérieur lorsque l'accouchement se fait spontanément.

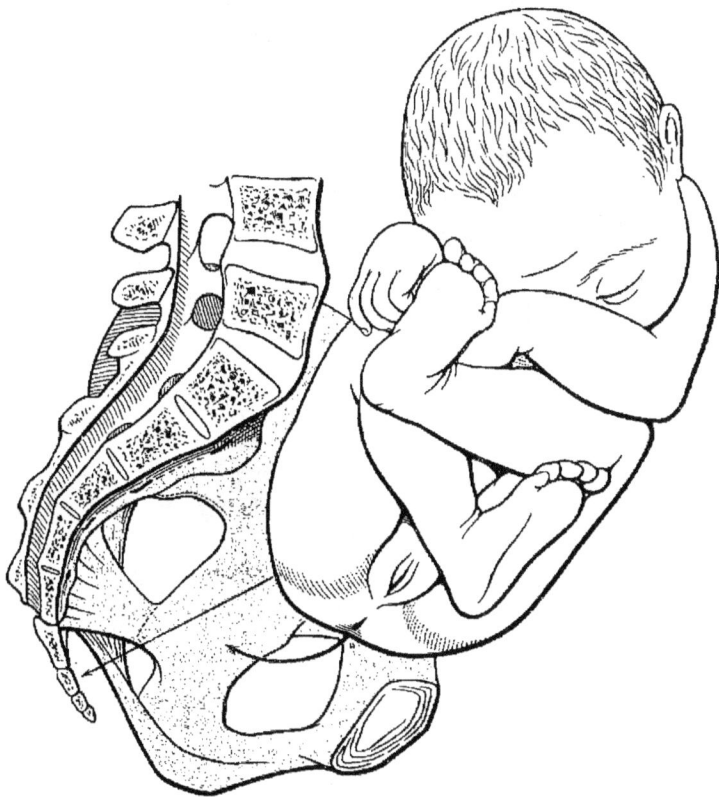

FIGURE 144. — Présentation du Siège d'après nature (Waldeyer). Position transversale ou d'attente. La fesse antérieure est assise sur le pubis. Le trochanter postérieur est déjà au-dessous du promontoire, engagé. La flèche courbe partie de l'anus indique le mouvement nécessaire pour que le trochanter antérieur s'engage et que la descente se produise dans l'axe pelvien figuré par la flèche droite.

Par la pensée, amenez et tirez la jambe postérieure devant la fourchette vulvaire **f** : vous ne réussirez évidemment qu'à appuyer davantage la fesse antérieure sur le pubis; tirez au contraire la jambe antérieure et l'engagement se produira.

D'abord en position transversale (position d'attente), le siège se tourne
en position diagonale pour s'engager (position d'engagement) : **sacro-**
GAUCHE (*antérieure* ou *postérieure*) ou **sacro-**DROITE (*antér.* ou *post.*)

Dans tous les cas, que le sacrum fœtal regarde un peu en avant ou un
peu en arrière, il est tourné d'un côté ou de l'autre, à gauche ou à droite.
Et les deux hanches, quoique diagonalement placées, peuvent être qualifiées : l'une antérieure (ilio-pectinée), l'autre postérieure (sacro-iliaque).

Si le siège se présentait au détroit synclitiquement, c'est-à-dire axe dans
axe, le toucher rencontrerait le pli interfessier et l'anus à égale distance
de la symphyse pubienne et du promontoire. Il n'en est rien. Avant l'engagement, ce pli, cet anus sont bien plus rapprochés du pubis que de
l'angle sacro-vertébral. La hanche postérieure P, crête iliaque comprise,
est déjà au-dessous du promontoire ; l'antérieure au contraire n'a pénétré
que par la pointe de la fesse, le trochanter A restant au-dessus du contour
pelvien maternel (Fig. 145, siège blanc).

Viennent des contractions utérines efficaces, l'engagement se prononce :

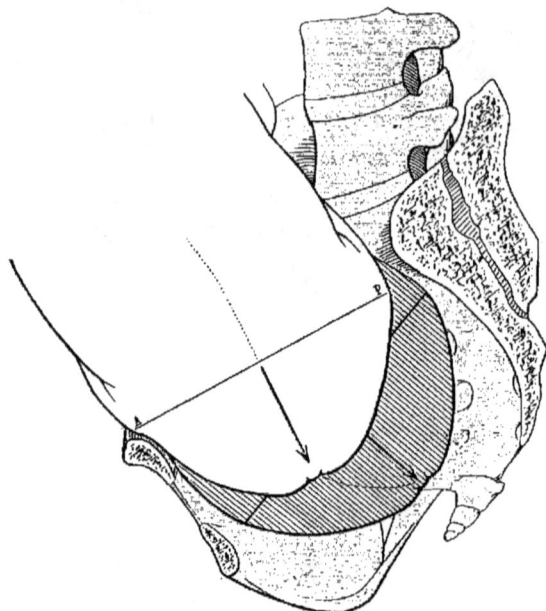

FIGURE **145**. — Vue d'une présentation du siège dans une coupe verticale du bassin suivant le
diamètre oblique droit. En comparant les deux flèches, et suivant l'arc pointillé, remarquez le
changement d'inclinaison, l'incurvation nécessaire pour que le trochanter antérieur **A** s'engage et
descende.

le doigt qui l'explore constate une espèce d'incurvation du siège fœtal devant le promontoire, incurvation qui enfonce en arrière la hanche postérieure sans la faire descendre beaucoup, qui éloigne l'anus du pubis en le rapprochant de l'axe pelvien maternel, qui enfin engage le trochanter antérieur derrière l'éminence ilio-pectinée ou le pubis (Fig. 145, siège rayé gris). L'impulsion utérine agit comme le ferait une traction venant d'en bas et à laquelle le fœtus obéirait comme le sac de blé monté par la grue au seuil d'une fenêtre et que le magasinier tire par le fond pour l'introduire.

Rappelons qu'arrivé en position oblique au détroit coccy-pubien, le siège subit une rotation de 45° qui, amenant le sacrum fœtal d'arrière ou d'avant en position tranversale, place le grand diamètre bi-trochantérien dans le sens, antéro-postérieur, du diamètre maximum du détroit.

La première chose à faire pour déterminer l'engagement et la descente du siège serait donc de réaliser la coïncidence des axes pelvien fœtal et pelvien maternel. Sur la figure 144, une simple poussée d'avant en arrière sur la hanche antérieure produirait son engagement et la mise dans l'axe, indispensable à la descente. D'autre part, l'on devine que si l'accoucheur pouvait introduire la main et tirer à travers le sacrum maternel ou les échancrures sacro-iliaques, n'importe quel pied serait le bon.

Mais il est obligé de tirer par la voie naturelle qui est antérieure!

Il saute aux yeux que si l'on a saisi et déployé le membre de la hanche postérieure, celle-ci, au lieu de s'enfoncer dans l'excavation sacro-iliaque, sera amenée en avant, chassant devant elle la fesse antérieure, plaçant le fœtus sur le pubis comme une amazone sur son cheval. N'anticipons pas.

Études expérimentales. — Avant de déterminer les mauvais résultats de la traction sur le membre postérieur et la manière de les neutraliser, étudions expérimentalement les effets de la traction sur le membre antérieur. Prenons d'abord comme exemple une position anté-rieure et particulièrement la **sacro-**GAUCHE-*antérieure* (Fig. 146).

Par cela même que ce membre antérieur a été saisi, déployé et tiré, la hanche correspondante, le trochanter, n'a plus offert de résistance à l'engagement qui s'est accompli ; la hanche postérieure a trouvé place dans la concavité sacro-iliaque. La coïncidence des axes s'est établie naturellement, et rien n'empêche la descente de se compléter. — Au moment

où le détroit coccy-pubien commence à résister, et demanderait la petite
rotation qui doit transformer en sacro-transversale la position quelconque
primitivement oblique, cette rotation est déjà ébauchée sinon faite: car
la cuisse et la hanche antérieures, par la forme même de l'arcade pubienne,
ont été rapprochées de la ligne médiane à mesure qu'elles descendaient,
car la hanche postérieure suivant la même impulsion s'est rapprochée de
la ligne médiane postérieure. Tout est donc prêt et bien disposé pour le
passage du détroit inférieur. La traction sur le pied antérieur a été favorable à l'engagement dans le détroit supérieur, favorable à la petite
rotation d'engagement dans le détroit inférieur et le bassin mou.

Notons seulement que la descente du membre postérieur resté fléchi,
facile d'abord, a offert quelque résistance au moment du passage du genou
dans le détroit supérieur, et que cette résistance a pu déterminer le relèvement de la jambe et du pied, ce qui importe médiocrement.

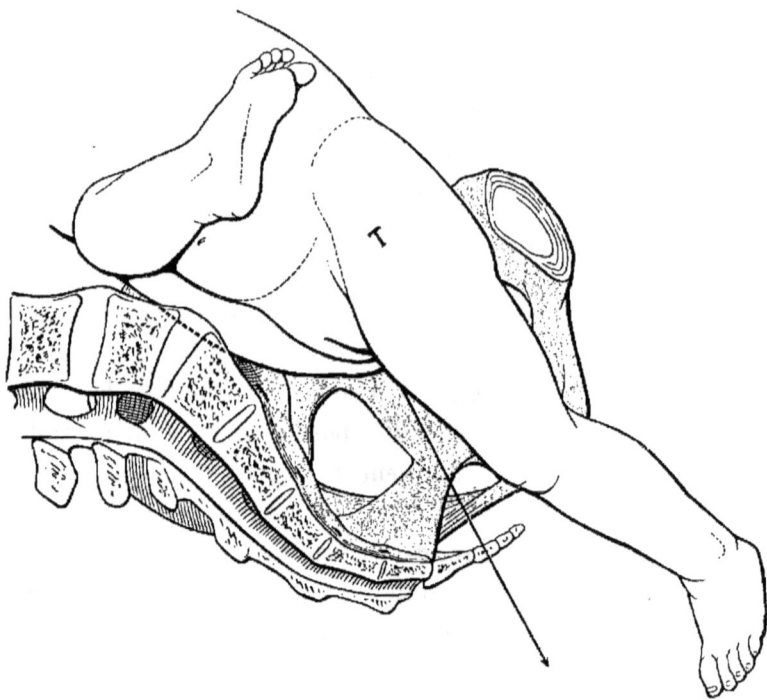

FIGURE **146**. — Siège. — Position **sacro**-GAUCHE-*antérieure*. — Le pied tiré est celui de la hanche
antérieure; le membre déployé, agent de traction, est presque parallèle à l'axe pelvien marqué
par une flèche; le trochanter **T** va descendre sans rencontrer d'obstacle.

Si nous continuions l'extraction de ce fœtus dont le siège a été engagé en **sacro**-gauche-*antérieure*, dégagé de l'excavation en **sacro**-gauche-*transversale*, nous devrions restituer au tronc, à mesure qu'il sortirait, la position gauche-*antérieure*, afin que finalement la tête dernière arrivât au détroit inférieur en **occipito**-gauche-*antérieure*, position favorable à la manœuvre de Mauriceau. Dans la pratique, sans outrer cette préoccupation de l'orientation de la tête dernière, il faut cependant l'avoir.

Maintenant, remettons les choses en place : siège complet, non engagé, même position **sacro**-gauche-*antérieure*, et voyons ce qui arrive en tirant le pied droit, celui de la hanche postérieure (Fig. 147).

Amené fatalement beaucoup trop en avant, à cause du périnée et du coccyx, le membre postérieur tend à exagérer la mauvaise inclinaison du pelvis fœtal en éloignant la hanche postérieure de la concavité sacro-iliaque où elle trouverait tant de place, en prépulsant davantage encore la hanche antérieure et son membre resté fléchi, déjà débordant le pubis en avant.

Que faire? Aller chercher l'autre pied? Sans doute, quand on le peut.

Mais si on ne le peut, faut-il croire à l'impossibilité de l'extraction par

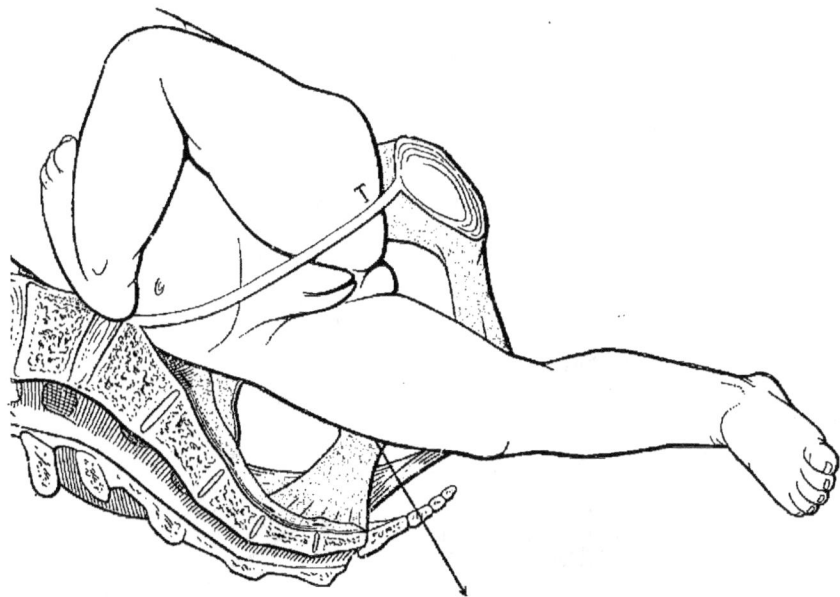

FIGURE **147**. — Position **sacro**-gauche-*antérieure*. — Pied postérieur tiré; c'est le mauvais. Remarquez la divergence du membre et de l'axe pelvien, ainsi que l'arrêt du trochanter antérieur **T** sur le contour pelvien antérieur droit figuré par une bandelette.

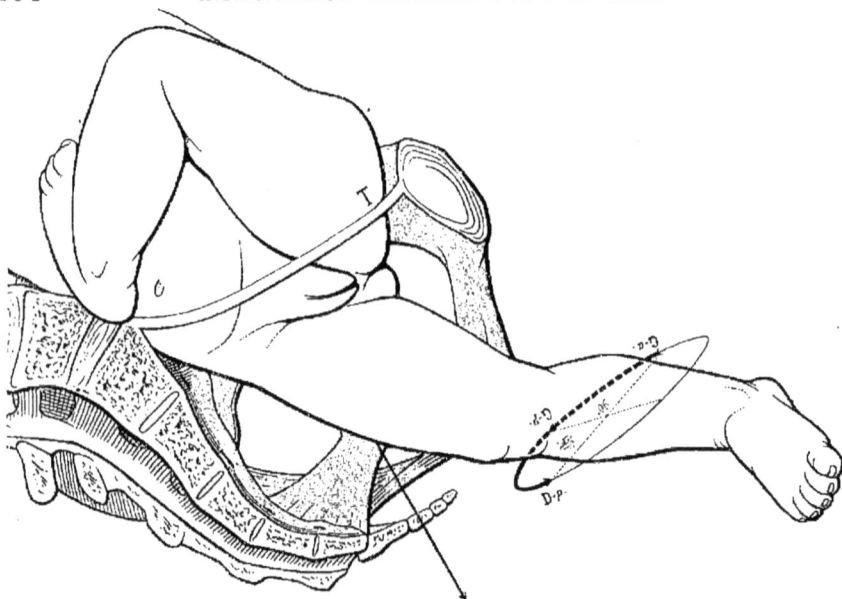

FIGURE **149**. — Pos. **sacro**-GAUCHE-*antér*. Pied post. tiré; une rotation de deux fois 90° est nécessaire pour changer la position G-*a* (fig. 149) en G-*p* (fig. 150) et celle-ci en D-*p* (fig. 151).

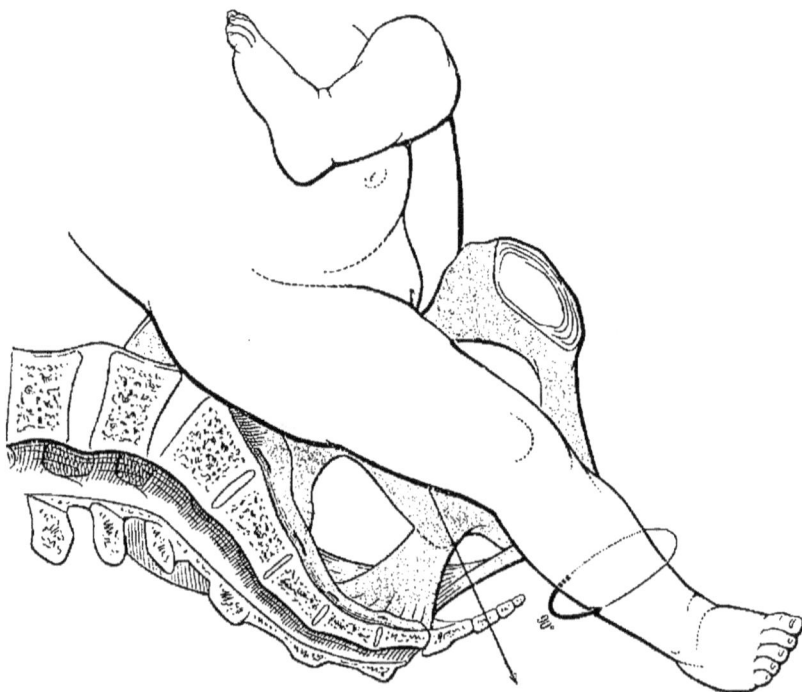

FIGURE **150**. — La pos. primitive était **s**-G-*a* (fig. 149), elle est ici **s**-G-*p* : la hanche d'arrêt, du pubis droit est allée sur le pubis gauche. Elle y est aussi mal, il lui faut reculer encore de 90°.

C'est alors seulement que, la traction étant soutenue, l'engagement peut
s'amorcer pourvu que la rotation continue et mène la hanche d'arrêt
devant la symphyse sacro-iliaque gauche (Fig. 151). Dans ce mouvement,
l'arrière-fesse qui précède et remorque la cuisse, le genou, etc., est bien
faite pour s'engager en dedans du psoas sans offrir la moindre résistance et
par conséquent sans remonter. Aussi, quand elle est arrivée au terme, le
trochanter et la crête iliaque sont-ils engagés, vissés, au-dessous du niveau
du promontoire.

Sur le mannequin naturel, on favorise cette rotation en agissant par
torsion sur le membre tiré. On la produit encore bien plus facilement si l'on
n'est pas acromégalique, en introduisant la main qui ne tire pas, pour
enfourcher et faire tourner le bassin fœtal avec le pouce et les doigts. On
conçoit facilement que l'introduction de la deuxième main dans le vagin
refoulant la cuisse tirée, postérieure avant la rotation, puisse améliorer
notablement la direction des tractions, en la reportant en arrière.

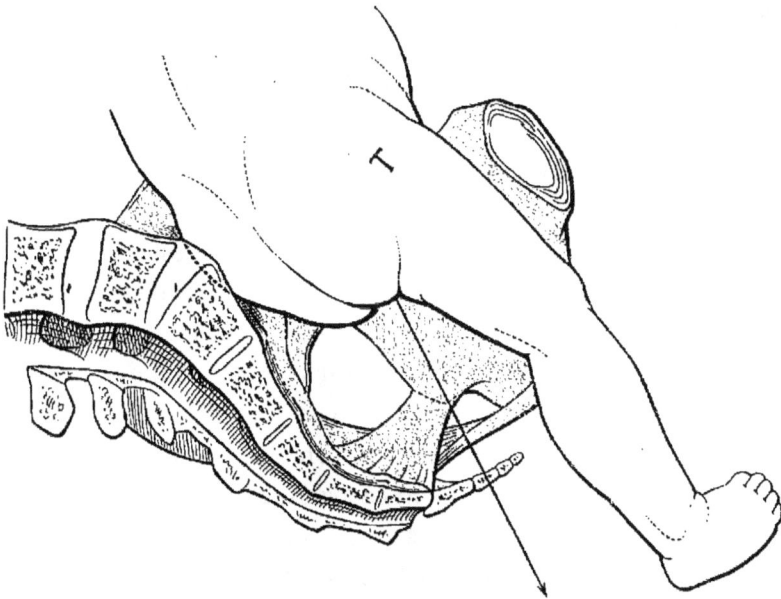

FIGURE 151. — Résultat de la grande rotation qui a fait successivement de la position initiale
sacro-GAUCHE-*antérieure* (fig. 149), une sacro-GAUCHE-*postérieure* (fig. 150), et enfin la sacro-
DROITE-*postérieure* ici représentée. Maintenant le pied amené est devenu le bon, puisqu'il tire la
hanche antérieure. N'allez pas plus loin avant d'avoir bien compris les fig. 147 à 151.

Admettant, ce qui paraît la règle, qu'après la saisie et la traction du mauvais membre, du membre postérieur, la hanche d'arrêt demeurée complète ait tourné en allant de l'arrière, pour venir, de l'éminence ilio-pectinée droite par-dessus l'éminence gauche, s'engager finalement devant la symphyse sacro-iliaque gauche, la position primitive de la présentation, **sacro**-GAUCHE-*antérieure*, serait devenue pour l'engagement **sacro**-DROITE-*postérieure*. — Le haut du tronc et la tête subissent la même rotation.

Le passage du siège dans le détroit inférieur et la vulve se fait en position **sacro**-DROITE-*transversale*. Les épaules prennent le diamètre oblique droit pour descendre, et l'antéro-postérieur pour sortir de champ, comme l'ont fait les hanches ; la tête arrive au détroit inférieur en **occipito**-DROITE-*postérieure*, mieux vaudrait *transversale* et surtout *antérieure*. La position transversale de l'occiput serait produite naturellement par le dégagement des épaules qui sortent de champ, si le cou n'était pas si flexible et si facile à la torsion. Quoi qu'il en soit, après sinon pendant le dégagement des épaules et des bras, il est indiqué de tourner et de tenir en l'air le dos du fœtus : cela ne peut que favoriser l'heureuse venue de l'occiput en avant.

Recommençons la même *étude expérimentale* du bon et du mauvais pied, cette fois sur une position postérieure, la **sacro**-GAUCHE-*postérieure*.

Nous tirons le pied de la hanche antérieure, le pied gauche (Fig. 152). Le membre correspondant déployé engage sa hanche derrière l'éminence ilio-pectinée gauche, en rétropulsant la hanche postérieure restée complète et déjà plus basse que le promontoire. Cette hanche, ici la droite, trouve place devant la symphyse sacro-iliaque droite. La coïncidence des axes établie, l'engagement fait, la descente se prononce sans changement d'orientation. Le siège arriverait au détroit coccy-pubien en position **sacro**-GAUCHE-*postérieure*, si la cuisse tirée n'obéissait à la forme de l'arcade pubienne, et ne se portait naturellement directement en avant, entraînant la rotation de la hanche postérieure en sens contraire, c'est-à-dire directement en arrière. Ce mouvement place le sacrum en position transversale, position favorable au passage du détroit inférieur et de la vulve. Le pied saisi, l'antérieur permet donc, ici encore, de corriger l'insuffisance primitive d'inclinaison du siège pour l'engagement dans le détroit supérieur et de produire l'orientation **sacro**-*transversale* exigée par les détroits du bassin mou.

Comme dans la position *antérieure*, la hanche postérieure, en descendant, peut se décompléter, si le fœtus est volumineux : le genou ne franchit pas sans frottement le détroit supérieur, la jambe et le pied se relèvent.

En continuant l'extraction de ce fœtus dont le siège a été engagé en position **sacro**-GAUCHE-*postérieure*, dégagé en position **sacro**-GAUCHE-*transversale*, nous allons voir les épaules prendre sans doute le diamètre oblique gauche et la tête l'oblique droit, en position **occipito**-GAUCHE-*postérieure*. Mieux vaudrait que cette tête arrivât au détroit inférieur en position *transversale* et surtout *antérieure*. La position transversale de l'occiput serait produite naturellement par le dégagement des épaules qui sortent de champ, si le cou n'offrait pas tant de facilité à la torsion. Quoi qu'il en soit, après sinon pendant le dégagement des épaules et des bras, il est indiqué de tourner et de tenir en l'air le dos du fœtus ; cela ne peut que favoriser l'heureuse venue de l'occiput en avant.

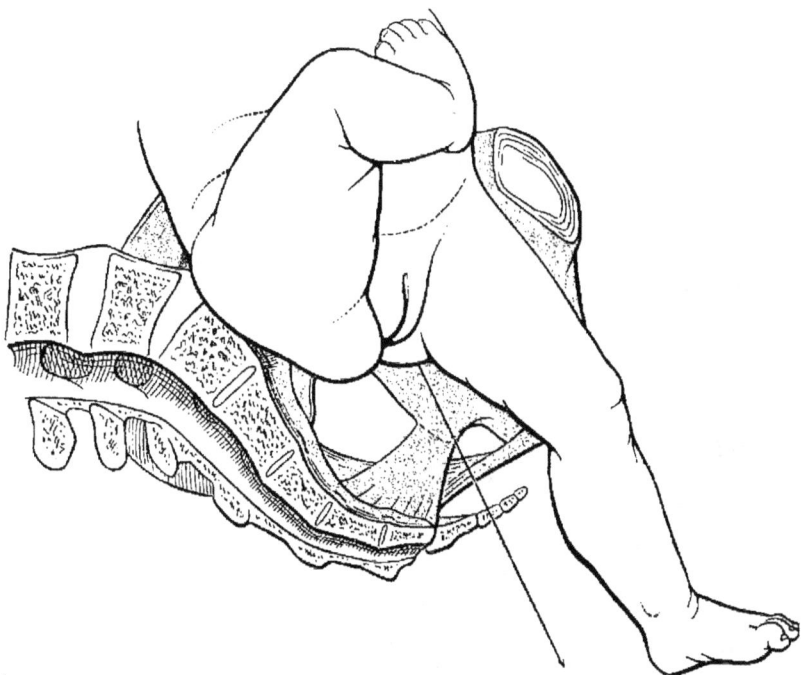

FIGURE **152**. — Position **sacro**-GAUCHE-*postérieure*. Le membre tiré est l'antérieur : c'est le bon, car, agent de traction, il est presque parallèle à l'axe pelvien figuré par la flèche ; il va faire descendre sans arrêt le trochanter antérieur et engager la hanche restée fléchie devant la symphyse sacro-iliaque droite.

Retournons à notre point de départ : Siège complet, non engagé, position **sacro**-GAUCHE *postérieure*, et tirons sur le pied de la hanche postérieure, sur le pied droit (Fig. 153).

Amené fatalement beaucoup trop en avant, à cause du périnée et du coccyx, le membre postérieur tend à exagérer la mauvaise inclinaison du pelvis fœtal en éloignant la hanche postérieure de la concavité sacro-iliaque où elle devrait s'enfoncer, en prépulsant davantage encore la hanche antérieure et son membre resté fléchi, déjà débordant le pubis en avant (Fig. 153).

En admettant qu'on ne puisse aller chercher le bon pied, voici comment l'accouchement peut se terminer en continuant à tirer sur le premier saisi, sur le mauvais, moyennant que l'opérateur favorise, ou tout au moins ne contrarie pas, l'évolution rotative qui va faire du mauvais pied le bon.

La hanche tirée répond à la symphyse sacro-iliaque droite, l'autre bute sur l'éminence ilio-pectinée gauche. Que cette hanche-ci aille en arrière ;

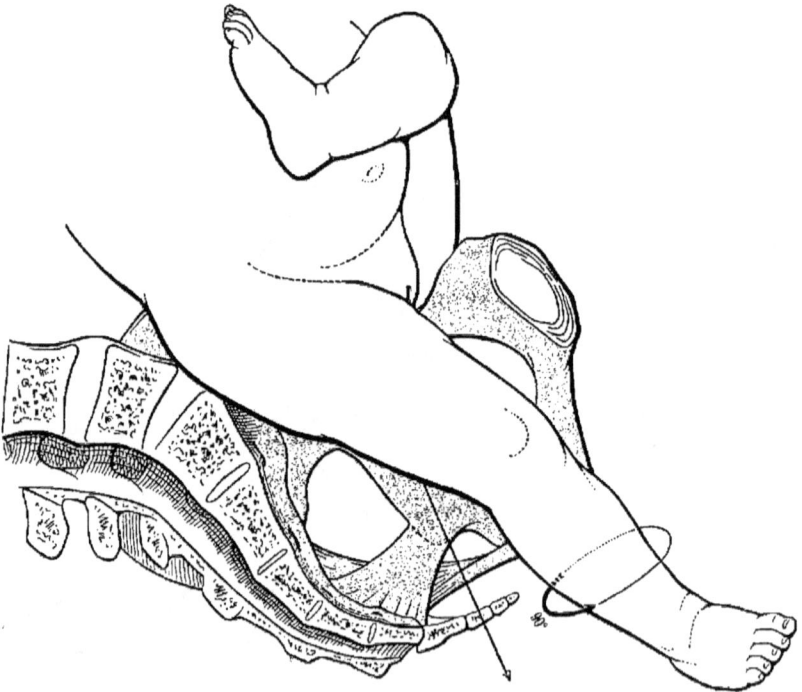

FIGURE **153**. — Position primitive **sacro**-GAUCHE-*postérieure*. Pied de la hanche postérieure tirée. C'est le mauvais : la traction, loin d'être parallèle à l'axe pelvien, prépulse encore la fesse antérieure déjà assise sur le pubis gauche. La flèche courbe et le chiffre 90° indiquent la direction et l'étendue de la petite rotation capable d'amener en avant le membre déployé et en arrière la hanche actuellement arrêtée sur le contour pelvien antérieur gauche.

que le siège tourne de 90°, ce que nul obstacle ne paraît devoir empêcher : cette hanche d'arrêt ira, par cela même, en reculant, s'engager devant la symphyse sacro-iliaque gauche, en même temps que la hanche tirée viendra derrière l'éminence ilio-pectinée droite, à la bonne place (Fig. 154).

La présentation se faisait en **sacro**-GAUCHE-*postérieure*, l'engagement a lieu en **sacro**-DROITE-*postérieure*. Le dégagement est à prévoir en **sacro**-DROITE-*transversale* et la descente de la tête en **occipito**-DROITE-*postérieure*. Comme toujours, c'est pour favoriser la venue de l'occiput en avant, position favorable à la manœuvre de Mauriceau, que, pendant et après la sortie des épaules qui viennent de champ, il est bon de tourner le dos en avant, c'est-à-dire en l'air.

Nous supposons, parce que nous le croyons, que la rotation qui transforme le mauvais pied en bon pied se fait de préférence par recul de la hanche d'arrêt, recul qui est de deux fois 90° (180°) dans les positions *antérieures*, et de 90° seulement dans les positions *postérieures*.

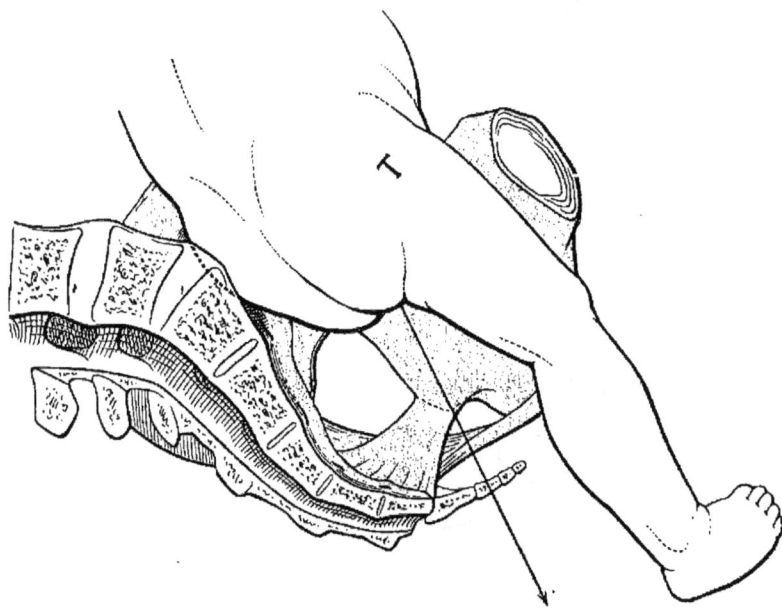

FIGURE **154**. — Résultat de la rotation de 90° indiquée sur la figure précédente et de la transformation de la position primitive **sacro**-GAUCHE-*postérieure* en **sacro**-DROITE-*postérieure*. Maintenant, le pied tiré est devenu bon. Le trochanter T va descendre sans obstacle et la hanche restée fléchie, devenue postérieure, s'engager devant l'aileron du sacrum et la symphyse sacro-iliaque gauches où il y a place pour elle.

Cependant nous devons montrer quelles seraient les étapes d'un siège en position postérieure dont on aurait tiré le mauvais pied, et dont la hanche d'arrêt tournerait en allant de l'avant au lieu de reculer.

Si vous faisiez tourner de 90° le siège de la figure 155 qui est en position **sacro**-gauche-*postérieure*, en faisant aller de l'avant la hanche arrêtée sur l'éminence ilio-pectinée gauche, celle-ci franchirait la symphyse pubienne et viendrait sur l'éminence ilio-pectinée droite (Fig. 156), en même temps que le sacrum s'avancerait en position *antérieure* et que la hanche tirée quitterait la symphyse sacro-iliaque droite pour aller à la gauche (Fig. 156).

Si vous ajoutiez un nouveau mouvement de 90° dans le même sens, la hanche d'arrêt quitterait l'éminence ilio-pectinée droite pour aller à la symphyse sacro-iliaque droite où elle pourrait s'engager (Fig. 157); en même temps, le sacrum ayant franchi la symphyse pubienne, se serait mis en position droite-*antérieure*, et la cuisse tirée serait venue de la symphyse sacro-iliaque gauche à l'éminence ilio-pectinée du même côté.

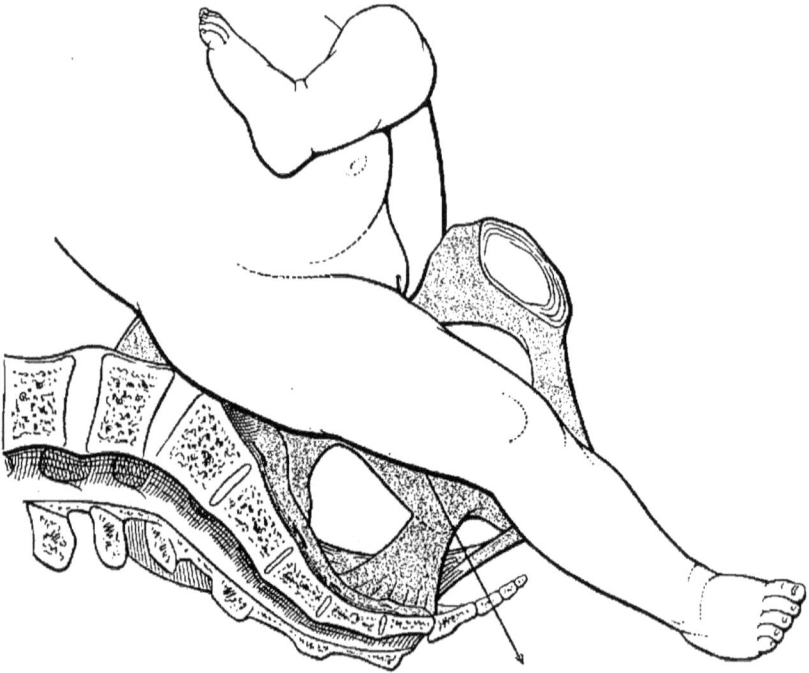

FIGURE **155**. — Position primitive **sacro**-gauche-*postérieure*. Pied postérieur, mauvais, tiré: hanche antérieure arrêtée sur le contour pelvien antérieur gauche, engagement impossible sans rotation préalable.

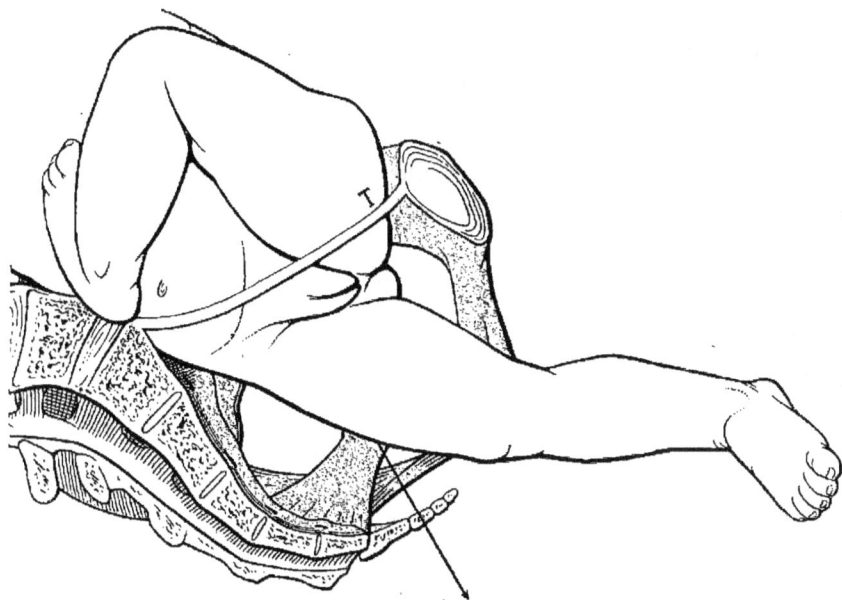

FIGURE 156. — La position primitive **sacro**-GAUCHE-*posterieure* (fig. 155) devenue par rotation de 90° **sacro**-GAUCHE-*antérieure*. Le membre déployé, passé de droite à gauche, est resté postérieur ; le trochanter T de la hanche fléchie, passée de gauche à droite, est encore arrêté en avant. Le promontoire heurté par le pied, etc., doit retarder la rotation, cependant v. fig. 157.

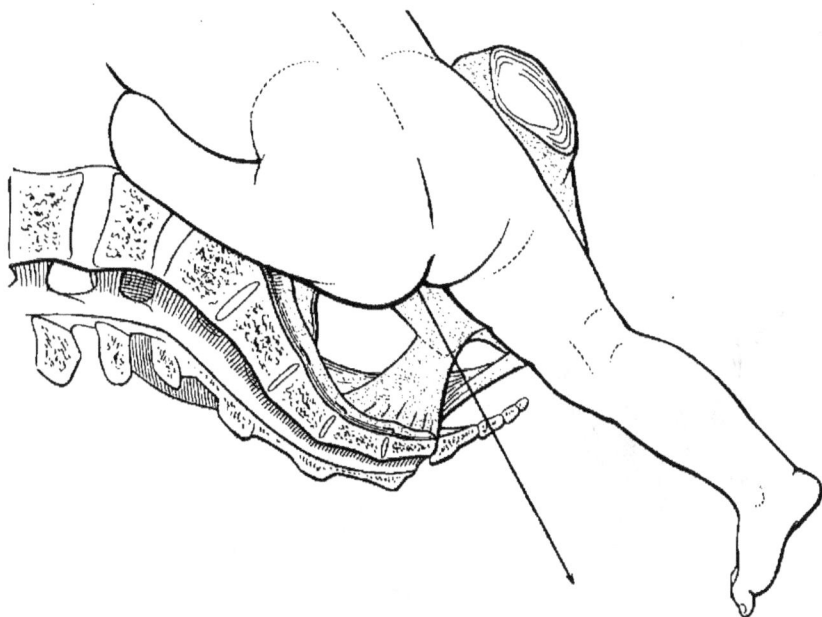

FIGURE 157. — Une rotation de deux fois 90°, a transformé la position primitive **sacro**-GAUCHE-*post*. (fig. 155) en **sacro**-GAUCHE-*ant*. (fig. 156) et celle-ci en **sacro**-DROITE-*ant*. ici représentée. — Le pied tiré est devenu bon.

Avec ce mode de rotation, l'engagement en **sacro**-ILIAQUE-*antérieure* préjugerait bien pour celui de la tête dernière qui, en concordance, devrait se présenter au détroit inférieur en **occipito**-ILIAQUE-*antérieure*.

Nous croyons la rotation en ce sens plus difficile que dans le sens contraire; nous tendons à ne pas la regarder comme naturelle, et à recommander à l'accoucheur de ne rien faire pour l'amorcer ni pour la pousser plus loin si elle semble s'amorcer spontanément. Partir n'est rien, aboutir est tout.

A l'aide des figures qui vont représenter les positions DROITES, que le lecteur continue à se familiariser avec ces difficultés.

La figure 157 a montré déjà une position **sacro**-DROITE-*antérieure*, bon pied tiré : engagement facile; passage des détroits du bassin mou en position **sacro**-*transversale*, grâce à une légère torsion lombaire. Comme le dos est orienté un peu en avant, il est à présumer que la tête, engagée dans le diamètre oblique droit, se présentera au détroit inférieur en position **occipito**-DROITE-*antérieure* favorable à la manœuvre de Mauriceau. Car l'on trouve la bouche sur le côté, plus facilement en arrière qu'en avant.

La figure 158 représente une position **sacro**-DROITE-*postérieure*, bon

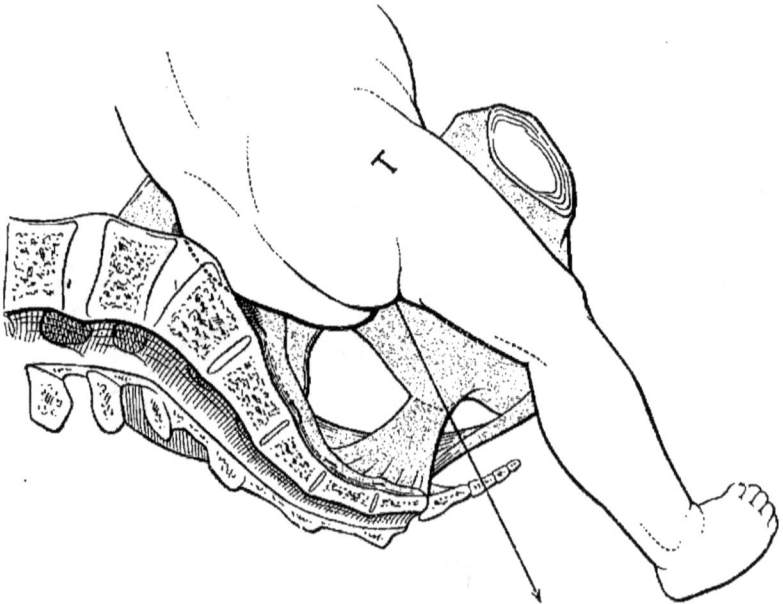

FIGURE **158**. — Posit. **sacro**-DROITE-*postér.*, bon pied tiré, engagement facile sans rotation.

pied tiré : l'engagement est facile; le passage du bassin mou se fera en position **sacro**-*transversale*, grâce à une légère torsion lombaire de sens contraire à celle qui se produit dans les positions antérieures. Il est fâcheux que le dos regarde un peu en arrière; car vraisemblablement la tête prendra le diamètre oblique gauche et, au détroit coccy-pubien, conservant quelque chose de cette orientation, s'offrira en position **occipito**-droite-*posté-rieure*, ce qui rendra plus difficile la manœuvre de Mauriceau, la bouche regardant sur le côté et en avant. Peu importe, si vous le savez.

Vous voyez, figure 159, un siège en position **sacro**-droite-*antérieure*, mauvais pied tiré, engagement impossible, on l'arracherait plutôt. La rotation désirable est représentée figure 160 (première étape) et figure 161 (dernière étape). Finalement, le siège s'engage comme si, présenté dès le début en position **sacro**-gauche-*postérieure*, le bon pied avait été tiré.

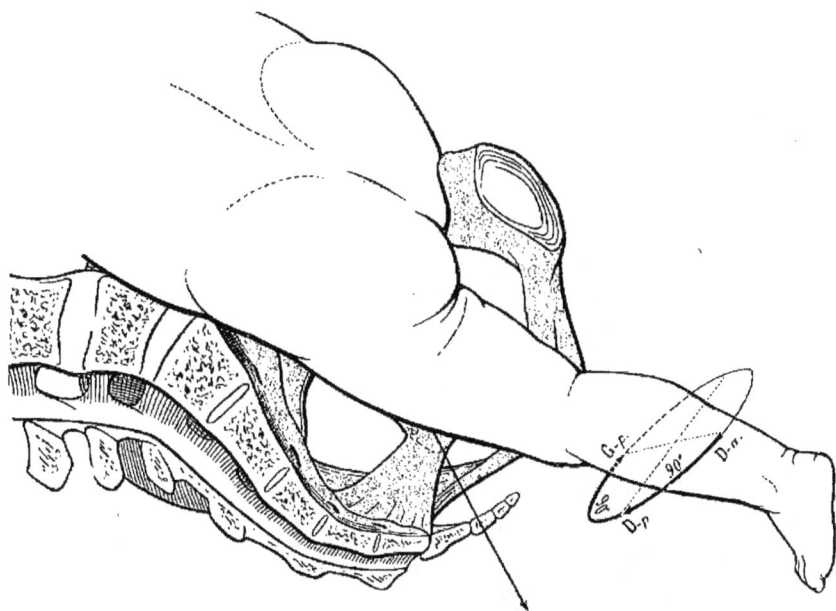

FIGURE **159**. — Position **sacro**-droite-*antérieure*. — Le membre déployé, le postérieur, très divergent de l'axe pelvien, est mauvais pour les tractions ; la hanche antérieure est assise sur le contour pelvien antérieur gauche. Les flèches courbes et les chiffres indiquent la direction et l'étendue de la rotation nécessaire à l'engagement, rotation de deux fois 90° qui d'une position droite-*antérieure* d-a, doit faire une droite-*postérieure* d-p, et de celle-ci une gauche-*postérieure* g-p.

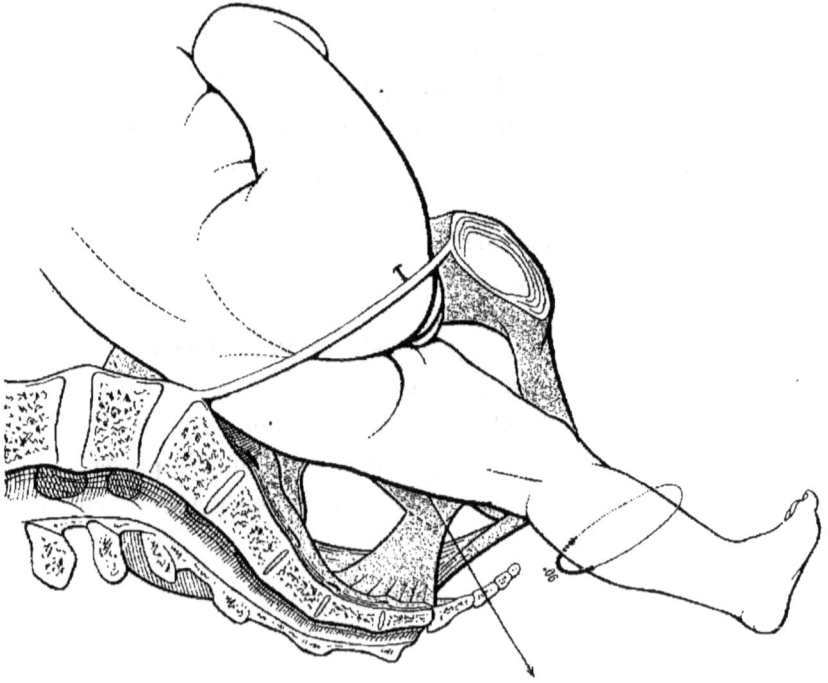

FIGURE **160**. — Pos. **sacro**-DROITE-*post.* qui peut résulter de la transformation de la **s**-**d**-*a.* (fig. 159) ou être primitive. La rotation de 90° indiquée rendra bon le mauvais membre déployé.

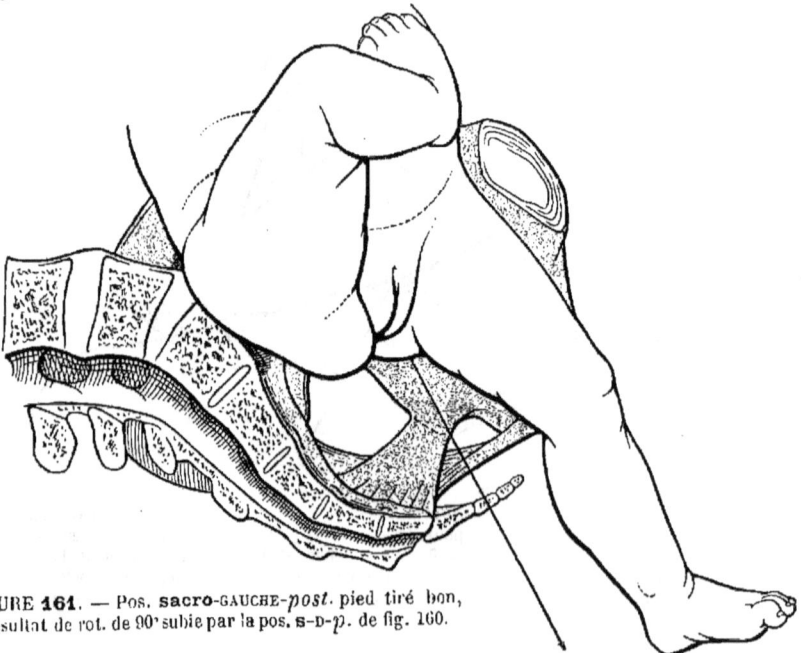

FIGURE **161**. — Pos. **sacro**-GAUCHE-*post.* pied tiré bon, résultat de rot. de 90° subie par la pos. **s**-**d**-*p.* de fig. 160.

Suivez l'accouchement par la pensée à l'aide de la fig. 161 ; vous verrez la tête dernière venir probablement en position **occipito**-gauche-*postérieure*.

Enfin, la figure 160, qui représente le fœtus de la figure 159 en voie de rotation, représente aussi un siège en position primitive **sacro**-droite-*postérieure*, mauvais pied tiré, engagement impossible. La même rotation désirable en ferait une position **sacro**-gauche-*postérieure* dont le bon pied aurait été tiré (Fig. 161). La tête aborderait le détroit inférieur ayant l'occiput à gauche et en arrière, la bouche sur le côté, en avant.

C'est fini pour ces études théoriques et expérimentales.

PRATIQUE DE LA GRANDE EXTRACTION DU SIÈGE

Lorsque la dilatation de l'orifice utérin étant complète ou ses bords largement dilatables (n'oubliez jamais cela), vous avez lieu de craindre que la prolongation du travail ne soit nuisible à la mère et au fœtus (éclampsie, hémorragie par insertion vicieuse du placenta), ou au fœtus seul (procidence du cordon, troubles de la circulation inter-utéro-placentaire ou funiculaire), il vous faut, sans hésiter, terminer l'accouchement, c'est-à-dire procéder à l'extraction. Très rarement c'est avant que la poche des eaux ne soit rompue ; si cela était cependant, vous la perceriez au moment même d'agir. — En dehors de ces cas qui vous forcent la main par une indication précise et formelle, gardez-vous d'intervenir, vous rappelant que « quand le siège ou les extrémités inférieures se présentent, c'est aujourd'hui une règle générale, chez les praticiens les plus habiles, d'attendre son expulsion des douleurs ». (Denman.)

Mais quand il y aura urgence et possibilité ?

L'insensibilité et la résolution seront obtenues par l'anesthésie générale, si vous en avez le temps et les moyens. La femme, couchée sur un lit élevé, sera placée alors en position obstétricale, lavée, les membres inférieurs enveloppés, fléchis, écartés et maintenus par deux aides assis de chaque côté. Vous aurez sous la main : un corps gras antiseptique comme toujours ; des lacs ; des serviettes sèches et chaudes pour envelopper les membres inférieurs glissants du fœtus ; des ciseaux et une pince hémostatique longue, afin de pouvoir, alors que le fœtus n'est encore extrait qu'à mi-corps, sectionner rapidement le cordon si sa brièveté gênait vos manœuvres ; un tube laryngien, une pince à tractions linguales, car le danger

pour l'enfant est l'asphyxie; de l'eau très chaude pour, en cas d'inertie utérine après l'extraction, faire une rapide et copieuse injection intra-utérine
(antiseptique) à 45 ou 50 degrés, aussi chaude que la main peut la supporter, etc.

Mettez habit bas; retroussez le plus haut possible, jusqu'aux deltoïdes,
vos manches de chemises déboutonnées et faites-les fixer sans serrer. Vous
n'hésiterez pas de cette façon, par crainte de souiller vos vêtements, quand
le moment sera venu d'exécuter la manœuvre de Mauriceau, à mettre à
cheval, sur l'un de vos avant-bras, le fœtus tout barbouillé de méconium.

Savonnez et brossez longuement vos mains, vos avant-bras et vos bras
dans une solution antiseptique (bi-iodure à 1/2000).

Tout étant ainsi préparé, voici ce que vous avez à faire successivement :

1° Introduire la main tout entière dans l'excavation, explorer la région
fœtale accessible, chercher et saisir deux pieds ou un seul. Tout cela doit
se faire avec douceur, dans l'intervalle des contractions utérines;

2° Tirer sur ce ou ces pieds pour : (a) introduire le siège dans l'excavation, (b) lui faire passer le détroit inférieur, (c) traverser le bassin mou
et la vulve;

3° Faire une anse au cordon;

4° Aider ou accomplir le dégagement des membres thoraciques;

5° Extraire la tête.

1° RECHERCHE ET SAISIE DES PIEDS OU D'UN PIED.

Le siège complet est au détroit supérieur; le toucher vous a dit que le
sacrum regardait à gauche ou à droite. Les pieds accolés aux fesses sont
nécessairement du côté opposé au sacrum fœtal.

Choix et introduction de la main. — Quelle main employer pour aller
chercher les pieds?

Pas de discussion. Il faut choisir la main qui, dans l'attitude naturelle,
intermédiaire à la supination et à la pronation, a sa face palmaire, qui est
sa face prenante, tournée vers le plan ventral du fœtus.

Dans les sacro-gauches, où le plan ventral regarde à droite de la mère,
c'est la main gauche;

Dans les sacro-droites, où le plan ventral regarde à gauche de la mère,
c'est la main droite.

Mais, le plus souvent, au moment où l'intervention s'impose, le siège a déjà quitté sa position transversale d'attente et s'est diagonalisé pendant ses tentatives d'engagement. Le plan ventral que couvrent les pieds est toujours à GAUCHE ou à DROITE, mais il regarde en même temps (à l'opposite du sacrum fœtal) un peu *en arrière* dans les sacro--antérieures, un peu *en avant* dans les sacro-postérieures.

Dans tous les cas, il y a une hanche plus antérieure que l'autre, ce qui permet de se servir utilement des expressions hanche antérieure, fesse antérieure, pied antérieur, hanche postérieure, fesse postérieure, pied postérieur.

Si le plan ventral est un peu tourné en arrière, la main, choisie d'après la règle précédente, sera introduite en demi-supination devant la symphyse sacro-iliaque; s'il est tourné en avant, la main sera introduite en demi-pronation derrière la branche horizontale du pubis.

Pour faciliter cette introduction de la main, disposez-en les doigts et le pouce de manière à la rendre étroite et conique, aussi pénétrante que possible, afin de pouvoir l'insinuer doucement dans le vagin. Donc, tenez les doigts raides dans leurs articulations phalangiennes, modérément fléchis dans leurs articulations métacarpiennes; rassemblez-en les bouts en plaçant l'index devant le médius, le petit doigt devant l'annulaire; entre l'index et le petit doigt, logez le bout du pouce. Vous présenterez ainsi à la vulve un fuseau dont le gros correspond aux articulations métacarpo-phalangiennes. En même temps que ces articulations forcent l'entrée du vagin, prenez votre voie un peu en avant ou un peu en arrière, suivant la variété de position; un peu en avant dans les positions postérieures, un peu en arrière dans les antérieures.

Lorsque la main est tout entière dans l'excavation, elle s'y étale, manœuvre à l'aise et, de sa face palmaire, explore tout le devant du pelvis fœtal; elle y sent les pieds, les jambes, les cuisses, les genoux et distingue ce qui appartient au membre antérieur et au membre postérieur.

Saisie des pieds. — Il arrive parfois que, détachés des fesses retenues à l'entrée du bassin, les pieds pendent tous les deux dans le vagin (mode des pieds). Dans ce cas, ils sont en général très près l'un de l'autre : la main peut les saisir tous les deux à la fois et il y a avantage à le faire, car l'engagementdu siège dans le détroit supérieur s'en trouve simplifié. On les prend avec trois doigts, l'index, le pouce et le médius ; l'index est insinué entre les deux jambes, au-dessus des malléoles ; le pouce contourne et accroche le pied antérieur, le médius le pied postérieur. Fortement fléchis et serrés, les doigts préhenseurs forment une sorte de double pince à deux anneaux dont la prise est très solide, et à l'aide de laquelle les pieds sont amenés à la vulve. Dès lors, les membres inférieurs sont d'excellents tracteurs pour engager et dégager le siège, ainsi que nous le verrons dans un instant.

Lorsqu'un seul pied pend, on le saisit de même par la région sus-malléolaire, entre l'index et le médius pour l'amener au dehors, sans s'occuper de l'autre.

Ou c'est le bon, c'est-à-dire l'antérieur, ou c'est le mauvais, c'est-à-dire le postérieur.

Si c'est le bon, il suffit, nous le savons, à faire l'extraction dans d'excellentes conditions.

Si c'est le mauvais, et que les tractions lentes et soutenues ne produisent pas l'engagement, on place un lacs ; puis remontant le long du côté interne du membre déployé dans le vagin, on gagne à nouveau le devant du pelvis fœtal pour trouver, saisir et amener le bon pied.

Plus souvent, les pieds sont restés tous deux accolés aux fesses. L'accoucheur n'en prend qu'un pour ne déployer qu'un membre pelvien, l'autre (soit qu'il se relève, soit qu'il reste fléchi) devant servir, en augmentant le volume du siège, à dilater heureusement la filière pour le passage des grosses parties, les épaules et la tête. Mais c'est le pied antérieur qu'il faut choisir, saisir et tirer ; c'est donc le *gauche* dans les positions **sacro**-GAUCHES, le *droit* dans les positions **sacro**-DROITES. Rien n'est aisé comme de nommer le pied, quand on palpe les orteils, car ils annoncent : le bout du pied, l'orientation de la plante et (par le gros orteil) celle du bord interne. C'est tout ce qu'il faut pour évoquer l'image d'un pied et, par conséquent, le nommer. Pensez-y un instant.

Si, par erreur, on a tiré le mauvais pied, ce dont on s'aperçoit facilement quand ce pied est hors de la vulve, il faut aller chercher l'autre, non toutefois avant d'avoir essayé de produire l'engagement.

Mais il arrive que, le membre antérieur étant relevé au-devant du tronc, vous pouvez plus aisément, parfois uniquement, saisir près des fesses le pied du membre postérieur resté seul accessible. L'on se résigne à amener et à employer ce mauvais pied. L'extraction est alors plus compliquée, surtout si le fœtus est gros ; elle reste néanmoins possible moyennant la rotation, variable mais toujours grande, étudiée antérieurement.

Chaque fois qu'on ne saisit qu'un pied à la fois, la meilleure prise consiste à enserrer la région malléolaire dans la fourche crochue de l'index et du médius fléchis, l'un sur le dos du pied, l'autre par-dessus le talon. Le pied ainsi piégé vient à la vulve sans résistance ni difficulté, par simple retrait de la main.

2° ENGAGEMENT DU SIÈGE ET DESCENTE

Vous pouvez vous trouver placé dans l'un ou dans l'autre des trois cas suivants :

a. Les deux pieds ont été amenés à la vulve ;

b. Un seul pied a été tiré, le bon ;

c. Un seul pied a pu être tiré, le mauvais.

*a. **Vous avez les deux pieds que vous venez d'amener.*** — Sans désemparer, prenez-en un dans chaque main, le *gauche* dans la *main gauche*, le *droit* dans la *main droite*. Veuillez simuler, *poser* cette attitude pour une position **sacro-**droite ou **sacro-**gauche, antérieure ou postérieure, et, vous remémorant le mécanisme de l'accouchement par le siège, voyez ce qu'elle deviendra, cette attitude, lorsque l'extraction s'accomplissant, le sacrum se tournera directement sur le côté pour franchir les détroits inférieur et vulvaire ; voyez-la ensuite lorsque le dos viendra ou sera amené en avant, c'est-à-dire en l'air, plaçant nécessairement à votre gauche la cuisse fœtale gauche, à votre droite la cuisse fœtale droite : rien de plus commode. — Essayez la même simulation en prenant maladroitement le membre gauche de la main droite et le droit de la main gauche : à la fin, la venue du dos en l'air vous croisera les mains.

Ne vous inquiétez d'abord que de l'engagement dans le détroit supérieur et de la descente au fond de l'excavation du siège décomplété, car c'est seulement à la fin de la descente et spontanément que s'exécutera la légère rotation qui, faisant quitter aux hanches le diamètre oblique par lequel elles ont pénétré, les amènera, pour ainsi dire malgré vous, dans le diamètre antéro-postérieur du détroit inférieur.

Tirez donc d'abord, autant que possible, dans l'axe du détroit supérieur, par conséquent presque exclusivement sur le membre antérieur, en bas et en arrière ; tirez jusqu'à ce que vous voyiez apparaître le trochanter antérieur dans l'ouverture vulvaire où vous le maintiendrez. Ce résultat indique que le siège est arrivé au fond du bassin et bien orienté, en sacro-transversale, prêt pour l'engagement dans le détroit inférieur.

Alors tirez aussi et principalement sur le membre postérieur pour engager sa hanche dans le détroit inférieur ; tirez pour cela presque horizontalement jusqu'à ce que la hanche postérieure ait rétropulsé le coccyx et rempli le bassin mou ; à ce moment, relevez progressivement la traction afin de rapprocher cette même hanche postérieure de la fourchette vulvaire qui fuit devant elle. Lorsque l'élongation du périnée aura atteint son maximum, que la saillie trochantérienne postérieure commencera à forcer la commissure vulvaire périnéale, vous en serez arrivé à tirer en l'air, vers votre visage, et vous devrez tirer sur les deux membres à la fois pour dégager la circonférence bitrochantérienne. Retournez aux figures 86, 87, 88 et allez à 166, 167, 168.

Après quoi, laissez doucement retomber vers le sol les membres et le siège du fœtus, dont la vulve maintenant entoure et retient la taille. Continuez l'opération sans interruption.....

b. Vous n'avez qu'un pied, l'antérieur, le bon. — Contentez-vous, pour l'engagement dans le détroit supérieur et la descente, de tirer en arrière et en bas, sans vous occuper de la future orientation d'engagement dans le détroit inférieur qui se fera ultérieurement et spontanément, moyennant la petite rotation de 45° destinée à amener le sacrum de sa position oblique en position transversale.

c. Vous n'avez pu saisir et amener au dehors que le mauvais pied, celui du membre postérieur. — Rappelez-vous que l'engagement d'un fœtus volumineux ne peut se faire que grâce à des changements d'orientation que vous connaissez déjà, que vous devez connaître pour chaque genre et chaque variété de position, changements ci-après de nouveau figurés.

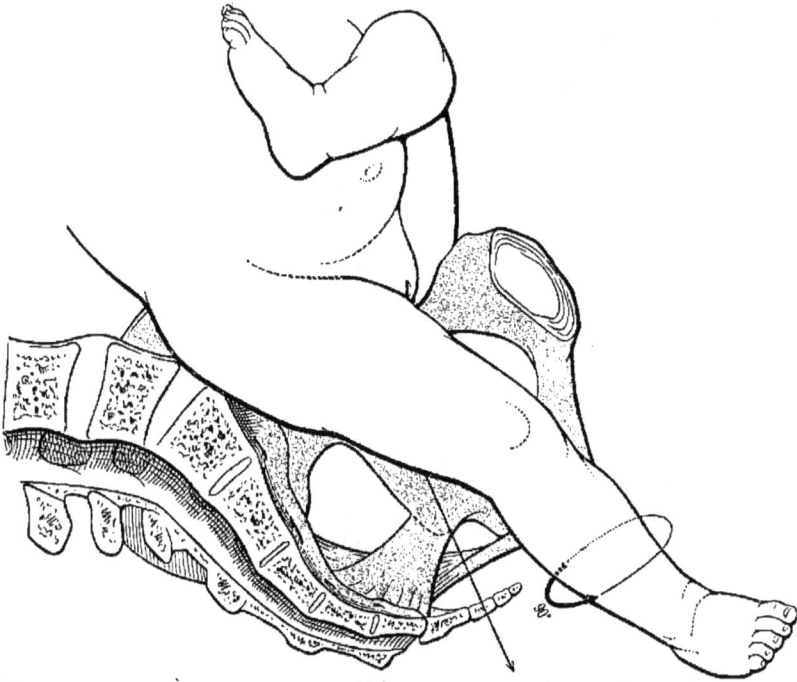

FIGURE **162**. — Position **sacro**-ɢᴀᴜᴄʜᴇ-*postérieure*, mauvais pied tiré. — Sens et étendue, 90° de la rotation indiquée pour la transformer en **sacro**-ᴅʀᴏɪᴛᴇ-*postérieure*, et rendre bon le pied tiré.

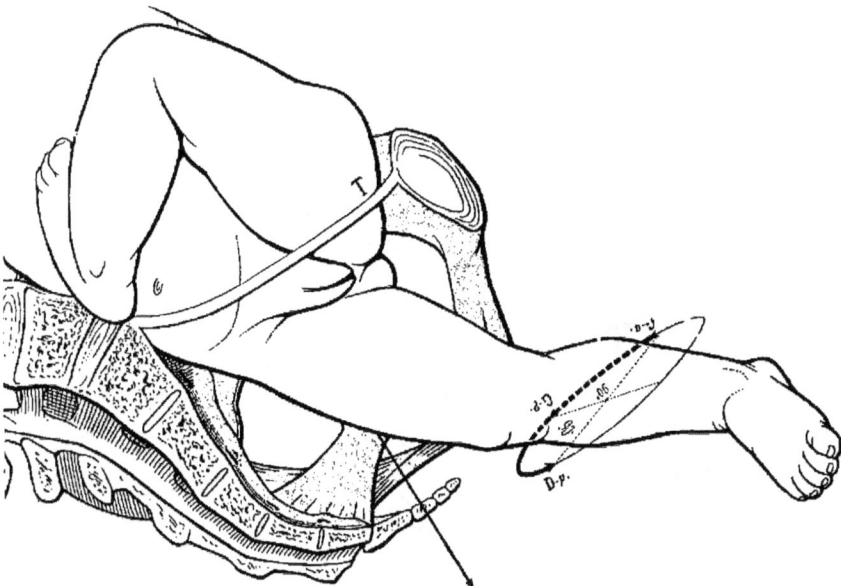

FIGURE **163**. — Position **sacro**-ɢᴀᴜᴄʜᴇ-*antérieure*, mauvais pied tiré. — Sens et étendue, 90 + 90°, de la rotation indiquée pour la transformer en **sacro**-ᴅʀᴏɪᴛᴇ-*post.*, et rendre bon le pied tiré.

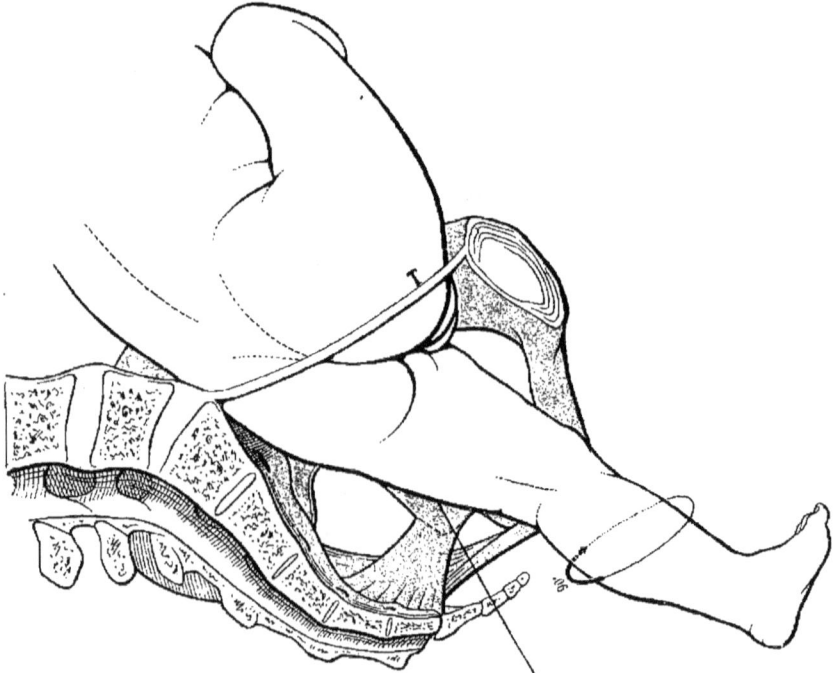

FIGURE **164**. — Position **sacro**-DROITE-*postérieure*, mauvais pied tiré. — Sens et étendue, 90°, de la rotation nécessaire pour la transformer en **sacro**-GAUCHE-*postérieure*, et rendre bon le pied tiré.

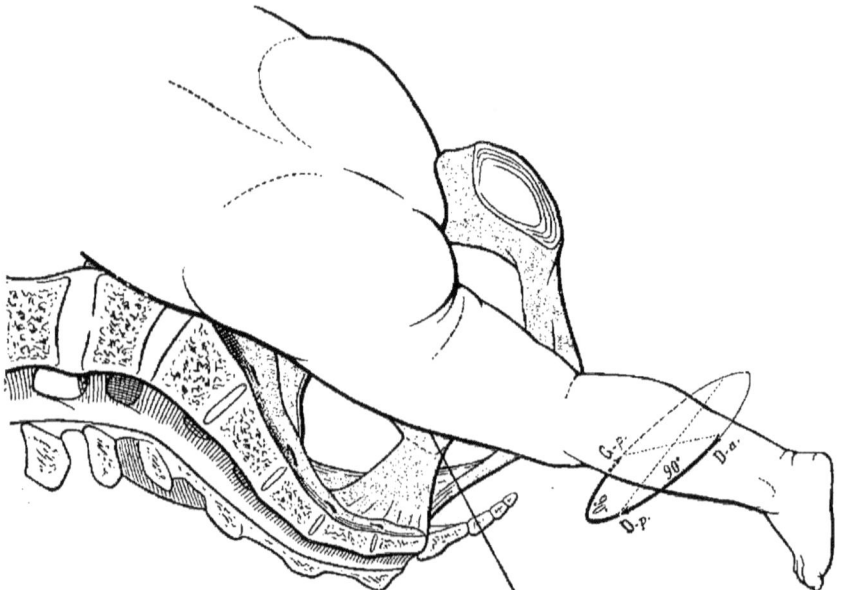

FIGURE **165**. — Pos. **sacro**-DROITE-*antér*., mauvais pied tiré. — Indication du sens et de l'étendue, 90 + 90°, de la rotation pour la transformer en **sacro**-GAUCHE-*postér*., et rendre bon le pied tiré.

Gardez-vous donc, tout en essayant de tirer encore plus en arrière que tout à l'heure, de contrarier la rotation favorable d'engagement qui, si vous pouvez attendre l'aide des contractions utérines, commencera, s'accomplira même spontanément. Aidez plutôt cette rotation dans le sens où elle paraît vouloir se faire.

Sachez que la rotation d'engagement est la principale, qu'elle suffit au passage du détroit supérieur et à la descente au fond de l'excavation, mais que le détroit inférieur demandera à la fin de la descente un petit complément de 45° qui placera le sacrum directement sur le côté. Donc, vous laisserez aller la fin de la rotation, jusqu'à ce que le trochanter du membre tiré, primitivement postérieur, maintenant antérieur, apparaisse dans l'ouverture vulvaire, sous l'arcade pubienne.

Si cependant l'utérus est inerte et que l'auscultation vous ait révélé un état prononcé de souffrance du fœtus, c'est à vous de suppléer à l'absence des forces expulsives afin de commencer et de terminer l'extraction le plus rapidement possible.

Vous pouvez le faire avec succès, maintenant que vous connaissez l'étendue de la rotation nécessaire à l'engagement dans le détroit supérieur, et la direction à donner de préférence à cette rotation.

Cette direction est celle qui fait aller de l'arrière, reculer, la hanche-obstacle restée complète. — L'étendue de 90° dans les positions **sacro**-ILIAQUES-*postérieures*, de deux fois 90° dans les positions **sacro**-ILIAQUES-*antérieures*, est celle qui suffit à faire tourner, dans le sens indiqué, la cuisse tirée jusqu'à ce qu'elle corresponde à l'une des éminences iliopectinées (Fig. 162, 163, 164, 165).

Il vous faut, pour cela, saisir le membre enveloppé, à pleine main, toujours très près de la vulve, afin de le tordre *en dedans*, peut-être même de le manœuvrer comme une manivelle, pour le ramener en avant, en faisant pivoter le pelvis fœtal dans le sens indiqué plus haut. Nous le répétons : dans cette rotation, en ne considérant que le fœtus, la cuisse tirée et tordue en dedans avance, la hanche-obstacle recule.

Lorsqu'en définitive, quels qu'aient été le sens et l'étendue de la rotation, la hanche du membre saisi est sous la symphyse, dans l'ouverture vulvaire, le mauvais pied devenu bon est antérieur : le reste de l'extraction ne diffère pas de ce qu'il est quand on a d'emblée saisi le pied antérieur.

Pour que le siège s'engage dans le détroit inférieur, c'est-à-dire pour que la hanche dont vous n'avez pas le membre force le coccyx, vous tirerez encore en bas, mais en vous rapprochant de l'horizontale (Fig. 166).

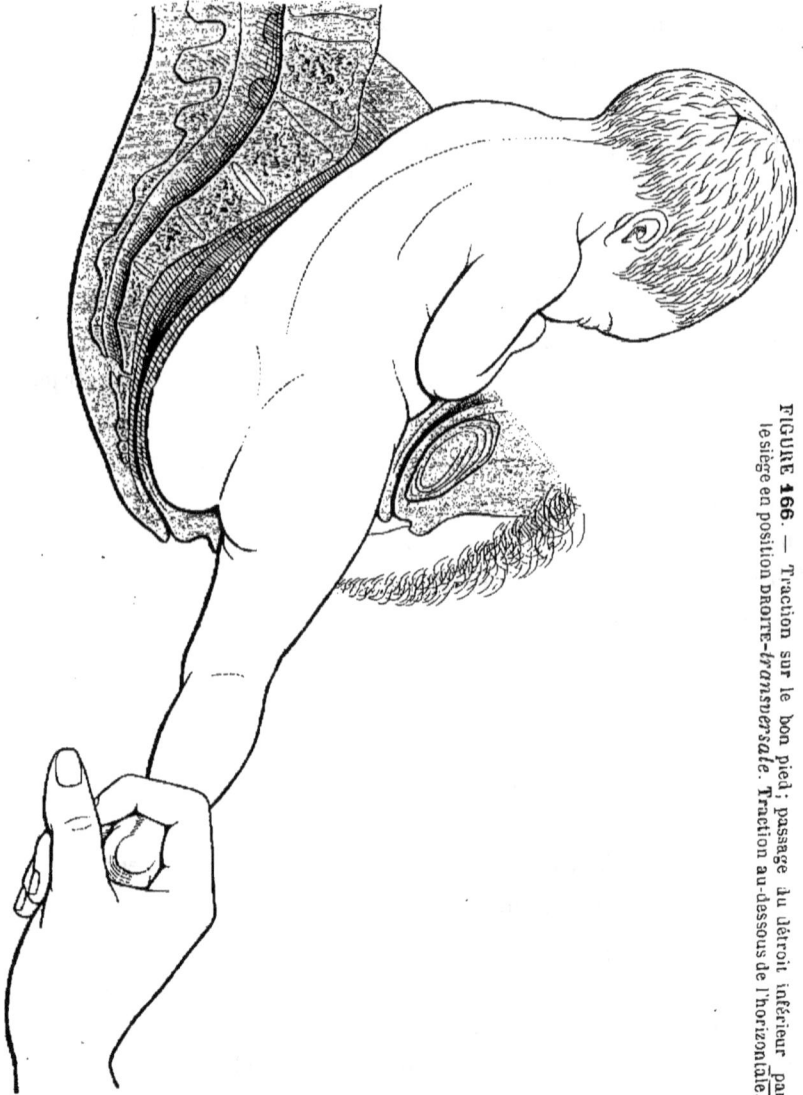

FIGURE 166. — Traction sur le bon pied ; passage du détroit inférieur par le siège en position DROITE-*transversale*. Traction au-dessous de l'horizontale.

Et, pour parcourir la filière des parties molles, vous relèverez progressivement votre traction (Fig. 167).

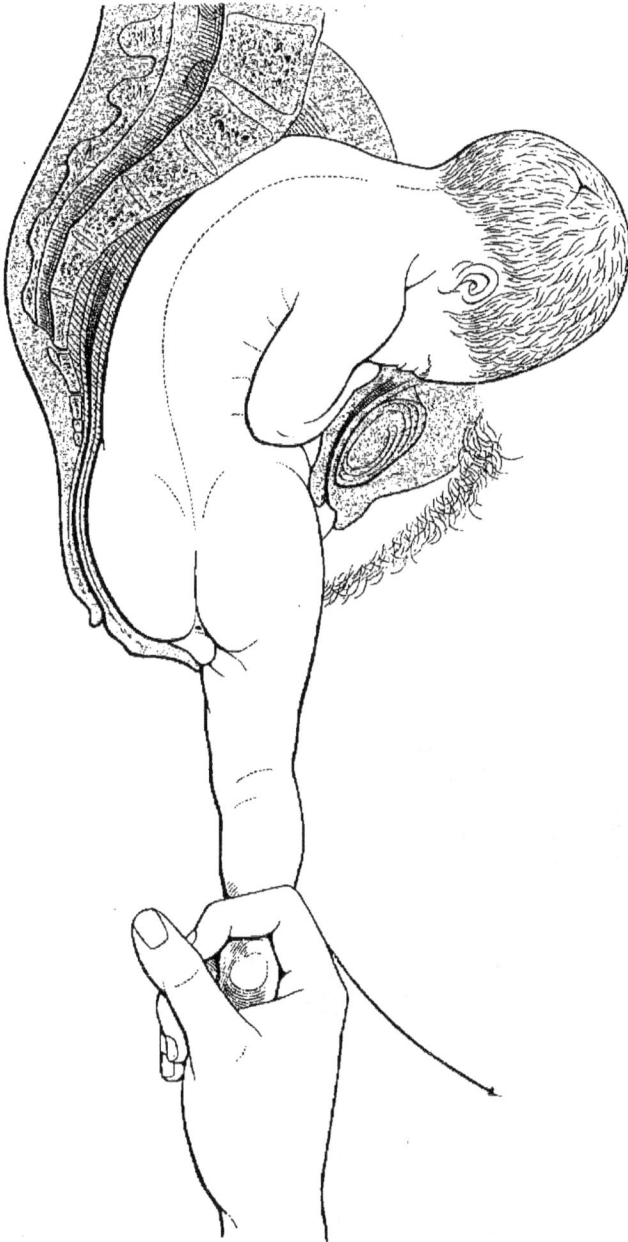

FIGURE 167. — Progression du siège tiré par le bon pied, à travers le bassin mou. Aux approches de la vulve, pour développer le périnée antérieur, la traction se relèvera comme la flèche l'indique.

Enfin pour dégager le siège hors du détroit vulvaire, vous tirerez presque en l'air, vers votre visage (Fig. 168), jusqu'à libération de la hanche postérieure, libération qui n'aura lieu qu'après une élongation considérable de la distance coccy-vulvaire.

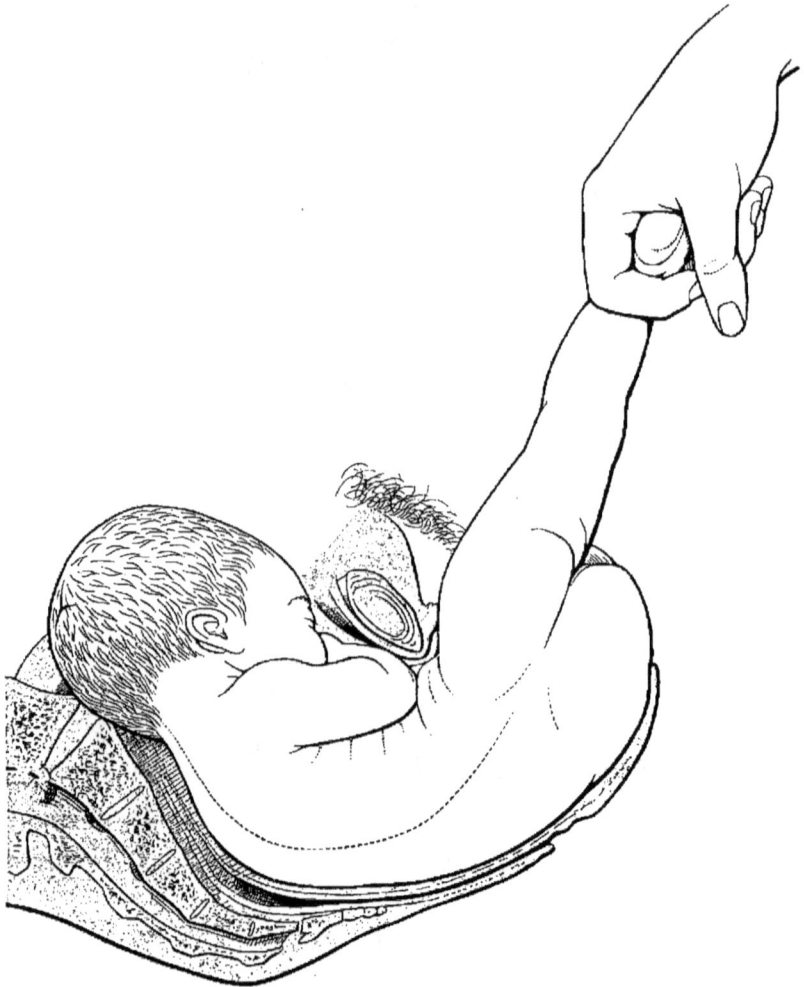

FIGURE **168**. — Dégagement du siège à la vulve. — La traction qui se fait au moyen du bon pied est fortement relevée. La position est **sacro-***transversale* plus ou moins pure. Le trochanter postérieur aborde la fourchette vulvaire qu'il a entraînée loin : on le voit à l'immense dilatation des deux périnées, le coccy-anal ou postérieur et l'ano-vulvaire ou antérieur.

Peu après l'apparition de la fesse postérieure, le talon du membre correspondant resté fléchi, peut sortir accolé à cette fesse, et le membre postérieur se déployer spontanément.

Parfois celui-ci relevé, soit primitivement, soit par le fait de la descente du siège, forme au tronc une attelle qui gêne l'incurvation nécessaire au dégagement et immobilise la fesse postérieure dans le bassin mou. En pareil cas, accrochez l'aine correspondante, qui est toujours la postérieure, avec l'index de votre main restée libre (V. tractions inguinales, p. 196 et suiv.), et tirez sur elle, en l'air, vers votre visage, dans le même sens qu'avec votre autre main vous tirez sur le membre déployé. Faites franchir la vulve par la circonférence bitrochantérienne et continuez jusqu'à ce que, le genou du membre relevé étant arrivé à la vulve, la jambe attardée se laisse fléchir et libérer.

Le siège dégagé, la vulve entoure la taille du fœtus. Poursuivez l'extraction, comme dans la traction d'emblée sur deux pieds, en vous servant des cuisses, chaudement et sèchement enveloppées pour qu'elles ne glissent pas.

Empoignez, tout près de la racine de la cuisse (V. Fig. 169), à pleine main droite le membre droit, à pleine main gauche le membre gauche, tous deux enveloppés de compresses sèches aseptiques. N'enserrez jamais de vos deux mains l'abdomen du fœtus. Tirez alors de nouveau aussi en bas et en arrière que possible, tout en tournant un peu en l'air la région lombaire jusque-là maintenue sur le côté, de façon à aider l'engagement des épaules dans un diamètre oblique et à amorcer la rotation de la face en arrière.

Tout à l'heure il faudra achever la descente des épaules et engager la tête dans l'excavation. — Pour le moment, songez au cordon.

3° ANSE AU CORDON

Dès que vous le pourrez, c'est-à-dire dès que l'ombilic paraîtra à la vulve, attirez une anse de cordon assez longue pour qu'elle flotte sans se tendre jusqu'à la fin de l'extraction. Assurez-vous en même temps, par le palper de ce cordon, de l'état de la circulation fœtale et, suivant que le cordon bat bien ou qu'il bat très lentement, attendez la coopération des contractions utérines ou précipitez votre manœuvre.

Si, exceptionnellement, soit parce qu'il est naturellement court, soit parce qu'il est raccourci par les circulaires qu'il forme autour du tronc, le cordon se tend pendant vos tractions et paraît gêner la sortie du fœtus, placez sur lui la pince hémostatique, au moins à 6 centimètres de l'ombilic, et coupez le cordon au-dessus. Mais alors hâtez-vous d'achever l'extraction sous peine de voir le fœtus succomber à l'asphyxie.

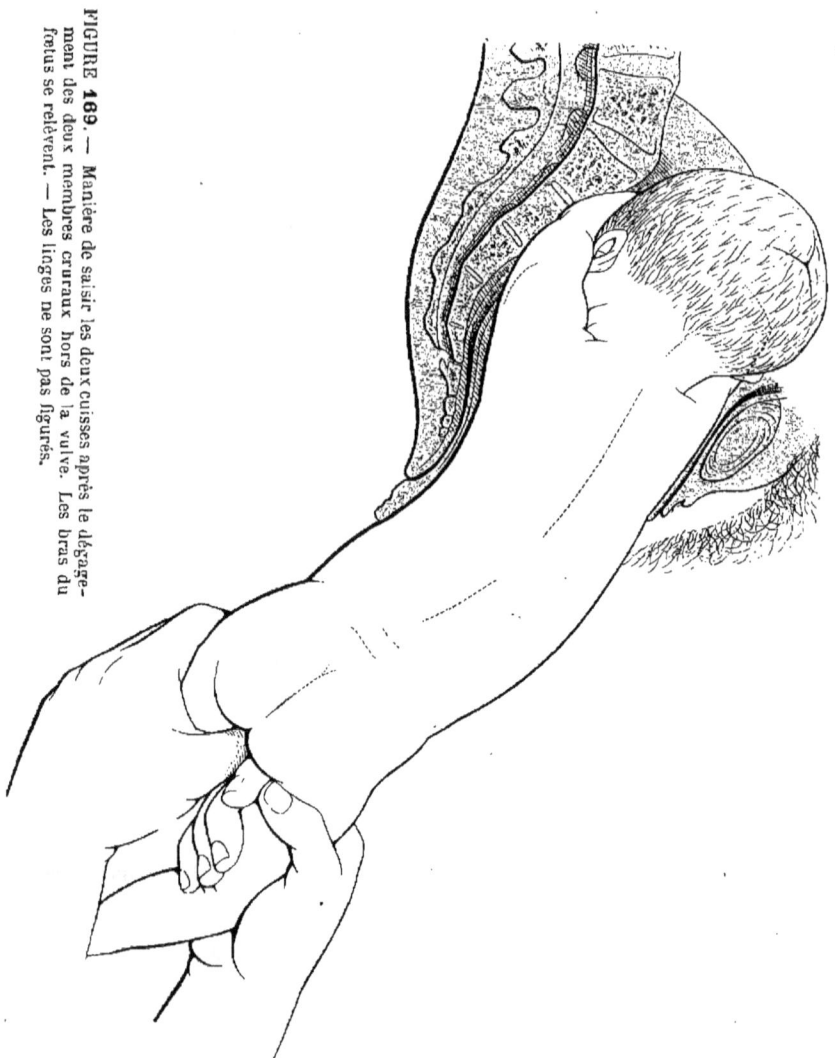

FIGURE 169. — Manière de saisir les deux cuisses après le dégagement des deux membres cruraux hors de la vulve. Les bras du fœtus se relèvent. — Les linges ne sont pas figurés.

4° DÉGAGEMENT DES BRAS

Au contraire, quand rien ne vous presse extrêmement, ce qui est la règle, ne tirez que pendant les contractions. Ayant repris la cuisse antérieure qu'une main avait lâchée pour dégager le cordon, vous êtes prêt à continuer votre traction dans le sens initial, en bas, vers vos pieds. — Faites descendre le fœtus lentement et ne vous arrêtez pas, si vous n'éprouvez de résistance, avant d'avoir vu l'épaule antérieure s'engager sous la symphyse et vous être assuré de cet engagement par le toucher. Alors seulement relevez le tronc pour permettre à l'épaule postérieure, encore retenue au-dessus du coccyx, de rétropulser celui-ci et de balayer le périnée pour sortir enfin à la commissure postérieure de la vulve. Immédiatement, rabaissez le tronc fœtal afin qu'à son tour le membre antérieur, dont le moignon de l'épaule seul était apparent, soit expulsé lui-même spontanément.

Mais la sortie des bras n'est pas toujours aussi facile !

Souvent, les contractions utérines ne prêtant pas un concours suffisant et continu à l'accoucheur, surtout lorsqu'il faut accélérer la manœuvre sous peine de voir l'enfant succomber, les membres supérieurs, que rien ne pousse ni ne tire, s'attardent à l'entrée du bassin pendant que le thorax descend.

Il arrive un moment où ces membres supérieurs, relevés ordinairement comme pour embrasser le front, interposés entre les côtés de la tête et l'entrée du bassin, arrêtent la descente. C'est à peu près à l'instant où la vulve fait ceinture à la base du thorax (Fig. 169).

Le diamètre bis-acromial sollicite un diamètre oblique ; il y a donc, malgré l'obliquité, bras antérieur et bras postérieur.

L'épaule et le bras postérieurs s'engagent facilement et descendent dans le creux sacro-iliaque, ne laissant que l'avant-bras et la main au-dessus de la ligne innominée. Au contraire, le membre antérieur presque tout entier reste au-dessus du contour ilio-pectiné.

Le bras antérieur cale la joue antérieure, l'avant-bras postérieur la joue postérieure ; la tête s'enclave entre les deux. L'occiput déborde l'une des éminences ilio-pectinées, le front frotte sur le psoas au droit de la symphyse sacro-iliaque opposée, car la présence des membres relevés sur les côtés de la tête favorise la déflexion de celle-ci.

Lorsque les choses sont ainsi, toute traction provoque la déflexion de la

tête, aggrave l'enclavement et les difficultés du dégagement indispensable
des membres supérieurs, qu'on a vus se fracturer, entre la tête et l'entrée
du bassin, sous l'effort de tractions inconsidérées.

Il faut dégager les bras successivement. Le postérieur seul, en partie descendu dans l'excavation, sera d'abord accessible. Lorsqu'on l'aura abaissé,
c'est-à-dire lorsqu'on aura fait descendre son avant-bras, la tête, plus à
l'aise, pourra se fléchir un peu, s'incliner, s'engager. Avec elle et devant
elle, descendront l'épaule et le bras antérieur ainsi devenu accessible à son
tour, jusqu'au coude qui suffira encore à suspendre la progression et qu'il
faudra abaisser complètement pour laisser la tête seule dans l'excavation.

Mais voyons où nous en sommes : le fœtus placé de champ ou presque de
champ a été, par les tractions en bas sur les membres inférieurs, attiré
jusqu'à ce que l'angle inférieur de l'omoplate antérieure apparaisse dans
l'ouverture vulvaire (Fig. 169) ; vous avez éprouvé la résistance qui vous
indique le début de l'enclavement, ne tirez plus.

a. Abaissement du bras postérieur. — Opérez avec la main qui, dans
l'attitude naturelle de la demi-supination, a sa paume tournée vers le dos
du fœtus.

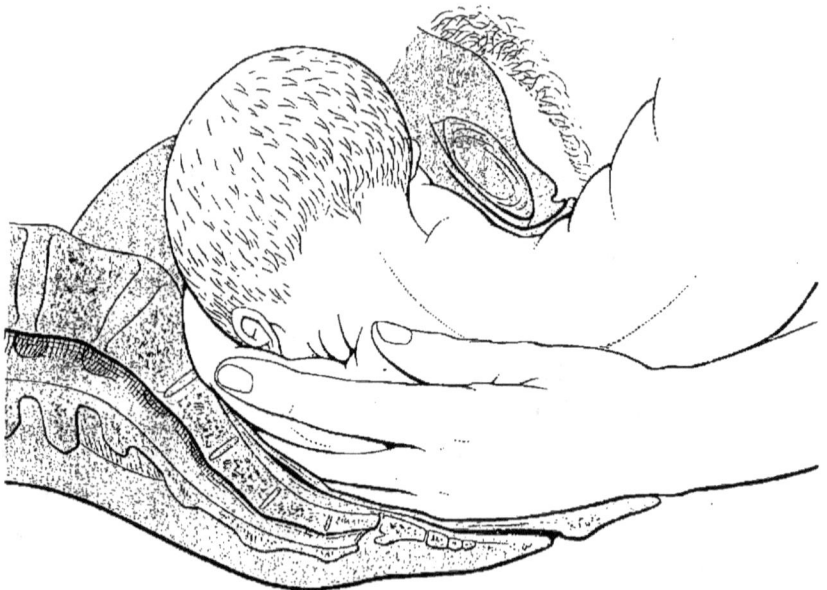

FIGURE **170**. — La main gauche, dont la paume regarde le dos du fœtus, s'est introduite pour
allonger ses grands doigts, l'index notamment, sur le bras postérieur jusqu'au pli du coude.

De l'autre main qui tient encore sa cuisse, relevez en l'air le siège du fœtus. L'inflexion ainsi produite montre et relâche la commissure postérieure de la vulve ; elle fait place à la main active qui péniblement va et doit s'introduire tout entière, pouce compris, la paume au contact de l'omoplate fœtale. Cette main, plongez-la aussi profondément que possible ; conduisez-la sur le deltoïde et plus loin, au-dessus et le long du bras, il le faut, jusqu'au pli du coude (Fig. 170).

A ce moment le poignet de votre main est dans la vulve, et les articulations métacarpo-phalangiennes, la partie large de la main, font effort contre le détroit inférieur (Fig. 170). Vous ne pouvez que difficilement aller plus loin. Cependant essayez, car c'est dans le pli du coude et non sur le fragile humérus qu'il faut appuyer du bout de l'index et du médius pour tirer sur la racine de l'avant-bras et le faire descendre devant le front, l'œil, le nez, la bouche, le sternum... et amener la main à l'extérieur.

Grâce à l'amplitude de la concavité sacro-iliaque, le dégagement du bras postérieur est terminé.

b. Abaissement du bras antérieur. — Votre main qui relevait le fœtus l'abaisse maintenant puisqu'il s'agit d'atteindre et de dégager le membre antérieur.

La main qui vient déjà d'opérer en arrière, s'introduit en avant, la face palmaire de ses doigts au contact de l'omoplate du membre relevé, la face dorsale fort gênée par la dureté de l'arc antérieur du détroit. Poussez l'index et le médius aussi haut que possible sur le deltoïde et le bras, le pouce se logeant dans l'aisselle (Fig. 171). Tâchez d'atteindre le pli du coude ; appuyez doucement sur le bras de toute la longueur de vos grands doigts, non du bout. Efforcez-vous ainsi d'abaisser l'avant-bras et la main entre la tête et le bassin. Au début de ce mouvement, ayez soin de pousser le coude du fœtus vers la profondeur de l'excavation ; gardez-vous de vouloir amener à vous le bras avant qu'il ne soit tombé et flottant dans le vagin.

Cette manœuvre est également indiquée pour ces cas très rares dont on parle trop, où la main fœtale, au lieu d'être relevée devant le front, l'est derrière l'occiput.

Dans nombre de cas, l'engagement dans le détroit supérieur étant avancé, il peut être commode de commencer par l'abaissement du bras antérieur.

Lorsque spontanément ou par les manœuvres ci-dessus décrites, les membres thoraciques sont dégagés, la tête seule demeure dans l'excavation.

Il faut l'extraire sans désemparer comme on le fait toujours, même dans l'accouchement normal, par la manœuvre de Mauriceau ci-devant décrite.

Chargez le fœtus ; accrochez la bouche, enfourchez la nuque. Fléchissez, tirant le menton, poussant l'occiput. Amenez, tirant le menton et tirant les épaules. Tournez le menton en arrière, la nuque en avant et dégagez le plus possible de l'occipital chevelu. En renversant le dos du fœtus vers le ventre de la mère, appuyez toujours sur les épaules, tirez ferme sur la mâchoire et fléchissez la tête de plus en plus pour la dégager.

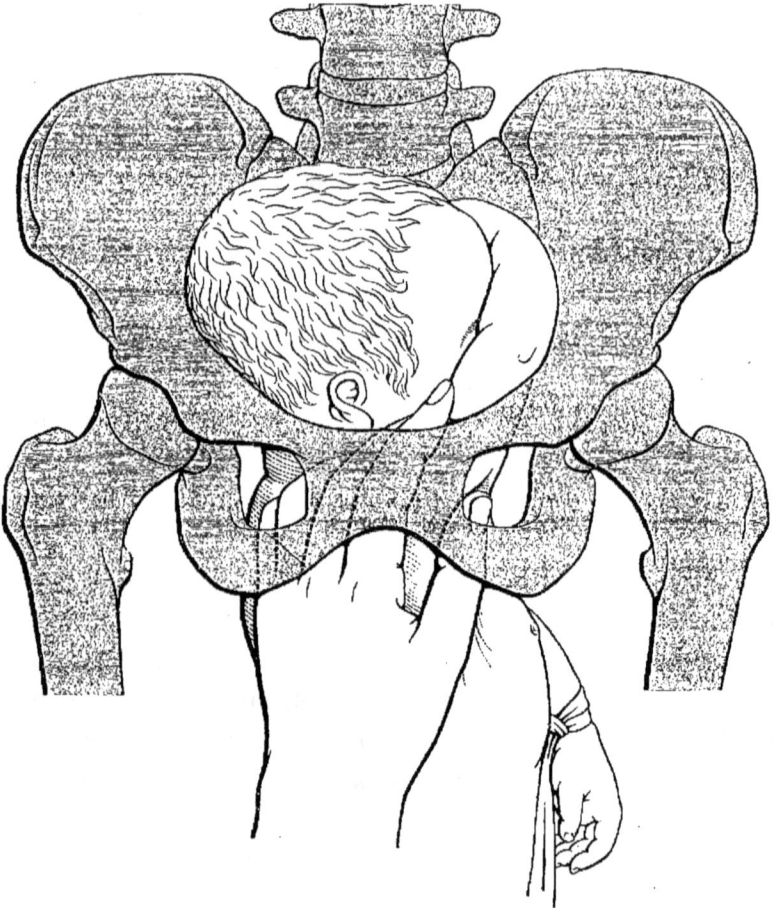

FIGURE 171. — Dégagement du bras antérieur demeuré seul relevé. La main gauche, dont la paume regarde le dos du fœtus, allonge son pouce dans l'aisselle et ses deux grands doigts sur le bras, jusqu'au pli du coude qu'ils n'ont pas encore atteint, mais qu'ils doivent atteindre avant d'appuyer en long pour provoquer l'introduction du coude et de l'avant-bras dans l'excavation.

MANIÈRE DE RENDRE UN PIED ACCESSIBLE
DANS LE MODE DES FESSES NON ENGAGÉ

Lorsque le siège se présente décomplété mode des fesses au détroit supérieur, l'accoucheur peut être obligé d'exécuter une manœuvre spéciale pour atteindre un pied ou pour l'abaisser avant de le saisir. C'est un cas particulier de l'extraction complète.

Les fesses sont encore au détroit supérieur. Elles n'y sont plus assez mobiles pour qu'on puisse, à la façon de Mme Lachapelle, les soulever à pleine main et les reporter dans la fosse iliaque que regarde le sacrum fœtal, pendant qu'on abaisse la tête par une pression extérieure, double manœuvre qui abat le plan ventral et les pieds sur l'aire du détroit supérieur.

Elles sont fixées sur l'entrée du bassin, dans lequel elles font parfois une saillie déjà notable, tassées par un utérus vide d'eau et presque inextensible.

Dans ces conditions, pour aboutir *avec la main*, ce que nous conseillons exclusivement avec Mme Lachapelle, peut-on accrocher l'aine antérieure avec l'index et le médius recourbés et introduits soit en dehors, soit en dedans de la cuisse? Non, dans l'immense majorité des cas.

Peut-on songer, avec Barnes, à introduire la main dans l'utérus, le long de la face ventrale du fœtus, pour aller directement saisir un pied qui se trouve au niveau de la tête du fœtus, au fond de l'utérus? Non, car dans les conditions où nous nous supposons placés, la base du coin pelvien fœtal ne peut être dépassée par les articulations métacarpo-phalangiennes des doigts.

Mais, si la main ne peut progresser jusqu'au fond de l'utérus, elle a tout au moins la libre exploration de toute la région engagée; en particulier du côté du plan ventral du fœtus, elle peut, du bout des doigts, atteindre aisément à la hauteur du creux poplité des membres relevés. C'est assez, l'expérience l'a prouvé, pour rendre un pied accessible à la saisie (Spiegelberg). Vous réussirez en suivant les conseils de M. Pinard.

Supposez une présentation du Siège décomplété MODE DES FESSES, en position **sacro**-ILIAQUE GAUCHE-*antérieure* (Fig. 172). Le ventre du fœtus, devant lequel les membres inférieurs sont relevés et appliqués comme deux attelles, regarde à droite et un peu en arrière. Si nous pouvions abaisser le pied gauche qui est celui de la hanche antérieure, ce serait parfait!

13

Introduisez tout entière la main gauche dont la paume regarde naturellement le plan ventral du fœtus. Appliquez la face palmaire des doigts à la
face ventrale du fœtus, tandis que le pouce montera derrière le sacrum. Que
l'index et le médius, dressés le long de la cuisse antérieure, s'enfoncent jusqu'à ce que leur pulpe arrive au creux poplité. Alors, le médius légèrement
écarté reste dans l'attente de la jambe que l'index va faire tomber en la
forçant à se fléchir. A cet effet, le bout de l'index appuie fortement dans le
creux poplité ou sur la saillie des tendons qui l'encadrent (fléchisseurs de
la jambe ou ischio-jambiers). Cette pression chasse le genou vers le flanc
du fœtus, plus en arrière encore (Fig. 172 et 173).

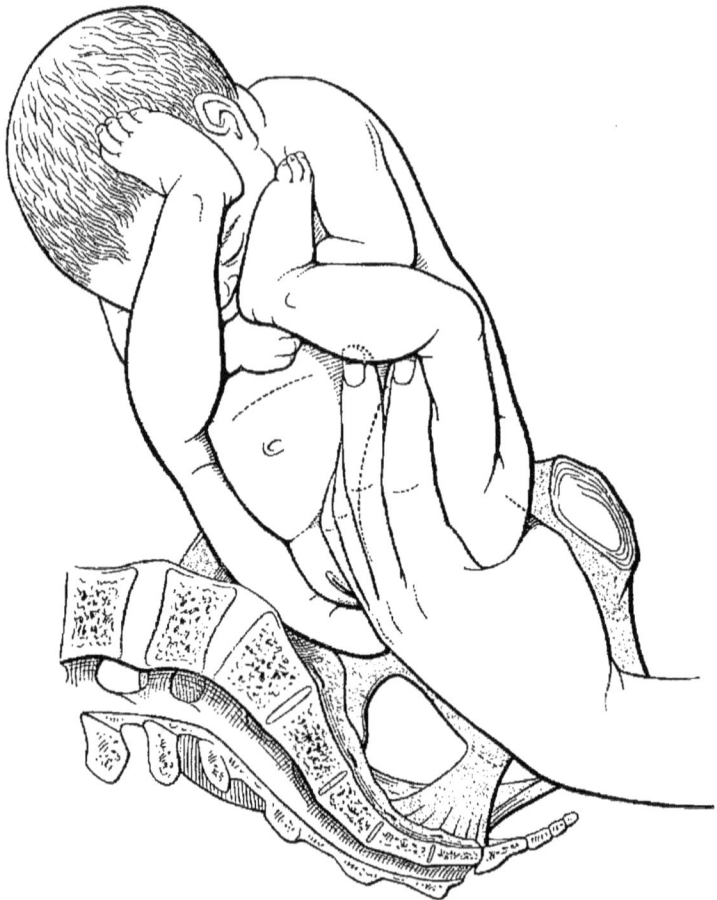

FIGURE **172**. — Mode des Fesses. — Position gauche, abaissement du pied antérieur par l'action
de l'index gauche sur le jarret. — La jambe va tomber entre les deux grands doigts.

Les muscles ischio-jambiers, distendus par la pression du doigt et par l'exagération de la flexion fémorale, fléchissent la jambe qui tombe dans le vide que lui a fait le refoulement du jarret, entre l'index et le médius qui la saisissent immédiatement, le talon battant le dos de la main.

En recourbant l'index ou le médius par-dessus la jambe abaissée, on saisit aisément le cou-de-pied qui, se trouvant pris entre les deux doigts, les suit dans le vagin, puis au dehors, dépliant le membre complètement. Vous pouvez désormais exercer des tractions efficaces d'après les règles indiquées plus haut.

Dans les positions droites, c'est la main droite, celle dont la paume regarde naturellement le ventre du fœtus, qu'il faut employer (Fig. 173).

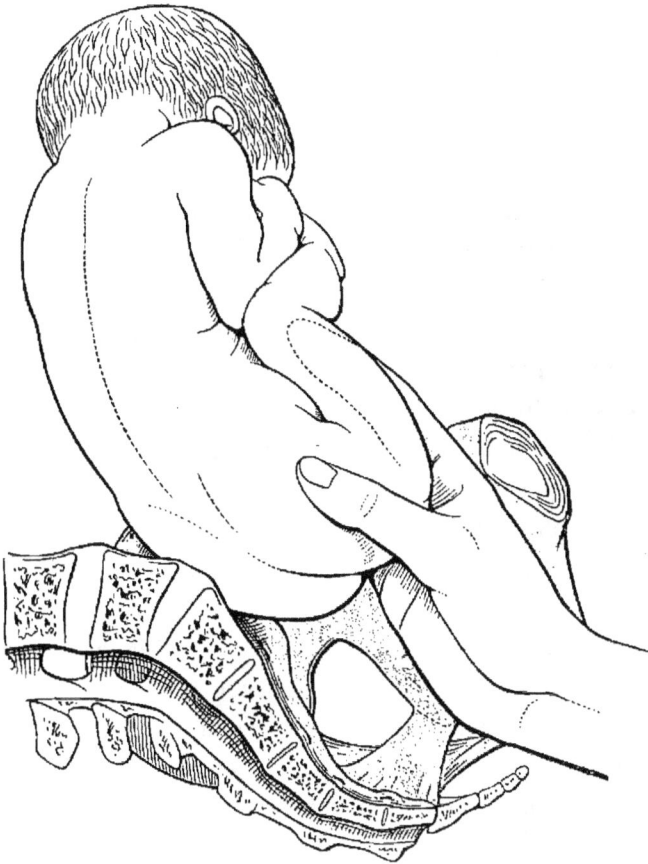

FIGURE 173. — MODE DES FESSES. — Position DROITE, abaissement du pied antérieur par l'action de l'index droit sur le jarret.

C. TRACTIONS INGUINALES

(Extraction du fœtus se présentant par le siège décomplété mode des fesses,
déjà engagé, pieds inaccessibles.)

Ce qui caractérise ce mode de présentation du siège, c'est que les membres inférieurs sont complètement relevés au-devant du tronc, au point de mettre les pieds en rapport avec la face du fœtus, et de les rendre inaccessibles à l'opérateur, aussitôt que le siège est engagé dans l'excavation.

Cette attitude peut être primitive, c'est-à-dire remonter aux derniers temps de la grossesse, préexister au travail de l'accouchement; elle peut encore être secondaire, c'est-à-dire résulter du relèvement des membres pelviens arrêtés par la margelle du bassin pendant la descente à travers le détroit supérieur. — Nous venons de voir comment on arrive à saisir un pied dans le mode des fesses, avant l'engagement complet.

Ici, rien de pareil ne peut être fait : les fesses sont descendues, la grande circonférence bitrochantérienne a franchi le détroit supérieur, le fœtus ne peut être refoulé, et la main ne peut dépasser le détroit supérieur. L'accouchement va se terminer comme il a commencé, en mode des fesses : les plis de l'aine sont les seules parties sur lesquelles les doigts recourbés en crochet puissent exercer des tractions.

Le sacrum est à droite ou à gauche, les hanches sont l'une en avant, l'autre en arrière, presque directement si la rotation finale est accomplie. Elles descendent poussées dans l'axe de l'excavation. L'antérieure franchit le niveau sous-symphysien ; la postérieure s'arrête sur la pédale coccygienne.

Maintenu dans cet axe par la rigidité des membres relevés, qui empêche l'inflexion lombaire, le pelvis fœtal n'a pas la tendance ordinaire à s'incliner spontanément pour enfiler le détroit inférieur. Il faudrait que le doigt pût, derrière la hanche postérieure, accrocher le pli de l'aine ou pli de flexion fémorale, attirer cette partie dans l'axe du détroit inférieur, au lieu de l'abandonner à l'utérus qui la pousse trop en arrière.

En le tentant exclusivement et d'emblée, on soulève nécessairement le siège et, par conséquent, la hanche antérieure qui remonte derrière le pubis au lieu de s'arc-bouter dans l'arcade, comme il convient, pour servir de point d'appui au mouvement de dégagement de la postérieure.

Aussi la hanche antérieure doit-elle au préalable être descendue au maximum et fixée, immobilisée, pendant que les doigts iront chercher, engager et dégager la postérieure. En avant comme en arrière, c'est dans les plis de flexion fémorale qu'il faut agir. Pour les accrocher, l'accoucheur possède « le plus beau et le plus utile de tous les instruments, la main ». (VIARDEL(1671).

Mme Lachapelle (1769-1821), dont la compétence ne saurait faire de doute, a prononcé sur ce point un jugement que les efforts des modernes pour réhabiliter le crochet, le lacs ou le forceps, n'ont pas encore pu infirmer.

a. Abaissement et maintien de la hanche antérieure. — Employez la main dont la paume regarde naturellement le dos du fœtus; introduisez l'index sur le côté, au contact de la fesse, profondément s'il le faut ; d'arrière en avant, relativement au fœtus, venez au pli de l'aine et enfoncez-y le bout du doigt jusqu'à ce que vous le sentiez bien pris entre le fémur et le bord antérieur de l'os iliaque. — Tirez en bas pour abaisser le pelvis au maximum.

Alors, à l'index qui vient d'opérer et qui va opérer encore sur la hanche postérieure, substituez l'index de l'autre main, avec la consigne de maintenir le résultat acquis, d'empêcher la réascension de la hanche antérieure en la fixant comme s'il était une cheville insensible à la dure pression de l'arcade pubienne (Fig. 174).

b. Attraction de la hanche postérieure, passage du détroit inférieur, etc. — Enfoncez les quatre doigts de la main appliqués à la fesse postérieure, jusqu'à ce que les bouts de l'index et du médius, contournant le flanc du fœtus, puissent pénétrer l'un par-dessus l'autre et s'accrocher solidement dans le pli de l'aine postérieure. Toute la longueur des doigts est dans l'excavation, au-dessus du coccyx forcé avec patience (Fig. 175). Tirez à peu près horizontalement : la fesse postérieure viendra en avant, s'engagera et passera le détroit coccy-pubien suivie du grand trochanter.

Le siège étant dans le bassin mou formé par le périnée dilaté, continuez à tirer sur l'aine postérieure, mais en relevant votre traction pour suivre l'axe courbe de la voie maternelle (Fig. 176).

Au moment où l'anneau vulvaire commencera à entrer en jeu, tirez directement en l'air (Fig. 177) sur les deux aines à la fois, jusqu'à ce que, les genoux étant à la vulve, les jambes du fœtus puissent être fléchies et dégagées. — Dès lors, vous rentrez dans les conditions de l'extraction ordinaire.

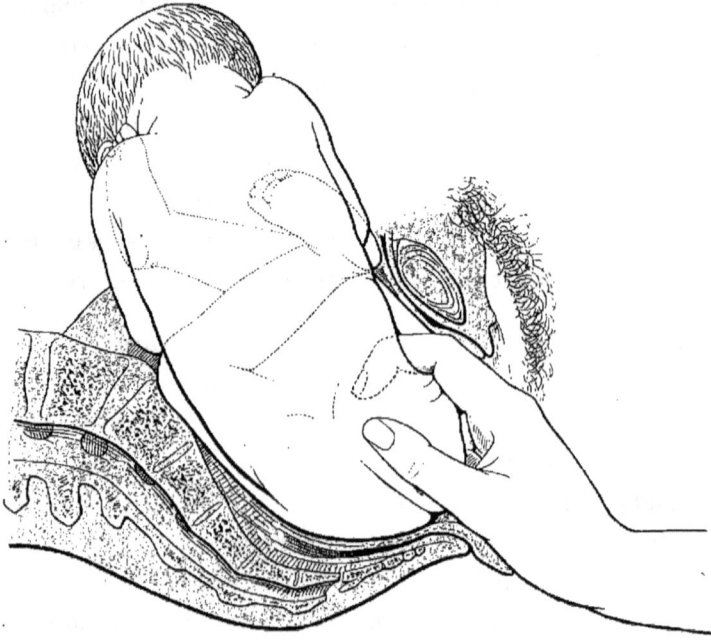

FIGURE **174**. — MODE DES FESSES. — Dos à droite, l'index gauche, après avoir abaissé la fesse antérieure, a cédé la place à l'index droit chargé de maintenir le résultat acquis.

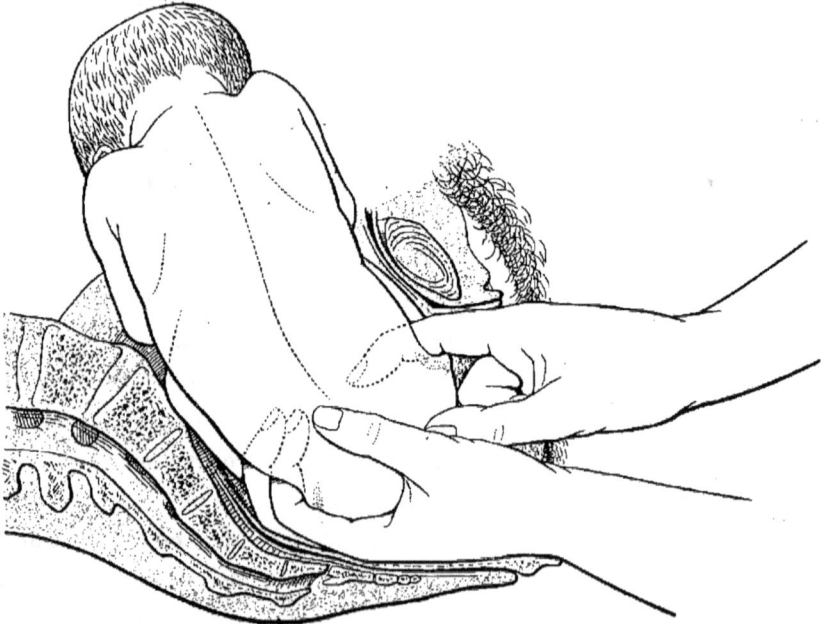

FIGURE **175**. — Même cas. — L'index droit maintient. L'index et le médius gauches sont dans l'aine postérieure. La traction pour passer le détroit coccy-pubien est à peu près horizontale.

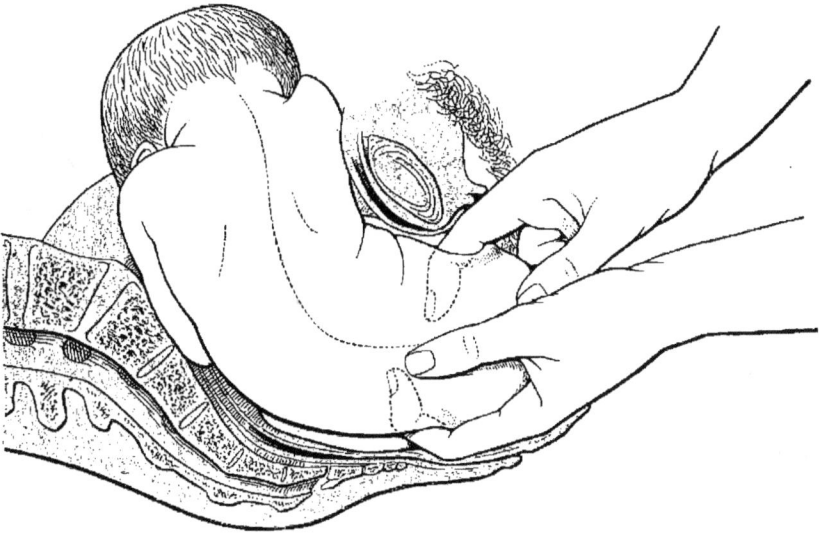

FIGURE **176**. — Même cas. — Traversée du bassin mou. La traction sur l'aine postérieure se relève peu à peu au-dessus de l'horizontale.

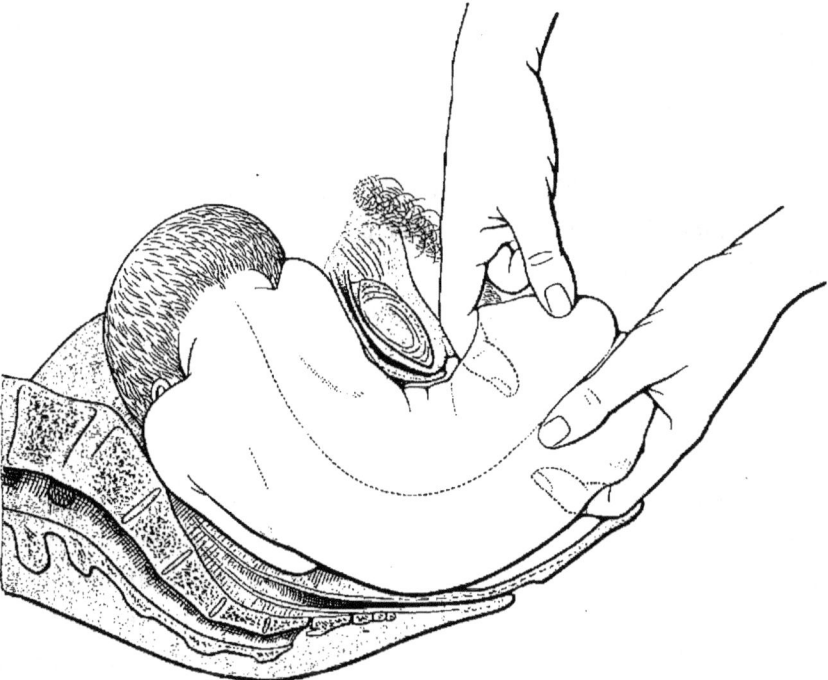

FIGURE **177**. — Même cas. — Passage de la vulve. Traction fortement relevée, car la vulve ne cède que lorsque le périnée a subi toute l'élongation dont il est susceptible.

D. EXTRACTION DE LA TÊTE RETENUE PAR LE DÉTROIT SUPÉRIEUR

(Manœuvre de Champetier de Ribes)

Nous avons supposé jusqu'ici que la filière pelvi-génitale présentait des dimensions normales et que, par conséquent, après l'issue spontanée ou l'extraction du siège, du tronc et des membres supérieurs, aucun obstacle sérieux ne s'opposait à la descente dans le bassin ni à l'extraction de la région la plus volumineuse du fœtus, la tête.

Malheureusement il n'en est pas toujours ainsi. Il arrive assez souvent que le bassin est vicié par le rachitisme qui, on le sait, altère surtout la forme et les dimensions du détroit supérieur.

La réduction du diamètre promonto-pubien, qui a pu aller parfois jusqu'à 7 centimètres 1/2 sans rendre complètement impossible le passage d'une tête à terme, n'a pas besoin d'être aussi considérable, tant s'en faut, pour gêner sérieusement l'engagement de cette tête.

A l'époque où l'on ignorait le mécanisme à l'aide duquel cet engagement devient possible, les accoucheurs, même expérimentés, trompés par la facilité de l'extraction du siège et du tronc à travers un bassin peu vicié, et ne se croyant, par suite, pas tenus à ménager les tractions pour triompher d'une résistance qu'ils ne pouvaient croire osseuse, produisaient assez fréquemment l'arrachement du cou et la rétention dans l'utérus de la tête séparée du tronc.

L'on peut et l'on doit éviter aujourd'hui pareil désastre.

Étudions d'abord théoriquement et expérimentalement comment la tête, venant dernière, se présente au détroit supérieur modérément rétréci et comment on peut arriver à l'y engager.

Le bassin, ou mieux le détroit supérieur du bassin qui va nous servir, est aplati d'avant en arrière. C'est le diamètre antéro-postérieur médian, le promonto-pubien, qui est en défaut : il n'a que 9 centimètres au lieu de 11. Toutefois, la distance de l'aileron du sacrum d'un côté au corps du pubis du côté opposé, a conservé des dimensions qui s'éloignent moins de l'état normal. Quant au diamètre transverse, il est normal, peut-être même agrandi.

Donc, la forme du détroit supérieur s'accuse ici nettement oblongue en travers. Tout naturellement, la tête venant dernière, présentant sa base, se place en position transversale, et offre ses plus grands diamètres, les occipito-faciaux, au diamètre pelvien maximum qui est le transverse.

Dans notre description et nos figures, nous supposons l'occiput orienté vers la gauche, la position étant **occipito**-gauche-*transversale*.

La tête, arrêtée ainsi sur l'entrée du bassin, commence par se défléchir et toute progression devient impossible. Pourquoi?

La figure 178 le montre. La tête résiste à l'engagement en trois points; en arrière, la proéminence du promontoire arrête la bosse du pariétal postérieur *p*; en avant les crêtes du pubis et les éminences ilio-pectinées suspendent, celles de droite l'os malaire antérieur *m*, celles de gauche la région sus-mastoïdienne ou sous-occipito-pariétale.

Ainsi posée comme sur trois pieds, la tête ne peut être fléchie.

Que faudrait-il pour rendre possible la flexion nécessaire? Supprimer l'appui de l'os malaire antérieur.

Comment le pourra-t-on faire? Par une rotation légère qui poussera la face en arrière où il y a de la place.

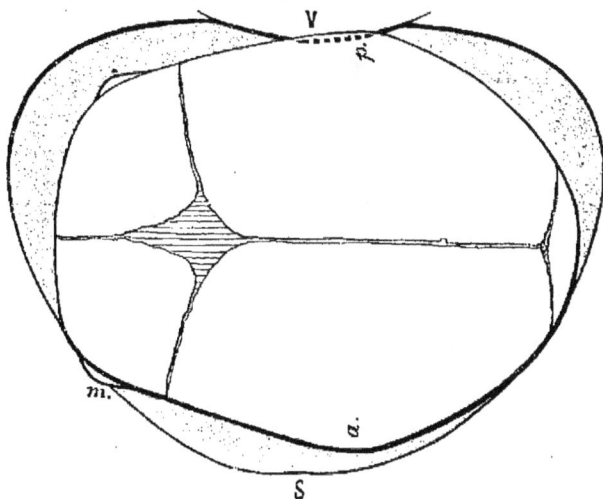

FIGURE **178**. — Tête dernière vue à pic, en position **occipito**-gauche-*transversale*, arrêtée en trois points au-dessus du détroit supérieur. C'est le malaire antérieur *m* qui rend la flexion impossible. — *a* et *p* bosses pariétales antérieure et postérieure; V promontoire vertébral; S symphyse pubienne.

Une chose, en effet doit, vous frapper en considérant attentivement la figure 178. C'est l'espace qui reste inoccupé en arrière, à droite et à gauche, devant les ailerons du sacrum. Cette rotation légère qui, décrochant le malaire antérieur, va permettre la flexion, donnera un autre résultat heureux : elle déplacera légèrement les bosses pariétales, notamment la postérieure qu'elle éloignera du promontoire-obstacle en la plaçant au droit du vide qui existe devant l'aileron gauche. — Sur la figure 179, cette rotation est accomplie, et rien ne semble pouvoir s'opposer à la flexion qui va suffire sans doute à engager la face et la partie temporo-frontale du crâne.

Opérons cette flexion : le front s'enfonce ; l'occiput se relève ; et voici de la place vide de chaque côté du bassin, car l'occiput même, qui tout à l'heure débordait pourtant le contour pelvien, s'en est éloigné en remontant (Fig. 180).

La tête ne pénètre pas encore dans le détroit supérieur ; elle reste au-dessus comme par le passé.

C'est que, par le même mouvement de flexion qui a relevé l'occiput, les bosses pariétales se sont transportées du côté où est le front (Fig. 180). Ce transfert a détruit tout le bénéfice que nous avions retiré de l'orientation oblique, pour la position de la bosse postérieure, en ramenant celle-ci de l'encoche juxta-promontorienne où nous l'avions placée, au droit du promontoire dont la saillie l'arrête à nouveau.

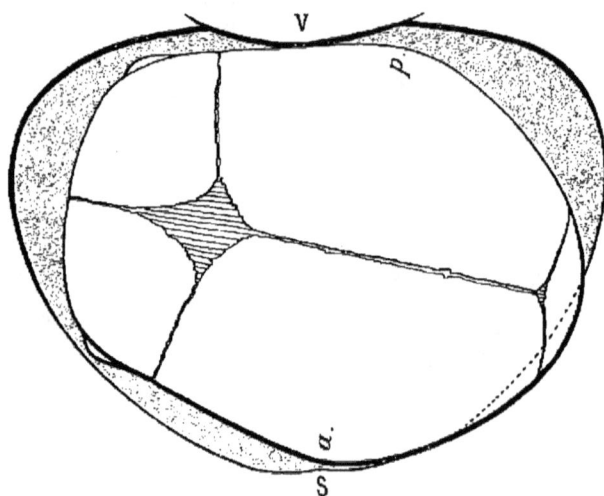

FIGURE 179. — La tête dernière arrêtée en position transversale au-dessus du détroit supérieur. Moyennant une légère rotation, l'os malaire antérieur s'est décroché : la flexion est devenue possible et sera faite sur la figure suivante.

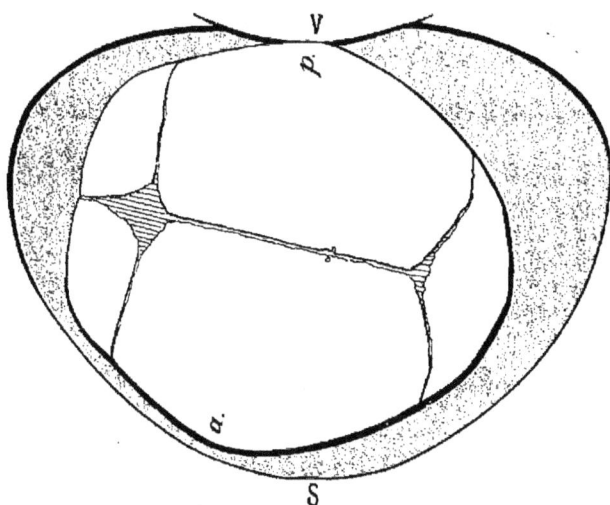

FIGURE **180**. — La tête dernière, arrêtée d'abord en position transversale (Fig. 178), a subi une légère rotation qui, libérant le malaire antérieur (Fig. 179), a permis la flexion maintenant faite.

Ne pouvons-nous pas la refouler définitivement, cette bosse pariétale postérieure, au droit de l'aileron gauche du sacrum? Oui, certes; car du fait de la flexion qui a relevé l'occiput et créé un vide inter-occipito-pelvien, la tête peut être poussée, appuyée, de la droite maternelle vers la gauche, au contact même de la partie gauche de l'excavation. — C'est fait (Fig. 181).

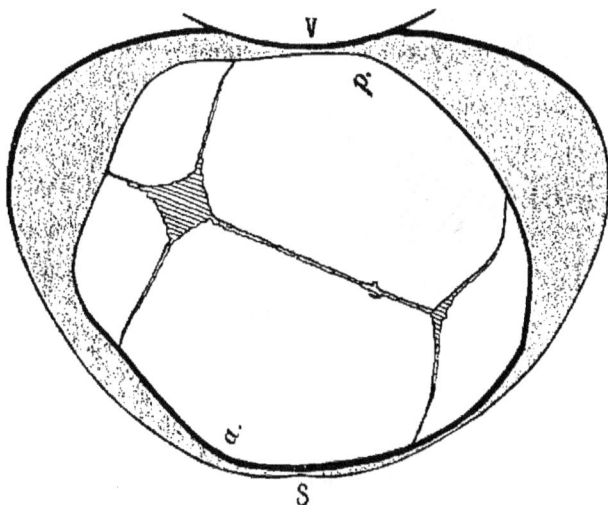

FIGURE **181**. — La tête dernière, arrêtée d'abord en position transversale (Fig. 178), a tourné légèrement (Fig. 179). La flexion a pu alors être opérée (Fig. 180), puis le refoulement du côté où est l'occiput (Fig. 181). Toutes mes figures sont rigoureusement proportionnées.

Il semble que nous avons fait pour le mieux. La bosse pariétale antérieure glissera plus tard derrière le pubis droit ; la postérieure va s'engager devant l'aileron gauche du sacrum. Quant au promontoire, ou plutôt à son côté gauche, c'est la région temporo-pariétale qu'il tend à enfoncer, région heureusement moins saillante et plus dépressible que la bosse elle-même.

Cette tête *fléchie*, orientée *obliquement* et *refoulée* dans la moitié de l'excavation où l'occiput a toujours été, plaçons-la maintenant dans une coupe médiane du bassin (Fig. 182), afin d'en suivre l'engagement.

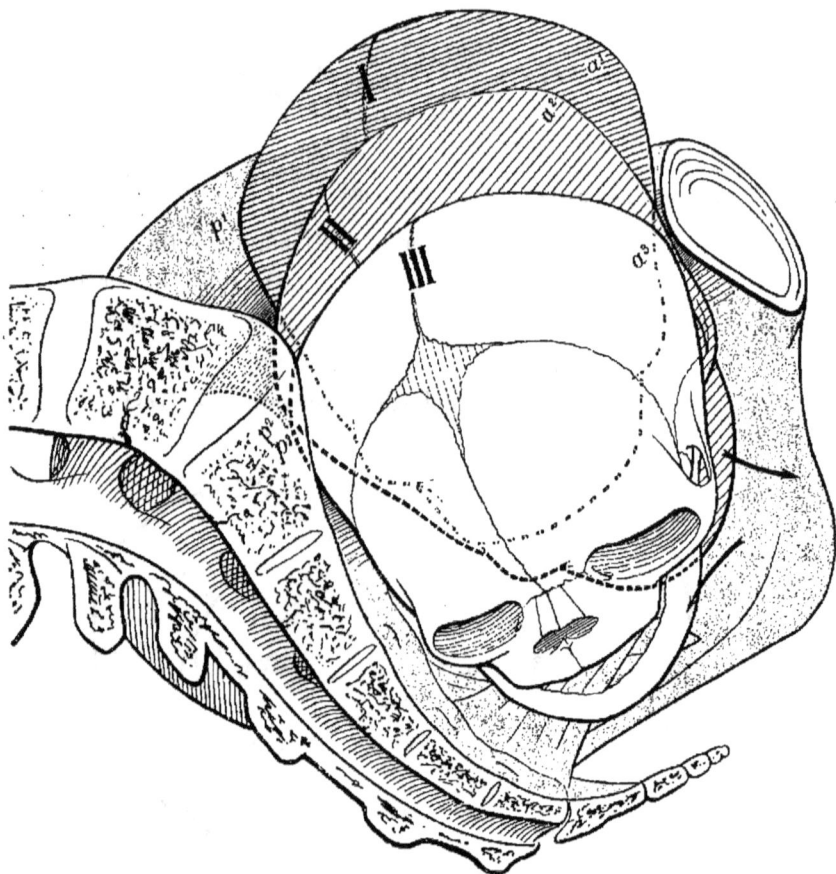

FIGURE **182**. — Tête I. Point de départ de l'engagement : si la descente était provoquée avec ce synclitisme hypothétique, les deux bosses pariétales *a¹* et *p¹* résisteraient.
  Tête II. La traction vigoureuse sur le corps et la mâchoire infér. (V. la flèche) aidée par les pressions abdominales sur la tête, a pu faire descendre la bosse pariétale postérieure devant l'aileron sacré en *p²*.
  Tête III. Le refoulement du cou et de la mâchoire en arrière (V. la flèche) exécuté pendant les tractions et les pressions a, sans laisser remonter la bosse pariétale postérieure *p³*, fait descendre l'antérieure de *a²* en *a³* : cette tête blanche est engagée.

Sur la figure 182, la tête I synclitique au bassin, est une attitude purement hypothétique, car on ne tire jamais dans l'axe du détroit supérieur, c'est impossible, cet axe traversant le sacrum.

La tête II, au contraire, représente l'attitude réelle du commencement de l'engagement.

Les tractions, étant nécessairement dirigées en avant (V. la flèche), laissent la tempe antérieure au-dessus du pubis et font descendre la postérieure dans l'étage supérieur de l'excavation, si bien que l'oreille postérieure se trouve déjà à 1 centimètre 1/2 au moins au-dessous du promontoire quand l'antérieure est encore au-dessus des pubis.

Cette inclinaison et la demi-descente qui en résulte s'arrêtent quand le pariétal postérieur frotte trop fort contre le promontoire, qui pourtant le peut encore presser et enfoncer davantage. Il s'en faut de bien peu que la bosse pariétale postérieure ne puisse être considérée comme engagée devant l'aileron; mais du côté antérieur rien n'est fait.

La bosse pariétale antérieure, que les tractions en avant ne sollicitent pas à descendre, est restée haute.

Il faut l'abaisser à son tour, et l'on n'y voit pas d'autre moyen que de refouler le cou et le menton dans la cavité vide du sacrum, comme l'indique la flèche de III, de faire basculer la tête sur le point fixe que le côté du promontoire s'est creusé dans le pariétal postérieur.

La tête III, fig. 182, a subi cette bascule; par suite, les deux bosses pariétales sont serrées mais entrées dans le détroit supérieur, l'engagement est accompli. Vienne la moindre traction, et la tête tombera instantanément au fond de l'excavation.

En résumé, si, sur la parturiente, nous voulions, par une manœuvre, réaliser ce mécanisme complexe, il nous faudrait nous souvenir du programme :

1° Orienter obliquement la tête qui se présente d'abord transversale, afin de décrocher le malaire antérieur et de rendre la flexion possible;

2° Accomplir la flexion indispensable;

3° Refouler la tête, obliquement orientée et fléchie, dans la moitié de l'excavation occupée par l'occiput;

4° Abaisser au maximum et tenir abaissée la bosse pariétale postérieure;

5° Abaisser et engager la bosse pariétale antérieure.

C'est ce que réalise très bien la manœuvre dite de Champetier de Ribes. Cette manœuvre prépare d'abord l'engagement (orientation, flexion, refoulement); elle l'exécute ensuite (abaissement de la bosse pariétale postérieure, abaissement de l'antérieure).

Un aide est indispensable; deux sont utiles.

Voici comment on procède :

Avec la main dont la paume regarde naturellement le ventre du fœtus, l'accoucheur va, dans l'étage supérieur de l'excavation, sur le côté, chercher la bouche et y mettre deux doigts pour accrocher solidement le maxillaire.

Il s'efforce d'abord d'enfoncer le menton en arrière (rotation), puis tire de toutes ses forces sur la mâchoire qui peut supporter un effort de 25 kilogrammes (flexion).

En même temps, l'aide principal agenouillé sur le lit, en face du front du fœtus, presse des deux mains sur ce front dont il favorise ainsi la flexion, tout en le refoulant tant qu'il peut vers le côté opposé du bassin (refoulement).

L'engagement étant supposé possible, le moment des tractions générales est venu. L'accoucheur, de sa main restée libre, a enfourché le cou par dessus l'épaule antérieure, entre le médius et l'index; le deuxième aide a saisi les pieds; le premier n'a pas cessé d'appuyer sur le front : tout le monde tire ou pousse à la fois et des deux mains à la fois, en relevant les tractions pour en rassembler l'effet sur l'engagement de la bosse pariétale postérieure.

Quand l'accoucheur croit avoir obtenu tout le possible de ce côté, il cesse d'attirer en avant le cou et la joue antérieure; il commande de tirer le plus en arrière possible; et surtout, du bout de ses doigts qui tiraient sur l'épaule, il pousse le cou et la joue vers le creux sacro-coccygien pour abaisser et engager la bosse pariétale antérieure. Quand on est arrivé à engager les deux bosses, elles passent si vite qu'un ressaut très net, perçu par les trois opérateurs, indique la fin de la manœuvre.

Lorsque celle-ci échoue, c'est qu'il y a disproportion trop considérable entre les dimensions de la tête et celles du rétrécissement, et l'on ne doit pas hésiter à broyer celle-ci quand le fœtus est sûrement mort. Mais si la pelvimétrie interne avait été bien faite, le pénil rasé et lavé, la symphyséotomie rapide (une minute!) sauverait encore un enfant vivant ou périclitant.

CHAPITRE V

VERSION PELVIENNE

PAR MANŒUVRES INTERNES

Faire la **Version**, c'est retourner (*vertere*) le fœtus dans l'utérus ; c'est aller chercher une région fœtale qui ne se présente pas, et l'amener à la place de celle qui se présente et qu'on éloigne par cette substitution.

Faire la Version *par manœuvres internes*, c'est retourner le fœtus à l'aide d'une main introduite dans l'utérus.

Faire par manœuvres internes la Version *podalique* ou *pelvienne*, c'est, dans la présentation de l'extrémité céphalique ou du tronc, retourner le fœtus par la main qui va, dans l'utérus, chercher, saisir et amener dans le détroit supérieur les pieds, puis le siège, à la place de la tête ou de l'épaule. C'est faire une présentation du siège mode des pieds, d'où les qualificatifs pelvienne et podalique indifféremment employés.

Autrefois, dans la présentation du tronc et du siège, on essayait, par manœuvres internes, la Version *céphalique* qui consistait à amener la tête au détroit supérieur à la place de la région fœtale primitivement située en ce point. Aujourd'hui, cette espèce de Version est abandonnée ; et Version par manœuvres internes signifie Version podalique, substitution de la présentation du siège mode des pieds à la présentation initiale.

Comme cette opération n'est plus guère appliquée en France qu'aux présentations de l'épaule, Présentation de l'Épaule et Version par manœuvres internes sont deux termes qui se commandent. Car lorsque la tête, fléchie ou défléchie, est au détroit supérieur et qu'il y a lieu d'intervenir, deux moyens s'offrent à l'accoucheur : la *symphyséotomie*, lorsque l'excavation n'est qu'aplatie et sans exostose ; la *césarienne*, à la condition que des manœuvres antérieures n'aient pas déjà infecté l'utérus.

Le forceps, à cette hauteur, brise la tête, tue l'enfant ; feu Tarnier, acceptant mes preuves expérimentales et connaissant les résultats cliniques, l'a proclamé lui-même publiquement, quelques mois avant sa mort.

Quant à mon préhenseur-levier-mensurateur, il est inoffensif, mais il n'a été fait que pour les bassins modérément insuffisants.

C'est un axiome que si le fœtus à terme, vivant, de volume normal, se présente par le travers du tronc, par l'épaule, la terminaison spontanée de l'accouchement est impossible. Naguère encore on ajoutait que, dans ce cas, l'accoucheur devait, de toute nécessité, introduire une main dans l'utérus, écarter du détroit supérieur l'épaule qui s'y présentait, atteindre, saisir, tirer les pieds pour extraire par l'extrémité pelvienne le fœtus retourné.

A l'heure actuelle, tant que la poche des eaux est intacte, on doit transformer les présentations de l'épaule en présentations du sommet par des manipulations extérieures (version céphalique par manœuvres externes).

On ne fait donc plus la version par manœuvres internes que quand le travail est avancé à tel point que l'œuf soit rompu, la dilatation accomplie, l'épaule engagée et ordinairement le bras tombé dans le vagin. Or, à cette période du travail, après la perte d'une quantité variable du liquide amniotique, l'attitude du fœtus qui se présente par l'épaule, tassé dans l'utérus, n'est plus celle qu'on observe dans un œuf intact, rempli de toute son eau, alors que la tête est dans une fosse iliaque, le siège dans le flanc opposé, et le tronc en travers, suivant une obliquité encore légère.

Mme Lachapelle l'a très bien indiqué : « l'épaule ne peut s'engager dans le détroit supérieur sans que la tête se renverse [se relève] vers l'épaule opposée, et que l'extrémité pelvienne se relève du même côté. Le fœtus n'est jamais couché en travers ; il peut être plus ou moins obliquement dirigé, mais jamais horizontalement. Il suit de là que :

« 1° Plus l'épaule sera engagée, plus l'attitude [primitive] sera altérée ;

« 2° Moins l'obliquité utérine [écart du fond de l'utérus de la ligne médiane du corps] sera considérable, et plus l'extrémité pelvienne [du fœtus] sera relevée, plus l'attitude [primitive] sera par conséquent altérée ;

« 3° Plus l'utérus sera contracté [vide d'eau], plus il tendra à se redresser et à relever l'extrémité pelvienne.

« Ce qu'il faut déduire de tout cela, c'est que l'extrémité pelvienne est toujours plus élevée que le reste du tronc et que la tête ; et c'est une circonstance importante à connaître, pour se diriger dans la recherche des pieds.

« Beaucoup de praticiens ont remarqué, avec raison, que les pieds semblaient souvent aussi profondément [aussi haut] placés dans les présentations de l'épaule que dans celles du vertex. »

Rappelons, quoique vous ne l'ayez pas oublié, que, d'une part, le fœtus ainsi placé a le dos tourné soit vers la paroi antérieure de l'utérus, soit vers la paroi postérieure, c'est-à-dire que tantôt les pieds, comme le ventre, sont en arrière et tantôt en avant ; que, d'autre part, la tête étant soit à droite, soit à gauche, les pieds sont de même tantôt à gauche, tantôt à droite.

A. ÉTUDE THÉORIQUE ET EXPÉRIMENTALE DE LA VERSION

La version commençant par la recherche et la saisie des pieds du fœtus, nous aurons à nous demander tout d'abord si la même main de l'accoucheur convient dans tous les cas à cette besogne, ou s'il n'y a pas, pour chaque attitude du fœtus, une main de choix.

La version elle-même se compose de deux actes consécutifs :

1° A l'aide des pieds saisis faire évoluer, culbuter le fœtus dans l'utérus, de façon à éloigner l'épaule de l'entrée du bassin, en même temps qu'on y amène le pelvis (Évolution) ;

2° Engager ce pelvis fœtal dans le bassin maternel, entraîner à sa suite, dans une direction et une orientation favorables à leur engagement et à leur extraction, les deux autres régions volumineuses, les épaules et la tête.

L'indispensable pour l'engagement du siège, des épaules et de la tête, nous le savons, c'est qu'ils placent leurs grands diamètres dans les grands diamètres obliques du détroit supérieur.

Donc, pour le siège qui ouvre sérieusement la voie, le diamètre maximum, le bi-trochantérien, doit se placer obliquement, de manière que le sacrum soit dans l'une où l'autre des quatres positions : *antérieures* gauche ou droite, *postérieures* gauche ou droite.

Il s'en faut qu'il soit sans importance que le sacrum s'engage en avant ou en arrière. Forcément, en effet, l'occiput descendra suivant la même ligne qu'auront suivie la crête sacrée et les épines vertébrales ; et nous savons qu'*il faut* que l'occiput soit en avant pour le dégagement normal de la tête aux détroits inférieur et vulvaire (voy. mécanisme de l'accouchement par le siège [p. 89 et suiv.], et manœuvre de Mauriceau [p. 150]. Il est donc très avantageux, au point de vue de la rapidité, de la facilité et par suite de l'innocuité de l'extraction, que la présentation du siège qu'on substitue à l'épaule soit une **sacro**-ILIAQUE variété *antérieure*.

Nous croyons fermement que l'accoucheur peut contrarier ou favoriser cette heureuse évolution.

D'abord, ne vous semble-t-il pas que son rôle doive être différent, comme exécution et comme difficulté, suivant que le dos sera primitivement orienté en avant ou en arrière? Dans le premier cas (positions dorso-antérieures), n'espérez-vous pas qu'il vous sera possible de maintenir, tout au moins de ne pas détruire vous-même, cette orientation favorable? Dans le second cas (positions dorso-postérieures), ne sentez-vous pas qu'il ne faudra rien faire pour conserver cette orientation défavorable, et peut-être quelque chose pour en permettre et en favoriser la transformation?

La manœuvre de l'accoucheur ne saurait dès lors être la même dans les deux variétés; d'où la nécessité d'étudier à part les dorso-antérieures et les dorso-postérieures. Nous commencerons par les premières qui sont heureusement les plus fréquentes.

I. LES DORSO-ANTÉRIEURES

Nous avons deux questions à résoudre :

1° Est-il indifférent de porter telle ou telle de nos mains à la recherche des pieds du fœtus? Certes non.

2° Est-il indifférent de faire évoluer et d'extraire le fœtus en tirant l'un ou l'autre des pieds? L'étude de l'extraction du Siège a déjà répondu non.

Question de la Main.

Le fœtus se présente par L'ÉPAULE DROITE, dos en avant (Fig. 183).
Il s'agit d'aller chercher les pieds, haut, en arrière et à droite.

Avec quelle main, la droite ou la gauche?

Supposez la main droite introduite en supination, en arrière du fœtus : elle montera la paume appliquée au flanc droit, puis à la face ventrale du fœtus, se dirigeant un peu vers la droite de la mère (c'est-à-dire à votre gauche) afin d'atteindre les pieds au fond de l'utérus.

Comme le fœtus est fléchi sur son plan ventral, il forme en arrière une concavité qui laisse entre elle et la paroi utérine postérieure un espace relativement praticable, route ouverte, préparée et commode à la main.

Simulez comparativement la manœuvre avec les deux mains : vous verrez que la gauche s'introduira aussi bien et aussi profondément que la droite, mais qu'elle sera fort empêchée, presque incapable de s'incliner suffisamment vers la droite de la mère pour atteindre les pieds.

La main gauche ne peut-elle agir autrement?

Supposez que placé comme toujours entre les jambes de l'accouchée, vous avez fait un petit pas, un déplacement à votre droite, et qu'en ouvrant la vulve du bout de vos doigts gauches, votre coude gauche est rejeté à votre droite, sous la cuisse gauche de la mère.

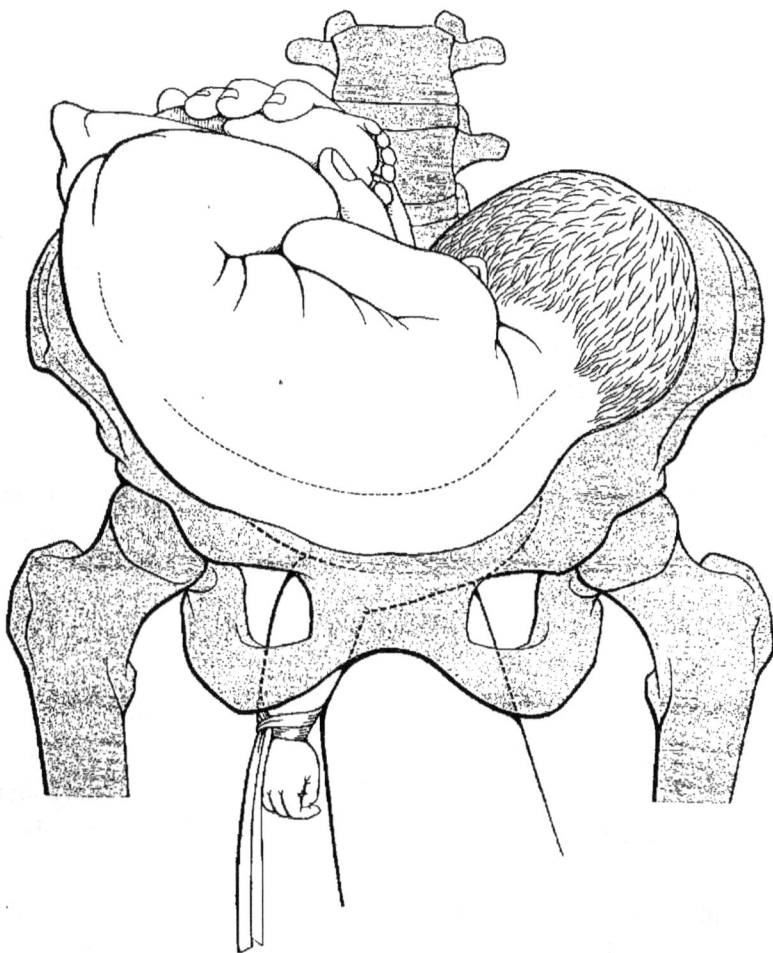

FIGURE 183. — Présentation de l'ÉPAULE DROITE, DORSO-ANTÉRIEURE : tête à gauche, pieds en arrière et à droite. La main droite de l'accoucheur monte naturellement vers les pieds, dans le flanc droit de la femme.

Votre main gauche, poussée en attitude intermédiaire à la supination et à la pronation, va monter obliquement le long et au contact du plan latéral droit, inféro-postérieur du fœtus, rencontrant successivement le côté, le flanc, la hanche qu'elle embrassera dans sa paume, et la fesse qu'elle coiffera dans la concavité de ses doigts. Alors un léger mouvement de supination et d'adduction, que tout favorise, amènerait le bord cubital de cette main derrière le pôle fœtal, où il sentirait et d'où il détacherait et abaisserait les pieds.

Il suffit d'avoir pratiqué un petit nombre de versions dans les conditions où on les fait aujourd'hui, pour conclure que l'emploi de la main droite est ici bien supérieur à celui de la main gauche.

Si, en effet, comme l'avait remarqué Mme Lachapelle, le choix de la main, particulièrement dans les dorso-antérieures qui nous occupent en ce moment, est de peu d'importance lorsque les membranes encore entières ont retenu toutes les eaux, que le fœtus a gardé son attitude naturelle, dans un utérus souple et spacieux, il en est tout autrement quand on opère dans une cavité rétrécie et presque sans eau, sur un fœtus plié en deux, que la paroi utérine rétractée presse de toutes parts. Dans ces cas difficiles où « l'on doit choisir » (Mme LACHAPELLE) : la bonne main est la main droite (homonyme de l'épaule qui se présente).

Les mêmes considérations, appliquées à la présentation de l'Épaule gauche, dos en avant (Fig. 184), montrent que la main de choix est la main gauche (homonyme de l'épaule qui se présente).

Question du Pied.

On se contente aujourd'hui, pour faire évoluer et extraire le fœtus, de tirer sur un seul pied ; on ne croit plus, en effet, avec Guillemeau, que « penser tirer un enfant par un seul pied ; serait l'escarteler et faire mourir et la mère ». L'expérience, depuis Portal, a montré l'innocuité de cette méthode.

Il y a plus : ainsi que l'a fait observer Kilian, il est avantageux de ne tirer que sur un pied. Dans ces conditions le siège forme, avec la cuisse restée fléchie et relevée, une partie volumineuse qui, mieux que le pelvis s'il était tout à fait décomplété, c'est-à-dire si les deux pieds avaient été tirés, dilate le canal utéro-vagino-vulvaire, et rend plus facile l'extraction ultérieure du tronc et de la tête.

Mais peut-on prendre n'importe quel pied ?

Cette question demande à être envisagée successivement à deux points de vue.

1° Quant à l'Évolution, bascule ou mutation du fœtus ;

2° Quant à l'Extraction du fœtus ramené en présentation du siège.

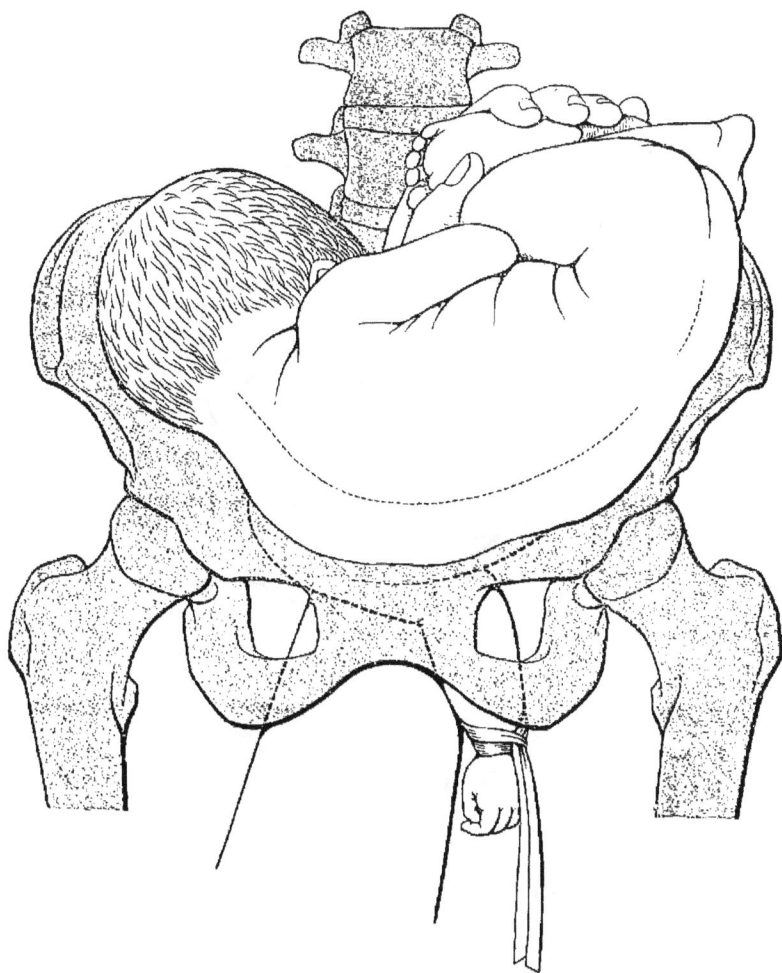

FIGURE **184**. — Présentation de l'ÉPAULE GAUCHE, DORSO-ANTÉRIEURE : tête à droite, pieds en arrière et à gauche. La main gauche de l'accoucheur monte naturellement dans le flanc gauche de la mère où elle trouve les pieds.

D'une part, dans les ᴅᴏʀsᴏ-ᴀɴᴛᴇ́ʀɪᴇᴜʀᴇs le dos du fœtus est en avant ; c'est bon, il faut le maintenir en avant, et par suite laisser en arrière sa face ventrale. D'autre part, la mutation une fois faite, alors qu'il s'agit d'obtenir l'engagement du siège et d'en opérer l'extraction, il est avantageux que le membre déployé, sur lequel on tire, appartienne à la hanche qui est en avant et peut ainsi glisser sans arrêt derrière les pubis.

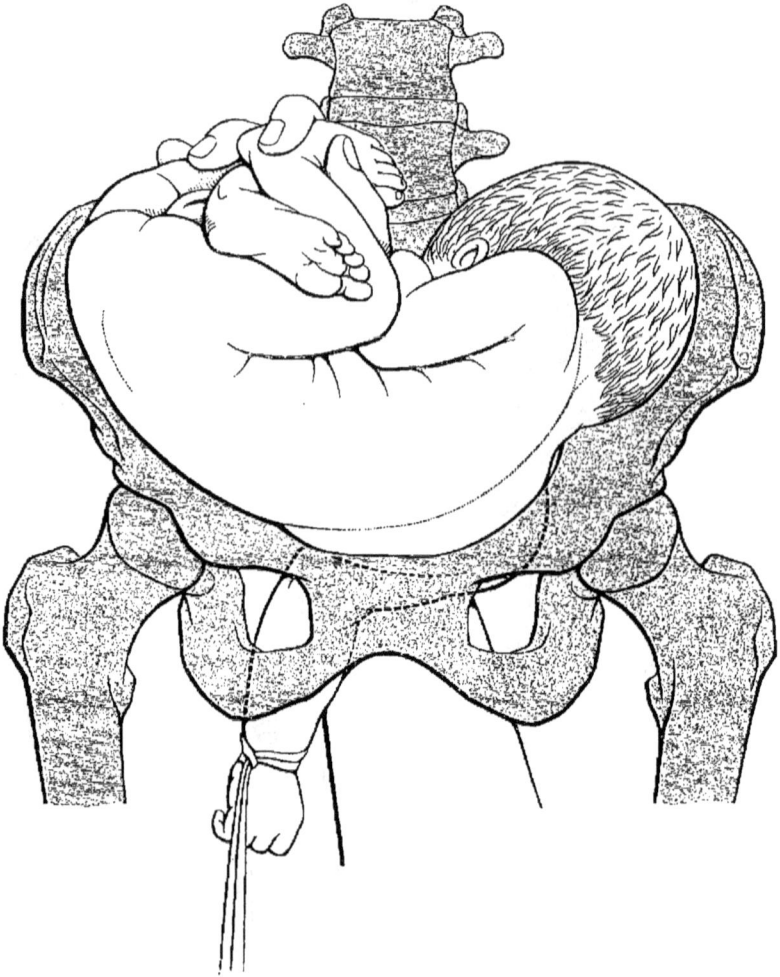

FIGURE **185**. — ÉPAULE DROITE, ᴅᴏʀsᴏ-ᴀɴᴛᴇ́ʀɪᴇᴜʀᴇ : tête à gauche, pieds en arrière et à droite. C'est la main de choix, la droite, qui a été introduite. Mais elle n'a pas choisi le pied ; elle tient le premier senti qui est le gauche, celui de la hanche antéro-supérieure. Les figures suivantes vont montrer les pénibles conséquences de cette prise.

Prenons encore pour exemple une ÉPAULE DROITE, DOS EN AVANT (Fig. 185). Si nous tirons sur le *pied gauche*, celui qui correspond et se rattache à la hanche primitivement antéro-supérieure, que se passe-t-il ?

Sans doute la hanche antéro-supérieure, tirée en bas et en arrière, va tendre à s'abaisser puisqu'on la tire en bas, et à tourner en arrière puisqu'elle y est en même temps sollicitée (Fig. 186).

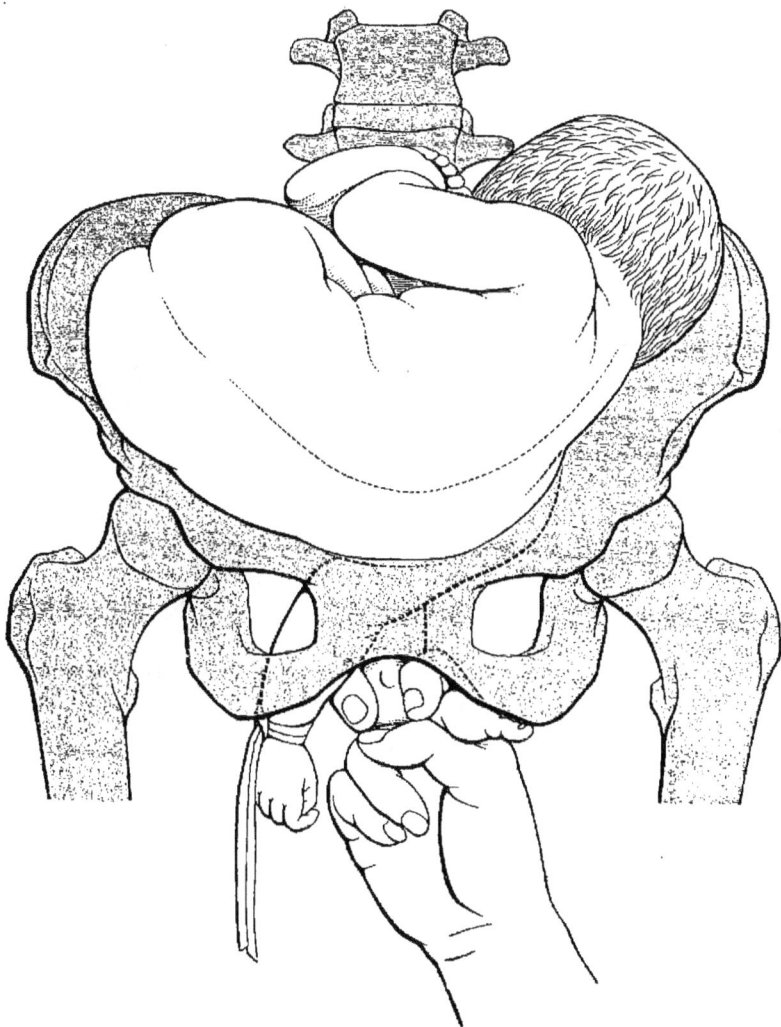

FIGURE 186. — ÉPAULE DROITE, DORSO-ANTÉRIEURE ; tête à gauche, pieds en arrière et à droite. La main droite amène le pied gauche ; on devine, à la torsion du fœtus, que la hanche tirée va devenir postérieure. C'est fâcheux, souvenez-vous de l'Extraction du Siège !

De là, descente de cette hanche primitivement la plus haute, et torsion du pelvis qui va amener en avant la fesse primitivement cachée et postérieure. Cette torsion pelvienne tendra à se propager à la région lombo-dorsale (Fig. 187). Et cette même région se fléchira, fera le gros dos, du fait de l'abaissement du siège.

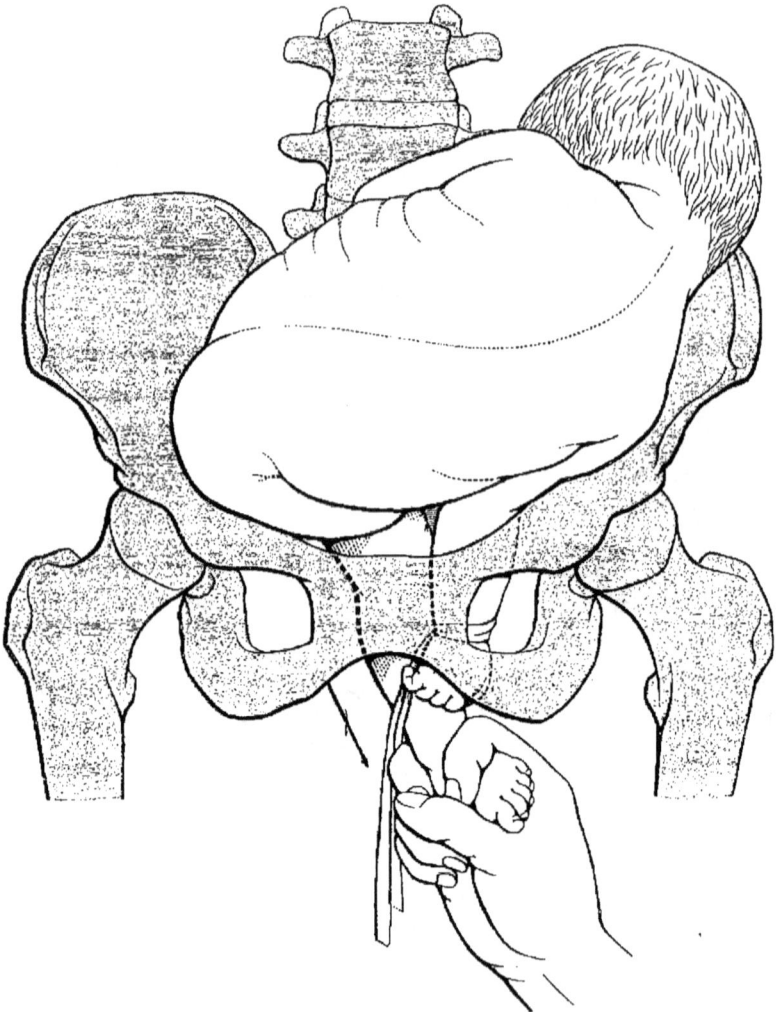

FIGURE **187**. — ÉPAULE DROITE, DORSO-ANTÉRIEURE. Version par le pied gauche. La torsion imposée au tronc dégage l'épaule qui rend libre le détroit supérieur ; mais la hanche tirée va décidément en arrière, pendant que l'autre se montre en avant et que le sacrum, tout à l'heure si bien tourné en avant, regarde déjà sur le côté, virant en arrière.

Ce soulèvement dorsal dégagera l'épaule et rendra libre le détroit supérieur dans lequel le siège décomplété d'un pied est attiré (Fig. 188).

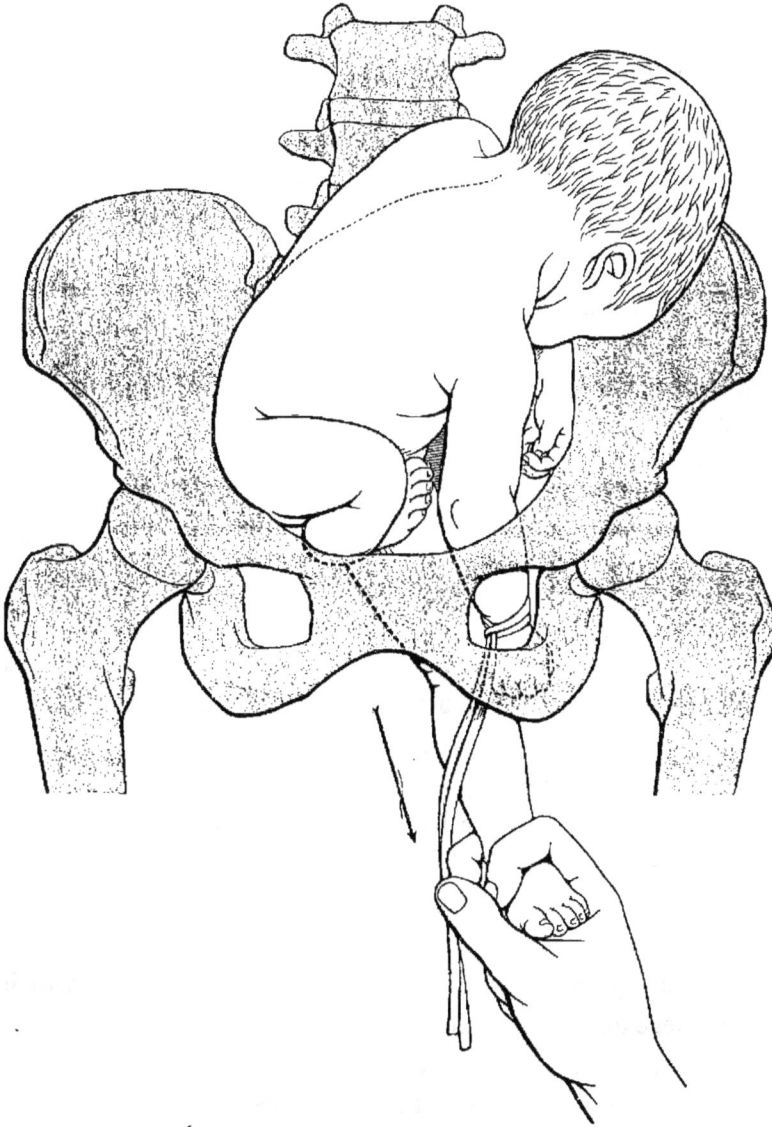

FIGURE **188**. — ÉPAULE DROITE, DORSO-ANTÉRIEURE. Version par le pied gauche. Évolution terminée. Si l'engagement se fait sans rotation (fœtus petit), l'occiput descendra à droite en arrière, le menton à gauche en avant. Si le fœtus est gros, l'engagement sera retardé par la hanche droite non déployée et appuyée sur le contour pelvien antérieur droit. Pour que cette hanche recule et s'engage, la main qui tire n'est-elle pas obligée à imprimer une torsion dans le sens indiqué par la petite flèche qui serpente au long de la grande flèche de traction?

En quelle position ce siège décomplété vient-il se présenter?

La torsion subie par le bassin fœtal a porté le sacrum, qui primitivement regardait en avant, d'abord tout à fait en haut, puis en arrière; comme il descendait à mesure, ce sacrum tend à s'engager du côté droit où il a toujours été et devant la symphyse sacro-iliaque où il a été amené, par conséquent en position DROITE-*postérieure* (Fig. 188). En conséquence, le membre tiré toujours plus en avant qu'il ne faudrait, descend facilement et à distance devant le sacrum, ce qui projette à droite et en avant le membre resté fléchi, la fesse et la région trochantérienne, au point de les faire déborder le contour pelvien avoisinant l'éminence ilio-pectinée droite (Fig. 188).

Alors les tractions deviennent pénibles et inefficaces.

Dans des circonstances favorables (fœtus petit, bassin large, parties bien lubrifiées, périnée refoulable), des tractions énergiques peuvent triompher de la résistance de cette fesse antérieure et l'engager. On voit alors la torsion, d'abord limitée au pelvis et aux lombes, gagner progressivement, comme nous l'avions prévu, à mesure de la descente, le thorax, les épaules, la tête. C'est-à-dire que le dos, comme le sacrum, descend au-devant de la symphyse sacro-iliaque droite; l'épaule gauche (celle qui ne se présente pas), comme la hanche gauche tirée, devant la symphyse sacro-iliaque gauche; l'occiput en arrière comme l'épine dorsale et le sacrum; et la face en avant vers l'éminence ilio-pectinée gauche. — Le premier précepte rappelé antérieurement se trouve violé, puisqu'on a tourné le dos en arrière et amené le menton en avant, ce qui est déplorable !

Avec un fœtus volumineux, un bassin petit, des voies non lubrifiées, le membre replié et appuyé en avant sur le contour pelvien rend impossible l'engagement du siège en pos. sacro-iliaque droite postérieure. Cependant l'extraction pourra commencer et s'accomplir, en continuant à tirer sur le membre inférieur gauche, pourvu que l'on arrive, par son intermédiaire, à obtenir du siège une rotation de 90° d'abord. Ce premier pas (Fig. 189) amène en avant, vers l'éminence ilio-pectinée gauche, la cuisse déployée primitivement postérieure, et conduit la fesse-obstacle d'avant, où elle était arrêtée au-dessus de la partie basse du détroit, en arrière. Là, arrivant au-dessous de la partie haute du même détroit, elle s'y trouve engagée par simple rotation, moyennant que la traction ait été soutenue. Dès lors l'engagement et la descente marchent très bien en position sacro-post. gauche.

Par suite, le dos imitant le sacrum restera en arrière, mais passera à gauche (fig. 189); la face ventrale du fœtus restera en avant virant à droite.

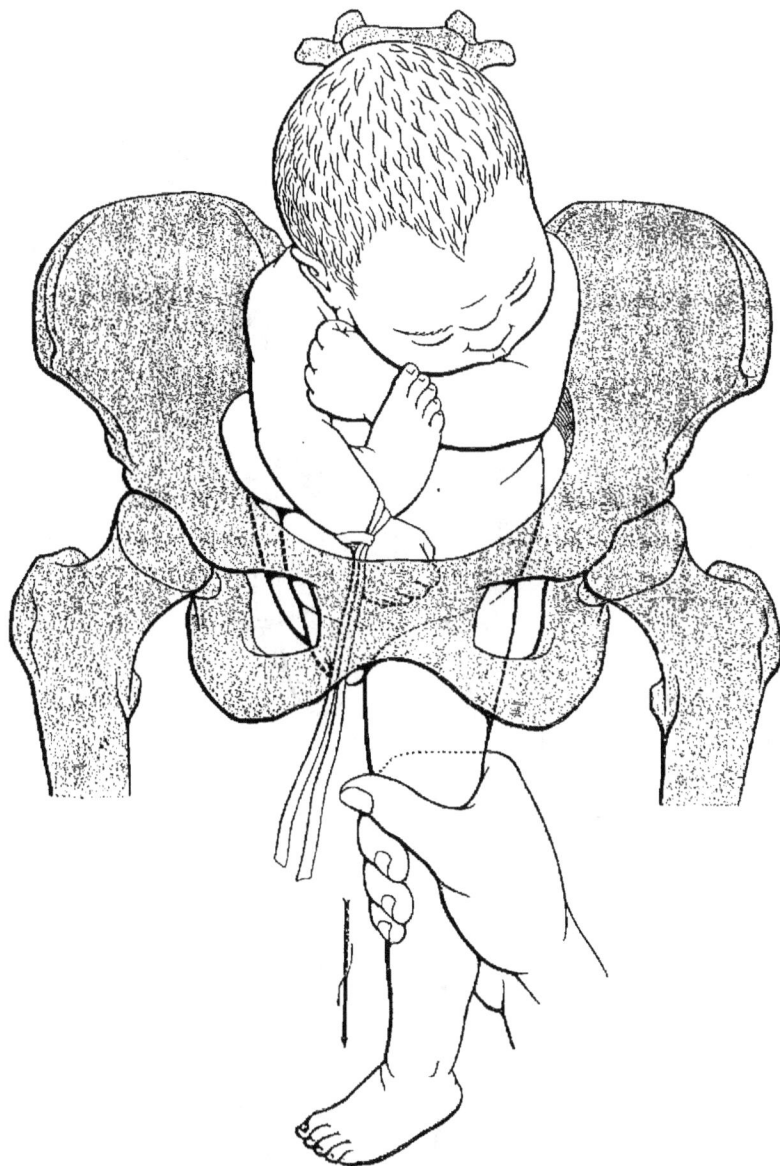

FIGURE **189**. — ÉPAULE DROITE, DORSO-ANTÉRIEURE. Version par le pied gauche. Siège engagé après une première rotation de 90°, en position **sacro-GAUCHE-*postérieure*. La main s'efforce d'ajouter à la première, une nouvelle rotation de 90° (v. les flèches) pour tourner le ventre tout à fait à droite et même un peu en arrière. — Pelvis oblique, ventre en avant, face encore un peu attardée à gauche.

Cette torsion, propagée à la région des épaules, au cou, à la tête, amènera donc le menton en avant et même à droite.

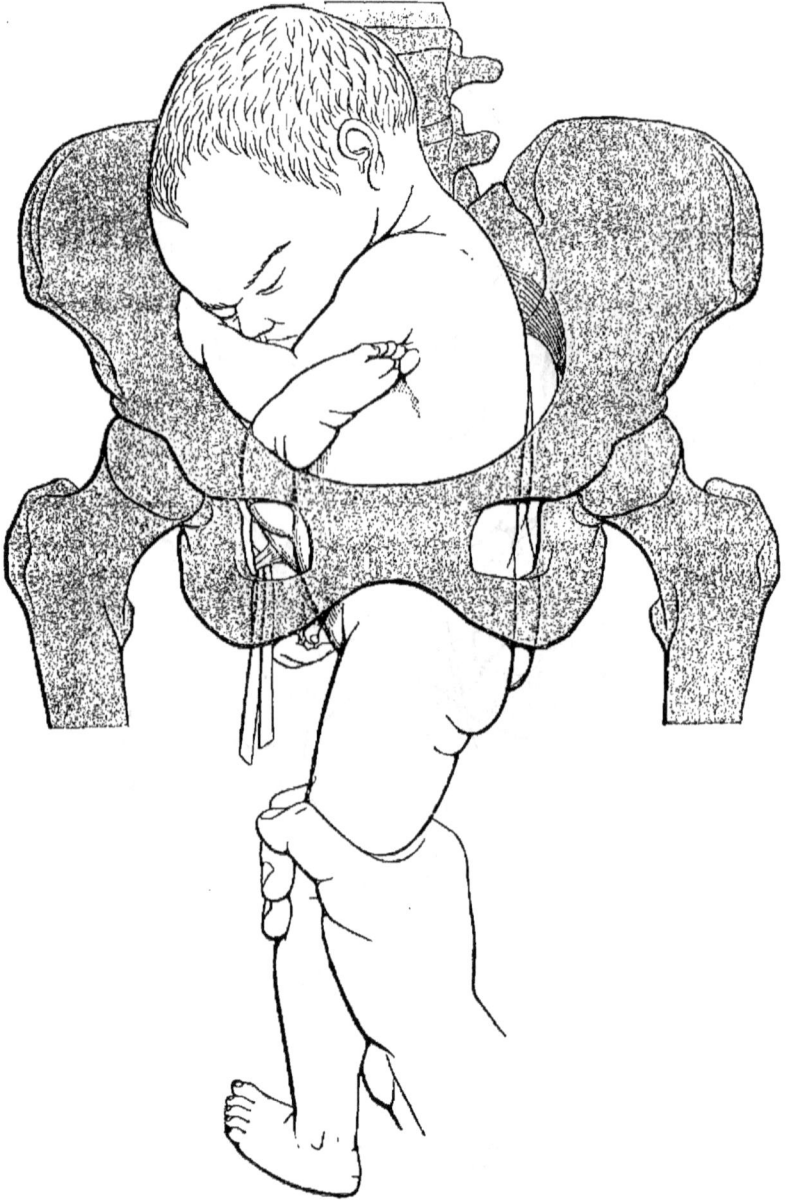

FIGURE **190**. — ÉPAULE DROITE, DORSO-ANTÉRIEURE. Version et extraction par le pied gauche.
Le siège sort en pos. **S**-**G**-*transv.* ; la main continue la torsion, car elle songe à pousser à droite
l'épaule ant. afin que les épaules s'engagent dans le diam. obl. droit, ce qui approcherait la tête de
la pos. **O**-**G**-*a*. — Le bras gauche antérieur va probablement se relever.

Tout à l'heure le menton eût été finalement vers l'éminence ilio-pectinée
gauche ; avec cette seule rotation de 90° il serait maintenant vers l'éminence
ilio-pectinée droite. Il ne serait pas plus mal, mais aussi mal.

Il faut qu'il aille en arrière. Il ira si le mouvement de spire commencé
peut être continué et étendu à deux fois 90°. Pour cela, exagérant de plus
en plus la rotation du pelvis, il faut faire passer à droite du plan médian
la hanche gauche tirée et venue d'abord en avant à gauche, transformer
fig. 189 en fig. 190 : la descente du dos et de l'occiput s'achève alors en
position antérieure gauche et conduit la face vers la paroi postérieure du
bassin ou pour le moins sur le côté.

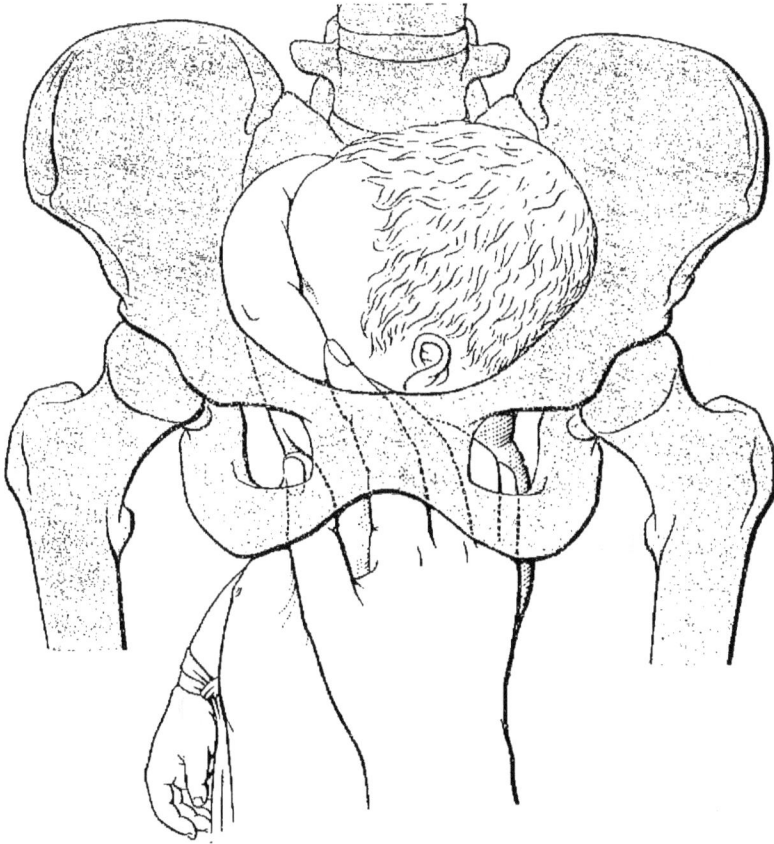

FIGURE **191**. — ÉPAULE DROITE, DORSO-ANTÉRIEURE. Version et extraction par le pied gauche,
grande évolution. Le membre thoracique gauche antérieur est relevé, maintenu par son avant-bras
pris entre la tête et le détroit supérieur. La main droite monte pour l'abaisser quand le bout de ses
grands doigts aura atteint le pli du coude.

En admettant que cette grande évolution soit toujours possible, ce qui n'est pas, et qu'elle n'amène aucune attitude vicieuse du bras qui n'était pas descendu et qu'aucun lacs n'empêche de se relever, il saute aux yeux qu'elle est singulièrement compliquée. Il faut en avoir une grande habitude, bien se rendre compte par l'inspection des parties dégagées et visibles, de l'orientation probable du tronc et surtout de la tête, afin de ne pas perdre de temps quand il faudra chercher la bouche du fœtus, et de ne pas amener mort ou mourant un enfant qu'une manœuvre plus simple, car il en est une, offrirait plus de chances d'amener vivant.

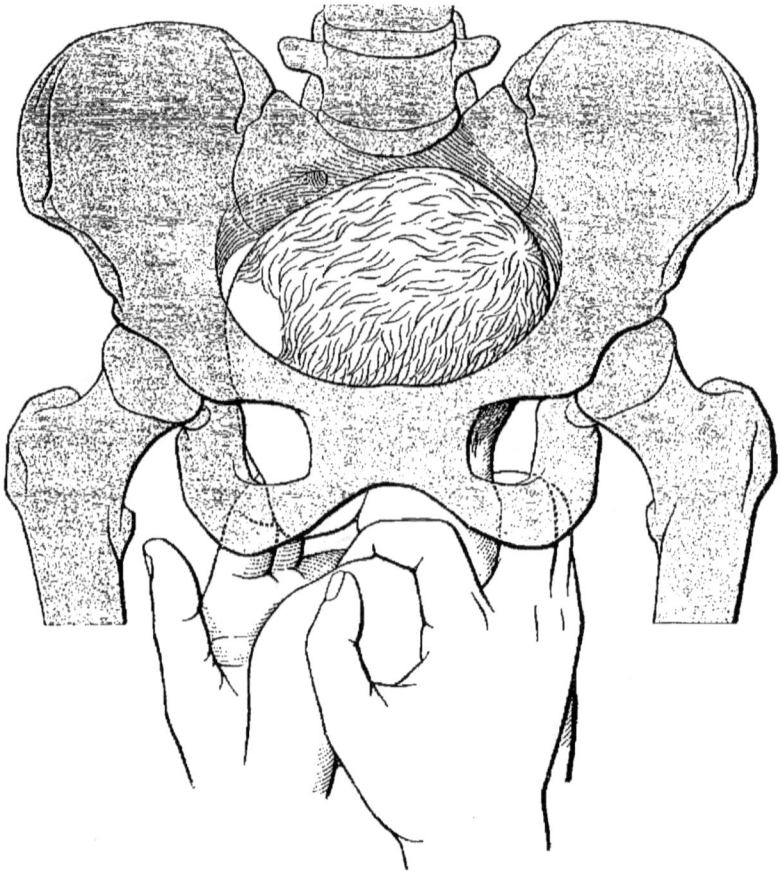

FIGURE **192.** — ÉPAULE DROITE, DORSO-ANTÉRIEURE. Version et extraction par le pied gauche, grande évolution. Flexion et dégagement de la tête par les deux mains exécutant la manœuvre de Mauriceau.

Revoyez les figures 185 à 192; tàchez de bien comprendre et de retenir toutes les phases de la grande évolution qu'elles représentent.

Même cas, ÉPAULE DROITE, DOS EN AVANT. — Au lieu du pied gauche, saisissons le *pied droit*, celui de la hanche postéro-inférieure (Fig. 193).

Aussi bien que tout à l'heure le pied gauche, ce pied droit tiré va provoquer la flexion lombaire; mais au lieu de tordre le pelvis et d'en amener la face antérieure en bas, la traction se bornera sans doute à produire

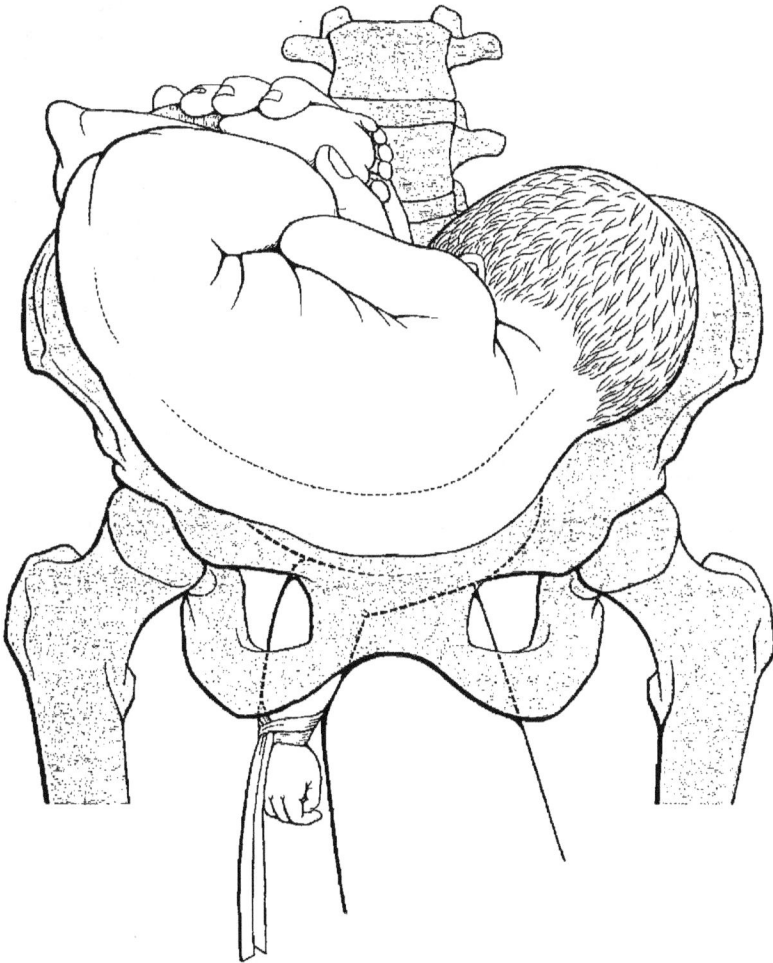

FIGURE 193. — EPAULE DROITE, DORSO-ANTÉRIEURE : tête à gauche, pieds en arrière et à droite. C'est la main droite, la main de choix, qui a été introduite et elle a choisi le pied droit, celui de la hanche postéro-inférieure. — L'on va voir se développer les heureuses conséquences de cette bonne prise.

l'inflexion latérale après laquelle la crête sacrée continuera à regarder en avant, après laquelle la hanche droite, qui reposait dans la fosse iliaque droite, s'en ira un peu vers la gauche (Fig. 194).

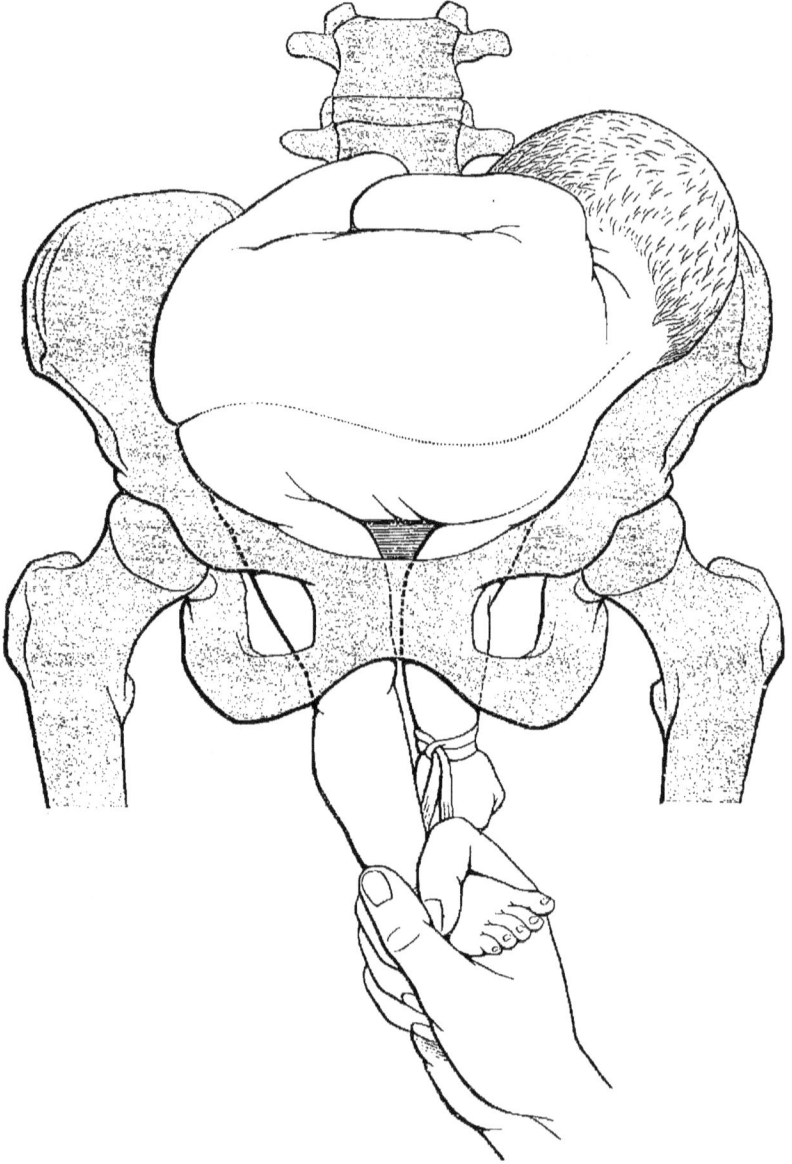

FIGURE **194.** — ÉPAULE DROITE, DORSO-ANTÉRIEURE. La main droite amène le pied droit. Le tronc se soulève, l'épaule remonte; la hanche tirée va devenir antérieure, l'autre postérieure; le dos reste en avant. C'est très bien.

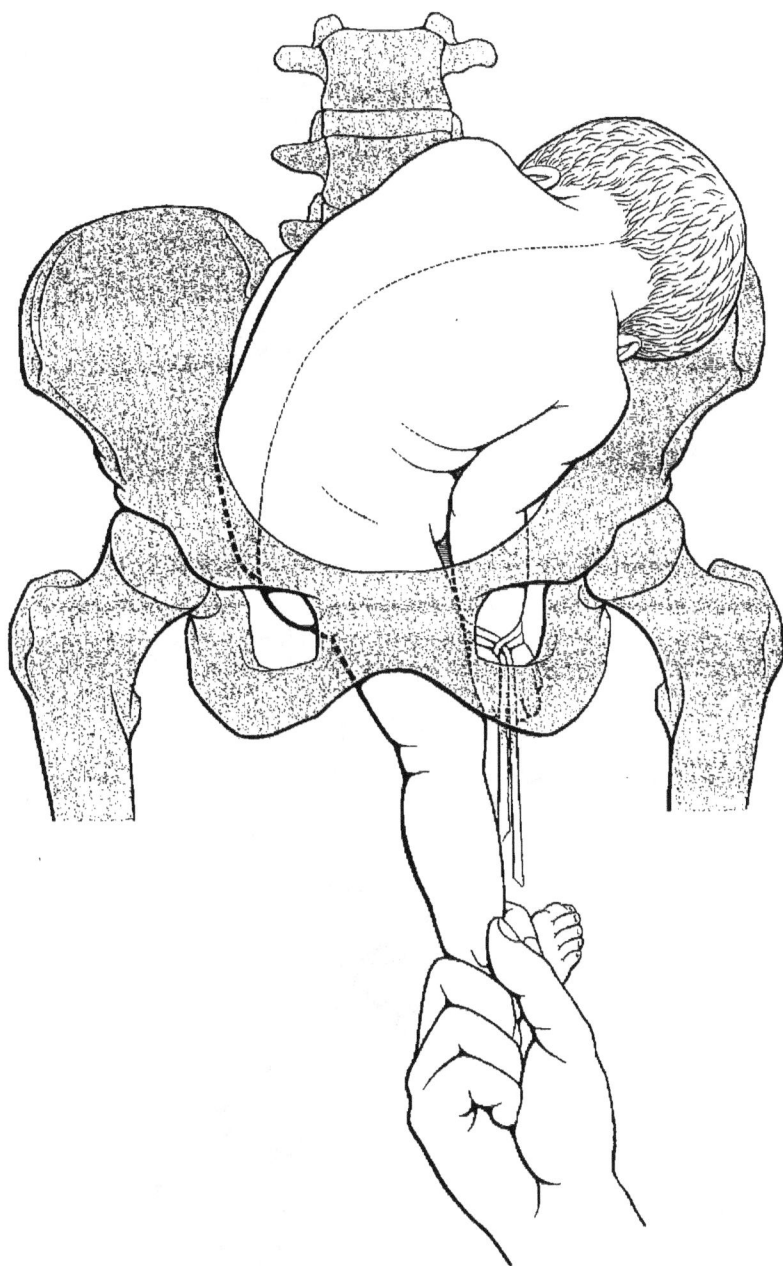

FIGURE 195. — ÉPAULE DROITE, DORSO-ANTÉRIEURE. Version par le pied droit. L'évolution a été simple : l'épaule, remontée entraînant le bras et son lacs, a fait place au siège qui s'engage on ne peut mieux, en position sacro-DROITE-*antérieure ;* hanche tirée, en avant et à gauche; hanche fléchie, en arrière et à droite.

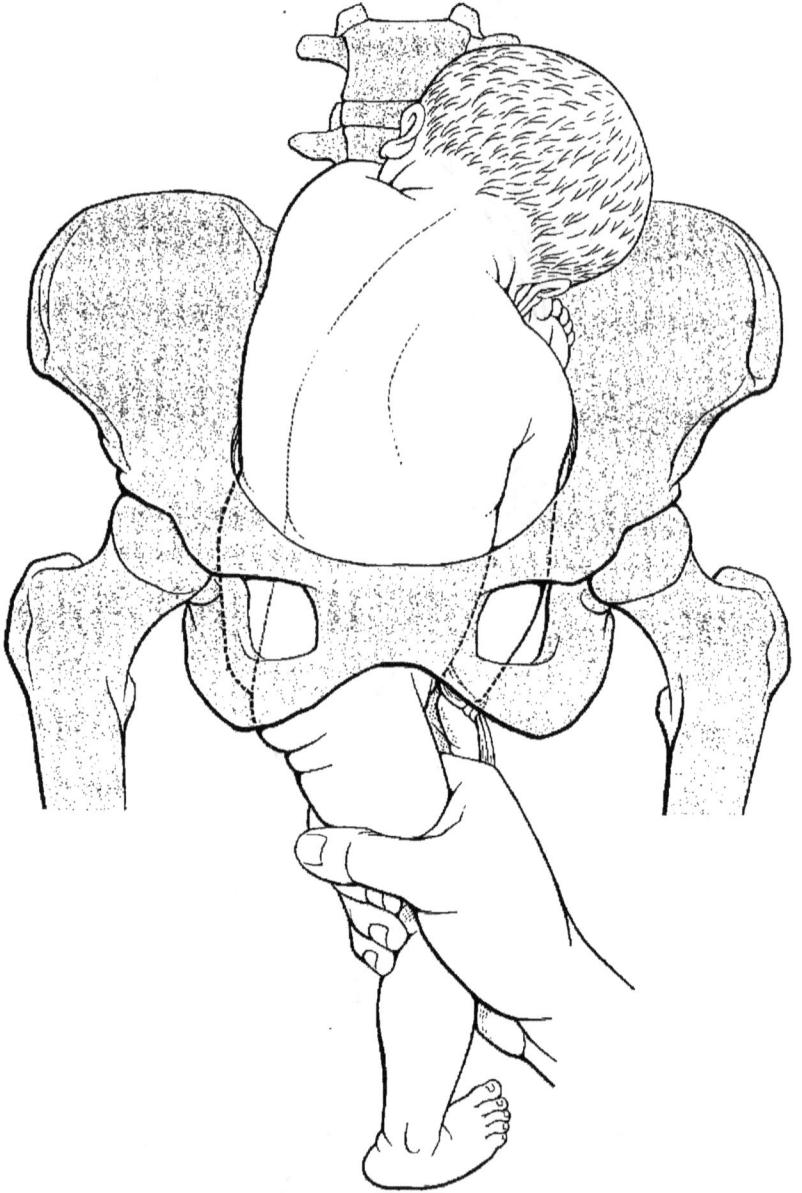

FIGURE **196**. — ÉPAULE DROITE, DORSO-ANTÉRIEURE. Version par le pied droit : extraction par traction simple. Le siège, engagé et descendu en position **sacro-**DROITE-*antérieure*, va se mettre à peu près en **sacro-***transversale* pour sortir. En arrière, le pied gauche est arrêté un instant par le détroit supérieur, et le bras gauche, bras postérieur, se relèvera peut-être.

Comme l'accoucheur tire fatalement en avant, la hanche du pied saisi, la droite, viendra s'engager non directement à gauche mais aussi en avant, proche l'éminence ilio-pectinée et au contact même du bassin. En arrière, la fesse opposée et non décomplétée trouve sa voie; elle ne peut la trouver que là, à l'extrémité postérieure du diamètre oblique gauche, devant la symphyse sacro-iliaque droite. A la présentation de l'épaule, se substitue une présentation du siège en position **sacro**-DROITE-*antérieure;* la hanche correspondant au pied saisi est maintenant l'antérieure, la bonne pour l'engagement. Le dos, maintenu en avant, descendra comme le sacrum, derrière l'éminence ilio-pectinée droite (Fig. 196), et après le dos la nuque. Auparavant,

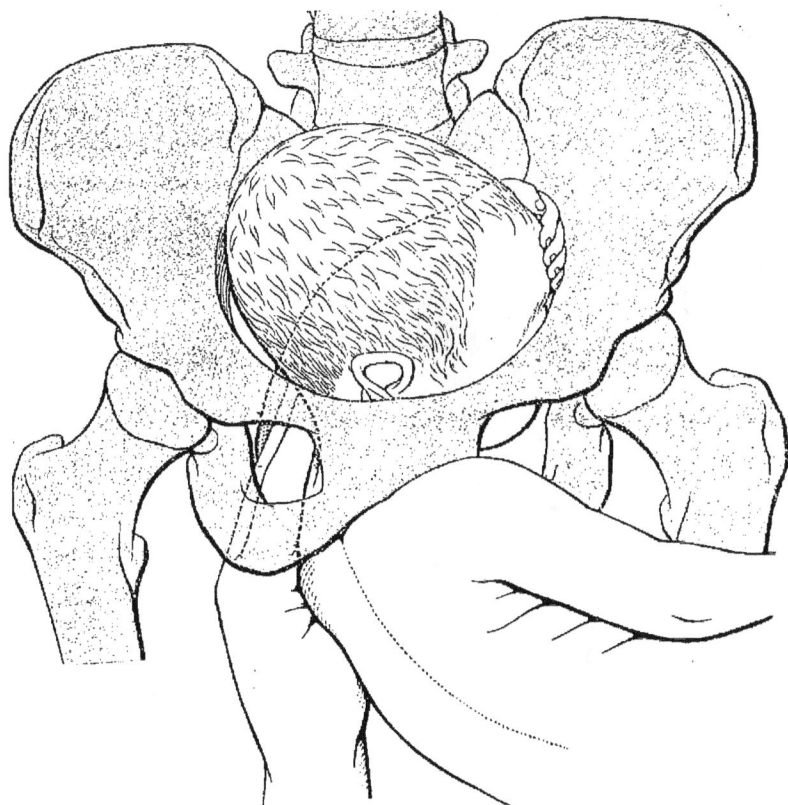

FIGURE **197**. — ÉPAULE DROITE, DORSO-ANTÉRIEURE. Version et extraction par le pied droit. Le bras gauche, postérieur, s'est relevé. La main gauche, dont la paume regarde naturellement le dos du fœtus, allonge ses deux grands doigts le plus haut possible vers le pli du coude, pour l'abaisser et dégager ainsi l'avant-bras enclavé entre la tête et le contour pelvien.

il aura fallu qu'à mesure des tractions, l'inflexion lombaire puis dorsale
s'exagère; que le flanc gauche se soulève et bombe; que l'épaule droite
enfin se dégage, remonte, soulève le cou comme un peu la tête et cède sa
place à la hanche tirée (Fig. 195). Le ventre du fœtus restant postérieur, la
face, lors du dégagement final, aura le menton et par conséquent la bouche,
qu'il faut trouver et accrocher, tournés à gauche et en arrière (Fig. 198).

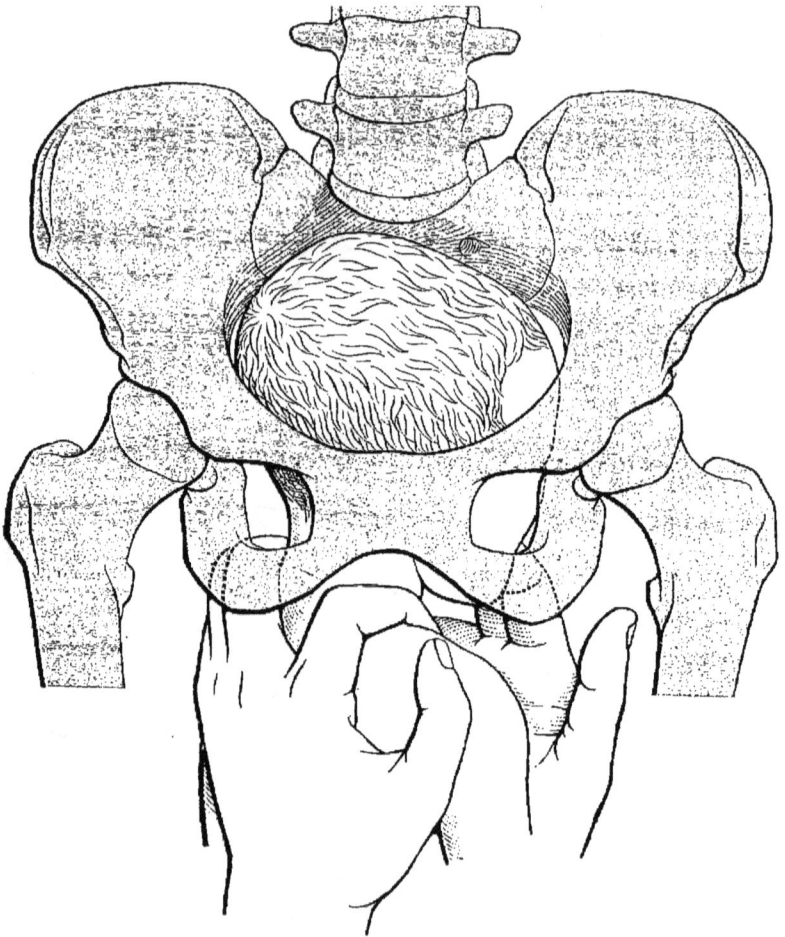

FIGURE **198**. — ÉPAULE DROITE, DORSO-ANTÉRIEURE. Version et extraction par le pied droit.
La tête est arrêtée en position **occipito-DROITE-***antérieure***. La main droite, dont la paume
regarde naturellement le ventre du fœtus, est allée chercher la bouche à gauche et en arrière pour
exécuter, avec le concours de la main gauche, la manœuvre de Mauriceau.

Le pied droit, homonyme de l'épaule qui se présente, a donc été ici le bon pied à la fois pour l'évolution, l'engagement, l'extraction.

Antérieurement nous avons vu quelles difficultés, quelle lenteur sinon quelle impossibilité et par conséquent quels dangers, pouvaient résulter de la saisie du pied antonyme, du gauche, dans la version pour une épaule droite dorso-antérieure.

Les mêmes développements, au sujet de la présentation de l'Épaule gauche dos en avant, démontreraient ce que vont montrer les figures des pages suivantes : que le bon pied est le pied gauche (homonyme de l'épaule qui se présente) et que le mauvais est le droit antonyme.

Donc, en nous basant sur nos expériences, sur quelques rares mais précieuses observations bien prises, sur la parole de l'accoucheur le plus compétent en la matière, Mme Lachapelle, nous formulons la règle suivante :

Dans les DORSO-ANTÉRIEURES, le bon pied, le pied à saisir de préférence, est le pied du côté du bras qui pend, celui qui correspond à la hanche postéro-inférieure, l'*homonyme* de l'Épaule qui se présente :

Pied droit pour l'Épaule droite,
Pied gauche pour l'Épaule gauche.

Certes on n'y réussira pas toujours. Pour le faire sciemment il faut, par un diagnostic des plus attentifs, obtenir une vue nette de l'attitude du fœtus et de toutes ses parties; il faut aussi être habitué à distinguer par le toucher, au fond de l'utérus, le pied gauche et le pied droit. Si le pied saisi et amené était le mauvais, celui de la hanche antéro-supérieure, il faudrait prendre le temps de bien se rappeler et se figurer le mécanisme de la grande évolution par laquelle l'accouchement peut encore se terminer. Cette évolution, un accoucheur instruit l'abrège et la favorise, un ignorant la retarde et l'arrête.

Mais si, le mauvais pied ayant été seul amené, la résistance semble devoir être trop considérable et que le temps presse, mieux vaut, le plus tôt possible, aller à la recherche de l'autre pied, du bon, que de s'obstiner à prétendre terminer par la force une opération mal commencée.

Nous allons nous borner à représenter la version pratiquée successivement par le mauvais et par le bon pied dans la présentation de l'ÉPAULE
GAUCHE dos en avant. Nous engageons le lecteur à s'exercer, à l'aide de
nos figures et de leurs légendes, à penser lui-même le texte que nous
aurions pu reproduire en calquant simplement celui qui précède et
concerne l'Épaule droite dos en avant.

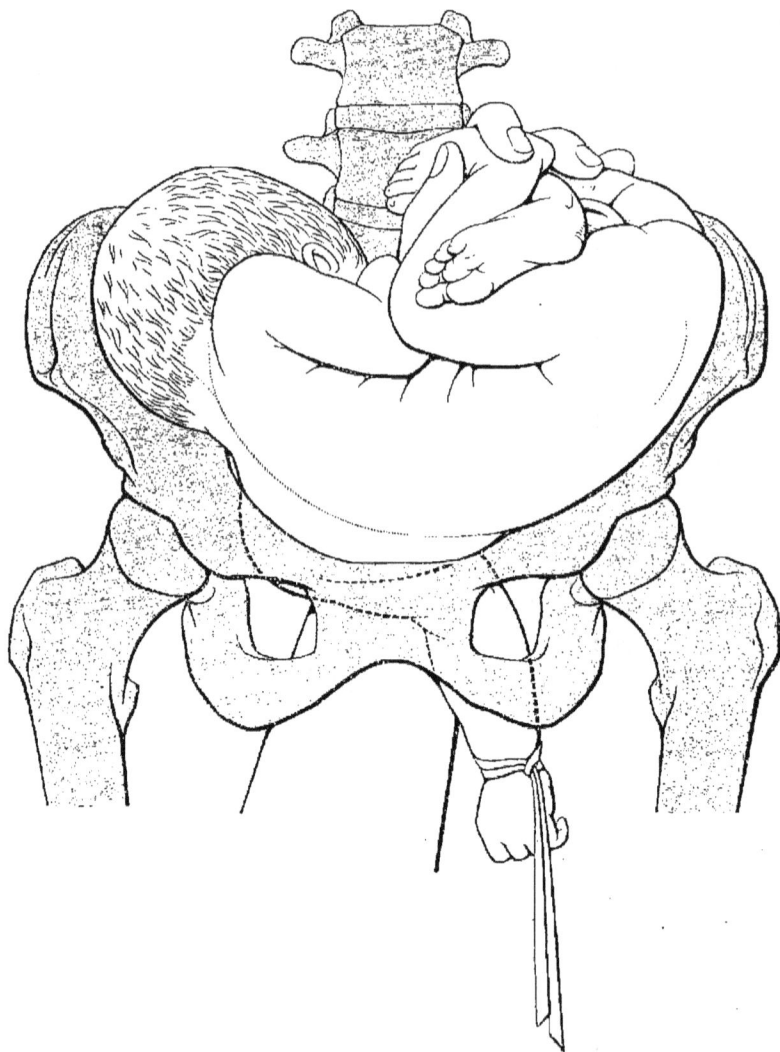

FIGURE **199**. — Présentation de l'ÉPAULE GAUCHE, DORSO-ANTÉRIEURE. Tête à droite, pieds en
arrière et à gauche. C'est la main de choix, la gauche, qui a été introduite, mais elle n'a pas choisi
le pied et tient le droit, celui de la hanche antéro-supérieure. Vous allez voir se développer les
conséquences de cette mauvaise prise.

Au seul aspect de la figure 199, vous avez compris que la main gauche, allant naturellement dans le flanc gauche de la mère où sont les pieds, était la main de choix.

Mais cette main de choix a saisi le pied droit, et, si vous avez suffisamment étudié les pages précédentes, vous pouvez deviner quelle évolution compliquée et difficile va déterminer la traction (Fig. 200 et suiv.).

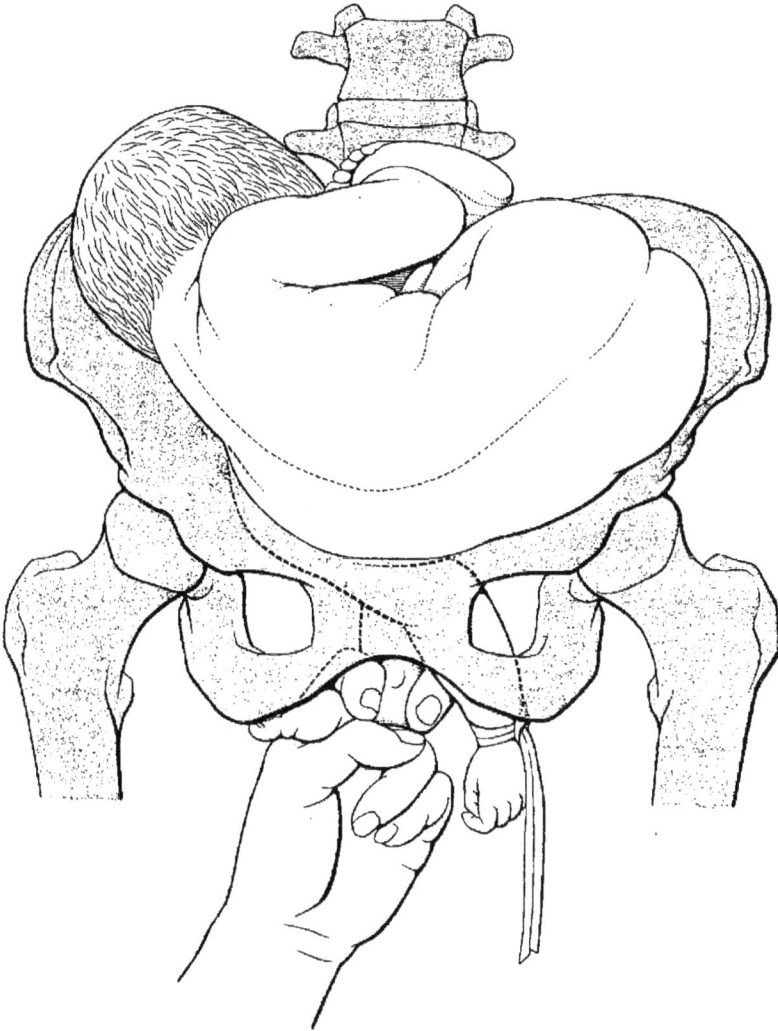

FIGURE 200. — ÉPAULE GAUCHE, DORSO-ANTÉRIEURE : tête à droite, pieds en arrière et à gauche Premiers effets de la traction sur le pied droit qui va porter sa hanche en arrière, tordre et retourner le fœtus d'abord le sacrum en l'air, etc. (V. fig. 201.)

En effet, voici le sacrum déjà tourné en l'air; tout à l'heure il sera postérieur; le dos, qui était si bien en avant, tournera dans le même sens et,
après le dos, l'occiput; la hanche non déployée qui, avec un fœtus bien
développé, ne peut s'engager qu'en arrière, sera amenée en avant et assise
sur le contour pelvien antérieur; pour faire passer le fœtus, il faudra le
visser pour ainsi dire dans le bassin, etc., etc.

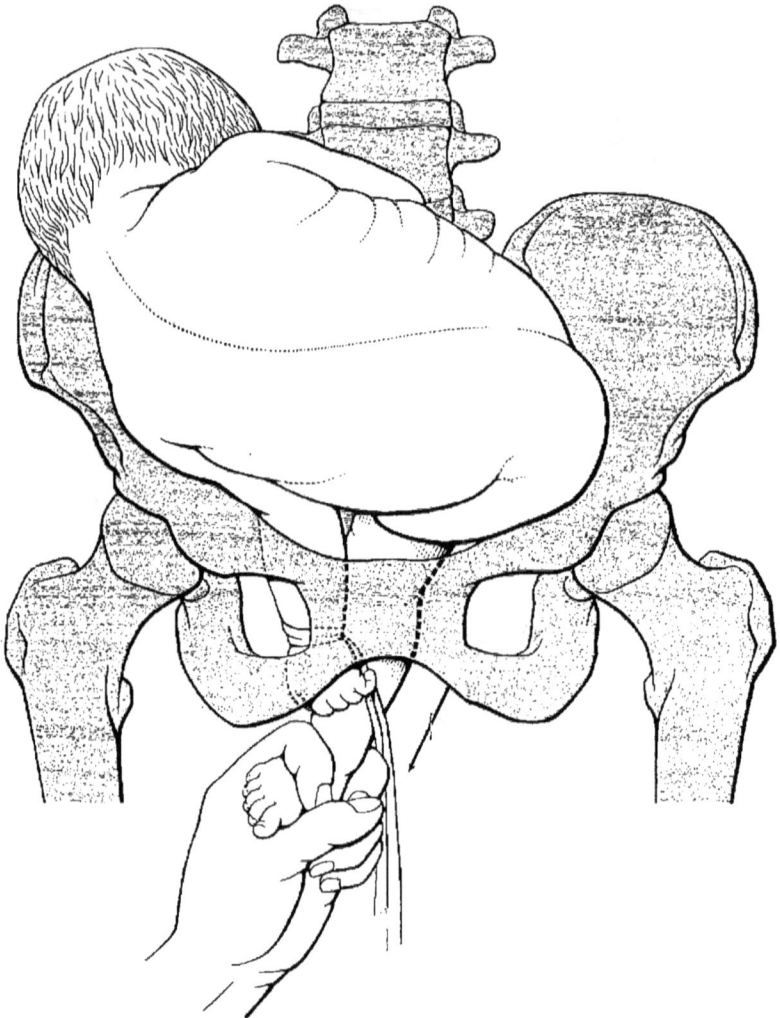

FIGURE 201. — ÉPAULE GAUCHE, DORSO-ANTÉRIEURE. Version par le pied droit. La torsion
imposée au tronc dégage l'épaule et ouvre le détroit supérieur au siège; mais la hanche tirée
est déjà postérieure, l'autre se montre en avant : le sacrum, tout à l'heure si heureusement orienté
en avant, regarde à présent sur le côté et s'en va en arrière.

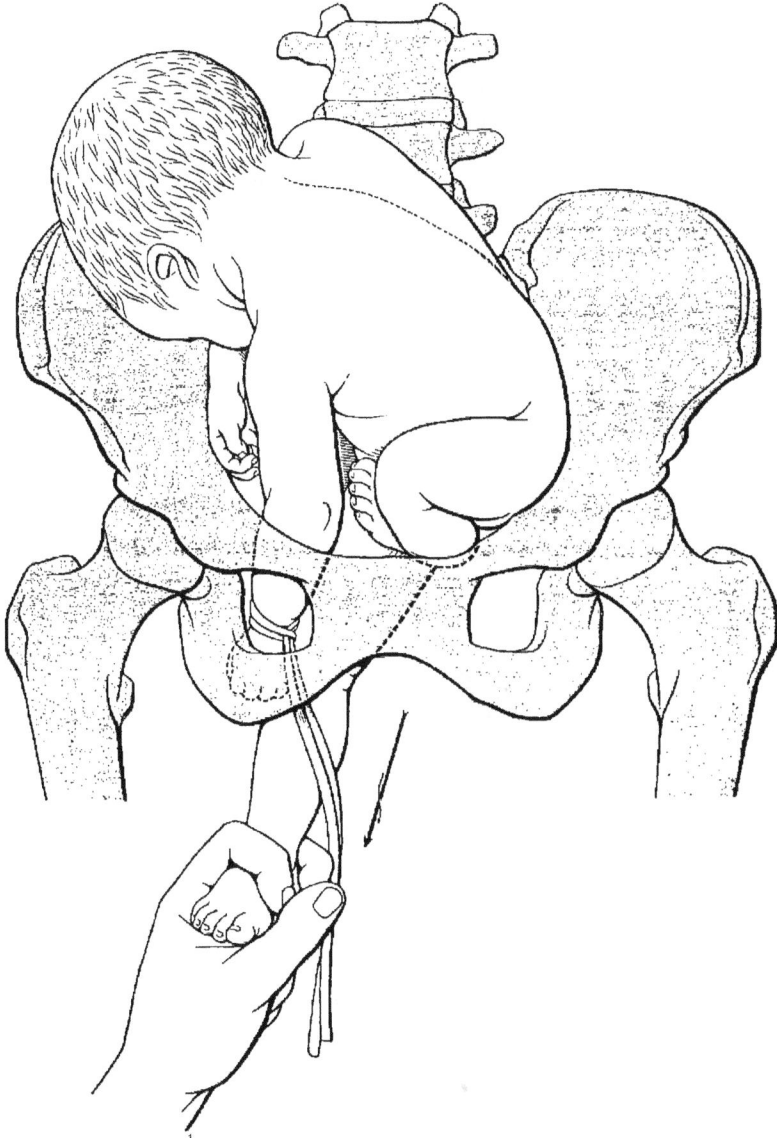

FIGURE 202. — ÉPAULE GAUCHE, DORSO-ANTÉRIEURE. Version par le pied droit. Évolution proprement dite terminée. Si l'engagement peut se faire sans rotation (fœtus petit), tant mieux ; l'occiput descendra à gauche et en arrière et le menton à droite et en avant, tant pis.

Si le fœtus est gros, normal, l'engagement sera retardé par la hanche gauche non déployée et appuyée, assise, sur le contour pelvien antérieur gauche. Pour que cette hanche recule et s'engage, la main qui tire doit, avec empressement, céder à la tentation d'imprimer une torsion dans le sens de la petite flèche qui serpente autour de la grande flèche de traction.

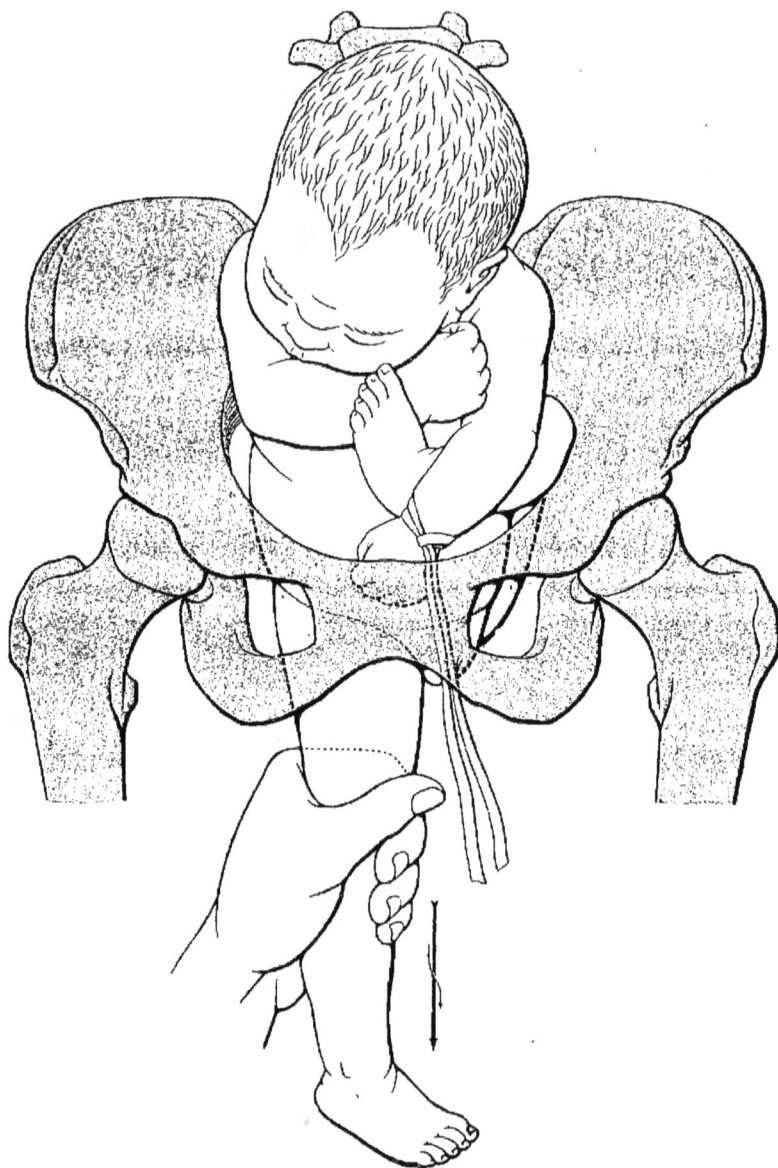

FIGURE **203**. — ÉPAULE GAUCHE, ᴅᴏʀꜱᴏ-ᴀɴᴛᴇ́ʀɪᴇᴜʀᴇ. Version et extraction par le pied droit.
Une première rotation de 90° a fait reculer la hanche d'arrêt, placé le siège en position **sacro**-
ᴅʀᴏɪᴛᴇ-*postérieure*, et permis l'engagement.

   Mais le ventre est en avant.

   Aussi la main s'efforce-t-elle d'obtenir, pendant la descente, une nouvelle rotation de 90°, dans le
même sens (V. les flèches) afin de tourner le ventre à droite et même un peu en arrière (fig. 204).

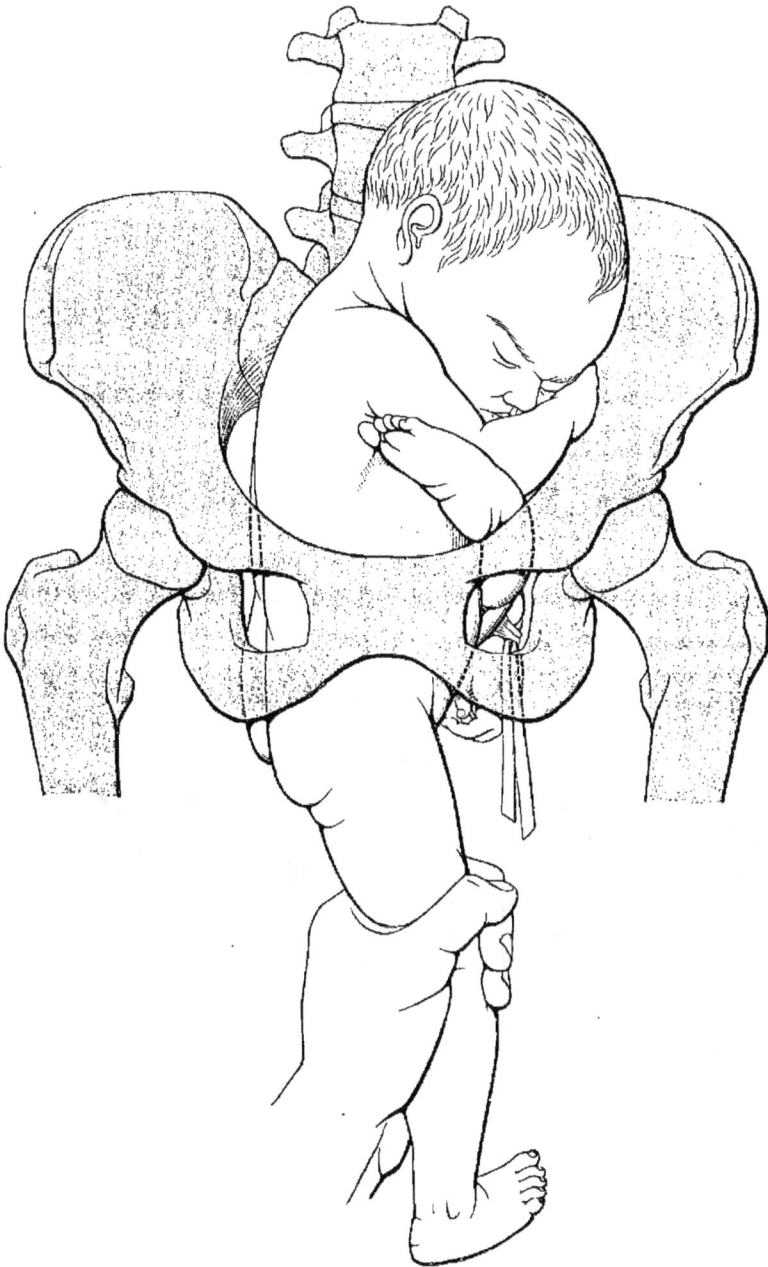

FIGURE 204. — ÉPAULE GAUCHE, DORSO-ANTÉRIEURE. Version et extraction par le pied droit. Le siège sort en position **sacro-DROITE-*transversale*** avec tendance à tourner en avant, car la main de l'accoucheur songe à pousser à gauche l'épaule antér. afin que les épaules s'engagent dans le diam. oblique gauche, ce qui placera fort bien la tête en position O-D-A ou approchant. Le pied gauche est arrêté un instant et le bras droit, antérieur, va probablement se relever.

Après avoir regardé à maintes reprises les six figures précédentes, vous devrez pouvoir, les yeux fermés, revoir les diverses phases de la version et de l'extraction du siège et du tronc. Un léger effort intellectuel vous conduira de la figure 204 à la figure 205 qui représente la tête arrêtée par le bras antérieur relevé et enclavé entre le front et le contour pelvien.

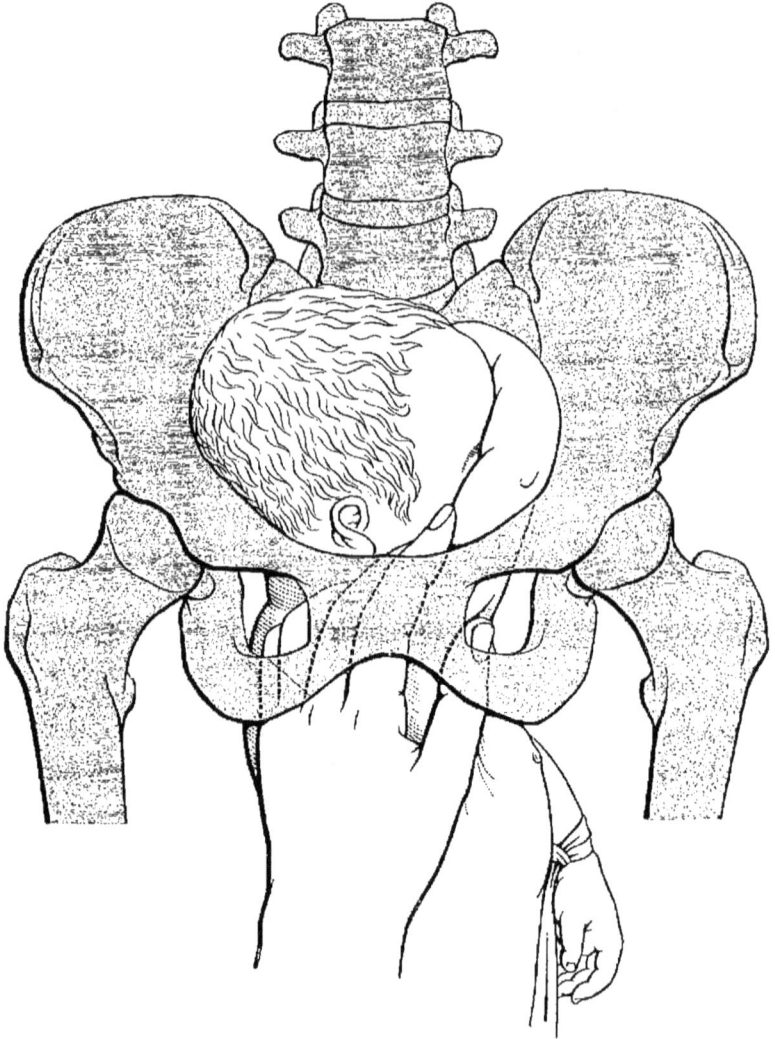

FIGURE 205. — ÉPAULE GAUCHE, DORSO-ANTÉRIEURE. Version et extraction par le pied droit, mauvais pied, grande évolution. Le membre thoracique droit, antérieur, est relevé, maintenu par son coude pris entre la tête et le détroit supérieur. La main gauche, dont la paume regarde naturellement le dos du fœtus, monte pour l'abaisser quand le bout de ses grands doigts aura atteint le pli du coude.

Vous remarquez que les efforts bien dirigés de la main opérant la traction ont toujours, dans ces études expérimentales, réussi à ne pas laisser le menton en avant et à le porter au moins sur le côté, quelquefois même un peu en arrière, position favorable à l'extraction par la manœuvre de Mauriceau.

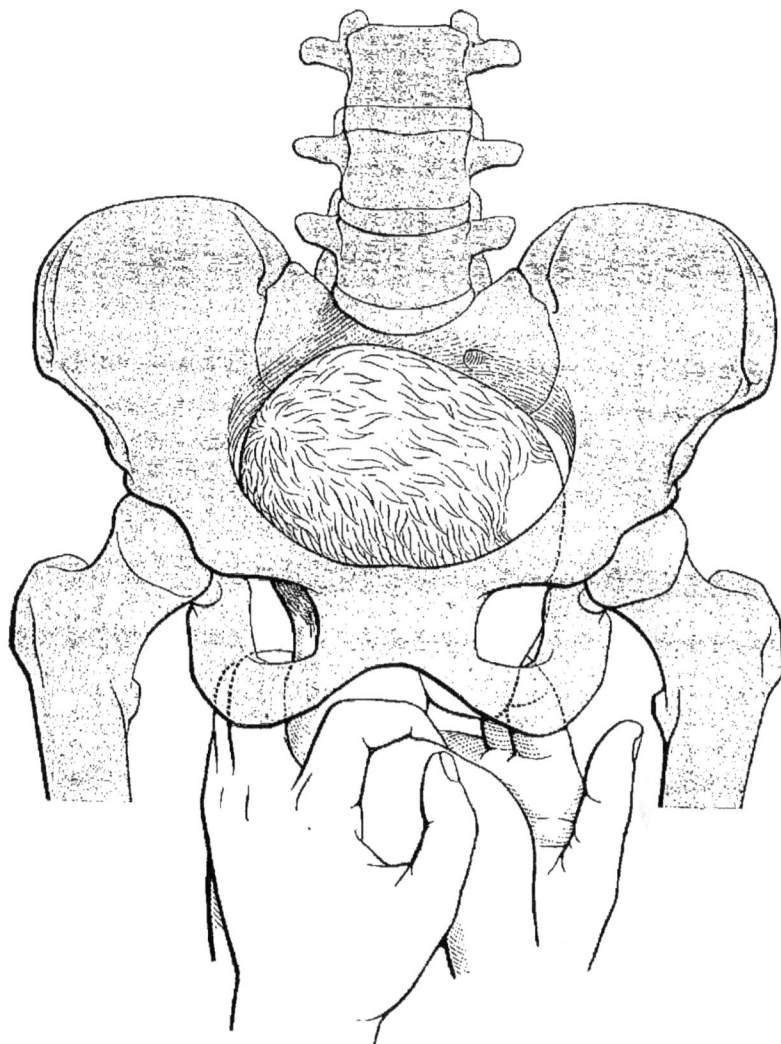

FIGURE 206. — ÉPAULE GAUCHE, DORSO-ANTÉRIEURE. Version et extraction par le pied droit, mauvais pied, grande évolution ayant abouti heureusement, grâce aux efforts rotateurs de la main qui tirait, à amener le menton sur le côté et un peu en arrière.
Flexion, rotation et dégagement de la tête par les deux mains exécutant la manœuvre de Mauriceau.

Voici maintenant pour le même cas, ÉPAULE GAUCHE, DOS EN AVANT, la série de figures représentant les phases de la version opérée le plus simplement possible par la bonne main, la gauche, et le bon pied, le gauche, celui de la hanche qui, postéro-inférieure, se trouve le plus près du détroit où le siège doit s'engager (Fig. 207). Le dos du fœtus ne se retournera pas en arrière, les figures 208 et 209 le prouvent.

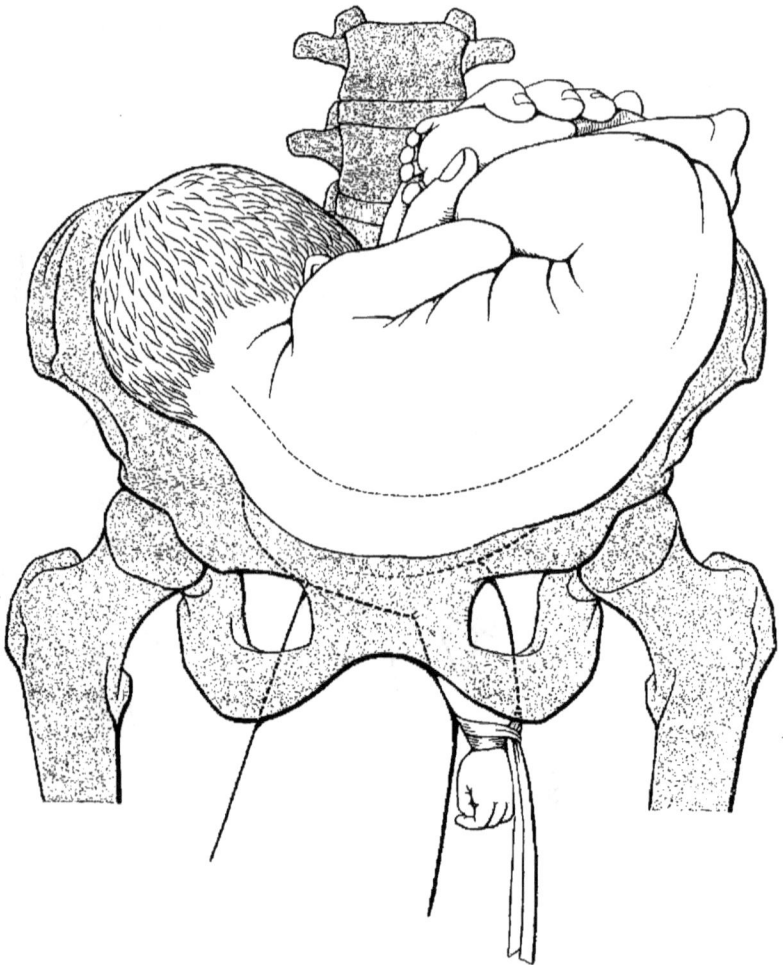

FIGURE 207. — Même cas, présentation de l'ÉPAULE GAUCHE, DORSO-ANTÉRIEURE : tête à droite, pieds en arrière et à gauche. La main de choix, la *gauche*, a été introduite ; elle a choisi le pied *gauche*, celui de la hanche postéro-inférieure, l'homonyme de l'épaule qui se présente. Les figures suivantes vont montrer les conséquences de cette bonne prise.

La hanche tirée viendra en avant et la hanche restée fléchie ira s'engager tout de suite en arrière.

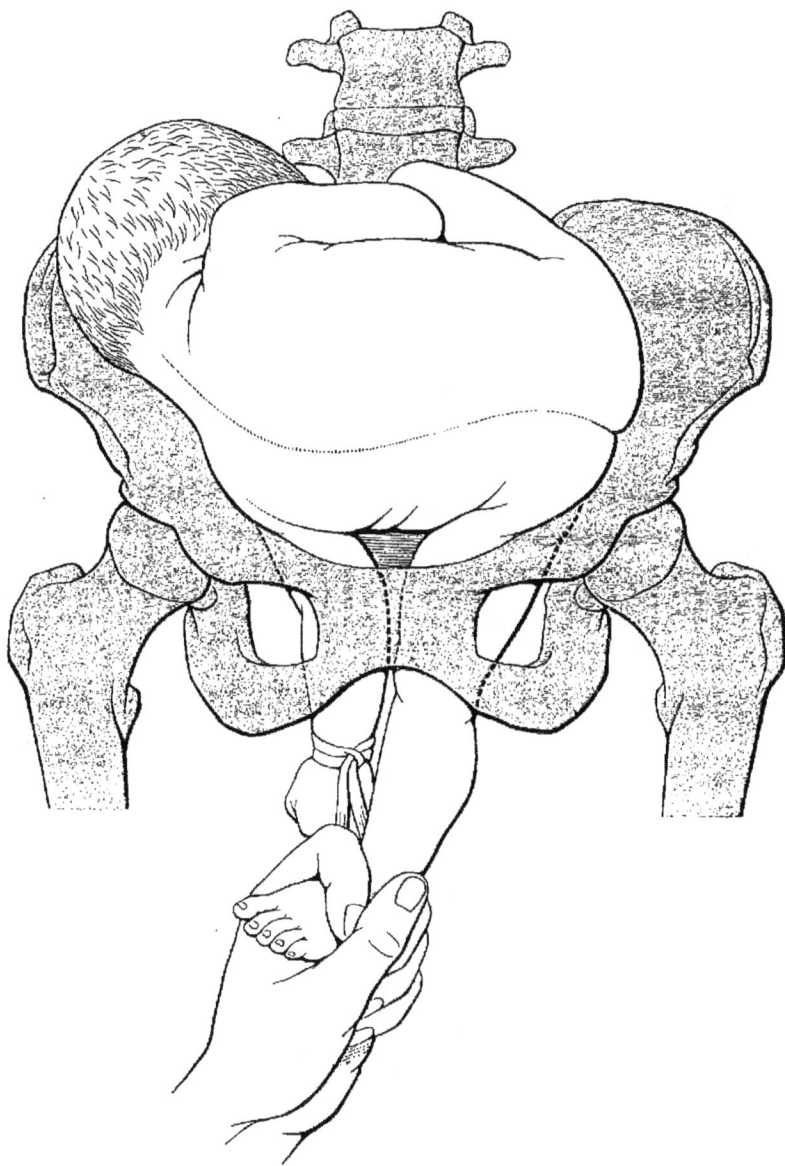

FIGURE 208. — ÉPAULE GAUCHE, DORSO-ANTÉRIEURE. La main gauche amène le pied gauche, mettant d'abord le membre dans l'abduction, puis commençant la flexion du pelvis, le soulèvement du tronc, la rentrée de l'épaule. La hanche tirée devient antérieure et se porte à droite, l'autre reste en arrière. Rien ne sollicite le dos à cesser de regarder en avant.

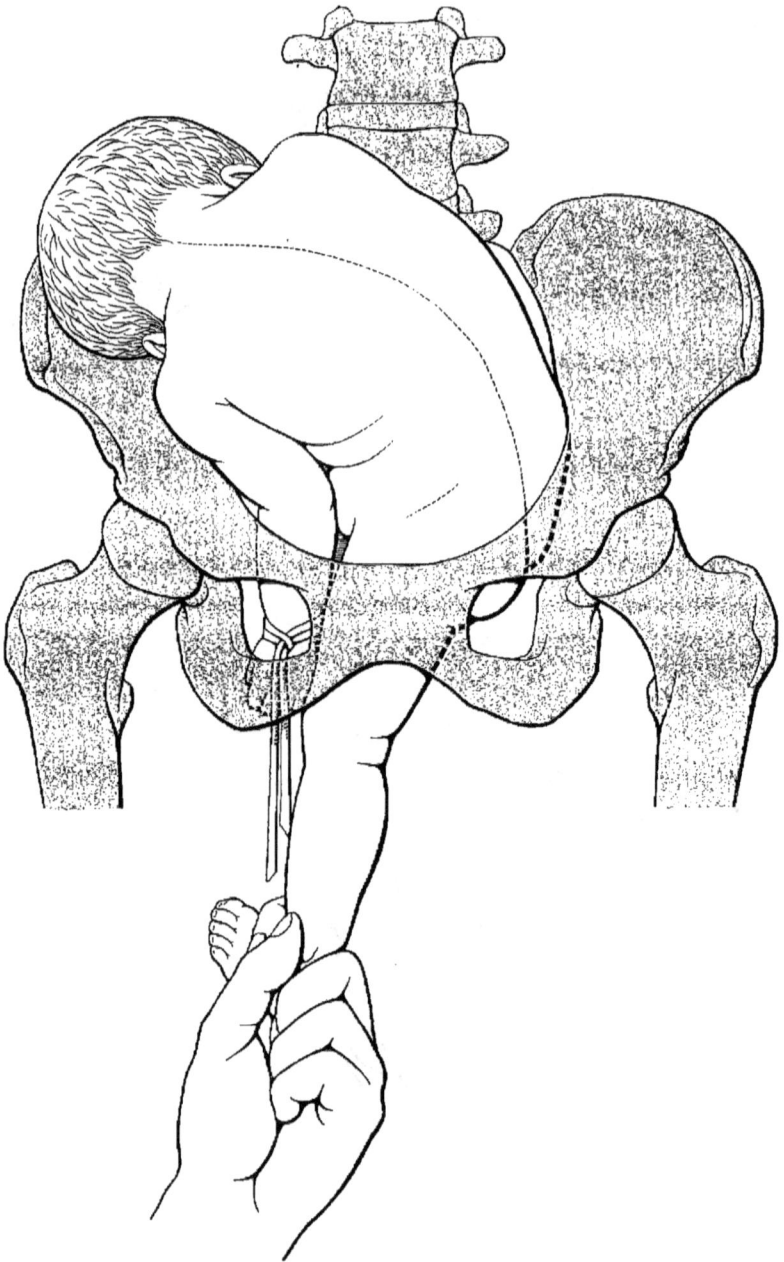

FIGURE 209. — ÉPAULE GAUCHE, DORSO-ANTÉRIEURE. Version par le pied gauche. L'évolution a été simple : l'épaule remontée a fait place au siège qui s'engage on ne peut mieux en position **sacro**-GAUCHE-*antérieure;* hanche tirée, en avant et à droite; hanche fléchie, en arrière et à gauche.

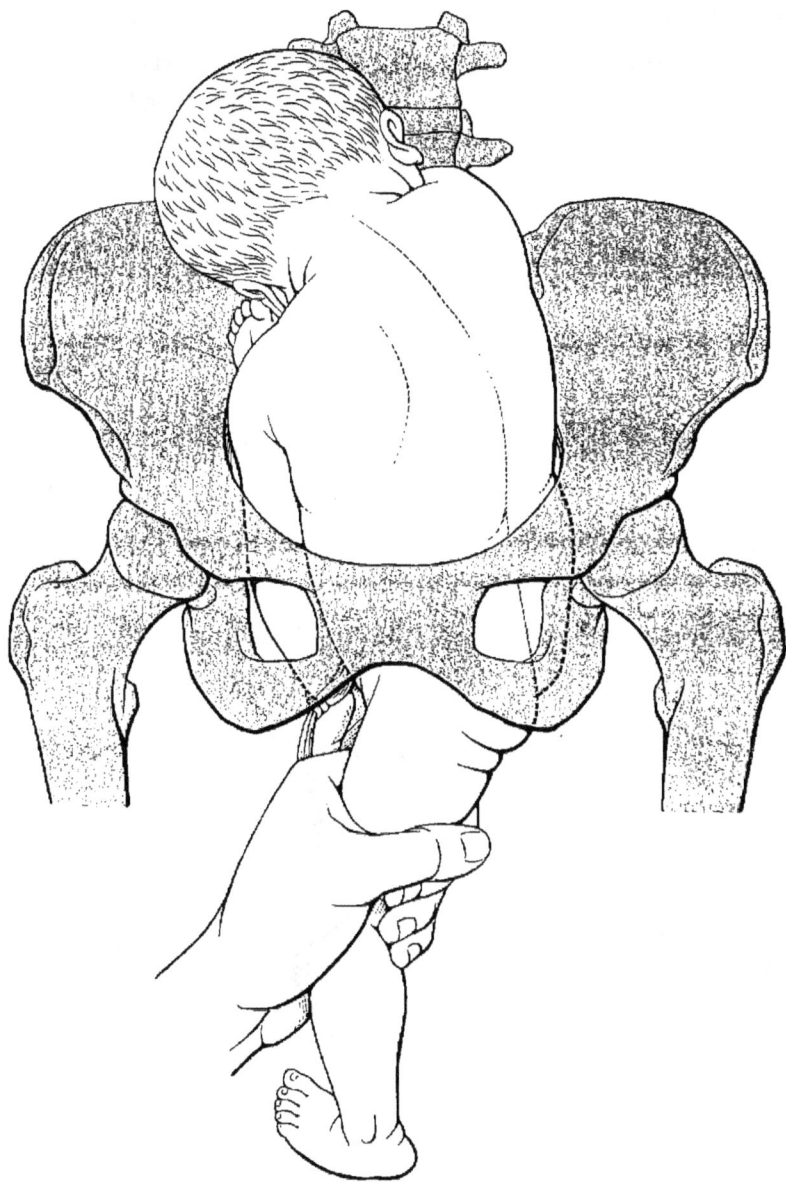

FIGURE 210. — ÉPAULE GAUCHE, DORSO-ANTÉRIEURE. Version par le pied gauche : extraction par traction simple. Le siége, engagé et descendu en position **sacro**-GAUCHE-*antérieure*, va se mettre à peu près en **sacro**-*transversale* pour sortir. En arrière, le pied droit est arrêté un instant par le détroit supérieur si le fœtus est bien développé, et le bras droit, bras postérieur, qui n'a pas de lacs comme l'antérieur, se relèvera peut-être.

16

Vous venez de voir le fœtus descendre en position **sacro**-GAUCHE-*antérieure* et le bras antérieur, le gauche, celui de l'épaule qui se présentait. maintenu par son lacs, se dégager en avant. Il ne doit pas vous être difficile, si la tête s'arrête à l'entrée du bassin, d'en accuser le bras postérieur ni de choisir, pour aller l'abaisser, la main convenable, la droite, dont la paume regarde naturellement le dos fœtal. De même, sachant que l'occiput

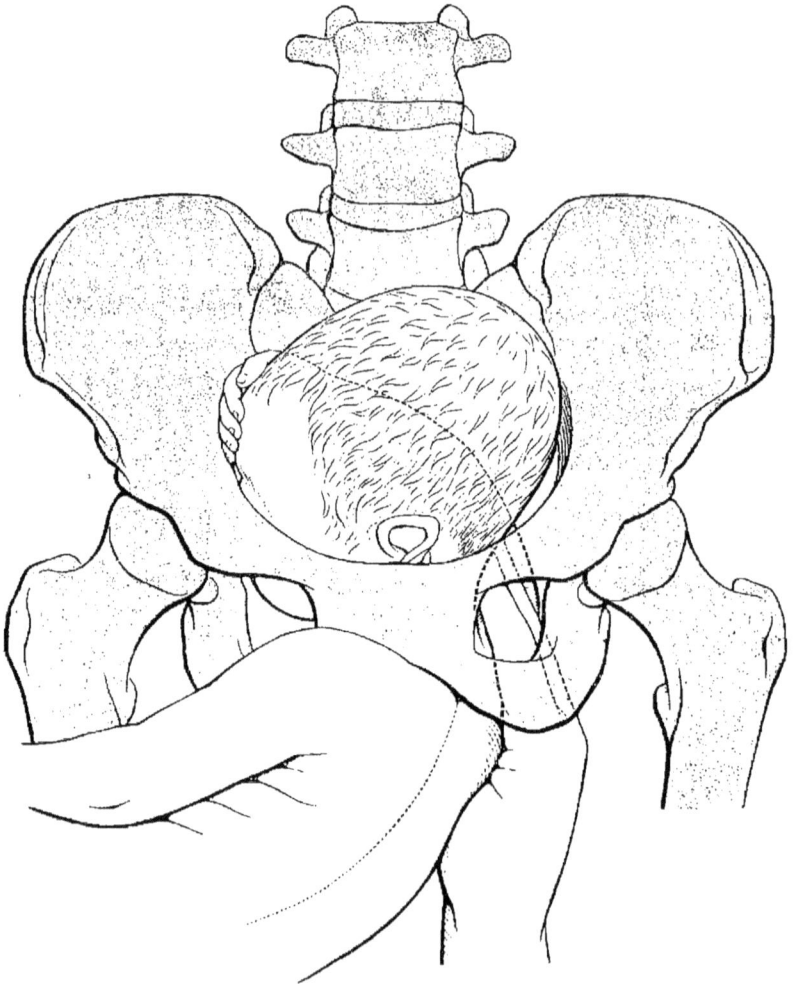

FIGURE 211. — ÉPAULE GAUCHE, DORSO-ANTÉRIEURE. Version et extraction par le pied gauche. Tête arrêtée par le relèvement prévu du bras postérieur. La main dont la paume regarde naturellement le dos fœtal, la droite, logeant son pouce dans l'aisselle, allonge ses deux grands doigts sur le bras et tâche de les pousser jusqu'au pli du coude pour l'abaisser, et dégager ainsi l'avant-bras enclavé entre la tête et le contour pelvien.

est tourné comme le dos, que le menton regarde comme le ventre, à droite, c'est votre main gauche qui se portera à la recherche de la bouche pour fléchir la tête, la faire tourner et l'extraire à la manière de Mauriceau.

Revoyez cette série de figures, comme les autres séries, jusqu'à ce que, complètement familiarisé avec la mauvaise grande et la bonne petite évolution, celle du mauvais et celle du bon pied, vous puissiez évoquer et comprendre toutes les phases de la version sans recourir au texte ni aux légendes.

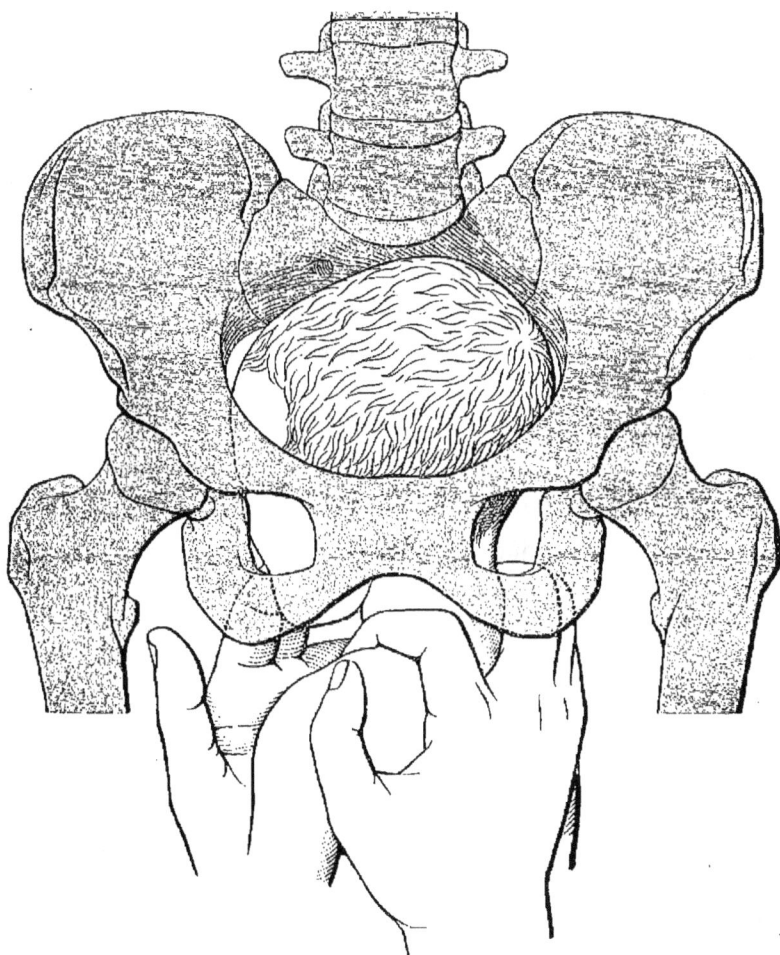

FIGURE 212. — ÉPAULE GAUCHE, DORSO-ANTÉRIEURE. Version et extraction par le pied gauche. Tête arrêtée en position occipito-GAUCHE-*antérieure*. La main gauche, dont la paume regarde naturellement le ventre du fœtus, est allée chercher la bouche à droite et en arrière pour exécuter, avec le concours de la main droite, la manœuvre de Mauriceau.

II. LES DORSO-POSTÉRIEURES

Nous avons ici encore deux questions à résoudre :

1° Est-il indifférent de porter telle ou telle de nos mains à la recherche des pieds du fœtus?

2° Est-il indifférent de faire évoluer et d'extraire le fœtus en tirant sur l'un ou l'autre de ses pieds?

Question de la Main.

Il est tout d'abord une remarque générale à faire : quelle que soit la main employée, il sera plus malaisé ici que dans les dorso-antérieures de la conduire jusqu'aux pieds. Ceux-ci, en effet, ne sont plus en arrière dans la direction même de la voie courbe suivie par la main et l'avant-bras : ils regardent et touchent la paroi antérieure de l'utérus : ils sont comme elle déjetés en avant, débordant considérablement la symphyse. La main de l'accoucheur, quelle qu'elle soit, nécessairement introduite d'abord dans l'axe du détroit inférieur, ne se dirige ensuite que difficilement en avant, à cause de la barre pubienne ; ses mouvements sont pénibles, incertains, lents, gênés. Mais la difficulté est plus ou moins grande selon la main employée, la voie qu'on lui fait suivre et la manière de l'introduire. La question est moins simple que pour les dorso-antérieures, mais la solution tout aussi claire. Prenons un exemple :

Le fœtus se présente par l'ÉPAULE DROITE, dos en arrière (Fig. 213 à 215).

Il s'agit d'aller chercher les pieds *en avant* et *à gauche*.

On peut le faire avec la main droite ou avec la main gauche.

A. *Avec la main droite* (homonyme de l'épaule qui se présente), de deux manières :

1° Voie postéro-latérale au fœtus, main en demi-supination, ramenée ensuite en pronation (Fig. 213).

Cette main droite introduite, poussée en attitude intermédiaire ou demi-supination, le long et au contact du côté droit du fœtus qui est inféro-postérieur, jusqu'à la fesse correspondante, est amenée ensuite en avant, par un mouvement de pronation, le pouce si mobile passant le premier, et les grands doigts qui le suivent lui rabattant les pieds cherchés (marche indiquée par la flèche, fig. 213).

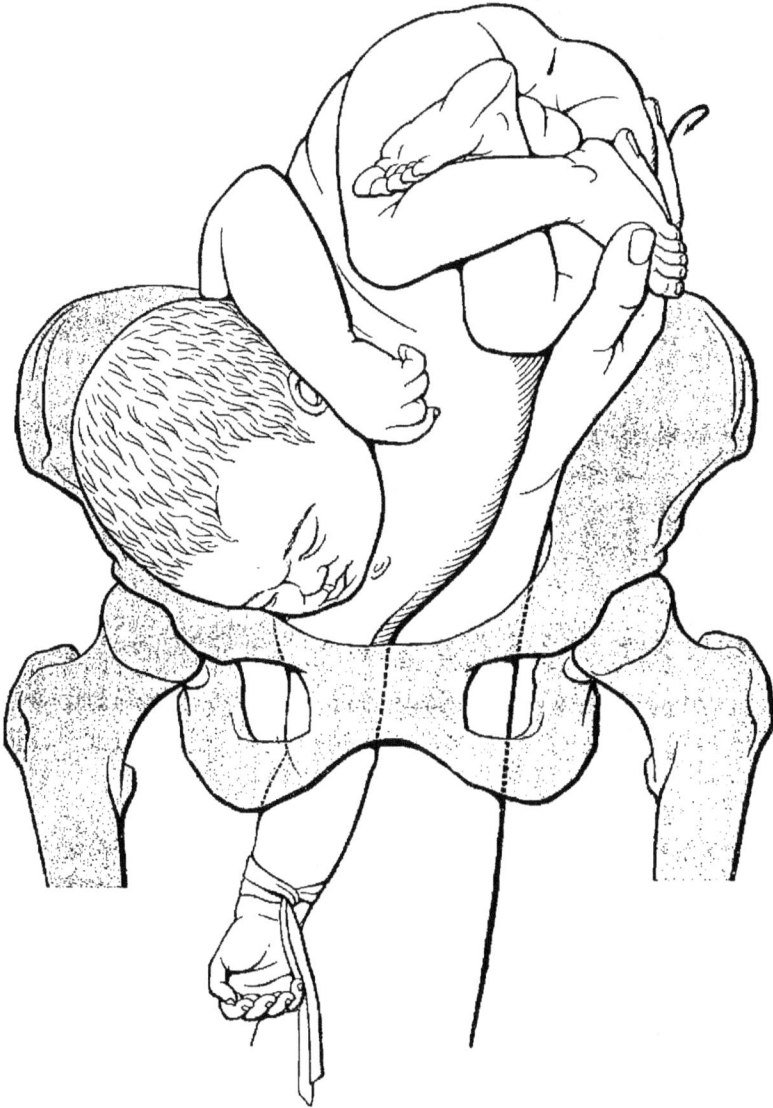

FIGURE 213. — Présentation de l'ÉPAULE DROITE, DOS EN ARRIÈRE : tête à droite, pieds à gauche et en avant. La main droite, par la voie postéro-latérale, contourne la fesse et, se rabattant en avant par un mouvement de pronation, trouve les pieds.

2° Voie antérieure au fœtus, main en pronation (Fig. 214).

La même main droite introduite en pronation (malaisément à cause de la barre pubienne qui oblige les doigts et le poignet à l'extension forcée), monte, la paume devant le fœtus, au contact de sa face ventrale, et se porte obliquement, un peu à gauche du plan médian, jusqu'au fond de l'utérus où se trouvent les pieds (Fig. 214). C'est ce que Mme Lachapelle appelait brusquer la version. Ainsi employée, la main droite est assez malhabile à explorer le siège, au-devant duquel elle ne peut que légèrement incliner son bord cubital et ses doigts courts, tandis que le pouce, qui s'écarte si bien, reste inutile devant le tronc, entre la face et les genoux.

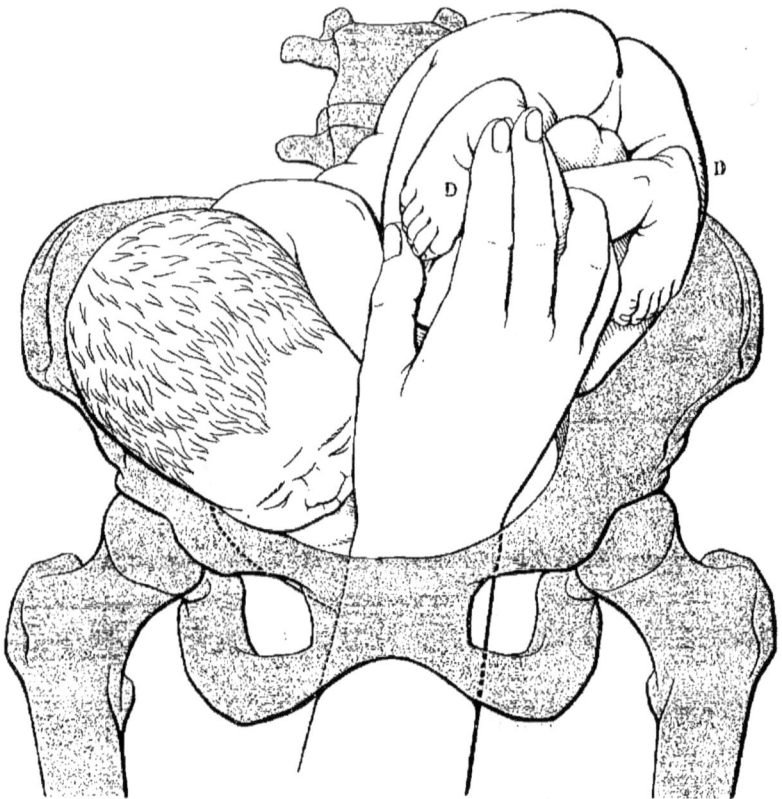

FIGURE 214. — Présentation de l'ÉPAULE DROITE, dos en arrière : tête à droite, pieds à gauche et en avant. La main droite, montée brusquement par la voie antérieure, trouve les pieds. Elle tient le droit et l'on devine qu'elle aurait plus de peine à se porter à gauche pour atteindre l'autre.

B. *Avec la main gauche* (antonyme de l'épaule qui se présente).

Cette main, quand les pieds sont à gauche, comme dans notre hypothèse, ne peut suivre que la voie antérieure au fœtus. Essayez d'imiter avec la main gauche ce que fait la droite sur la figure 213, et vous serez convaincu.

La main gauche introduite par la voie antérieure au fœtus, en pronation, comme l'a été la droite, souffre comme celle-ci de la pression de l'arcade pubienne qui force l'opérateur à redresser les doigts et le poignet en même temps qu'il abaisse fortement le coude. Mais une fois au fond de l'utérus, cette main gauche envoie assez commodément le pouce et les grands doigts à la recherche des pieds et peut choisir (Fig. 215).

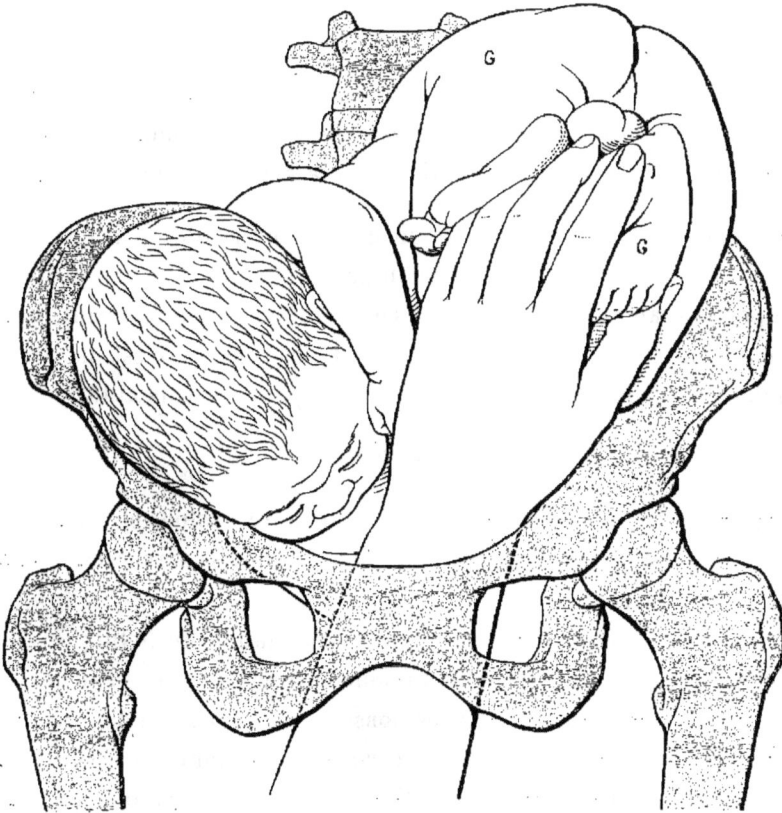

FIGURE **215**. — Présentation de l'ÉPAULE DROITE, DOS EN ARRIÈRE : tête à droite, pieds à gauche et en avant. La main gauche montée par la voie antérieure, la seule qui lui soit praticable, atteint les pieds. Elle peut les distinguer et choisir.

Si l'on introduisait la main en supination, devant le fœtus, le long et au contact de sa face ventrale, obliquement un peu à gauche du plan médian, cette progression se ferait aisément par un mouvement naturel de flexion des doigts et du poignet qui embrasseraient la traverse pubienne. Mais, lorsqu'elle serait arrivée au niveau des pieds, c'est par sa face dorsale et non par sa face palmaire qu'elle serait en contact avec eux; et pour les rechercher et les saisir sans trop de difficultés, il faudrait, sur place, transformer la supination en pronation : ce ne serait pas une petite affaire que de faire passer la main du plat au champ et du champ au plat entre le fœtus et l'utérus.

Le choix de la main dépend donc, ici, de la voie qu'on se propose de suivre.

Veut-on remonter le long et en arrière du côté fœtal pour doubler la fesse et rabattre les pieds, la main droite seule peut être employée.

Veut-on, au contraire, monter devant le fœtus directement vers les pieds, les deux mains peuvent servir, mais la gauche est indiquée.

Les mêmes considérations sont applicables à la présentation de l'ÉPAULE GAUCHE, DOS EN ARRIÈRE : c'est la main gauche qui seule peut y pratiquer la voie postéro-latérale en y montant en supination et se tournant finalement en pronation pour se rabattre sur les pieds ; c'est la droite, introduite en pronation, qu'il faut préférer pour la voie antérieure.

Question du Pied.

Doit-on prendre n'importe quel pied pour faire évoluer et extraire le fœtus? Cette question demande de nouveau à être envisagée successivement à deux points de vue :

1° Quant à l'évolution proprement dite ou mutation du fœtus;

2° Quant à l'extraction du fœtus ramené en présentation du siège.

Memento. — D'une part, dans les DORSO-POSTÉRIEURES, le dos du fœtus est en arrière : c'est mauvais, il faut le ramener en avant et par suite tourner en arrière sa face ventrale. — D'autre part, il est, comme toujours, avantageux pour l'engagement et l'extraction du siège que la mutation une fois faite, le membre déployé et sur lequel on tire, appartienne à la hanche qui est en avant et puisse ainsi glisser sans arrêt derrière le pubis.

Opérons, comme exemple, sur une ÉPAULE DROITE, DOS EN ARRIÈRE.

Saisissons le *pied droit* (homonyme de l'Épaule qui se présente), celui qui correspond à la hanche postéro-inférieure (Fig. 216), celui qui était le bon pied dans les dorso-antérieures.

Que va-t-il se passer ?

Vous le verrez par les figures des pages suivantes.

Tiré fatalement en avant et rapproché du plan médian, le membre droit va produire la flexion et l'inflexion latérale de la région lombaire (Fg. 217).

Mais les tractions exercées ne produisent pas la torsion du pelvis ; aussi,

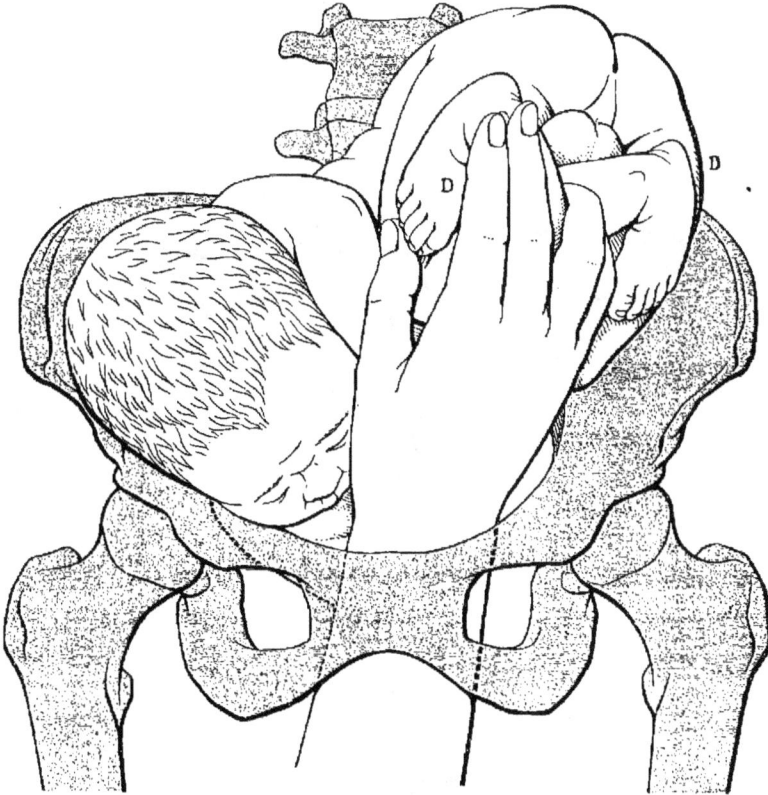

FIGURE 216. — Présentation de l'ÉPAULE DROITE, DORSO-POSTÉRIEURE. Tête à droite, pieds à gauche et en avant. C'est la main droite qui s'apprête à saisir le pied droit D, celui de la hanche inférieure D. Cette main droite a brusqué son ascension par la voie antérieure : ou bien elle a suivi la voie postéro-latérale et s'est rabattue ensuite en avant. Son pouce répond au pied, son petit doigt au jarret ; si elle avait saisi l'autre membre ce serait le contraire.

le sacrum, les lombes, restent-ils tournés en arrière (Fig. 217) ; ce pied n'est pas bon pour retourner le dos en avant. Continuons : la flexion légère et l'inflexion latérale amènent én bas, sur l'aire du détroit supérieur, à la place du ventre, les fesses qui regardaient en l'air et à gauche de la mère, tandis que l'épaule remonte ainsi que le bras et son lacs.

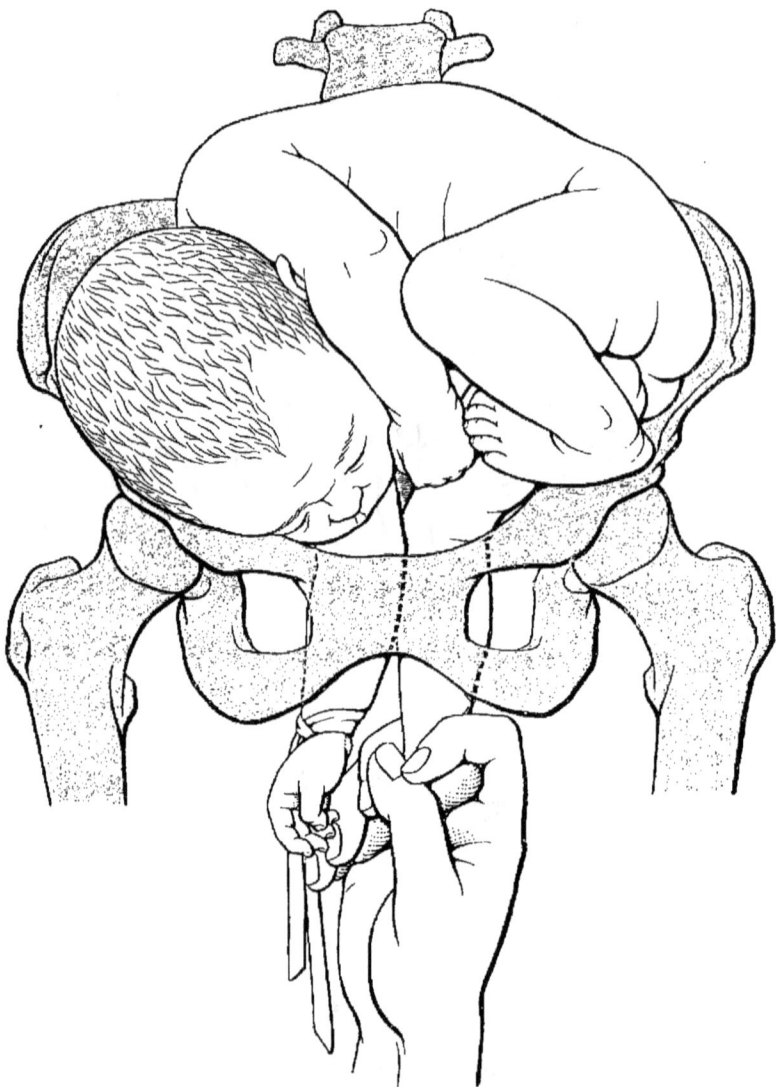

FIGURE 217. — ÉPAULE DROITE, DORSO-POSTÉRIEURE : tête à droite, pieds à gauche et en avant. Version par le pied droit. Le tronc s'infléchit ; l'épaule remonte chassant la tête vers le flanc droit ; le siège arrive au détroit supérieur ; malheureusement il y arrive ventre en avant et hanche non déployée également en avant. On a donc pris le mauvais pied.

Bientôt la traction devient pénible, l'engagement ne se fait pas (Fig. 218).

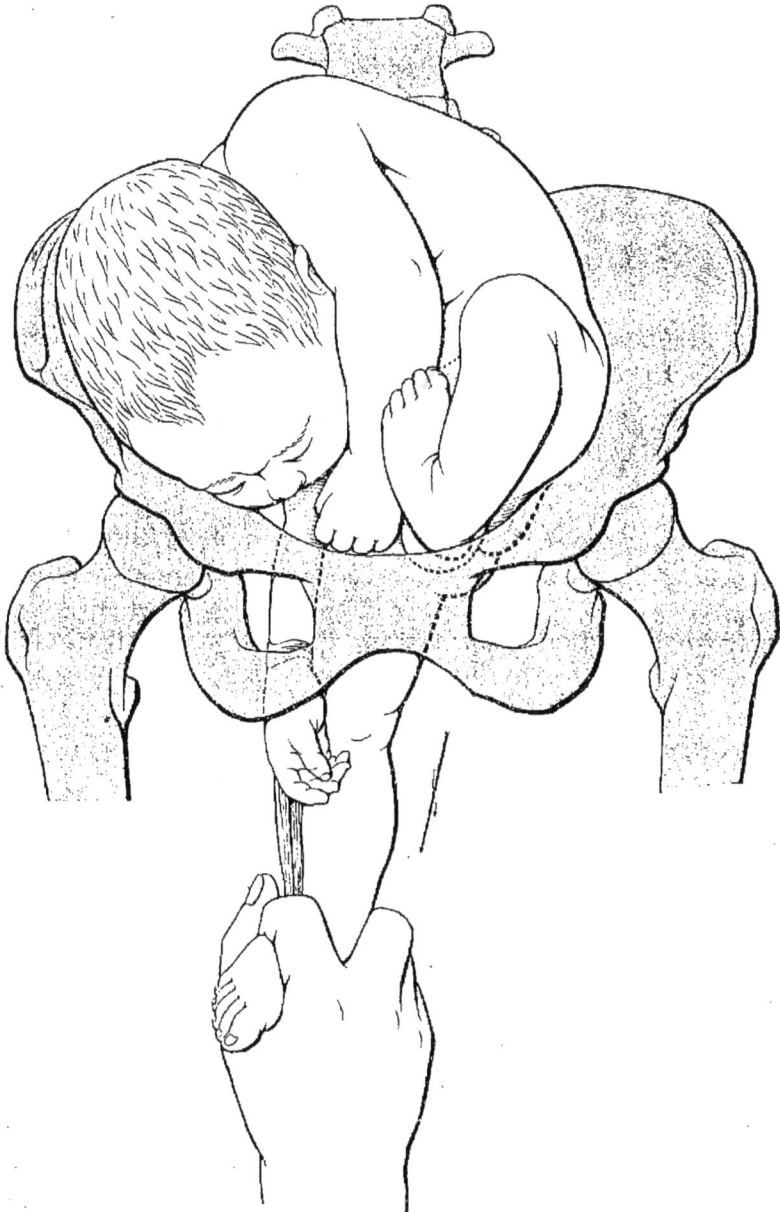

FIGURE **218**. —. ÉPAULE DROITE, DORSO-POSTÉRIEURE. Version par le pied droit, le mauvais. Le siège est au détroit supérieur, en position **sacro**-GAUCHE-POSTÉRIEURE. Au moment où le pied, pourtant tiré en arrière, a dépassé la fourchette vulvaire, la hanche antérieure butée sur l'éminence ilio-pectinée gauche a empêché l'engagement. Si le fœtus est gros, la rotation est nécessaire.

C'est que le siège se présente à l'entrée du bassin en position sacro-iliaque gauche-postérieure : la hanche droite, celle du pied saisi, restée postérieure, est libre de s'engager au-devant et à distance de la symphyse sacro-
iliaque droite ; mais la fesse gauche, avec sa cuisse fléchie, a été amenée et
assise sur l'éminence ilio-pectinée gauche. Le périnée, le coccyx même,
empêchant de tirer suffisamment en arrière, le membre droit déployé et
engagé en arrière est rejeté nécessairement en avant. Nécessairement aussi
se trouve poussée plus en avant encore la fesse antérieure (gauche) qui
bute et s'arrête sur le contour pelvien maternel.

Les circonstances étant favorables (fœtus peu volumineux, bassin large,
parties maternelles bien lubrifiées, périnée aisément refoulable), si des tractions énergiques finissent par triompher des résistances et par engager la
hanche antérieure, la descente du siège se prononce en position sacro-iliaque
gauche-postérieure : c'est dire que le dos, restant postérieur, se prépare à
descendre au-devant de cette symphyse, et après lui l'occiput. Dans ces
conditions, le menton se trouverait en avant, ce qui serait fâcheux.

Mais si le fœtus est volumineux, le bassin petit, les parties molles non
lubrifiées, le périnée résistant…, le membre replié et appuyé en avant sur
le contour pelvien rendra impossible l'engagement du siège en position sacro-
iliaque gauche-postérieure. Cependant, la version pourra, il est vrai, être terminée en continuant à tirer sur le membre inférieur droit, pourvu que l'on
arrive par son intermédiaire, à obtenir du siège, d'abord une rotation de 90°
qui amène en avant, vers l'éminence ilio-pectinée droite, la cuisse déployée
primitivement postérieure (transformation de fig. 218 en fig. 219). Par cela
même, la fesse-obstacle, qui était arrêtée en avant, sur la partie basse du
détroit, est conduite en arrière où, arrivant au-dessous de la partie haute du
même détroit, elle s'y trouve engagée par simple rotation, moyennant que
la traction ait été soutenue. L'engagement se prononcera dès lors très bien
en sacro-postérieure droite (Fig. 219). Mais, par suite, le dos imitant le sacrum et le suivant en arrière et à droite comme plus tard l'occiput, la face
ventrale et le menton correspondraient l'un après l'autre au pubis ou à l'éminence ilio-pectinée gauche, si la rotation se bornait à ce premier pas de 90°.

Tout à l'heure, avec un fœtus petit et sans rotation, le menton venait en
avant à l'éminence droite ; maintenant avec un fœtus gros et après une
simple rotation de 90°, il viendrait à l'éminence ilio-pectinée gauche.

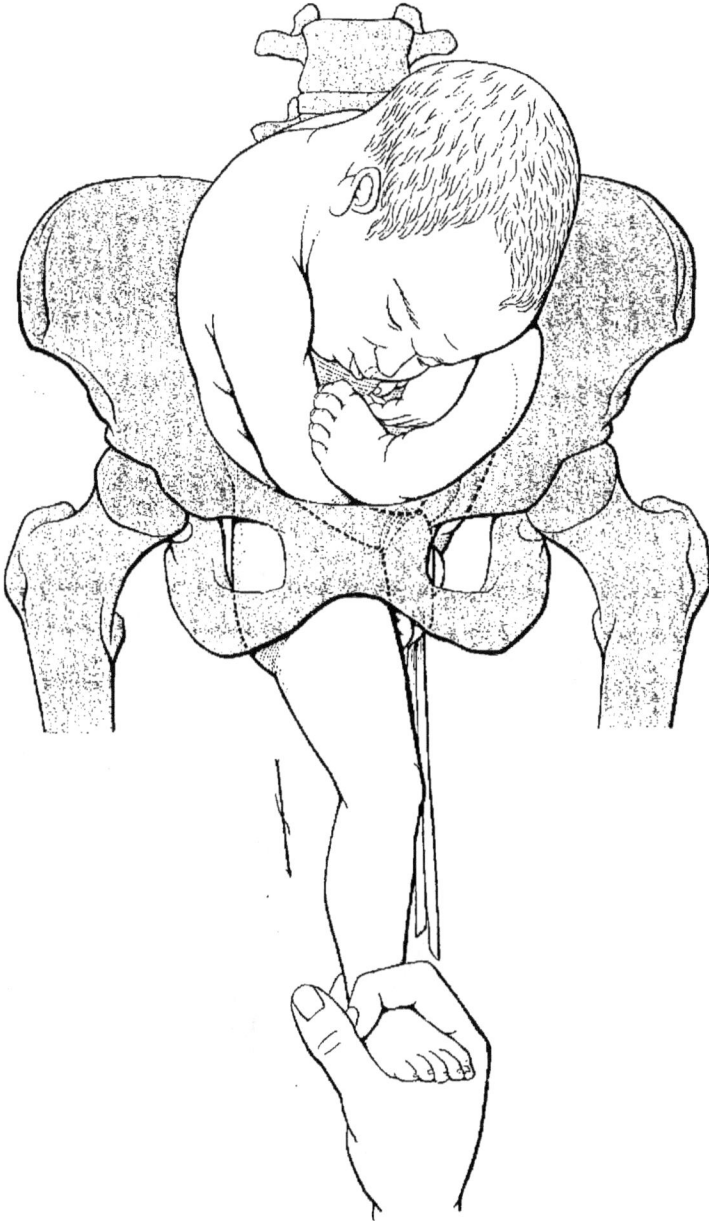

FIGURE 219. — ÉPAULE DROITE, DORSO-POSTÉRIEURE. Version par le pied droit. Déjà une rotation de 90° a fait passer le sacrum fœtal de gauche à droite, amenant à droite et en avant la hanche tirée, engageant à gauche et en arrière la hanche restée fléchie. Continuant dans le même sens (v. la petite flèche de rotation qui s'enroule autour de la flèche de traction), une nouvelle rotation de 90° est désirable pour porter le menton au moins à gauche sinon à gauche et en arrière.

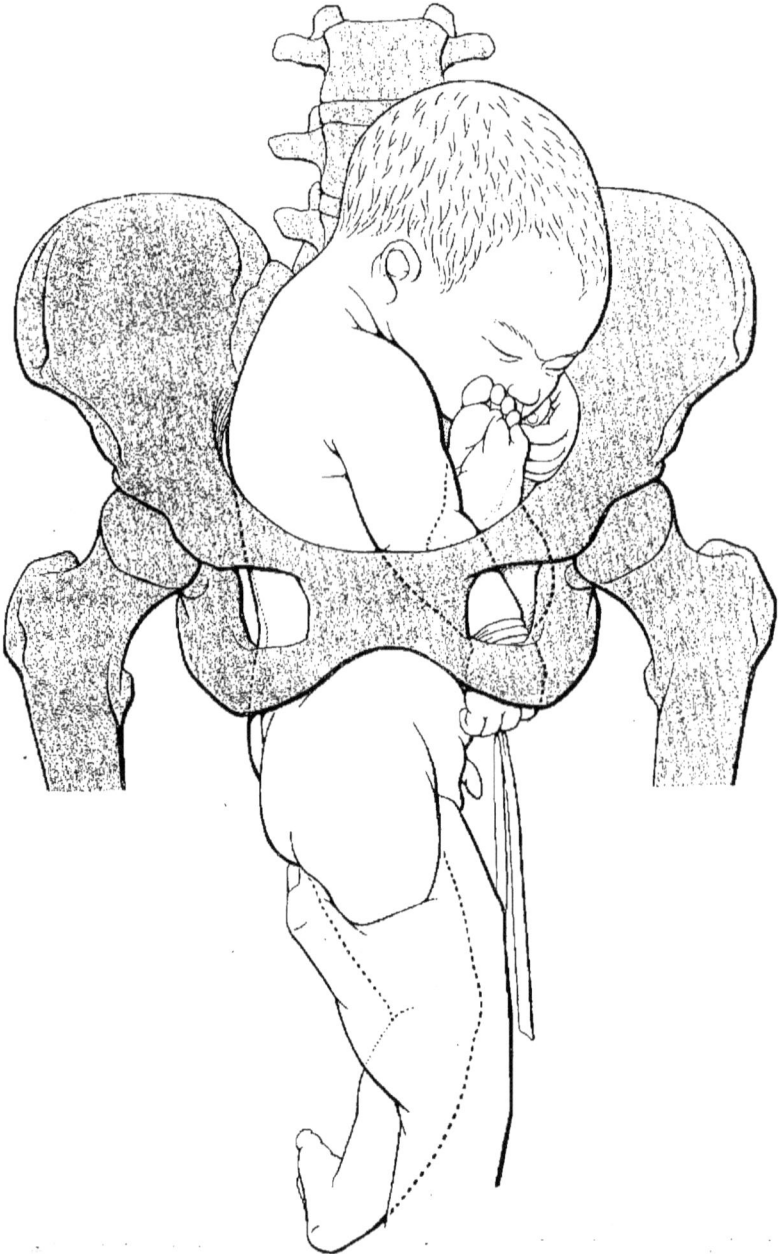

FIGURE 220. — ÉPAULE DROITE, dorso-postérieure. Version et extraction par le pied droit. La main a quitté le pied pour empoigner la cuisse : il y faudrait un linge. La rotation a continué dans le sens initial. Le siège sort en position sacro-transversale avec tendance à tourner le sacrum en avant. On voit que la main l'y sollicite, espérant ainsi amener le dos en avant, diagonaliser les épaules et porter le menton au moins sur le côté à gauche, sinon à gauche et en arrière.

Ce serait tout aussi mauvais. Il faut que le menton aille en arrière. Il n'est qu'un moyen de le forcer à s'y tourner, c'est de continuer la rotation commencée du pelvis, de la porter à deux fois 90°, en dirigeant de droite à gauche (Fig. 220) le membre déployé et amené en avant, jusqu'à ce qu'il corresponde à l'éminence ilio-pectinée gauche. La descente ainsi effectuée place le dos et l'occiput en position *antérieure*-DROITE et conduit la face vers la paroi postérieure du bassin ou pour le moins sur le côté gauche (Fig. 221).

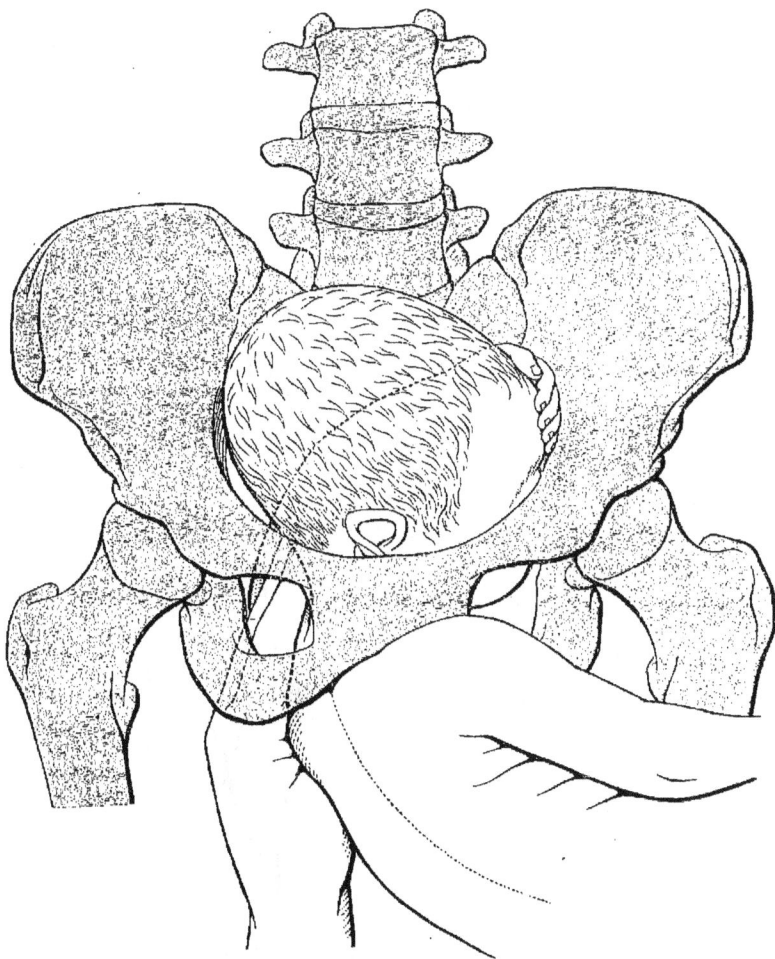

FIGURE 221. — ÉPAULE DROITE, DORSO-POSTÉRIEURE. Version et extraction par le pied droit. Grande rotation. Abaissement du bras postérieur relevé, par la main gauche dont la paume regarde naturellement le dos fœtal. La main loge le pouce dans l'aisselle ou le long de la face interne du bras et allonge dessus ses deux grands doigts, afin d'atteindre le pli du coude et de l'abaisser pour dégager l'avant-bras et la main.

En admettant que cette grande évolution soit toujours possible, ce qui n'est pas, et qu'elle n'amène aucune attitude vicieuse du bras retardataire (Fig. 221), il saute aux yeux qu'elle est singulièrement compliquée et qu'il faut en avoir une grande habitude, sous peine de perdre dans la recherche de la bouche du fœtus un temps précieux et d'extraire mort, un fœtus qu'une manœuvre plus simple, la saisie du bon pied, offre les plus grandes chances d'amener vivant.

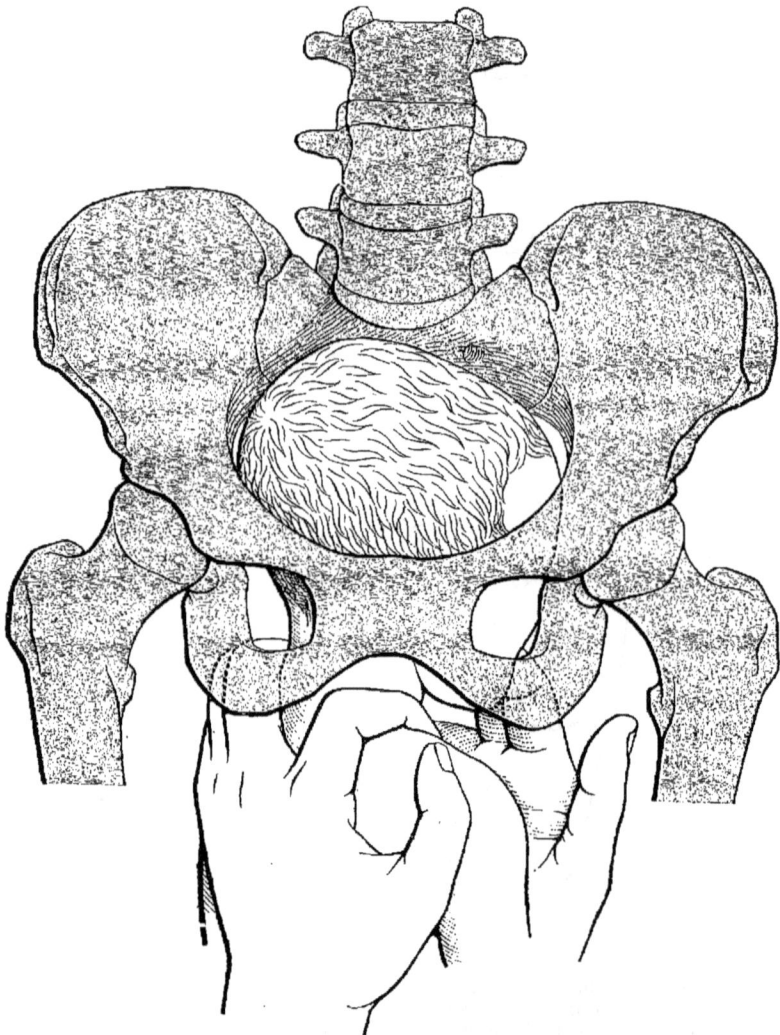

FIGURE 222. — ÉPAULE DROITE, DORSO-POST. Version et extraction par le mauvais pied droit, grande rotation réussie qui a porté le ventre en arrière et le menton sur le côté presque en arrière ; manœuvre de Mauriceau, flexion, rotation, etc.

Même cas ÉPAULE DROITE, DOS EN ARRIÈRE.

Au lieu du pied droit mauvais, saisissons le *pied gauche* (antonyme de l'épaule qui se présente), celui de la hanche antéro-supérieure.

Saisissons-le, soit en brusquant la version avec la main gauche de choix montant par la voie antérieure au fœtus (Fig. 223), soit en employant la main droite et suivant la voie postéro-latérale (Fig. 224). Dans le premier cas (Fig. 223), remarquez bien les rapports du pouce avec le pied, du petit doigt avec le jarret du membre gauche **G**. Ces rapports seraient tout différents si la main prenait le membre droit.

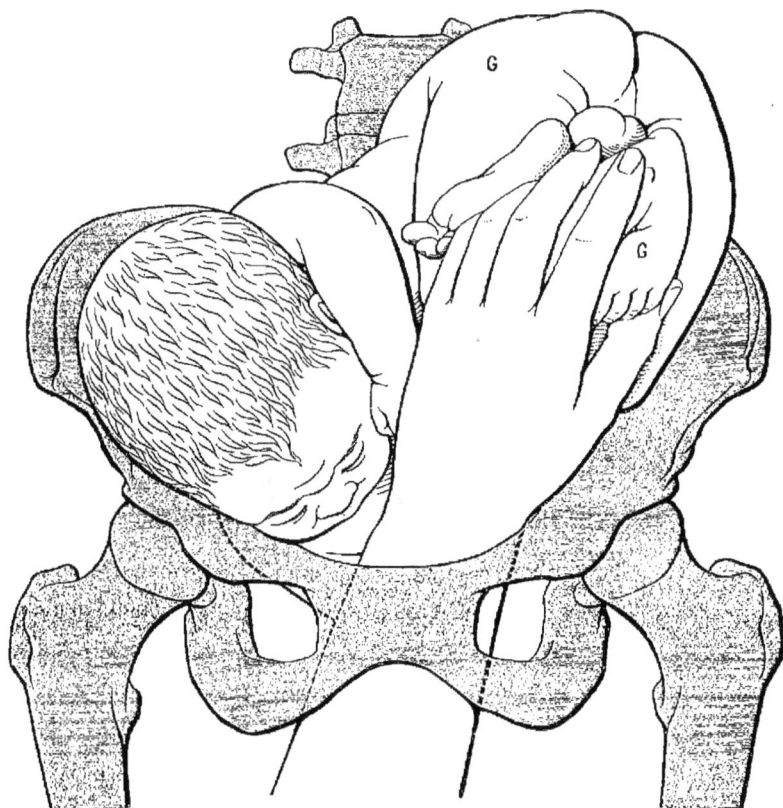

FIGURE **223**. — Présentation de l'ÉPAULE DROITE, DOS EN ARRIÈRE : tête à droite, pieds à gauche et en avant. Montée de la main par la voie antérieure au fœtus, version brusquée par la main de choix, la gauche. Observez que prenant le pied gauche, qui est le bon pied, l'antonyme, le pouce de la main répond aux orteils, le petit doigt au jarret.

17

Tiré fatalement en bas et en arrière, il va, par un mouvement de torsion du pelvis et de la région lombo-dorsale (Fig. 225), amener en l'air, puis en avant, le sacrum et à sa suite le dos qui regardaient en arrière.

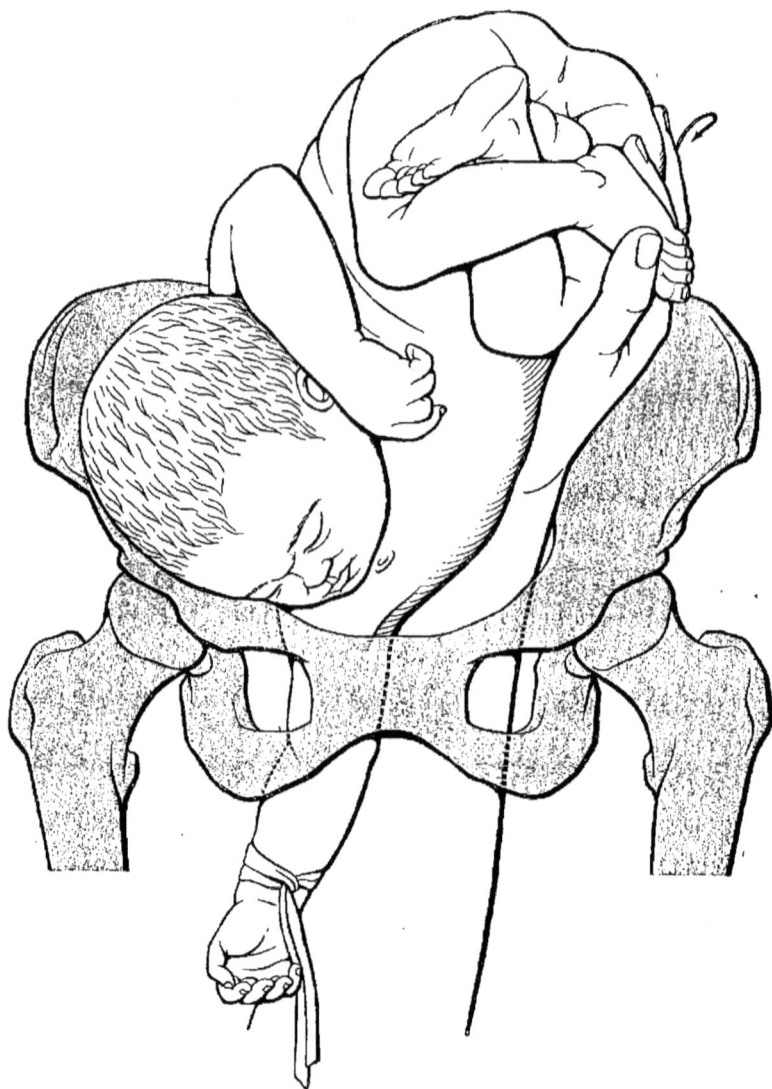

FIGURE 224. — Présentation de l'ÉPAULE DROITE, DOS EN ARRIÈRE : tête à droite, pieds à gauche et en avant. Montée de la main par la voie postéro-latérale indiquée par la flèche, voie praticable à la seule main droite. Celle-ci va prendre le pied gauche qui est le bon; si elle tenait l'autre, son petit doigt tout à l'heure sentirait le jarret.

Ce pied convient donc bien à la mutation du dos. Ultérieurement, par progression de cette torsion, l'épaule engagée va remonter et faire place au siège.

De plus, la traction sur le même membre va admirablement produire la flexion vertébrale et amener en bas, sur l'aire du détroit supérieur (Fig. 226), les fesses qui, primitivement, regardaient en l'air et à gauche.

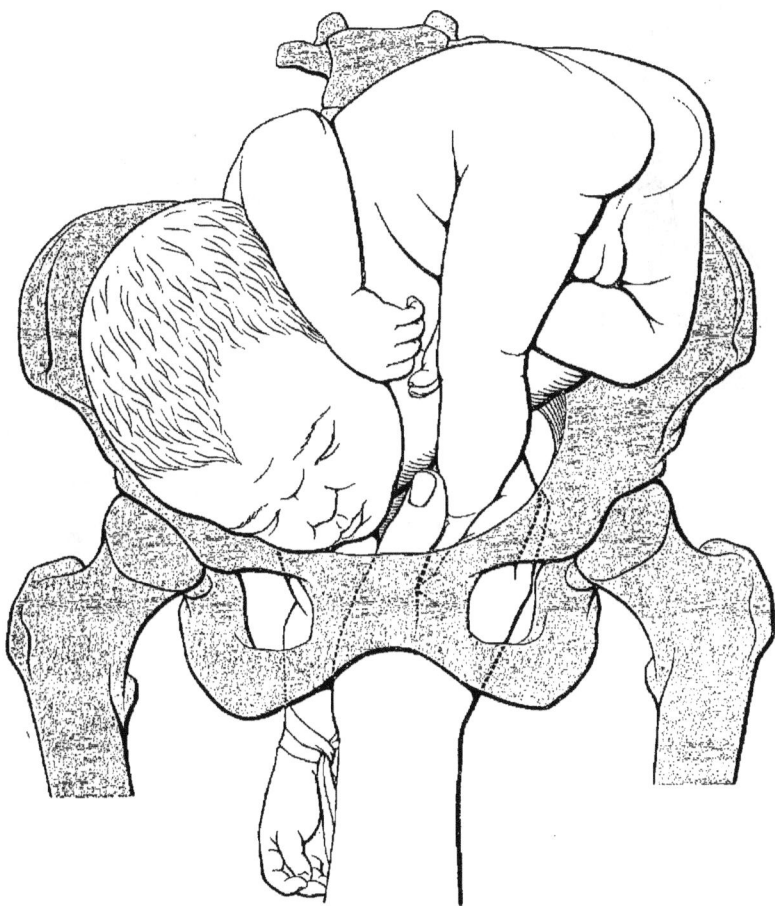

FIGURE 225. — ÉPAULE DROITE, DORSO-POSTÉRIEURE : tête à droite, pieds à gauche et en avant. Version par la main droite et le pied gauche. Déjà le siège tourne en l'air et le tronc se soulève : la hanche tirée, décomplétée, va venir en avant; l'autre restera en arrière (v. fig. 226).

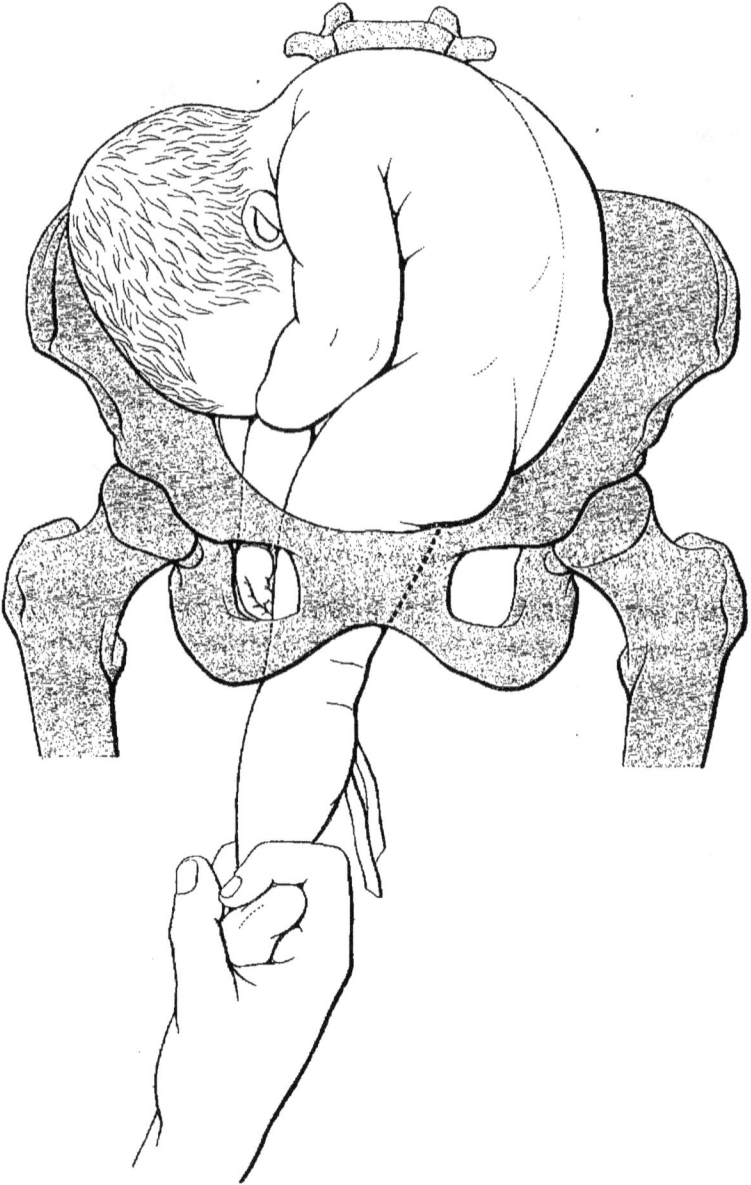

FIGURE **226**. — ÉPAULE DROITE, DORSO-POSTÉRIEURE. Version et extraction par le pied gauche.
La main droite tire intelligemment sur ce bon pied qui engage la hanche gauche derrière le pubis
droit, tandis que la hanche droite, restée complète, va descendre devant la symphyse sacro-
iliaque gauche. Le tronc s'est soulevé avec l'épaule engagée ; le dos, qui regardait en arrière, se
tord pour regarder sur le côté gauche et en avant. Tout va bien.

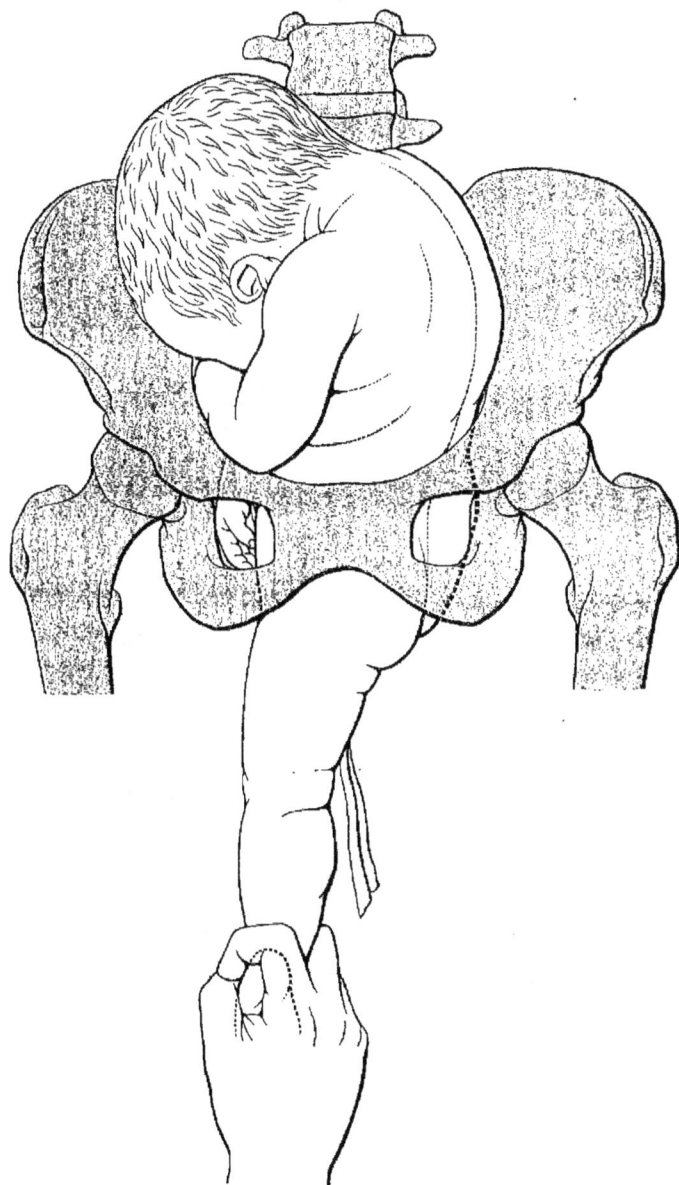

FIGURE 227. — ÉPAULE DROITE, DORSO-POSTÉRIEURE. Version et extraction par le pied gauche. La main, tirant intelligemment sur ce bon pied, a engagé le siège en position sacro-GAUCHE-antérieure ; le tronc et la tête tendent aussi vers cette position favorable.

Le résultat sera la substitution à la présentation de l'épaule d'une présentation du siège en sacro-gauche-antérieure ; la hanche correspondant au pied saisi et au membre déployé est maintenant antérieure ; elle va glisser derrière l'éminence ilio-pectinée droite, tandis que l'autre, au membre replié, s'engagera devant la symphyse sacro-iliaque gauche (Fig. 226). Comme le sacrum, le dos ramené en avant descendra derrière l'éminence ilio-pectinée gauche, et après lui l'occiput ; la face ventrale du fœtus primitivement antérieure regardera la symphyse sacro-iliaque droite, et la face de même (Fig. 227).

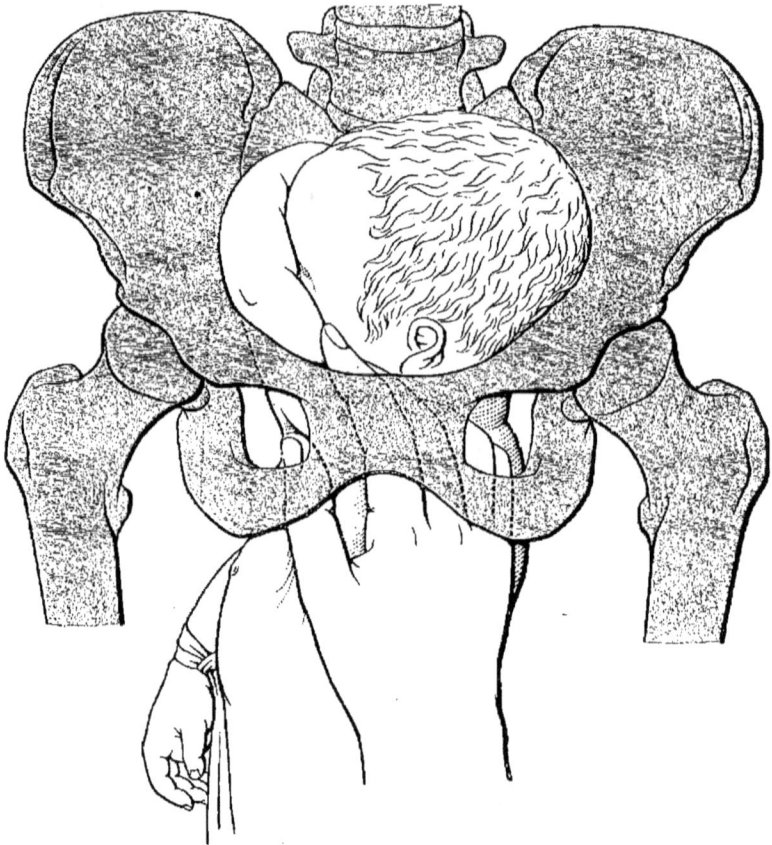

FIGURE **228**. — ÉPAULE DROITE, DORSO-POSTÉRIEURE. Version et extraction par le pied gauche, le bon pied. L'avant-bras antérieur, le gauche relevé, retient la tête au détroit supérieur : les doigts de la main droite, glissant par-dessus, sont en chemin pour aller jusqu'au pli du coude et alors abaisser l'avant-bras en pressant sur ce pli.

Le pied gauche est donc à la fois ici le bon pied : 1° pour l'évolution ; 2° pour l'engagement et l'extraction. De même (Voy. fig. suiv.), dans la présentation de l'épaule gauche, dos en arrière, le bon pied est le pied droit (antonyme de l'épaule qui se présente).

Nous pouvons donc formuler la règle suivante.

Dans les DORSO-POSTÉRIEURES, chaque fois que nous pourrons choisir, nous choisirons, pour faire évoluer, pour engager et extraire le fœtus, le pied correspondant à la hanche antéro-supérieure, c'est-à-dire l'antonyme de l'Épaule qui se présente : pied gauche pour l'épaule droite, pied droit pour l'épaule gauche.

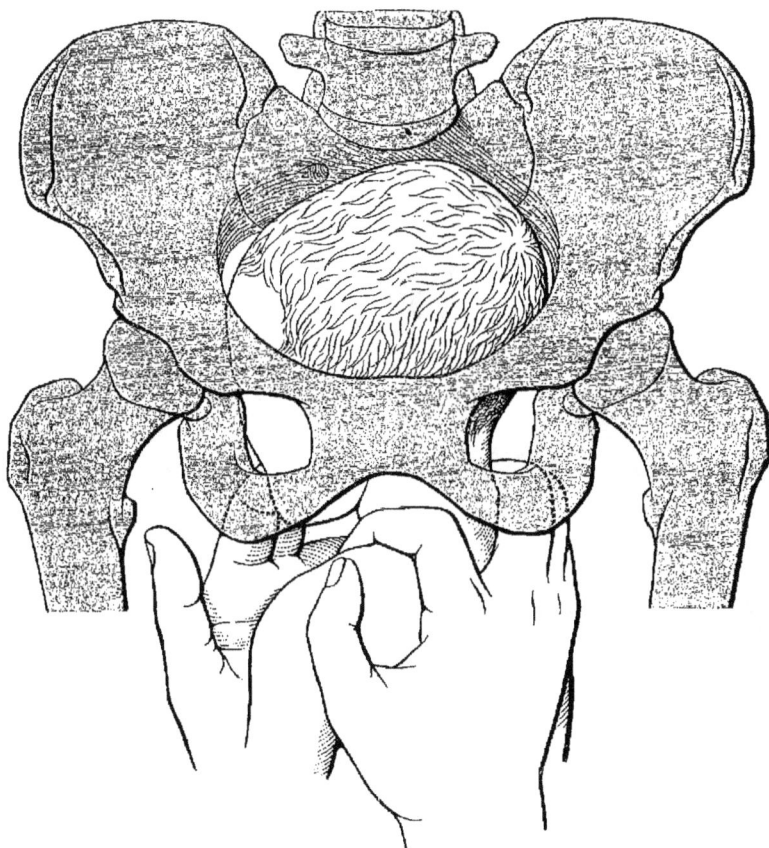

FIGURE 229. — ÉPAULE DROITE, DORSO-POSTÉRIEURE. Version et extraction par le pied gauche, le bon pied. Tout est sorti, sauf la tête dont la face regarde à droite. La main gauche introduit deux doigts dans la bouche pour accomplir la flexion, la rotation en arrière et finalement l'extraction avec le concours de la main droite qui tire sur les épaules.

Si l'on n'a saisi qu'un pied, le mauvais, l'homonyme, celui de la hanche postéro-inférieure; s'il y a résistance et que le temps presse, mieux vaut aller, doucement afin de ne pas faire contracter l'utérus, à la recherche de l'autre pied que de s'entêter à finir ainsi une évolution mal commencée.

Pourtant, l'on peut encore souvent, par la grande évolution, terminer la version en tirant sur ce seul pied et sollicitant la rotation de deux fois 90°.

Vous allez pouvoir vous en convaincre une fois de plus en examinant attentivement la série des figures suivantes qui représentent la version d'une ÉPAULE GAUCHE DORSO-POSTÉRIEURE, par le mauvais pied d'abord.

Dussiez-vous relire un grand nombre de fois, il faut que, le problème étant posé: Épaule gauche dorso-post., version par le mauvais pied gauche,

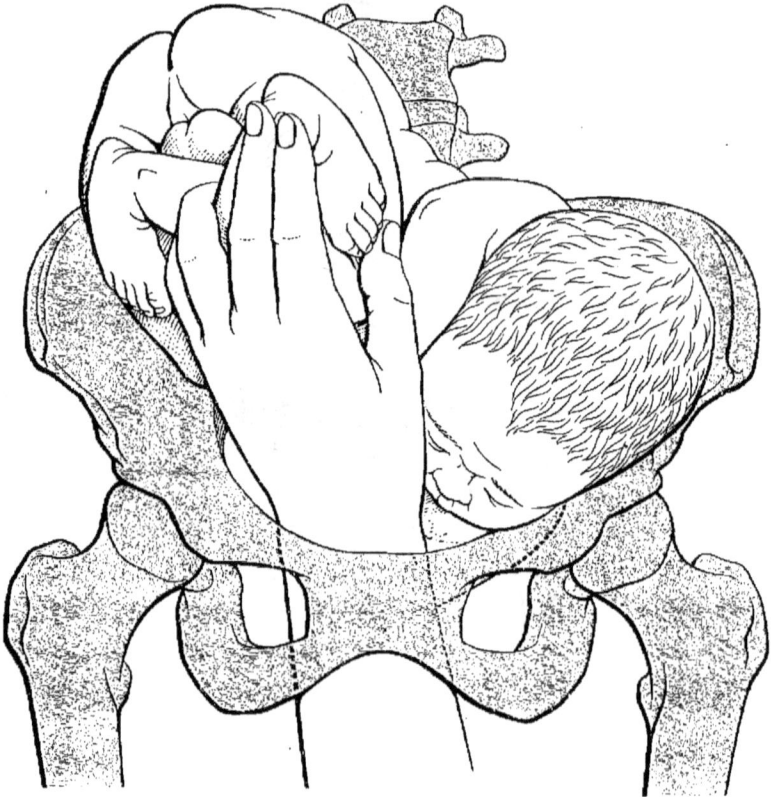

FIGURE 230. — ÉPAULE GAUCHE, DOS EN ARRIÈRE: tête à gauche, pieds à droite et en avant. Sur cette figure et les suivantes, c'est la main gauche qui opère, soit qu'introduite par la voie postéro-latérale elle ait été ramenée en avant, soit qu'elle ait brusqué la version par la voie antérieure qui lui est peu commode. Elle va saisir le pied de la hanche postéro-inférieure, le mauvais, l'homonyme de l'Épaule gauche. Devinez et figurez-vous ce qui va se passer.

les phases successives de l'évolution et de l'extraction se déroulent devant vos yeux fermés. Est-ce pour vous engager à résister aux tendances exceptionnelles de tel ou tel cas particulier ? Cent fois non. Notre but est de vous apprendre comment la nature opère habituellement, comment vous devez aider ou la suppléer.

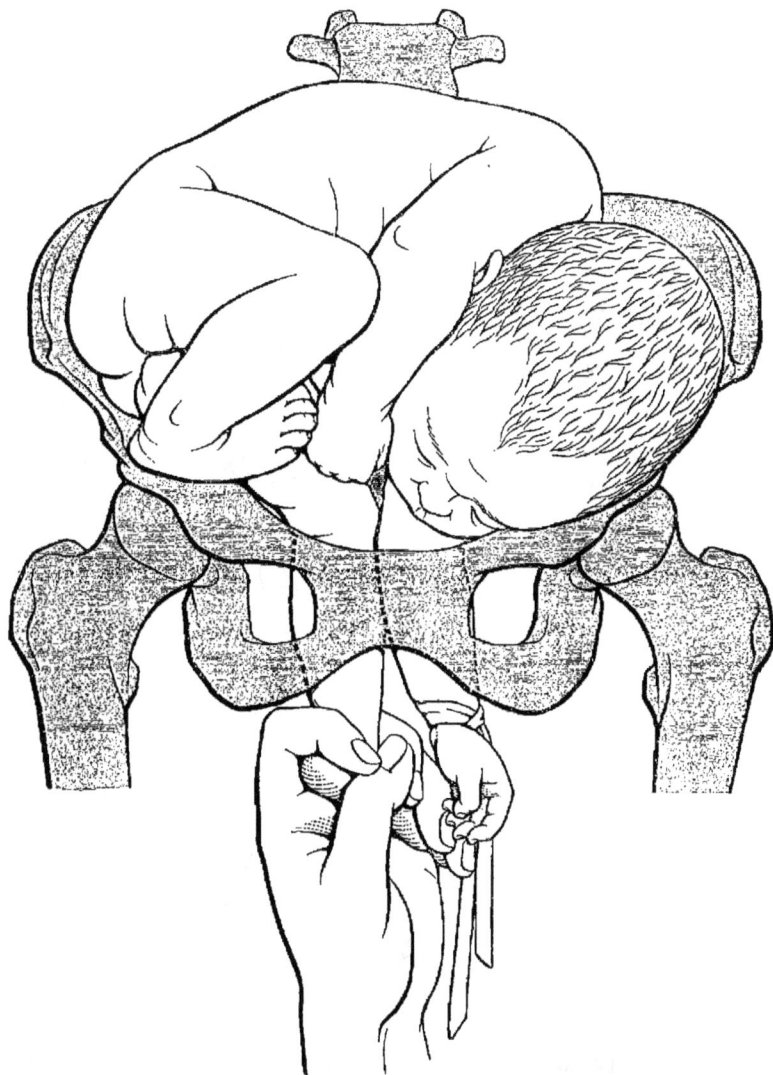

FIGURE 231. — ÉPAULE GAUCHE, DORSO-POSTÉRIEURE. Version par le pied gauche, l'homonyme, le mauvais. Ce pied est celui de la hanche postéro-inférieure qu'il amène dans le bassin en arquant le tronc, mais le dos ne se retourne pas, mais la hanche droite non déployée se trouve laissée, chassée même en avant : deux fois tant pis.

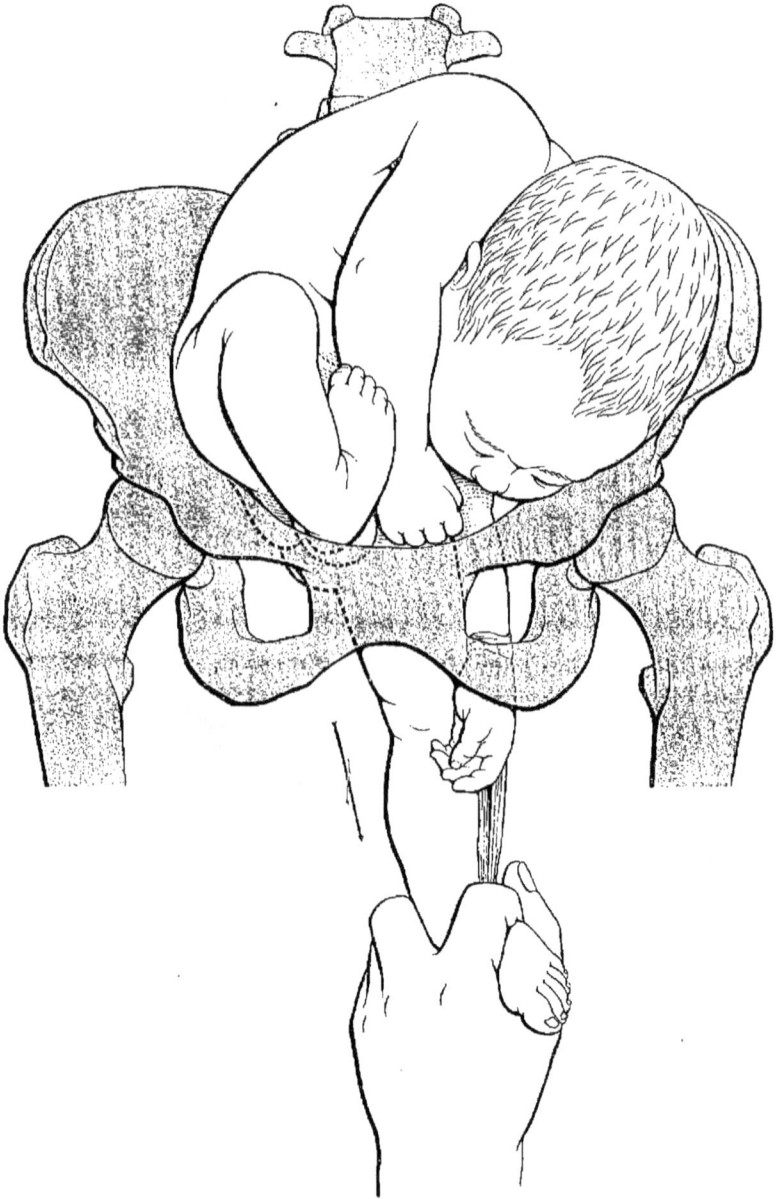

FIGURE 232. — ÉPAULE GAUCHE, DORSO-POSTÉRIEURE. La main gauche tire le mauvais pied, le gauche. Le tronc s'est soulevé, l'épaule est remontée, c'est bien ; mais le dos est resté en arrière et le siège, amené sur le détroit supérieur en position **sacro**-DROITE-*postérieure*, est arrêté par la fesse antérieure, la droite, assise sur l'éminence ilio-pectinée droite. Pour l'engagement d'un gros fœtus, la rotation s'impose dans le sens de la petite flèche qui serpente au-devant de la flèche de traction.

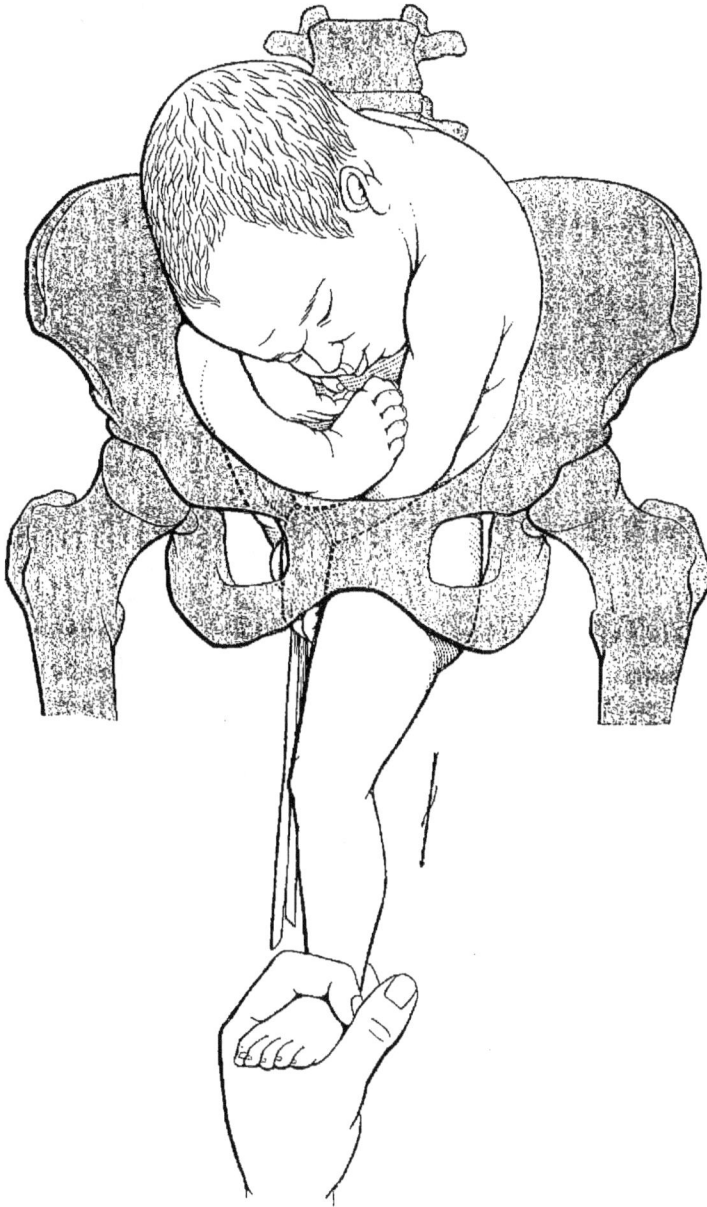

FIGURE **233**. — ÉPAULE GAUCHE, DORSO-POSTÉRIEURE. Version et extraction par le pied gauche, le mauvais pied. Grâce à une première rotation de 90° qui a fait reculer la hanche d'arrêt jusque devant la symphyse sacro-iliaque droite, l'engagement s'est fait en position **sacro-**GAUCHE-*postérieure*. Ce n'est point assez : il faut amener le sacrum et le dos plus en avant. Observez les flèches.

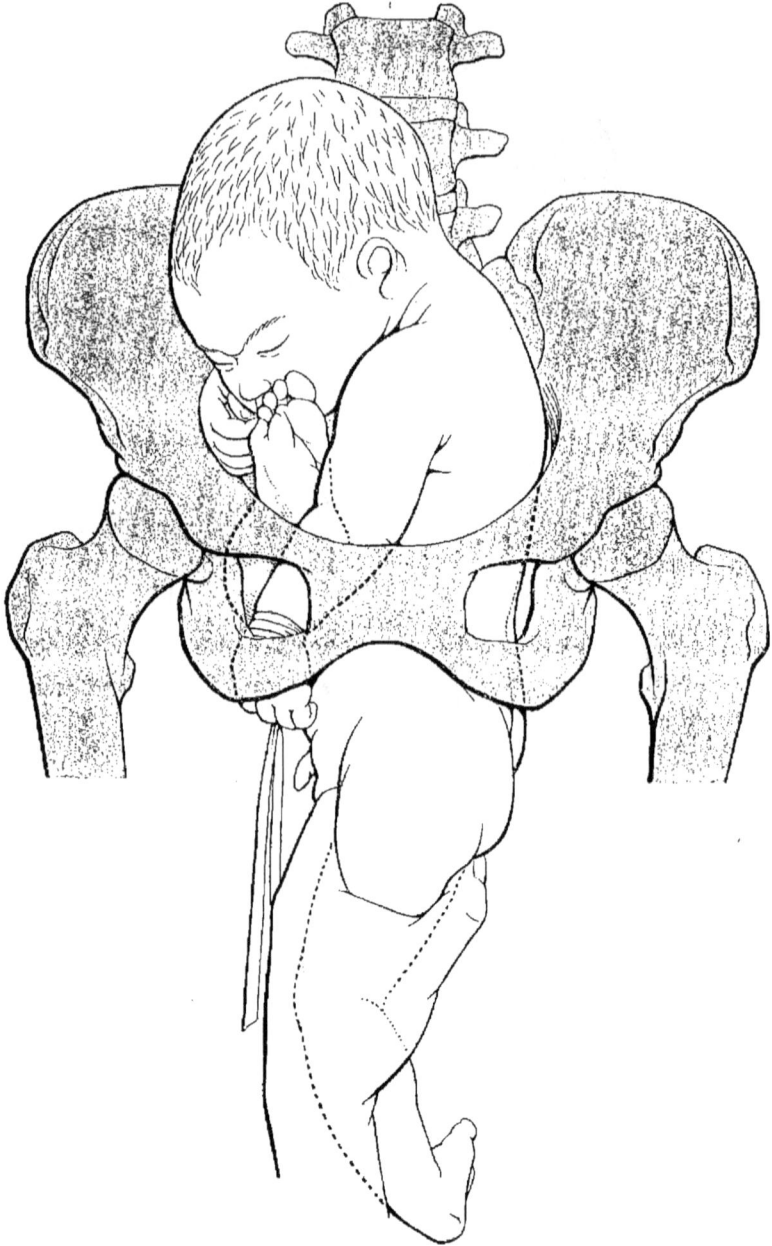

FIGURE **234.** — ÉPAULE GAUCHE, DORSO-POSTÉRIEURE. Version et extraction par le pied gauche, le mauvais. Grâce à une rotation de près de deux fois 90°, le siège sort en position **sacro-**GAUCHE-*transversale* presque *antérieure.* Le dos ne regarde plus en arrière, mais sur le côté; la main s'applique, en tordant la cuisse entourée de linge, à le faire virer en avant pour influencer autant que possible les épaules et la tête toujours en retard dans la rotation désirée.

Nous venons de revoir pour la dernière fois la grande évolution, celle qui résulte de la saisie du mauvais pied. Nous vous l'avons représentée dans le chapitre de l'extraction du siège, sur des coupes antéro-postérieures et, dans ce chapitre de la version, sur des bassins vus de face, toujours par un regard horizontal. Nous n'avons rien épargné pour expliquer et représenter des faits avec lesquels, si l'on en juge par le silence des auteurs, les maîtres accoucheurs eux-mêmes ne sont pas familiers.

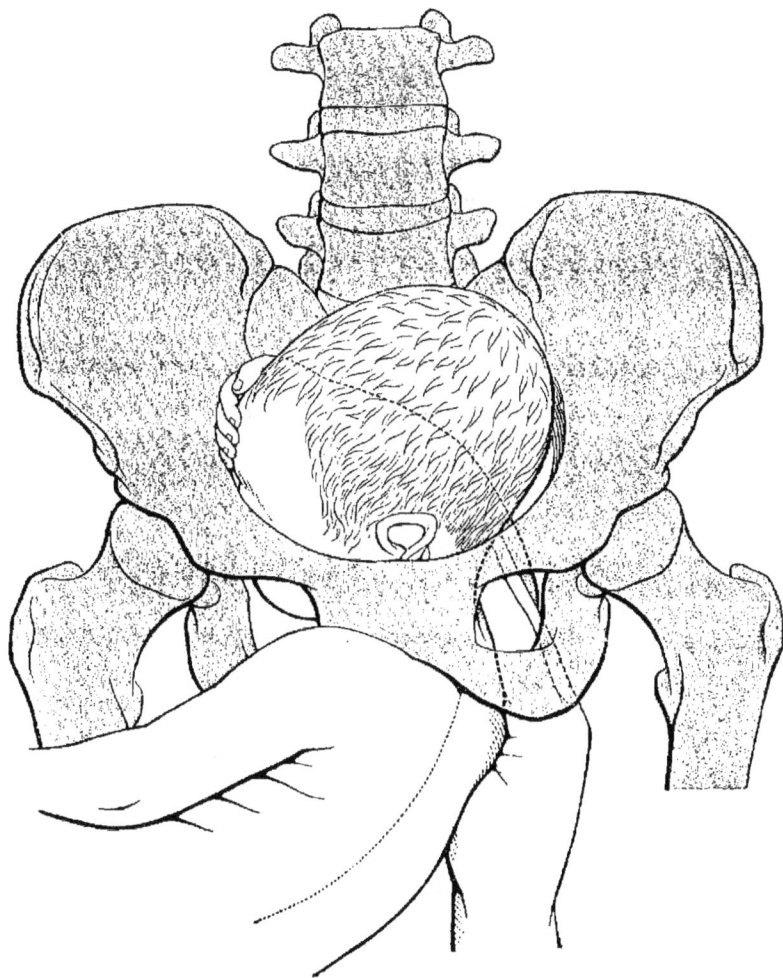

FIGURE 235. — ÉPAULE GAUCHE, DORSO-POSTÉRIEURE. Version par le pied gauche, le mauvais. Avant-bras postérieur, le droit, retenu entre la tête et le contour pelvien. La main dont la paume regarde naturellement le dos fœtal, la droite, pouce dans l'aisselle, grands doigts allongés sur le bras, cherche à atteindre le pli du coude pour l'abaisser.

En revanche, nous vous demandons à vous, lecteurs, toute votre attention et toute votre patience, non pour comprendre, car nous avons multiplié outre mesure les moyens de démonstration, mais pour apprendre. Feuilletez souvent ce chapitre pour en regarder les figures. Ce ne sont pas des mots à retenir, ce sont des images à graver dans vos yeux.

Si vous arrivez à pouvoir, paupières closes, évoquer ces images, vous aurez acquis, pour la pratique obstétricale mécanique, un fonds aussi précieux que rarement possédé.

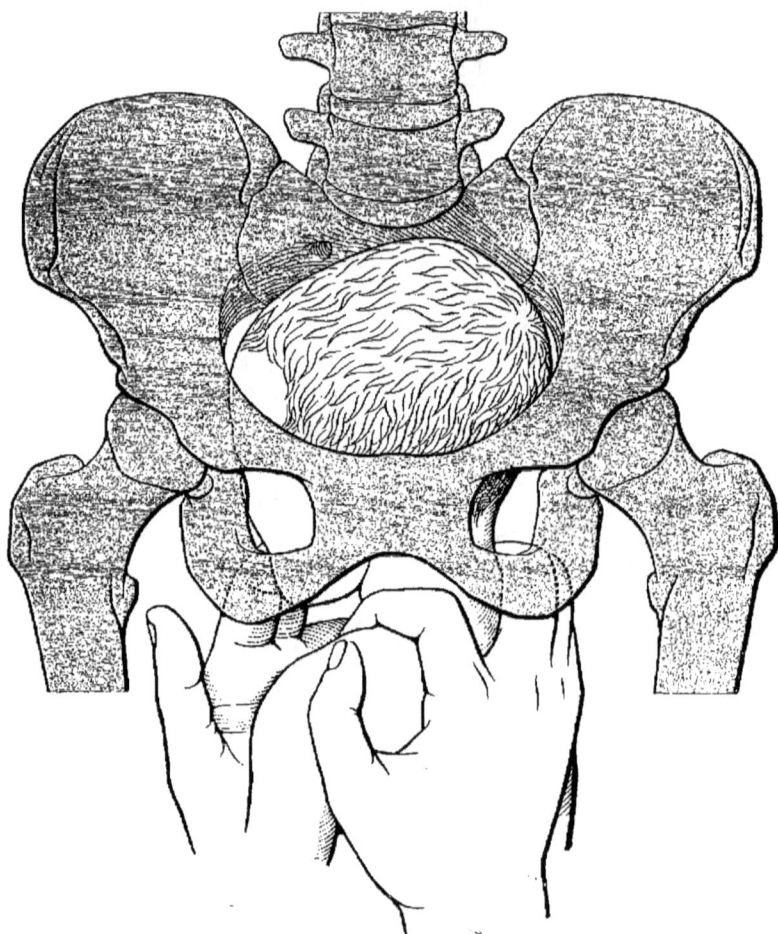

FIGURE 236. — ÉPAULE GAUCHE, DORSO-POSTÉRIEURE. Version par le pied gauche, le mauvais. Tout est sorti sauf la tête. La main dont la paume regarde naturellement le ventre fœtal, la gauche, a mis deux grands doigts dans la bouche pour la porter en arrière, fléchir la tête et finalement l'extraire avec le concours de la main droite qui tire sur les épaules.

Enfin il s'agit du huitième et dernier cas que nous puissions étudier, de la version d'une ÉPAULE GAUCHE, DOS EN ARRIÈRE, par le bon pied.

Donc c'est le pied de la fesse haute, le pied droit, qu'il faut saisir. Cela se peut toujours faire sur le mannequin naturel (cadavre) et il n'y faut pas manquer, car cela est possible aussi sur la parturiente dans les circonstances favorables. Celles-ci se rencontrent presque toujours quand l'accoucheur est appelé en temps utile. Voyez d'abord la figure 237 : la main droite introduite par sa voie, l'antérieure, a le pouce au bon pied, le petit doigt au bon jarret. Si elle avait pénétré très haut, au-dessus de la fesse haute, fesse droite, elle eut pu, en redescendant le long de la cuisse correspondante, prendre sûrement le bon jarret.

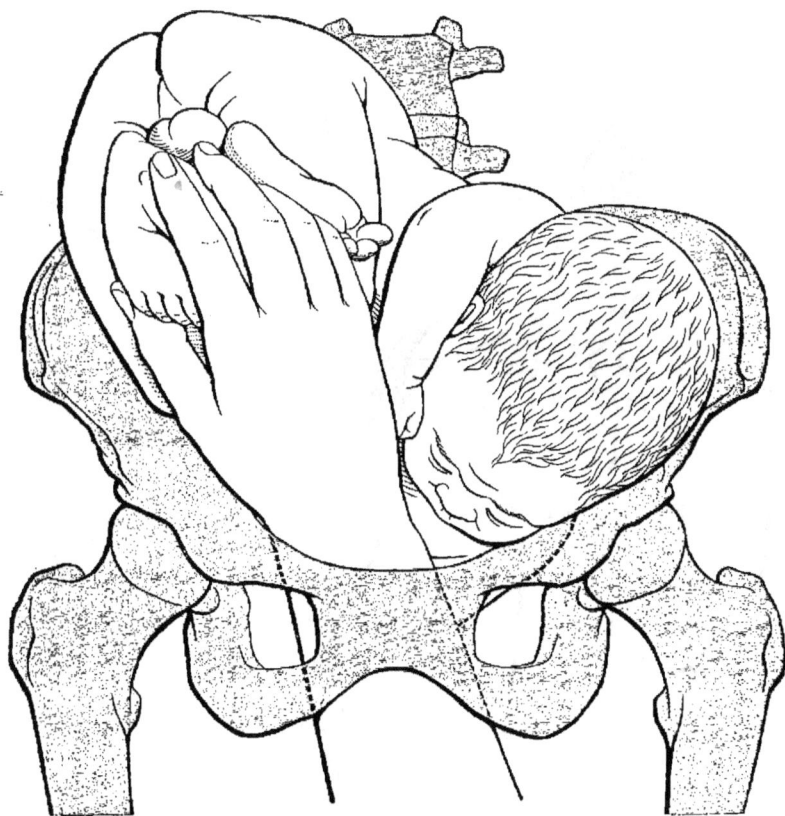

FIGURE 237. — Présentation de l'ÉPAULE GAUCHE, DOS EN ARRIÈRE. Tête à gauche, pieds en avant et à droite. La main droite brusquant la version, monte par la voie antérieure, la seule qui lui soit praticable; elle saisit le pied de la fesse haute, le droit, l'antonyme, le bon.

Sur la figure 238, la main gauche introduite par la voie postéro-latérale, se rabat en avant sur le bon pied ; si elle avait suivi la cuisse de la fesse basse qu'elle contourne, elle serait descendue au jarret correspondant qui lui eût donné la mauvaise jambe, le mauvais pied.

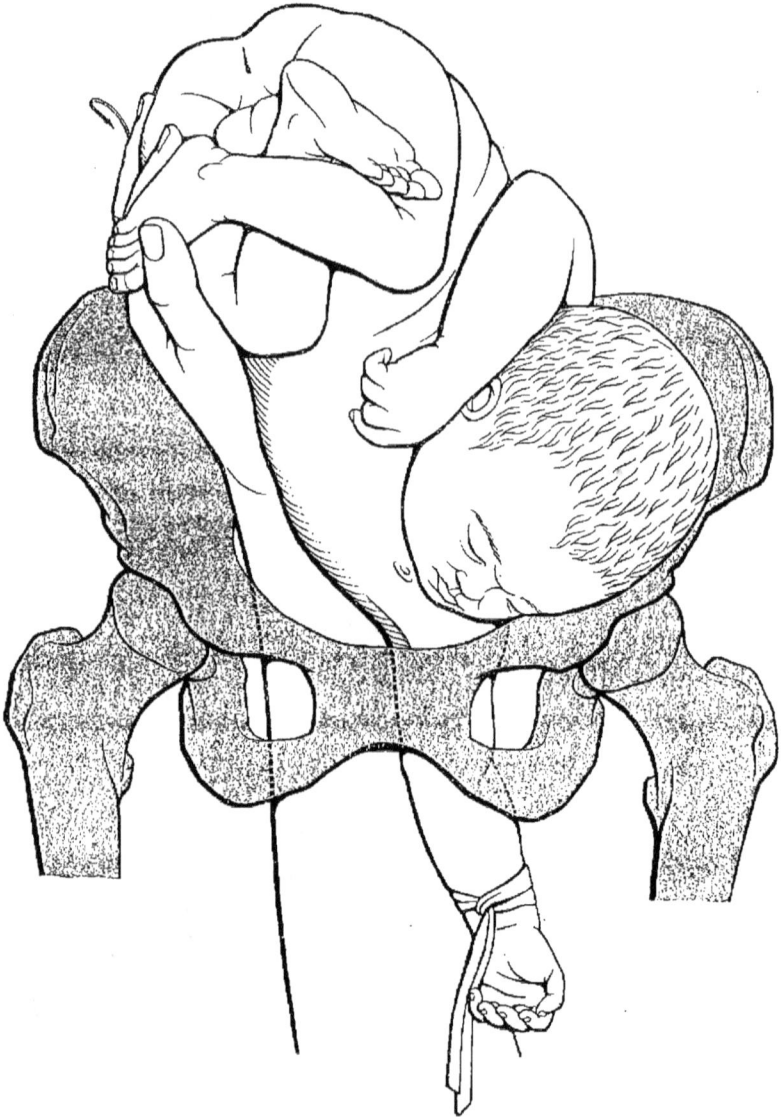

FIGURE 238. — Présentation de l'ÉPAULE GAUCHE, DOS EN ARRIÈRE. La main gauche, introduite par la voie postéro-latérale, se rabat vers les pieds en contournant la fesse basse ; elle saisit un pied qui n'est pas rattaché à la cuisse de cette fesse et c'est le droit, l'antonyme, le bon.

Comme on ne doit jamais tenter la version avant d'avoir suffisamment
étudié le diagnostic pour être capable de dessiner le fœtus sur le ventre de
la mère, soit au crayon, soit à la teinture, la main sait où elle doit chercher et quelle est la position respective des fesses et des cuisses. Trouve-
t-elle l'un des pieds (dont le mode de croisement peut varier), elle peut dire
son nom si elle y a été exercée pendant quelques instants sous une serviette ;
accroche-t-elle un jarret, atteint-elle une cuisse, une fesse, elle la nomme
vite si l'attitude du fœtus n'est pas sortie des yeux de l'accoucheur.

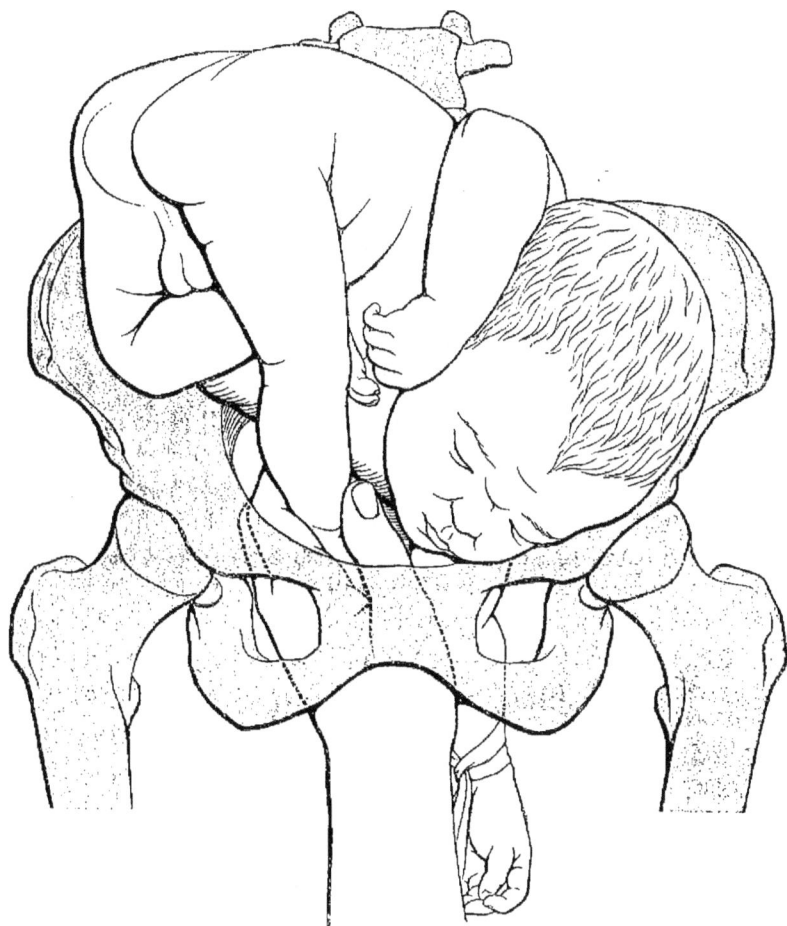

FIGURE 239. — ÉPAULE GAUCHE, dorso-postérieure. Version par le bon pied, l'antonyme, le droit.
L'on sent que le dos s'arque en se soulevant, qu'il ne va pas rester en arrière, que la hanche tirée
va venir en avant et l'autre rester en arrière où elle s'engagera sans nécessiter de rotation.

18

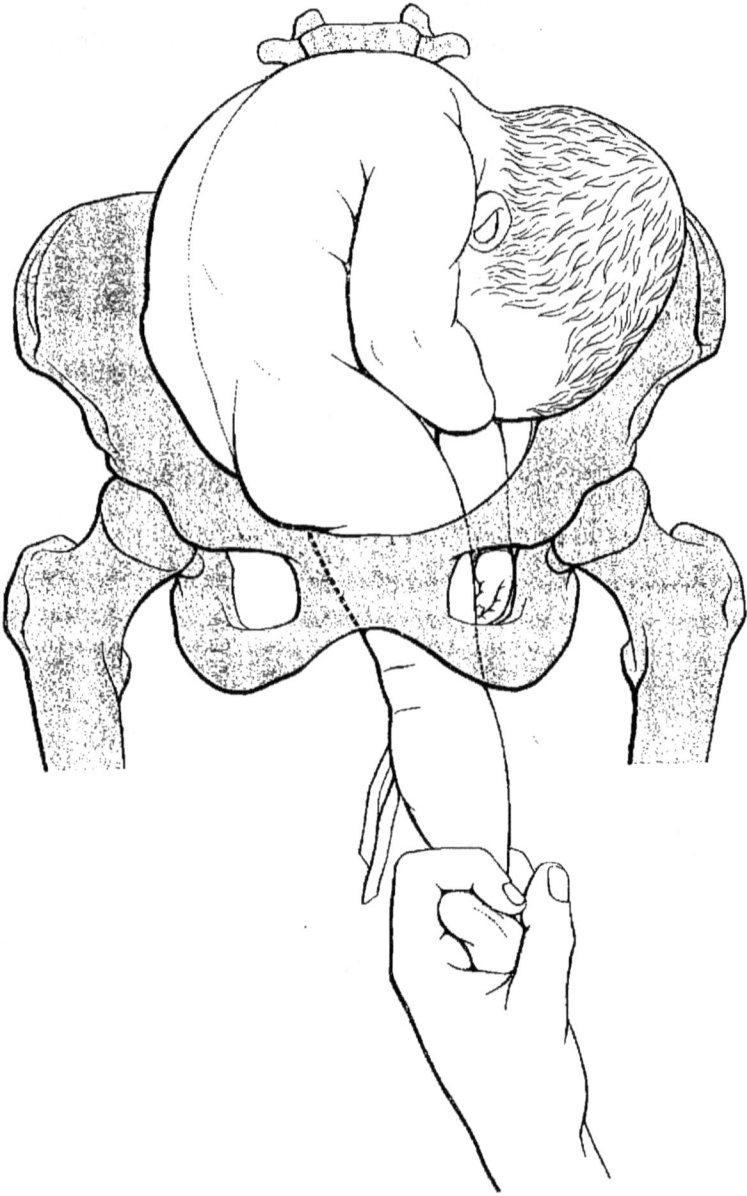

FIGURE **240**. — ÉPAULE GAUCHE, dorso-postérieure. Version et extraction par le bon pied, l'antonyme, le droit. La bascule, mutation, évolution, est terminée, puisque l'épaule est remontée et que le siège est au détroit supérieur. Il y est en position **sacro**-droite-*antérieure ;* là hanche tirée descend derrière le pubis gauche; l'autre, non déployée, s'engage devant la symphyse sacro-iliaque droite.

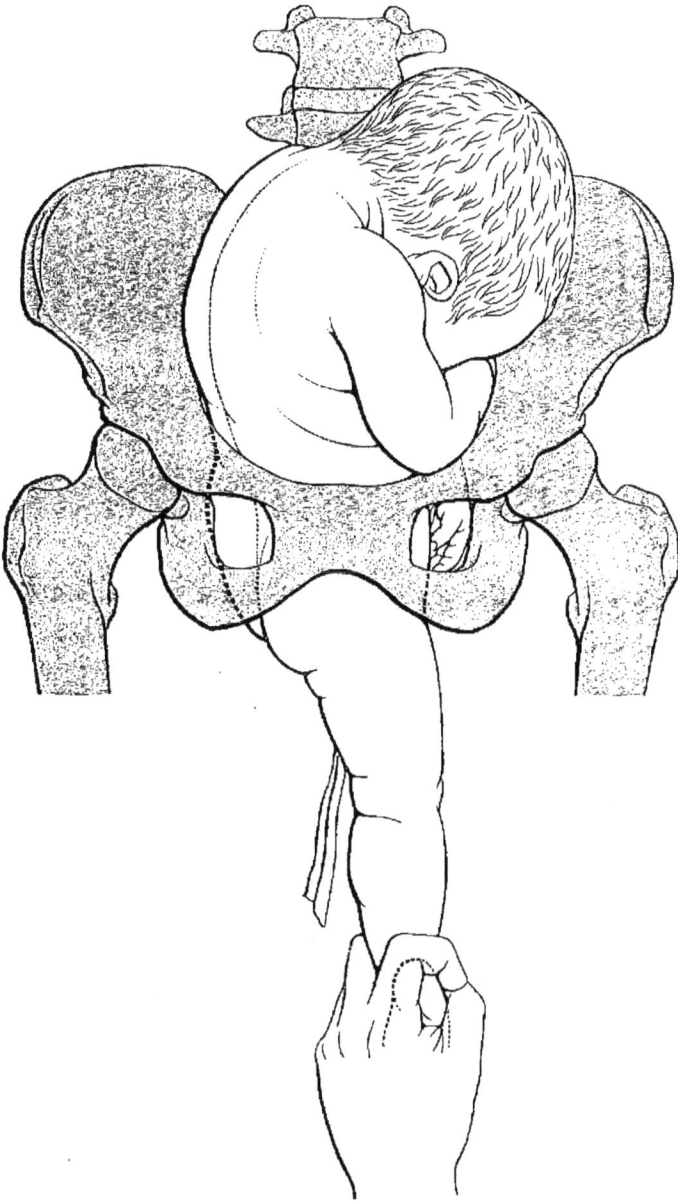

FIGURE **241**. — ÉPAULE GAUCHE, DORSO-POSTÉRIEURE. Version et extraction par le bon pied,
le droit. La main qui tire dans l'espoir d'influencer le dos, les épaules et la tête, et de porter
finalement la face un peu plus en arrière, tord légèrement le membre afin de dégager le siège en
position **sacro-**_transversale_ un peu antérieur. Le fœtus est gros, le bras antérieur, le droit,
qui n'est pas retenu par un lacs, va sans doute se relever.

De ces longues études il doit résulter pour le lecteur, comme pour nous, que la vieille formule « on fait comme on peut, ça vient comme ça veut », n'est qu'un aveu d'ignorance et qu'il y a mieux à enseigner aux laborieux qui ont l'honnête et modéste désir d'être utiles, tout au moins de ne pas être nuisibles et fœticides.

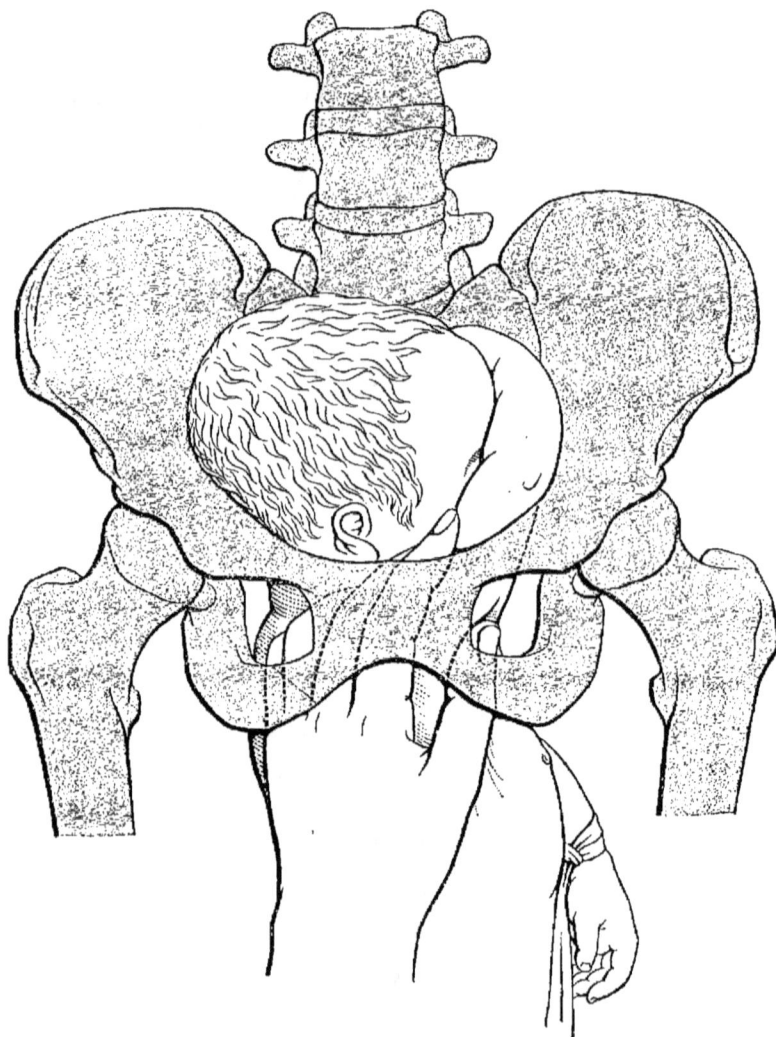

FIGURE **242.** — ÉPAULE GAUCHE, DORSO-POSTÉRIEURE. Version et extraction par le bon pied, le droit. Voici le bras antérieur, le droit, relevé. La main gauche, dont la paume regarde naturellement le dos fœtal, pouce dans l'aisselle, doigts sur le bras, est en chemin pour atteindre le pli du coude et l'abaisser ensuite.

La version, dans les présentations de l'épaule, est une opération indispensable et urgente. Pour la mener à bonne fin, il faut : 1° Connaître
l'attitude initiale du fœtus, de sa tête, de son corps, de ses pieds ; 2° être
parfaitement familier avec l'évolution probable consécutive à la saisie du
bon pied ou du mauvais pied.

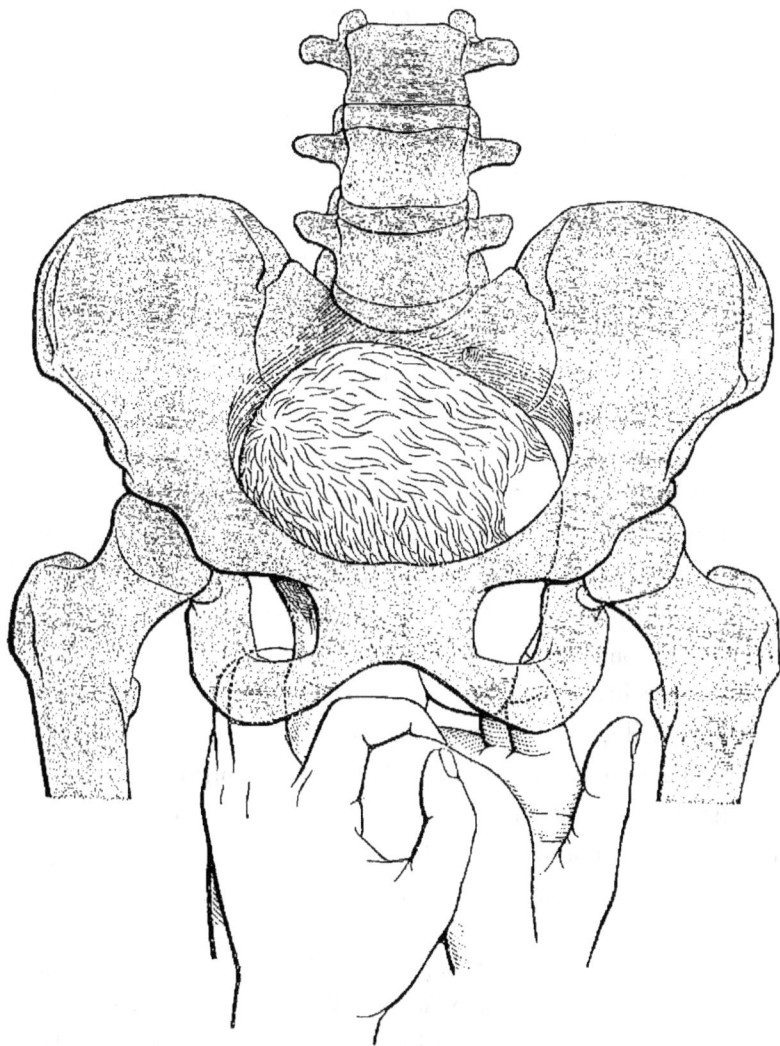

FIGURE 243. — ÉPAULE GAUCHE, DORSO-POSTÉRIEURE. Version et extraction par le bon pied,
le droit. Tout est sorti sauf la tête sur laquelle les deux mains exécutent la manœuvre de
Mauriceau. Comme toujours, celle dont la paume regarde naturellement le ventre du fœtus a
cherché la bouche ; elle la porte en arrière, fléchit la tête et finalement l'extrait avec le concours
de sa congénère agissant sur les épaules.

B. PRATIQUE DE LA VERSION

Les conditions dans lesquelles l'on doit et l'on peut opérer sur la parturiente, nous les supposons réalisées sur le mannequin d'exercices, car nous pouvons quelquefois y réussir à peu près. Ce sont les suivantes :

1° Le bassin mesuré, a des dimensions suffisantes pour l'introduction et les manœuvres de la main, ainsi que pour le passage du fœtus ;

2° L'orifice utérin est entièrement dilaté ou complètement dilatable sans la moindre violence. Donc, pas de résistance à l'introduction de la main, pas de résistance à l'extraction du fœtus ; et, par suite, pas de danger de rompre, à l'aller ni au retour, le segment inférieur de l'utérus ;

3° La région fœtale n'est pas trop engagée, ce qui serait et sauterait aux yeux si, par exemple, le bras jusqu'à l'aisselle pendait hors de la vulve. Dans ce cas, une grande partie du volume du tronc est descendue, « foulée » (Mme LACHAPELLE) dans l'excavation et dans le vagin, après avoir franchi le col et quitté l'utérus contracté sur le reste, et sans eau. L'on comprend qu'alors la version du fœtus, qui nécessairement exige la rentrée de la partie engagée, ne doive plus être tentée ; car si par hasard elle réussissait, ce ne serait qu'au prix d'une difficulté extrême et des plus grands risques de déchirure du vagin et de l'utérus. — Il est très favorable que le liquide amniotique ne soit pas complètement écoulé. Plus il en reste, mieux cela vaut : d'abord et peut-être surtout pour l'introduction profonde de la main et les recherches qu'elle doit faire, ensuite pour l'évolution du fœtus.

Il est très difficile, même après anesthésie complète, de pénétrer et, si l'on pénètre, d'agir dans un utérus vide d'eau et contracturé soit par la durée du travail, soit par l'administration toujours contre-indiquée de l'ergot de seigle, commune encore il y a 20 ans. C'est aussi très dangereux pour l'utérus à cause de la force qu'on est tenté d'employer pour réussir.

Les conditions ci-dessus étant supposées réalisées, votre diagnostic fait et parfait, la résolution obtenue à l'aide de l'anesthésie générale, placez la femme en position obstétricale sur un lit élevé, afin de pouvoir opérer debout, car l'opération est très fatigante. Deux aides assis, et à leur défaut deux chaises, maintiennent les membres inférieurs enveloppés, fléchis et écartés.

Ayez sous la main : un corps gras, antiseptique comme toujours ; des lacs (rubans de fil larges de 2 à 3 centimètres, longs de 1 mètre); des linges propres secs et chauds pour envelopper les membres inférieurs glissants du fœtus; un tube laryngien, une pince à tractions linguales de Laborde (l'enfant peut venir asphyxié); de l'eau très chaude aseptique ou antiseptique pour, en cas d'inertie utérine après l'extraction, faire une rapide et copieuse injection intra-utérine à 45 ou 50 degrés, aussi chaude qu'une main peut l'endurer en l'éprouvant dans un vase distinct.

Mettez habit bas : retroussez jusqu'aux deltoïdes vos manches de chemise déboutonnées, et faites-les fixer solidement sans qu'elles serrent les bras. Ce sera assez, pour engourdir, endolorir et paralyser votre main, de l'anneau périnéo-vulvaire et de l'étau utérin, de ce fameux anneau de Bandl, production physiologique, rassemblement temporaire de fibres musculaires, qui semble pouvoir se former partout où il n'y a qu'une portion étroite du fœtus à ceinturer. Lavez le vagin et la vulve. Savonnez et brossez longuement vos deux mains, vos avant-bras et vos bras, aussi haut que possible, dans une solution de biiodure de mercure à 1/2000. Vous n'avez habituellement qu'une main à introduire, mais il peut arriver que, par suite de l'engourdissement et de la douleur que lui cause la contraction utérine, elle refuse le service avant d'avoir terminé sa besogne : l'autre main doit être alors toute prête à suppléer la première.

Voici ce que vous avez à faire successivement :

1° Introduire la main et l'avant-bras très profondément, chercher et saisir un pied *dans l'intervalle des douleurs ;*

2° Tirer sur ce pied, et, par cela même, commencer l'évolution du fœtus en amenant le siège au détroit supérieur, *dans l'intervalle des douleurs ;*

3° Engager le siège dans ce détroit ;

4° La fin de l'opération est une extraction de présentation du Siège ainsi substituée à celle de l'Épaule.

Vous savez où sont les pieds, où est le dos, quelle main vous devez employer ; quelle voie vous allez suivre, antérieure ou postérieure au corps du fœtus et, par conséquent, au bras qui pend dans le vagin. Ce bras a reçu un lacs placé en nœud coulant sur le poignet, destiné, non pas à empêcher la rentrée indispensable de la main pendante durant l'évolution du fœtus, mais à la retrouver rapidement pour attirer au dehors le membre correspondant lors de l'extraction du tronc. Vous vous rappelez ce que sera la petite évolution, si vous ne prenez qu'un pied et que ce soit le bon ; ce que vous devrez faire pour favoriser la grande évolution si vous n'amenez que le mauvais.

Introduction de la main.' — Quelle que soit la main qui opère, disposez les doigts et le pouce de manière à la rendre étroite et conique, aussi pénétrante que possible, afin de pouvoir l'insinuer doucement dans le vagin.

Donc, tenez les doigts raides et modérément fléchis dans leurs articulations métacarpiennes ; rassemblez-en les bouts en plaçant l'index devant le médius, et le petit doigt devant l'annulaire ; entre l'index et le petit doigt, logez le bout du pouce. Vous présenterez ainsi à la vulve un fuseau dont le ventre correspond aux articulations métacarpo-phalangiennes.

En même temps que ces articulations forcent l'entrée du vagin, prenez votre voie, antérieure ou postérieure au fœtus. Pour l'antérieure, abaissez fortement le coude, dussiez-vous mettre genou à terre. Par la voie postérieure, votre main entrera plus facilement tout entière dans le vagin : elle y sera à l'aise, sauf du bout des doigts qui heurteront le promontoire. Il vous semblera que celui-ci soit plus saillant qu'à l'état normal, parce que vous aurez pénétré plus profondément que dans le toucher ordinaire. Il ne faudra pas en conclure légèrement à l'existence d'un rétrécissement.

Donc introduite dans l'axe du détroit inférieur, la main se relève ensuite orientant bien sa paume : par pronation et hyperextension du poignet si elle veut passer devant le fœtus ; par supination et flexion si, comme cela arrive le plus fréquemment (la voie postérieure étant la plus souvent suivie), elle s'engage derrière. Bien entendu, elle n'a pas gardé pour pénétrer dans l'utérus sa forme conique initiale, elle s'est étalée, aplatie.

Dans cette pénétration, la main glisse doucement les faces palmaires des doigts au contact du fœtus pour éviter d'accrocher la lèvre de l'orifice utérin du bout des ongles et de défoncer le cul-de-sac. Point de violence, point d'hésitation non plus ni d'arrêt, avant d'être au fond de l'utérus, à moins qu'une contraction utérine ne survienne, auquel cas vous en attendriez la fin à l'endroit même où elle aurait surpris votre main qui devrait diminuer son volume et son excitation par l'aplatissement et l'inertie.

Au moment où vous avez commencé à pénétrer dans l'utérus, heureux de refouler quelque peu la partie engagée, toujours obligé à déployer une force modérée, mais continue et réelle, *votre deuxième main restée libre au dehors, s'est appliquée sur le fond de l'organe* pour le maintenir et l'amener à la rencontre de la main introduite. Sans cet appui, la poussée de celle-ci pourrait rompre l'utérus ou l'arracher du vagin.

Dans tous les cas, allez *jusqu'au fond de l'utérus*. N'hésitez pas, quand vous suivez la voie postérieure, à enfoncer l'avant-bras, *jusqu'au pli du coude*, dans les parties maternelles. Sans cela, on ne fait rien de facile ; on oscille dans ses recherches au-dessous du niveau des pieds. Au fond de l'utérus, au contraire, vous trouvez fatalement les pieds et dès lors vous êtes maître de la situation. (P. Dubois.)

Choix du pied. — Sans vous hâter, explorez les membres croisés devant le pelvis fœtal pour distinguer le bon pied, si vous ne voulez prendre les deux.

Rien ne vous presse et ne vous limite que l'engourdissement de votre main. Vous savez quel est dans chaque cas le bon pied, le droit ou le gauche. Rien n'est aisé comme de nommer le pied, quand on tient les orteils, car ils annoncent le bout du pied, l'orientation de la plante et (par le gros orteil) celle du bord interne. C'est tout ce qu'il faut pour évoquer l'image d'un pied, le comparer aux siens et par conséquent le nommer.

Saisie du pied. — Si vous ne trouvez qu'un pied et que ce soit le mauvais, résignez-vous à le prendre. Il suffit, à condition que vous vous souveniez des lois de l'évolution, et que vous vous teniez prêt à parer aux difficultés que vous connaissez bien si vous avez étudié les pages précédentes et qui, de ce chef, pourront se rencontrer dans l'extraction.

Saisissez le pied, choisi ou subi, entre l'index et le médius fléchis en crochet et embrassant, l'un le cou-de-pied, l'autre la saillie du talon; ou les deux pieds d'une manière analogue. Si vous éprouvez de la difficulté à réaliser du premier coup cette prise très solide qui vaut mieux que celle d'un lacs ou de ma pince à phalanges, abaissez d'abord le pied simplement pincé entre deux doigts et le pouce; mais dès que vous le pourrez, substituez la bonne prise à cette première saisie.

Tractions, etc. — Amenez alors votre main et le pied ou les pieds à la vulve. Tirez aussi en arrière que possible. La résistance que vous éprouverez bientôt vous indiquera, comme le fait en même temps la rentrée de la main pendante enlacée, que l'évolution a commencé, et que le siège vient au détroit supérieur remplacer l'épaule qui s'éloigne et remonte, chassant la tête vers la fosse iliaque.

Il ne s'agit plus dès lors que d'extraire le fœtus comme s'il se présentait par le siège, en favorisant la bonne évolution qui doit, suivant le cas, maintenir ou tourner en arrière le ventre et la face du fœtus.

Tirez donc le pied saisi, quel qu'il soit, principalement pendant la contraction utérine; tirez-le en bas et en arrière. Grâce à votre diagnostic, vous voyez le fœtus à travers la paroi du ventre et si vous n'avez qu'un pied, vous savez si c'est le *bon* ou le *mauvais*.

Si c'est le bon, celui qui produit l'engagement dans le détroit supérieur sans rotation, tirez simplement, avec patience, mais sans cesse.

Si c'est le mauvais, celui qui exige une grande rotation pour reporter la hanche non déployée en arrière et l'engager devant la symphyse sacro-iliaque, rappelez-vous en quel sens la nature opère habituellement et, tout en tirant, tordez le membre en ce sens. S'il y a des contractions utérines, observez-en les effets rotateurs et obéissez aux indications qu'elles vous donnent, afin d'être collaborateur utile et non pas antagoniste.

Tirez avec ou sans effort rotateur, jusqu'à ce que le siège soit descendu au fond de l'excavation, c'est-à-dire jusqu'à ce que la hanche tirée apparaisse sous la symphyse. A ce moment, en réalité, la hanche antérieure a franchi l'arc sous-pubien ; elle ne résistera plus ; elle est comme dégagée, voilée seulement par la commissure clitoridienne.

Alors le siège, bien orienté en position **sacro**-*transversale*, va pouvoir traverser, d'abord le détroit inférieur pubo-coccygien, ensuite le canal mou extensible périnéo-vulvaire, enfin la vulve.

C'est seulement la hanche postérieure qu'il faut contraindre à forcer l'arc coccygien, à parcourir toute l'étendue dilatée coccy-vulvaire, à se dégager enfin hors de la fourchette.

Aussi tirez-vous maintenant: d'abord à peu près horizontalement pour engager la hanche postérieure dans le détroit inférieur et le franchir ; ensuite progressivement en haut pour lui faire parcourir le bassin mou ; enfin, quand le trochanter postérieur approche de la fourchette, presque directement en l'air vers votre visage. A ce moment et au besoin, vous pouvez, en mettant le doigt dans l'aine postérieure, accélérer le dégagement du membre resté relevé.

Dès que le siège est dehors et que l'ombilic apparaît, faites *l'anse flottante au cordon*.

Saisissez alors à pleines mains et près de leur racine les cuisses garnies de linges secs et chauds et recommencez à tirer en bas et en arrière.

Ce faisant, *amenez le dos en avant* : il ne faut pas qu'il reste ni qu'il aille en arrière; il ne suffit même pas qu'il soit sur le côté. Vous avez, en effet, à influencer l'engagement des épaules et de la tête, et vous savez combien il serait désirable que celle-ci, au moment de la manœuvre de Mauriceau, se présentât à vous l'occiput en avant (comme nous vous disons d'amener le dos), autrement dit la bouche en arrière.

Donc vous dégagez le tronc en position oblique **dorso**-ILIAQUE-*antérieure* (gauche ou droite), ce qui contribue à engager les épaules dans un diamètre oblique et la tête dans l'autre.

Pendant que les épaules descendent, au moment où l'ombilic s'est dégagé, vous n'avez pas oublié de faire tirer légèrement sur le lacs fixé au membre thoracique au début procident, afin de l'amener au dehors en même temps que le tronc.

Si vous éprouvez bientôt quelque résistance sans voir venir l'autre bras, c'est qu'il s'est relevé. Tout de suite, avec la main convenable, celle dont la paume regarde naturellement le dos du fœtus, allez abaisser ce bras comme nous l'avons représenté pour les huit cas possibles. Ici la manœuvre est plus aisée que dans l'extraction du siège, car le bras sorti spontanément, maintenu et ramené par le lacs, vous fait de la place dans le bassin. Faire reculer sur le côté et en arrière le bras antérieur relevé pour l'y abaisser plus facilement, nécessite une rotation dans le même sens imposée au dos, ce qui risque fort d'influencer aussi la tête et d'amener fâcheusement la bouche en avant.

Quand il ne reste plus que la tête, il faut l'extraire sans désemparer, par la manœuvre de Mauriceau. Mettez donc le fœtus le dos en l'air, à cheval sur votre avant-bras et accrochez la bouche; de l'autre main enfourchez la nuque. Fléchissez, tirant le menton, poussant l'occiput; faites la rotation, poussant le menton en arrière, la nuque en avant; passez le détroit pubo-coccygien, tirant les épaules et tirant le menton. Renversez le dos du fœtus sur le ventre de la mère, à mesure que la tête parcourt le bassin mou, afin que le sternum n'arrête jamais la flexion progressive et nécessaire du menton. Ne cessez pas d'appuyer sur les épaules ni de tirer sur la mâchoire, ni de fléchir la tête de plus en plus, avant que le front ne soit dégagé.

CHAPITRE VI

LE FORCEPS

A. L'INSTRUMENT

Le **Forceps** ordinaire est une pince à branches croisées destinée à être appliquée sur la *tête* fœtale encore contenue *dans le bassin*, et à entraîner cette tête au dehors *en lui laissant* ou au besoin *en lui faisant* exécuter les différents mouvements (inclinaison, flexion, extension, rotation) qu'elle exécute spontanément pendant l'accouchement naturel.

Le forceps moderne est grêle et léger, rigide et élastique parce qu'il est en acier trempé.

Le forceps usuel se compose essentiellement :

De **deux branches** croisées en X, articulées de telle façon qu'on peut les séparer pour les manier isolément, et les réunir pour constituer l'instrument (Fig. 244).

Chaque branche comprend un *manche* ou poignée, une *partie articulaire, une cuillère* ou partie prenante.

Les manches sont généralement droits et terminés ou non par des crochets mousses.

Entre les cuillères et les manches se trouvent les parties articulaires *aplaties* dans le sens perpendiculaire au plan des cuillères, c'est-à-dire à l'inverse des cuillères, et *appliquées à plat l'une sur l'autre* là même où se fait le croisement. En ce point, l'une des branches, *celle qui est dessus*, présente sur son bord une profonde *encoche* dont le fond est un œillet fraisé ; sur le plat de l'autre, *celle qui est dessous*, s'élève un *pivot* tournant, à tête maniable et à pied vissé. Ce pivot s'engage dans le fond de l'encoche, se serre dessus et s'y imprime pour appliquer l'une à l'autre les deux parties plates articulaires de chaque branche qui, comme celles des ciseaux, doivent jouer exactement.

De cette disposition viennent les noms de **branche à encoche** ou à mortaise, et de **branche à pivot**.

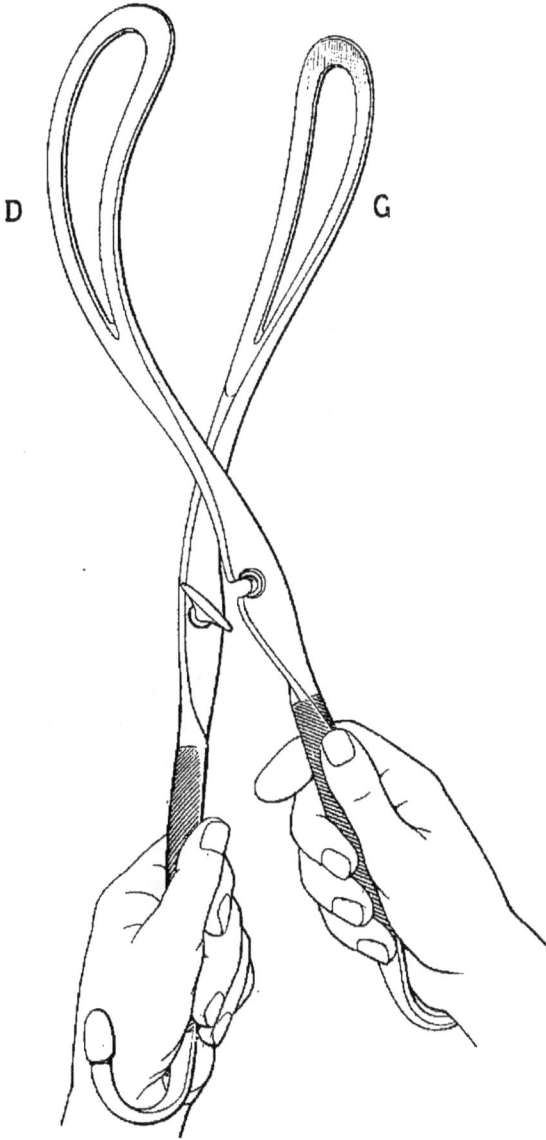

FIGURE **244**. — Les deux branches du forceps désarticulé tenues : la *droite* D appliquée à *droite* de la mère, par la main *droite*; la *gauche* G appliquée à *gauche* de la mère, par la main *gauche*.

*Nécessité de donner une concavité double, longitudinale et transversale,
aux faces prenantes des cuillères.* — L'ovoïde céphalique est la partie que
doivent saisir les cuillères. A ce point de vue, celles-ci doivent être et sont
minces, longues et relativement étroites. Quoique largement fenêtrées, on
y reconnaît, en long et en large, deux concavités (*courbures céphaliques*)
calculées sur la rotondité de la tête du fœtus, de sorte qu'elles s'y
appliquent comme le feraient les deux mains (mains de fer).

La fenêtre, sans compromettre la solidité de l'instrument, réduit le
volume total de la cuillère et consolide sa prise en imprimant son cadre.

La cuillère a la forme d'une spatule, d'une cuillère à soupe montée à
l'envers sur son manche ; le bec est large et arrondi, le talon au contraire
se rétrécit sans le moindre ressaut pour se continuer avec le pédicule. La
fenêtre a la forme de la cuillère ; c'est une longue boutonnière béante
terminée par deux œillets arrondis. L'œillet terminal, voisin du bec, est le
plus large, et l'œillet voisin du pédicule, le plus étroit.

A la double concavité (longitudinale et transversale), qui s'applique à la
tête, correspond évidemment une double convexité qui regarde les parois
maternelles et les menace aussi peu que possible.

Utilité de courber sur le champ les cuillères et leurs pédicules. — Mais
un forceps aussi simple étant une pince droite (*forceps droit*) ne peut, par
le canal pelvi-génital courbe, aller très profondément saisir la tête dans
l'étage supérieur de l'excavation, sans refouler, déchirer peut-être, la
fourchette vulvaire et l'anus jusqu'au coccyx.

C'est pour cela qu'au delà de la partie articulaire, les pédicules des
cuillères et les cuillères elles-mêmes se coudent insensiblement sur le
champ. Le forceps en reçoit une courbure arquée qui, introduite sous la
symphyse, l'embrasse à distance dans sa concavité, et conduit les extrémités des cuillères jusque dans le détroit supérieur sans heurter les parois
de l'excavation ni le contour de ce détroit.

Le forceps présente donc une *courbure pelvienne*, c'est-à-dire accom-
modée à l'axe pelvien maternel, dont la concavité est tournée en avant,
quand cet instrument est dans le bassin, en position ordinaire, une cuillère à gauche et l'autre à droite. Par suite, on décrit aux cuillères deux
bords : l'un postérieur plus long, convexe, conforme et répondant à la

concavité de la paroi postérieure de l'excavation et du canal pelvi-génital ; l'autre antérieur, un peu moins long et concave, qui contourne à distance l'arc pelvien antérieur et le dessous de l'arcade des pubis.

Chaque branche du *forceps courbe*, seul employé de nos jours, a son nom. Quand le forceps est articulé, on voit bien comment il faut l'appliquer ou l'amener en définitive : concavité de la courbure pelvienne en avant, cavité des cuillères de chaque côté de la tête, une cuillère *à gauche de la femme*, et une cuillère *à droite de la femme*. Il n'y a pas deux manières d'articuler l'instrument : il faut bien que les cuillères se regardent par leur concavité ! Si l'on retourne le forceps, articulé et en position rationnelle dans le bassin, l'on fait passer à droite la cuillère qui était à gauche, et inversement ; en même temps l'on renverse la concavité qui, d'abord rétro-pubienne, regarde à la fin en arrière. Ainsi placé, l'instrument est on ne peut plus mal dirigé pour pénétrer dans les parties maternelles : il serait bien pire qu'un forceps droit.

Donc, quand le forceps est bien placé, on se convainc aisément que la cuillère qui est à gauche de la femme ne peut jamais être introduite qu'à gauche, que la cuillère qui est à droite de la femme ne peut jamais aller qu'à droite. (Pour la lecture des alinéas suivants, reportez-vous à chaque instant à la figure 244, p. 285.)

C'est pour cela que les cuillères du forceps, dénommées d'après le côté de la femme auquel elles correspondent, s'appellent l'une *gauche*, et l'autre *droite*, que la branche dont la cuillère gauche fait partie s'appelle par cela même **branche gauche** (quoique son manche croise et passe à la cuisse droite) ; et que la branche dont la cuillère droite fait partie, s'appelle **branche droite** (quoique son manche croise et passe à la cuisse gauche).

C'est *la cuillère* qui *donne son nom, gauche* ou *droite*, à la branche qui la supporte.

L'articulation des forceps est construite de manière que la branche gauche, c'est-à-dire celle dont la cuillère est appliquée à gauche de la femme, est placée sous l'autre et porte le pivot. La branche droite, c'est-à-dire celle dont la cuillère est appliquée à droite de la femme, doit nécessairement croiser **sur** la première, c'est-à-dire sur la gauche, pour offrir son encoche au pivot de celle-ci.

Supposez le forceps articulé, placé dans le bassin, la branche gauche directement à gauche (de la femme), la branche droite directement à droite (de la femme) et vous, l'accoucheur, placé entre les jambes, faisant face au détroit inférieur du bassin. Dans ces conditions, remarquez : le manche de la branche gauche G, en passant à droite de la femme, vient s'offrir naturellement à votre main gauche et de même la branche droite D à votre main droite (Fig. 244). Désarticulez et retirez chaque branche avec la main qui la tient : rien n'est plus facile. Réintroduisez chaque branche isolément, avec la main qui la tient : rien n'est plus facile.

Au contraire, si vous saisissiez de la main droite la branche gauche, et de la main gauche la branche droite, vos mains seraient croisées. Sans changer cette attitude éminemment défavorable, si vous essayiez de retirer et de réintroduire successivement ou simultanément chaque branche, vous reconnaîtriez les difficultés de manœuvrer ainsi, et tout seul vous concluriez :

La **branche gauche** du forceps, celle dont la cuillère doit être placée **à gauche** de la femme, doit toujours être tenue par la **main gauche** de l'opérateur.

La **branche droite** du forceps, celle dont la cuillère doit être placée **à droite** de la femme, doit toujours être tenue par la **main droite** de l'opérateur.

Pour articuler l'instrument, la branche gauche, qui toujours porte le pivot, doit être **sous** la branche droite. Gravez la figure 244 dans votre mémoire et, le plus tôt possible, faites naître l'occasion de jouer avec un forceps entre les cuisses d'un mannequin.

B. LE FORCEPS AGENT DE PRÉHENSION

La tête du fœtus est un ovoïde allongé du menton au sus-occiput. Cet ovoïde a deux pôles : un *pôle occipital*, celui qu'il faut, comme dans l'accouchement spontané, amener au dehors le premier dans la présentation du SOMMET ; un *pôle mentonnier*, celui qu'il faut, comme dans l'accouchement spontané, amener au dehors le premier dans la présentation de la FACE, comme aussi dans l'accouchement par le siège.

L'axe des pôles est le plus granddes diamètres céphaliques ; il faut donc qu'il soit amené en long.

Et il est évident que, pour obtenir le plus sûrement ce résultat, il faut que les cuillères saisissent l'ovoïde céphalique *en long*.

Elles ont été construites à cet effet.

Donc, 1° il faut saisir l'ovoïde *en long;*

2° Il faut saisir l'ovoïde *par deux points diamétralement opposés;* autrement il s'échapperait en avant ou en arrière des cuillères à la moindre constriction;

3° Il faut saisir l'ovoïde *au delà de son ventre* qu'on pourrait appeler *équateur*, s'il était à égale distance des deux pôles, afin qu'au moment des tractions les becs des cuillères, appuyés sur l'hémisphère supérieur, ne puissent glisser.

Sur l'ovoïde céphalique, comme sur le globe géographique, on peut imaginer des plans de section passant par les deux pôles, c'est-à-dire des *méridiens*. Il en faut considérer deux principaux, se coupant à angle droit. L'un fendant la tête en deux moitiés latérales, suivant la suture sagittale, le nez, le menton, le trou occipital, s'appelle le *méridien sagittal*.

L'autre plan, perpendiculaire au premier, passe de chaque côté en avant et au-dessus de l'oreille; il coupe la pommette, la saillie malaire, zygomatique ou jugale et la bosse pariétale. On l'appelle le *méridien jugo-pariétal* ou simplement *méridien latéral*.

a) *Peut-on appliquer le forceps sur le méridien latéral?*

Non seulement on le peut, mais *on le doit*. C'est la prise idéale.

Voyez au verso la fig. 245. C'est le SOMMET qui descend : la rotation est faite; la nuque est donc derrière le pubis et la concavité du forceps du côté de la nuque et de l'occiput qui va se dégager. Le bec de la cuillère est dirigé vers le pôle mentonnier; le pédicule couvre le côté opposé dit occipital. La fenêtre encadre, dans l'œillet du pédicule, la bosse pariétale (**P**); dans l'œillet du bec, la saillie zygomato-malaire (**m**); on y voit même l'angle de la mâchoire (**a**). La bordure convexe de la fenêtre déborde la paroi externe de l'orbite; la bordure concave aplatit l'oreille.

Le forceps est appliqué, dit-on, d'une oreille à l'autre. C'est une manière de parler, pour rappeler que les oreilles sont d'excellents points de repère, mais pas pour conseiller, dans cette prise idéale, d'engager les oreilles au milieu des fenêtres. Les oreilles ne sont pas en effet situées

19

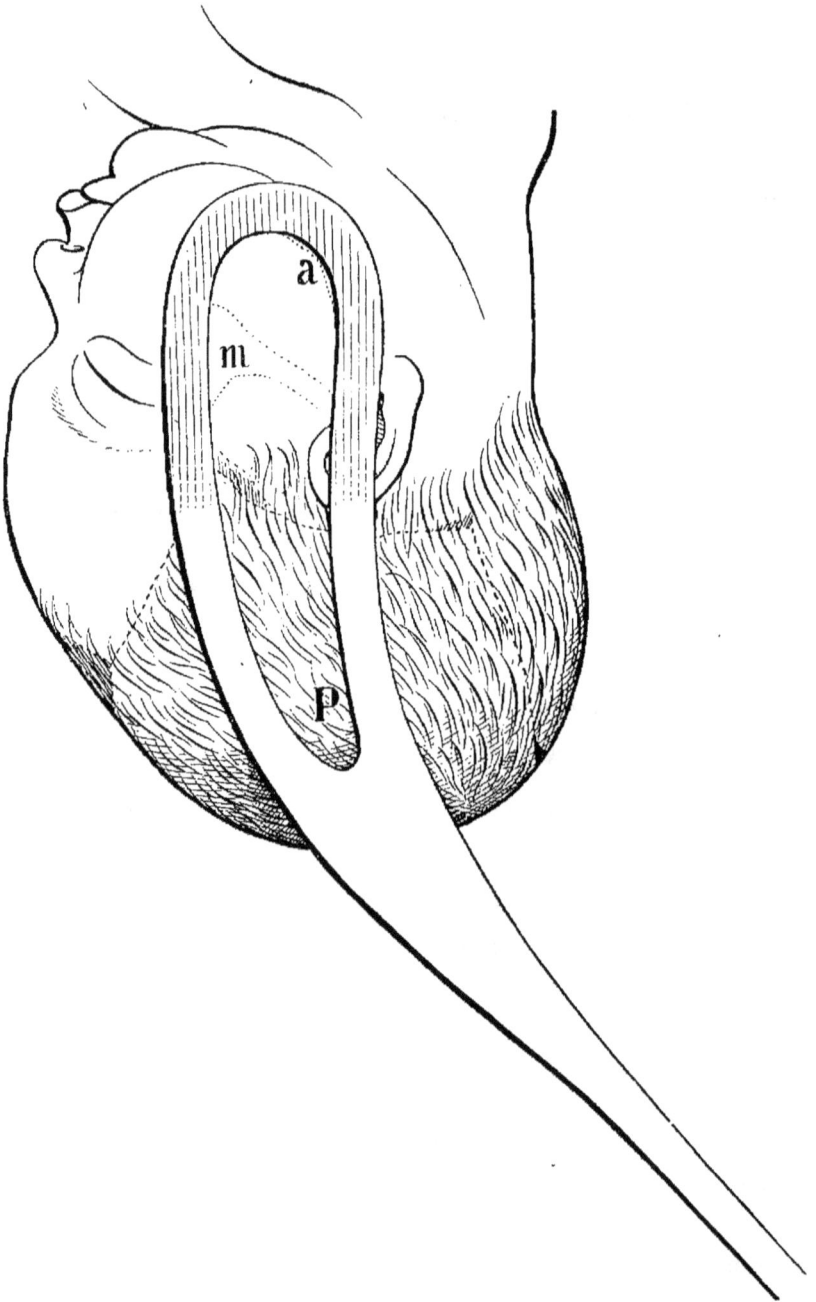

FIGURE **245**. — Accouchement par le Sommet. Application idéale des cuillères du forceps. **P**) bosse pariétale, **m**) os malaire, **a**) angle de la mâchoire inférieure. (Lire le texte, p. 289.)

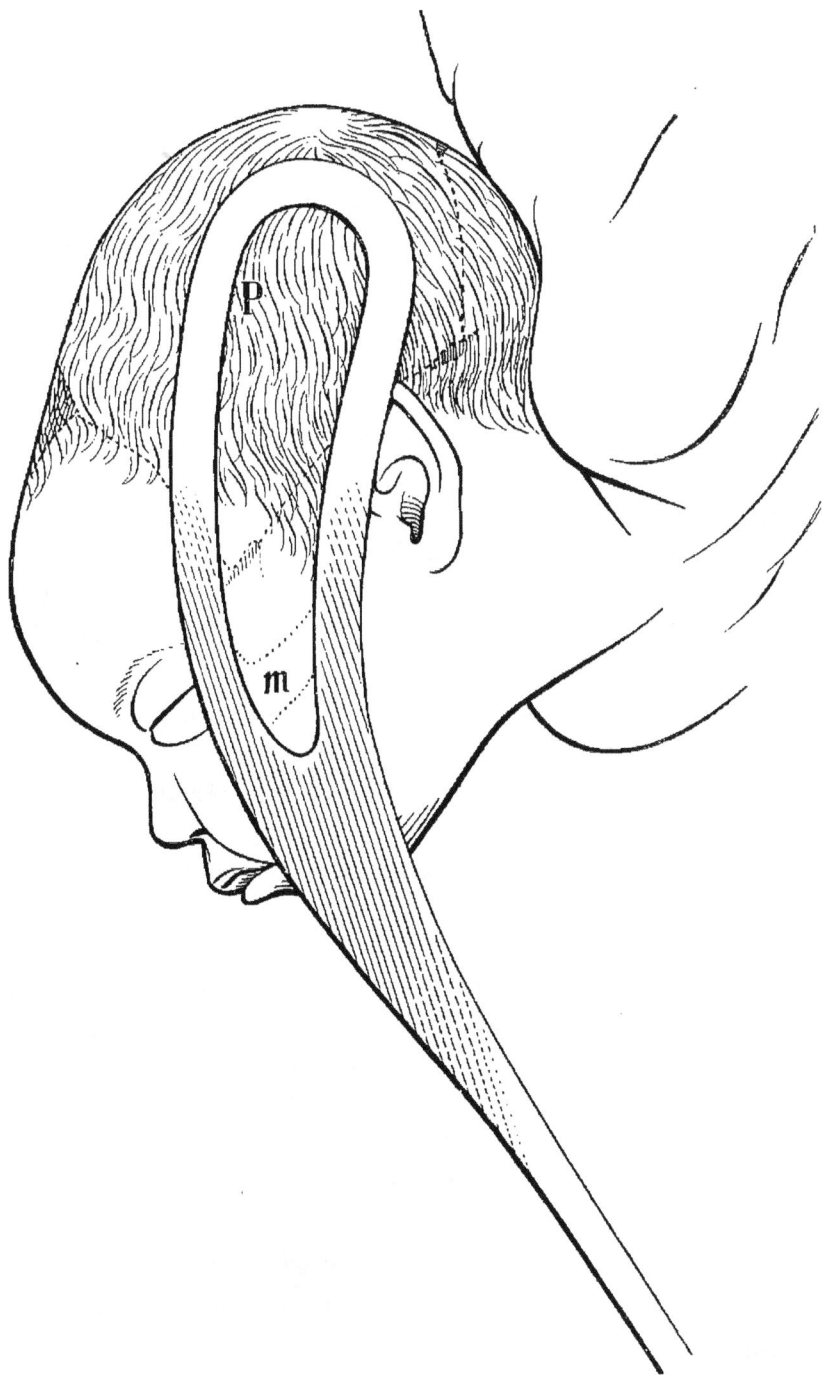

FIGURE **246**. — Accouchement par la Face, Application idéale des cuillères du forceps, m) os malaire, **P**) bosse pariétale. (Voir le texte, p. 292.)

sur le parcours du méridien latéral ; elles sont au-dessous de ce méridien, du côté de la base du crâne ; elles ne sont donc pas diamétralement opposées. La figure 237, p. 290, représente une cuillère appliquée en long, diamétralement opposée à la cuillère invisible placée de l'autre côté, et engagée bien au delà du ventre de l'ovoïde ici représenté par la bosse pariétale (**P**) qui correspond en effet à l'équateur, c'est-à-dire au point le plus large.

Voyez maintenant la FACE qui descend fig. 246, p. 291 : la rotation est faite, l'os hyoïde serait derrière le pubis. La concavité du forceps est, comme il convient, du côté du sous-menton qui va se dégager.

Le bec de la cuillère est dirigé vers le pôle occipital, le pédicule couvre le pôle mentonnier. La fenêtre embrasse dans l'œillet du bec la bosse pariétale (**P**) ; dans l'œillet du pédicule la saillie jugo-zygomatique (**m**).

La bordure convexe de la fenêtre déborde la paroi externe de l'orbite ; la bordure concave aplatit le haut de l'oreille qui, cette fois encore, n'est pas, ne peut pas, ne doit pas être dans la fenêtre pour que la prise soit idéale, c'est-à-dire *en long de l'ovoïde, sur des lignes méridiennes diamétralement opposées, et sur l'hémisphère supérieur.* Cette prise idéale est irréalisable sur une face haute, toujours insuffisamment défléchie, avant la rotation, pour que l'axe polaire puisse être saisi en long par les cuillères : on essaie de s'en rapprocher autant que possible.

b) *Peut-on saisir la tête dans le plan du méridien sagittal ?*

C'est-à-dire, peut-on appliquer une cuillère au sous-occiput et l'autre sur la ligne sagittale ? Enfonçons la cuillère sous-occipitale jusqu'à empiéter sur la nuque (Fig. 247). Plaçons à son tour la cuillère sagittale ; mais, pensant à la nécessité d'articuler, ne la poussons pas plus haut que la précédente. Articulons et serrons. Si la cuillère sous-occipitale semble prendre, quoique assez mal, l'autre ne touche la voûte que de son bec et défonce le bregma ! — Ce forceps prend pourtant *en long*, sur des lignes méridiennes *diamétralement opposées ;* mais *il n'a pas dépassé la grande circonférence ;* il ne va pas accrocher l'hémisphère supérieur.

En appliquant la cuillère sagittale, oublions la nécessité d'articuler ; enfonçons jusqu'à ce que le bec ait dépassé le front (Fig. 248) : elle ne s'appliquera pas mal ; mais, au moment d'articuler, il faudra retirer cette

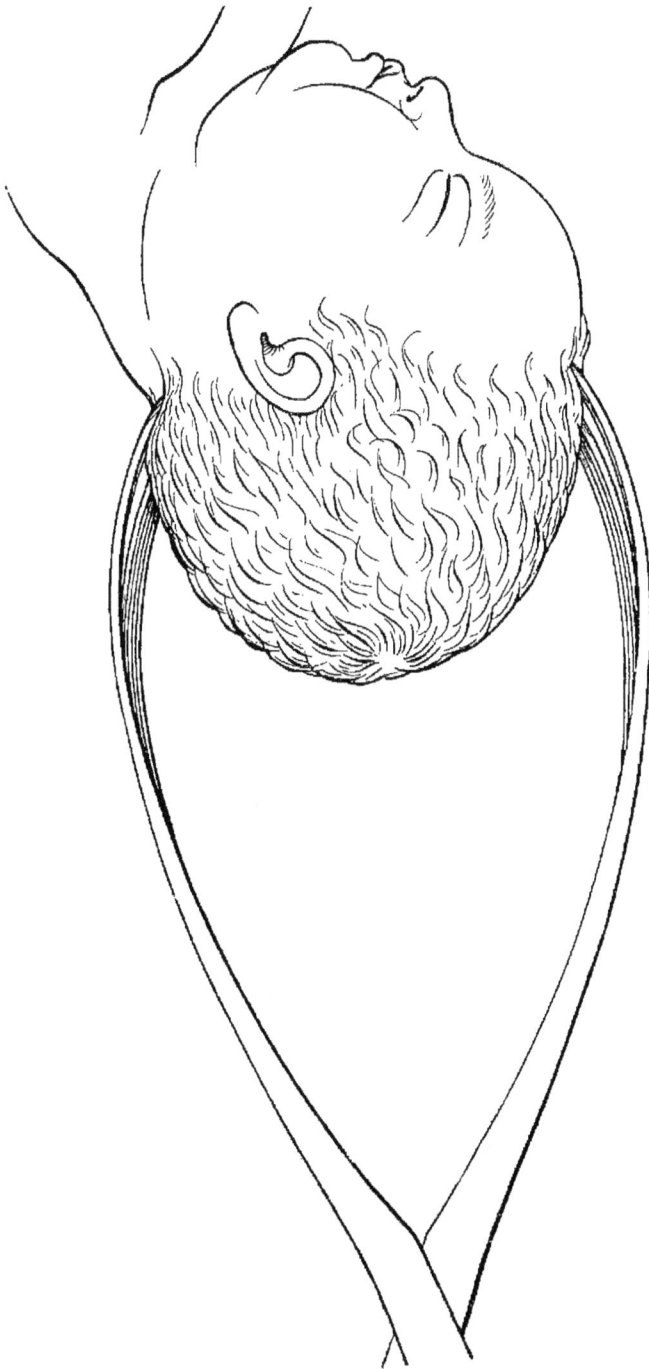

FIGURE **247.** — Sommet. Essai d'application du forceps sur le méridien sagittal.

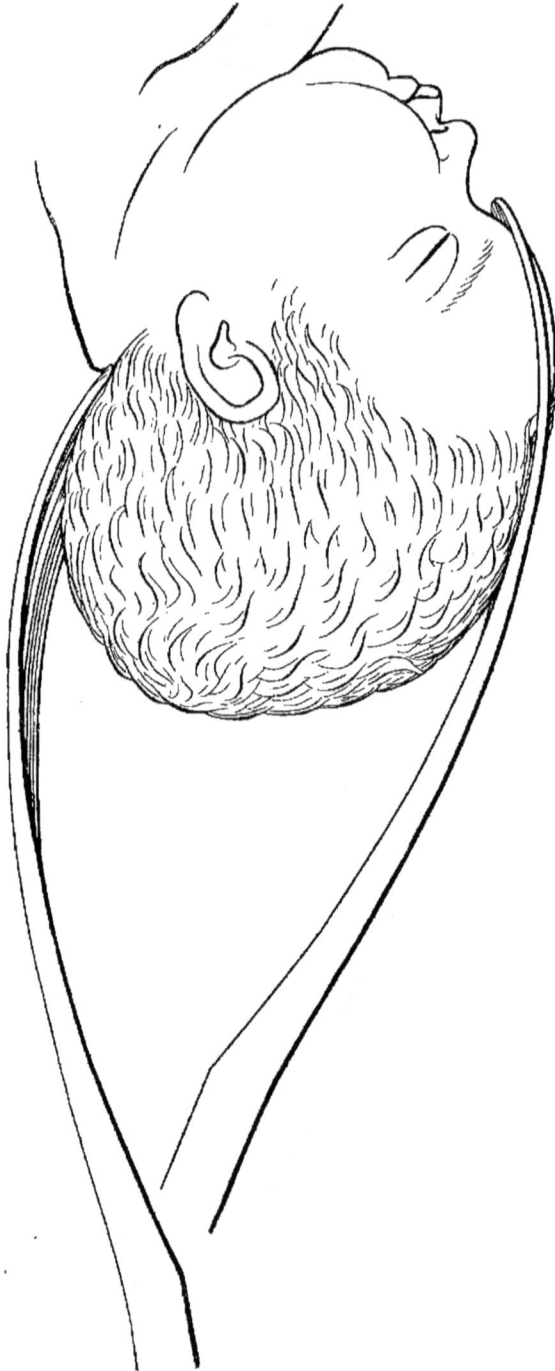

FIGURE **248**. — Essai d'application solide sur le méridien sagittal. Articulation impossible.

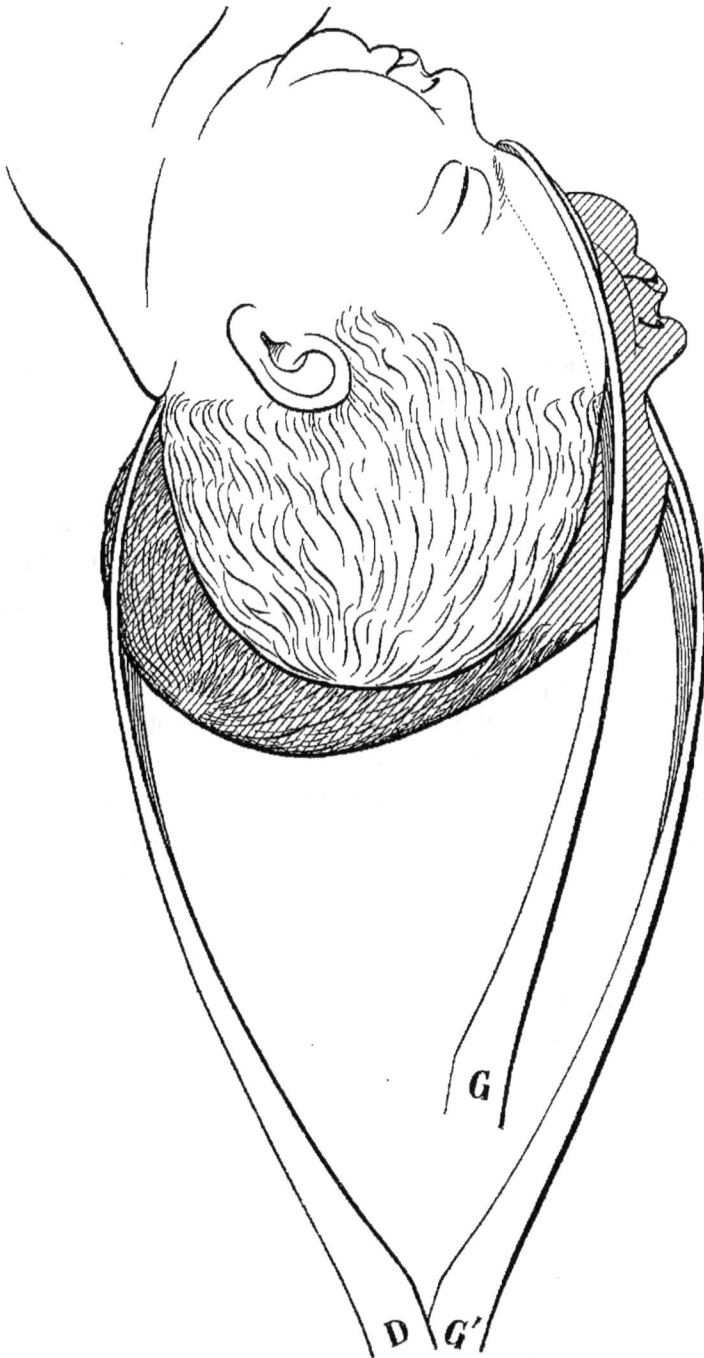

FIGURE 249. — G retiré en G' pour s'articuler avec D, a produit la déflexion. (Lisez, p. 296.)

cuillère, ne pouvant pousser l'autre arrêtée par le cou. Alors, dans ce mouvement de retrait, ou bien le bec glissera pour revenir au bregma; ou bien il défléchira la tête pour venir de G se placer en G′ (Fig. 249). En ce dernier cas (Fig. 249, tête grise), les cuillères ne sont plus appliquées en long; au lieu de n'être écartées que par un petit diamètre, elles le sont par un diamètre trop grand.

Elles sont situées sur des lignes méridiennes opposées; leur bec dépasse l'équateur pour aller accrocher l'hémisphère supérieur; elles tiennent donc à peu près solidement. Cependant, comme elles ne saisissent pas en long, mais presque de bout en bout, elles ont mal saisi.

Donc, le sommet descendant, on ne doit pas appliquer une cuillère à l'occiput et l'autre au bregma : le forceps glisserait et blesserait.

On ne doit pas même appliquer une cuillère à l'occiput et l'autre sur le front, car en articulant, l'on défléchirait la tête qui ne viendrait plus en long : au lieu d'engager son plus petit diamètre, on tenterait d'engager un trop long diamètre, l'occipito-frontal, intermédiaire à ce plus petit et au plus long, l'axe des pôles.

Le même raisonnement s'applique à la présentation de la FACE, c'est-à-dire de la tête complètement défléchie.

Les figures 250 et 251 le démontrent. Sur la première, une cuillère prend le sous-menton, enfoncée le plus haut possible, jusqu'au cou (comme tout à l'heure jusqu'à la nuque). L'autre cuillère, si l'on n'oublie pas la nécessité d'articuler, ne remonte pas plus haut que la première et défonce encore la région bregmatique.

Si l'on oublie la nécessité d'articuler, on peut bien enfoncer la cuillère fronto-sagittale jusqu'à l'occiput (D, fig. 251), comme tout à l'heure la cuillère sagittale jusqu'au front. Mais alors on ne peut articuler D avec G.

Si, pour articuler, on retire ladite cuillère D, ne pouvant pousser l'autre, ou bien le bec glisse et revient au bregma (Fig. 250), quittant l'hémisphère supérieur et par conséquent lâchant prise; ou bien elle abaisse l'occiput, diminue la déflexion et le forceps saisit (Fig. 251) : sa branche tout à l'heure sous-mentale le menton, et la branche coupable D, venue de D en D′, l'occiput qu'elle a abaissé en ne lâchant pas. La tête (tête grise), prise par les deux pôles, est tirée on ne peut pas plus mal, puisque c'est son plus grand diamètre, l'axe des pôles, qu'on tend à engager.

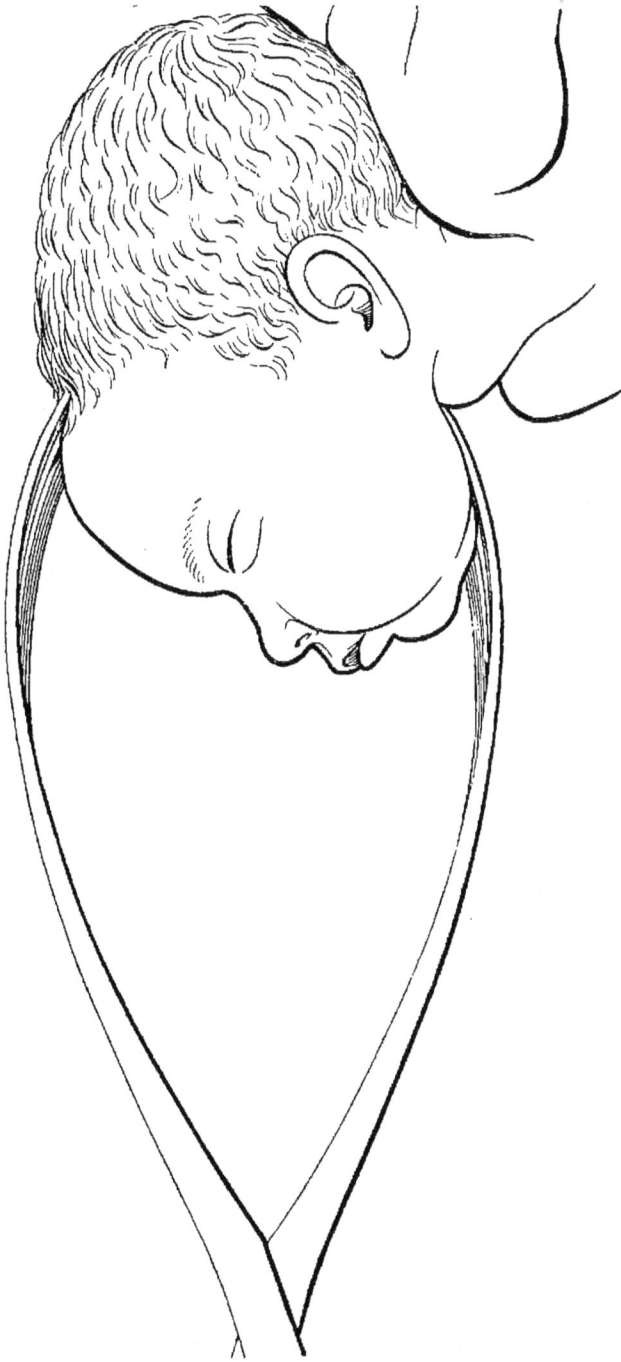

FIGURE 250. — FACE. Essai d'application du forceps sur le méridien sagittal.

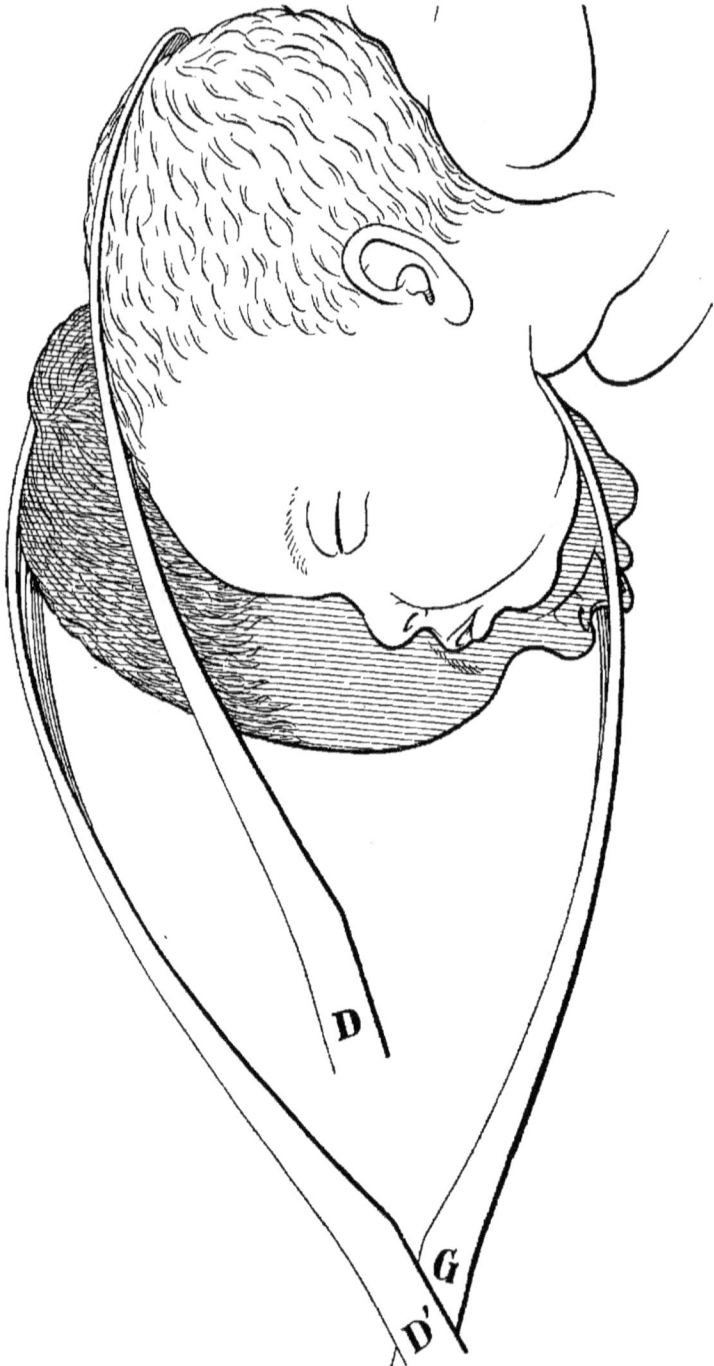

FIGURE **251**. — Essai d'application solide sur le méridien sagittal. (Lisez, p. 296, dernier alinéa.)

Donc, la FACE descendant, on ne peut pas appliquer une cuillère sous le menton et une cuillère au bregma, car les becs des cuillères, n'allant pas sur l'hémisphère supérieur, ne prennent pas (Fig. 250).

On ne peut pas non plus appliquer une cuillère sous le menton et une sur l'occiput, car celle-ci, quand on la retire pour articuler, ou bien glisse, ou bien abaisse l'occiput et, dans ce cas, la tête est prise on ne peut plus mal : par le pôle mentonnier et par le pôle occipital (Fig. 251, tête grise).

En résumé, pour bien saisir une tête complètement fléchie ou complètement défléchie, il n'y a qu'une manière de placer les cuillères : sur les côtés, sur les *méridiens jugo-pariétaux*, en long.

c) **Mais la tête se présente-t-elle toujours franchement par l'un de ses pôles, occiput ou menton ?**

Non, malheureusement.

Elle se présente quelquefois (principalement dans les pos. occipito ou mento-postérieures irréductibles spontanément) en attitude *intermédiaire à la flexion et à la déflexion*, se rapprochant plus ou moins de l'une ou de l'autre, ou tout à fait indifférente. Dans ces conditions, la tête ne s'offrant pas par un de ses pôles, il ne saurait être question de la saisir en long.

Peut-on la prendre *solidement* telle qu'elle se présente ?

Peut-on la prendre *utilement* ?

Premier cas. Attitude indifférente, ni flexion ni déflexion, pas plus de tendance à présenter le Sommet que la Face. Au centre du canal maternel est la fontanelle antérieure (Fig. 252).

On ne peut songer à prendre la tête en plaçant une cuillère sur l'occiput et une sur la région fronto-faciale, car celle-ci en souffrirait beaucoup. Cette prise serait solide, car les cuillères seraient diamétralement opposées et les becs portés sur l'hémisphère supérieur, au delà de la plus grande épaisseur de la partie saisie; mais elle serait inutile, car la tête ne peut cheminer et sortir ainsi placée. Tout au plus peut-elle faire quelques pas dans certains cas. Il faut ou qu'elle se fléchisse ou qu'elle se défléchisse pour progresser et se dégager, ce à quoi les cuillères du forceps ainsi placées ne peuvent que s'opposer.

Il semble plus raisonnable de saisir la tête par le travers des pariétaux, d'une oreille à l'autre, la fenêtre des cuillères correspondant au plan bi-auriculo-bregmatique et l'œillet du bec enserrant cette fois le pavillon de l'oreille (Fig. 252).

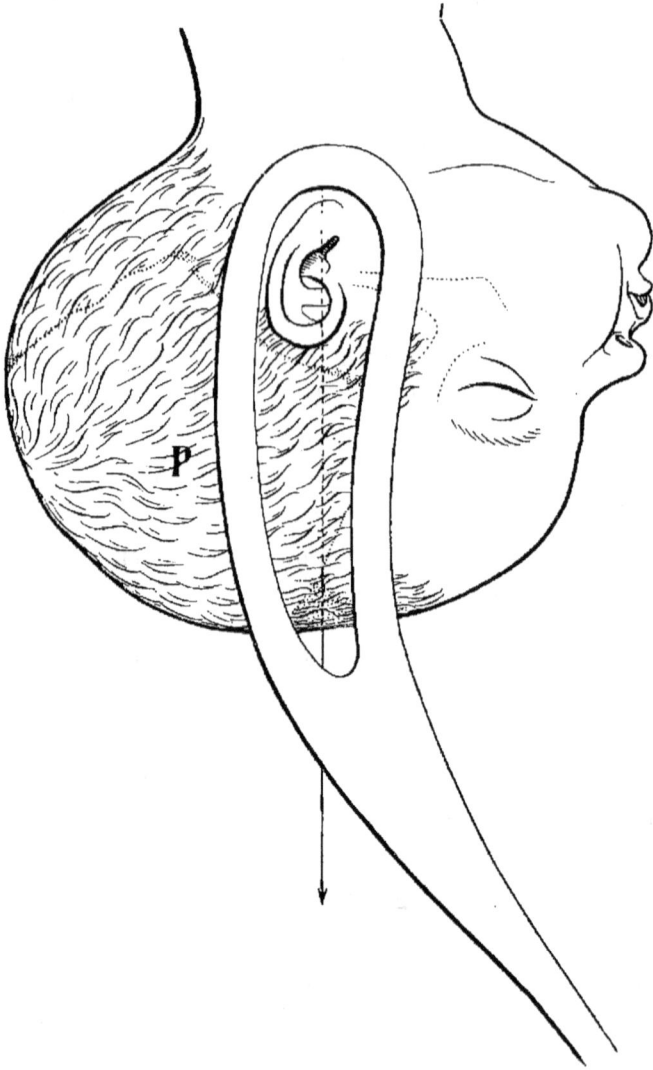

FIGURE 252. — Tête en attitude indifférente. Application du forceps solide mais inefficace.

La prise est solide, car les cuillères sont diamétralement opposées, par conséquent sans tendance à glisser ni vers le front ni vers la nuque ; leurs becs, appliqués à la racine du cou, ont de beaucoup dépassé le diamètre bi-pariétal, bien plus grand que le bi-mastoïdien. Si l'on tire, les becs appuient sur les côtés de la base du crâne qui constitue l'hémisphère supérieur de la partie globuleuse qu'on cherche à engager.

Cette prise solide et sans danger n'est pas plus efficace que la prise occipito-faciale, car elle tire droit sur le cou et ne tend pas à provoquer le mouvement soit de flexion, soit de déflexion, sans lequel la tête ne peut parcourir la filière pelvienne. Cependant cette prise semble devoir s'opposer moins que l'occipito-frontale ne le ferait à la flexion ou à la déflexion spontanée ; on conçoit en effet qu'à la rigueur, la tête puisse évoluer entre les cuillères du forceps modérément serrées, ou desserrées momentanément à dessein, comme une poulie dans les deux branches de sa chape.

Deuxième cas. L'attitude indifférente de la tête, que nous venons de supposer, est celle du fléau d'une balance en équilibre ayant un plateau occipital et un plateau facial. Faire pencher du côté de l'occiput cette balance en équilibre et, si elle y tend déjà, augmenter cette tendance, tel est l'idéal.

A défaut de la main, le peut-on faire avec le forceps ? Oui.

Examinez la figure 253. La tête grise, au second plan, est en attitude indifférente, avec la cuillère appliquée derrière l'oreille, comme l'indique aussi l'empreinte blanche à contours pointillés sur la tête blanche du premier plan. Celle-ci s'est fléchie sous l'influence des tractions, en même temps que le bec de la cuillère glissait de *b* en *b'*. Les cuillères n'ont pas été, comme tout à l'heure, appliquées dans le plan bi-auriculo-bregmatique ; mais en arrière. Elles n'enserraient plus nécessairement le pavillon de l'oreille dans l'œillet du bec ; elles y encadraient plutôt l'apophyse mastoïde et laissaient voir la bosse pariétale P, tête grise, dans leur fenêtre. Cette prise est solide dans le début de la traction, parce que les becs sont appuyés sur le diamètre bi-mastoïdien, bien plus petit que le bi-pariétal qui trouve place dans les paumes des cuillères. On tire donc d'abord efficacement, et cette traction commence ou augmente la flexion, l'abaissement de l'occiput. Mais ladite traction fait aussi lâcher la bosse P et glisser les becs jusque sur la suture mastoïdo-pariétale, de *b* en *b'*, tête blanche.

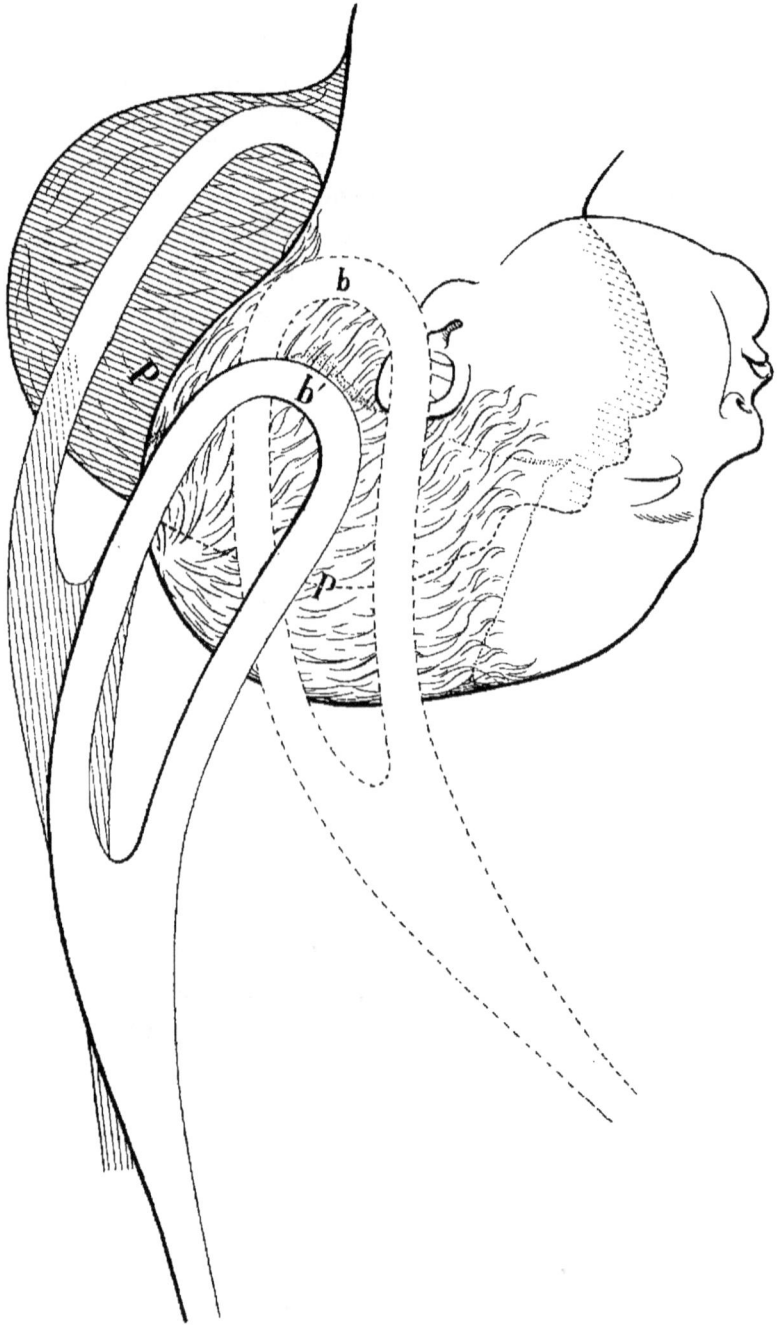

FIGURE **253**. — La tête prise en attitude indifférente (tête grise), derrière les oreilles. La traction produit un peu de flexion (tête blanche) mais alors les becs glissent de *b* en *b'*.

Les becs s'étant donc écartés, grâce à l'élasticité de l'acier, dépriment maintenant le pariétal, double raison pour que la bosse de cet os, qui ne retenait déjà pas sérieusement le cadre des fenêtres contre sa tendance à glisser en arrière, n'oppose plus à ce glissement le moindre obstacle. Aussi voit-on, à mesure que la flexion se produit, la bosse pariétale se dégager de la fenêtre et passer en avant. Alors, les becs des cuillères ne s'appuient plus au-dessus du diamètre bi-pariétal qui est grand; rien ne les empêche sérieusement de s'écarter un peu plus qu'ils ne le sont déjà, et de glisser sur l'occiput, en lâchant prise par-dessus un diamètre assez minime et qu'on pourrait appeler bi-rétro-pariétal.

Une besogne utile a cependant été faite : la flexion s'est produite.

Troisième cas. De même, lorsque la balance penche déjà du côté de la face, c'est-à-dire lorsque celle-ci se prépare à descendre, au commencement de la déflexion encore bien loin d'être complète, peut-on hâter ce mouvement avec le forceps, comme on a tout à l'heure provoqué et augmenté le mouvement analogue de l'occiput ? Oui.

Examinez la figure 254. Les cuillères bien placées (tête du second plan) ne sont pas dans le plan bi-auriculo-bregmatique, encore bien moins en arrière. Elles sont en avant, l'œillet du bec sur l'angle de la mâchoire inférieure et la fenêtre encadrant le relief jugo-zygomatique et l'œil.

La prise est solide pour le début de la traction, parce que les becs sont appuyés au delà du bord maxillaire inférieur, bien moins écarté de son congénère que ne le sont les deux arcades jugo-zygomatiques empaumées par les cuillères, et parce que le relief de celles-ci peut empêcher d'abord les fenêtres de glisser en avant. Mais ce glissement s'opère lorsque la face a été abaissée par la traction, car les os de la pommette ont fui pour remonter pendant que le menton descendait. La prise terminale se voit sur la tête blanche du premier plan, au moment où, la face étant abaissée, le forceps va déraper.

Une besogne utile a été faite : la déflexion s'est prononcée.

Dans les présentations ébauchées de la face, on est naturellement porté à placer les cuillères de chaque côté du front qui occupe le centre du canal pelvien. C'est bien, à la condition de conduire systématiquement les becs *devant* les oreilles, sur l'angle maxillaire, comme ci-dessus.

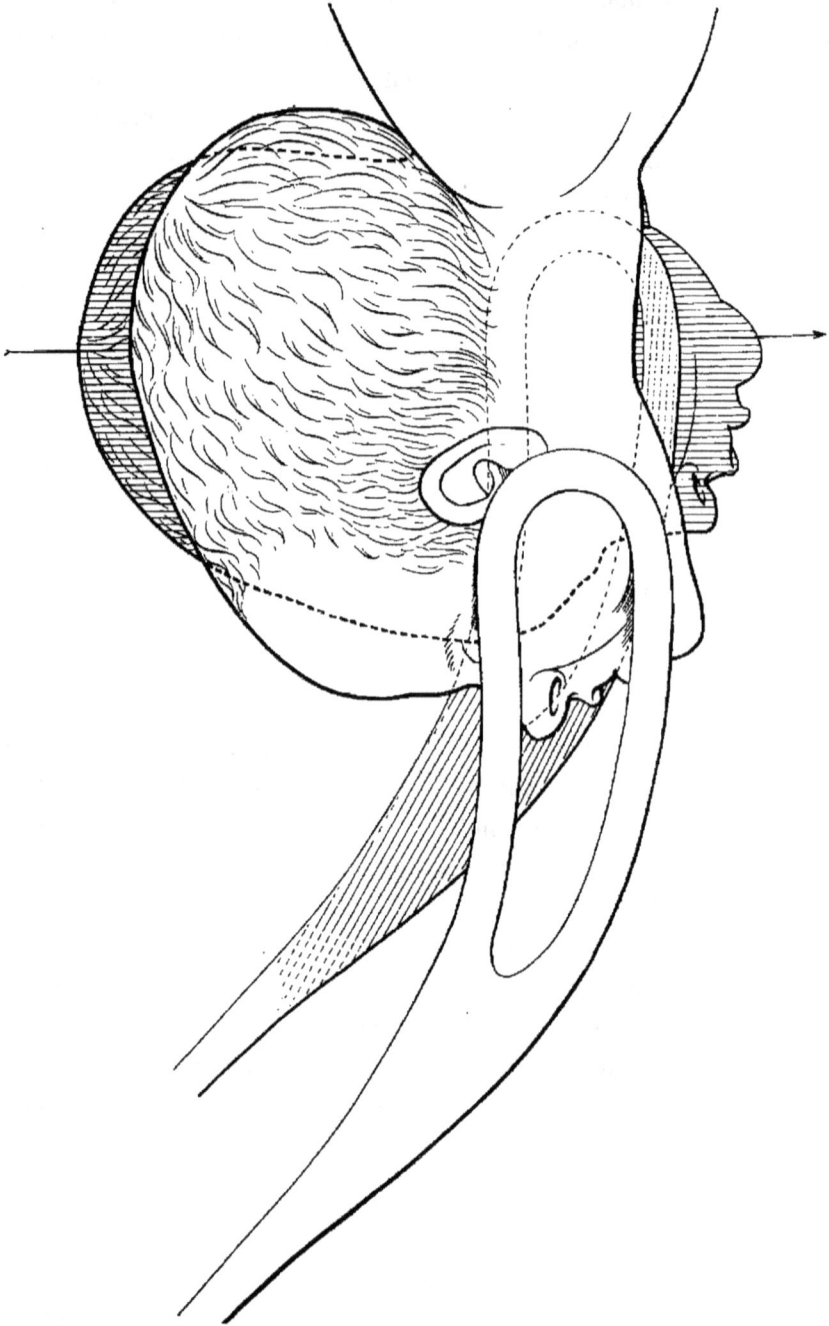

FIGURE **254**. — Production de la déflexion sur une tête indifférente (la tête grise) par l'application des cuillères devant les oreilles, sur la tempe, la pommette et l'angle maxillaire.

C'est mal, lorsqu'on pousse les cuillères directement sur les oreilles.

C'est très mal, si on les enfonce jusque sur les apophyses mastoïdes.

Avec cette dernière prise qui est solide, le forceps tient par l'extrémité des cuillères, par le bec. Mais, comme il ne serre pas les tempes, la tête qui commençait à se défléchir, tête grise du second plan (Fig. 255), reste libre de supprimer sa déflexion ; elle y est même poussée intempestivement par la traction du forceps qui agit derrière les oreilles, dans le sens de la flèche arquée. C'est le contraire de ce qu'il faut faire pour engager la face.

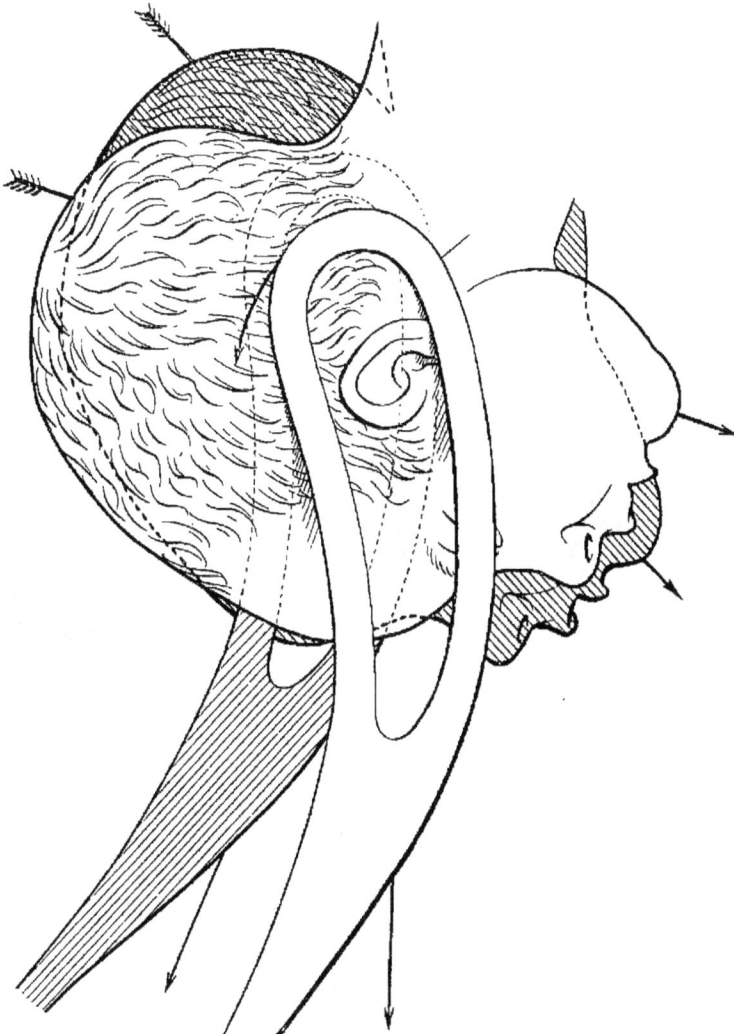

FIGURE 255. — Déflexion incomplète (tête grise) détruite par le forceps mal appliqué.

C. LE FORCEPS AGENT DE TRACTION

Les considérations qui vont suivre, quelque enfantines qu'elles paraissent, sont des préliminaires indispensables.

Nous allons supposer le forceps appliqué, cuillère à gauche et cuillère à droite, faisant corps avec la tête fléchie.

Cela étant, nous ferons, par la pensée, évoluer une petite tête qui n'ait pas besoin de s'incliner ni de tourner, dans un grand canal pelvi-génital, afin de voir comment, dans cette fiction, se comportent les manches du forceps pendant la progression et le dégagement.

L'accoucheur qui tient les manches de l'instrument doit provoquer, favoriser ou tout au moins ne jamais contrecarrer l'évolution que la conformation naturelle rend obligatoire.

Simplifiant sans trop altérer la vérité, quand il s'agit d'un grand bassin, nous pouvons dire que la tête fléchie une fois bien engagée progresse jusqu'à la vulve, comme une olive de bouclier largement percée, enfilée en long sur une

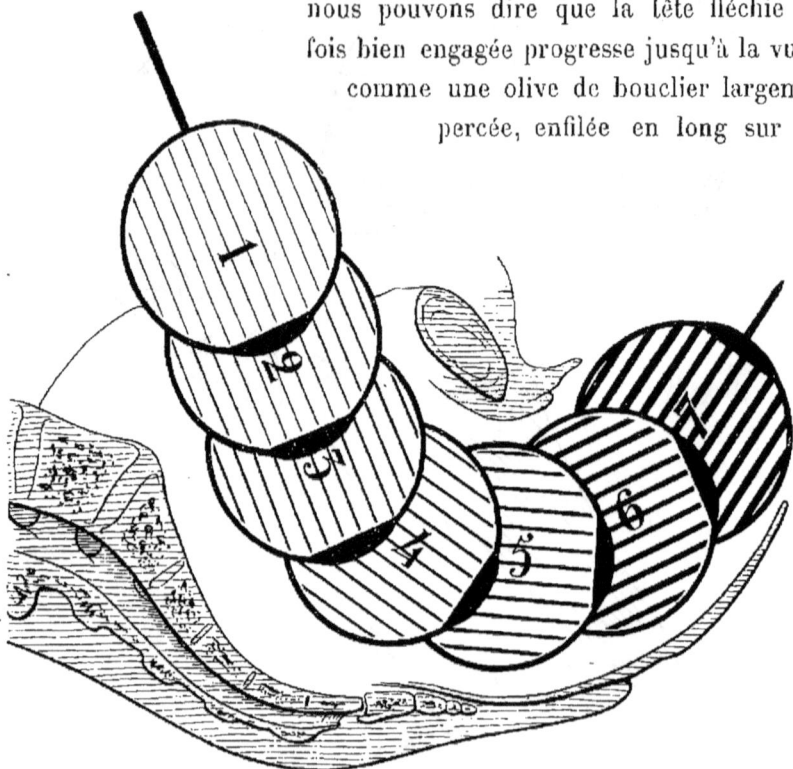

FIGURE **256.** — Représentation schématique de la marche supposée synclitique de la tête suivant l'axe de la filière pelvi-génitale développée par l'élongation périnéale.

tringle curviligne qui occuperait l'axe du canal pelvi-génital. La figure 256 montre de profil, une progression hypothétique en synclitisme parfait.

Sur la figure 257, l'olive T^1, tête schématique supposée engagée et toujours synclitique, descend l'excavation suivant une ligne à peu près droite dans la direction de la flèche A. Son axe de progression est celui du détroit supérieur et de l'excavation. Cette olive occupe successivement les positions T^1, T^2, T^3, flanquée des cuillères du forceps appliquées en long et, par conséquent, dans le sens même de l'axe A de progression. Le manche m^3 fait avec l'axe de progression, la flèche, un angle $A\,p\,m^3$ qui dépend de la courbure de l'instrument et reste invariable, si les cuillères font réellement corps avec la tête. Si la tête descend en ligne droite au fond de l'excavation, et si elle ne subit aucun changement dans son orientation ni dans sa flexion, les manches du forceps descendent de m^1 en m^2 et en m^3, sans s'incliner en bas ni en haut ni de côté, en échelons parallèles, se rapprochant plus ou moins de l'horizontale, mais parallèles : m^1 était près de la symphyse, m^3 déprime fortement la fourchette et le périnée.

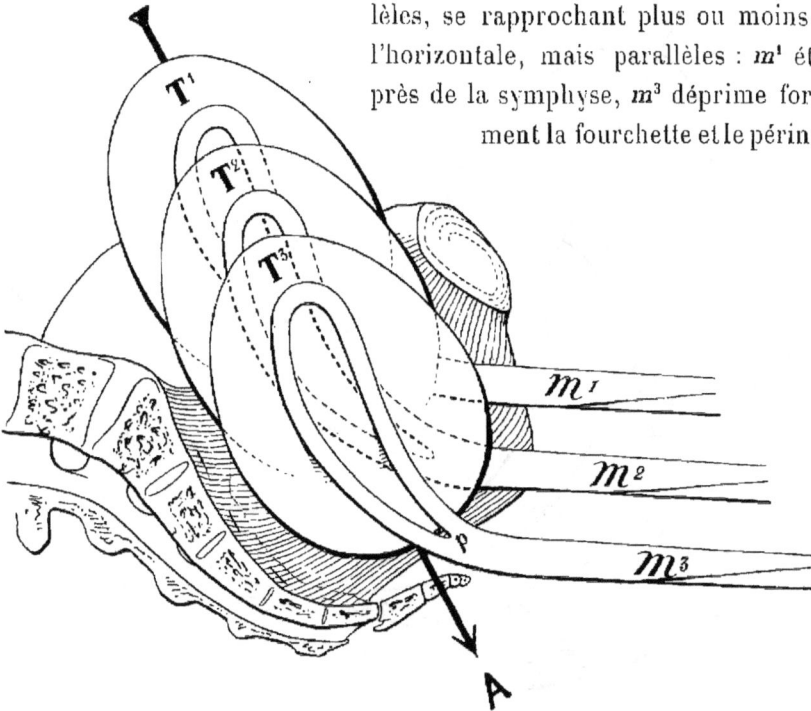

FIGURE 257. — Étapes du manche du forceps en échelons parallèles pendant que la tête descend du détroit supérieur au fond de l'excavation. Application hypothétique.

Nécessairement, lorsque la tête arrive sur la partie courbe de l'axe pelvi-génital pour l'enfiler et la suivre, elle impose aux manches du forceps un relèvement que la figure 258 montre bien. S'opposer à ce relèvement, c'est contrarier la poussée utéro-abdominale, empêcher la progression. Le favoriser, c'est aider et diriger le pôle céphalique qui vient le premier.

Les manches du forceps ne sont donc jamais dans l'axe de progression. Or le forceps est fait pour entraîner la tête, et comme il faut tirer dans l'axe de progression pour tirer avec toute utilité, on ne peut pas tirer sur les manches du forceps. On va le voir.

Remarquez une fois de plus, sur les figures, que les fenêtres des cuillères et non les manches sont dans l'axe même de progression, que notamment l'œillet voisin du pédicule de la cuillère se trouve à peu près sur cet axe et au pôle même de la tête.

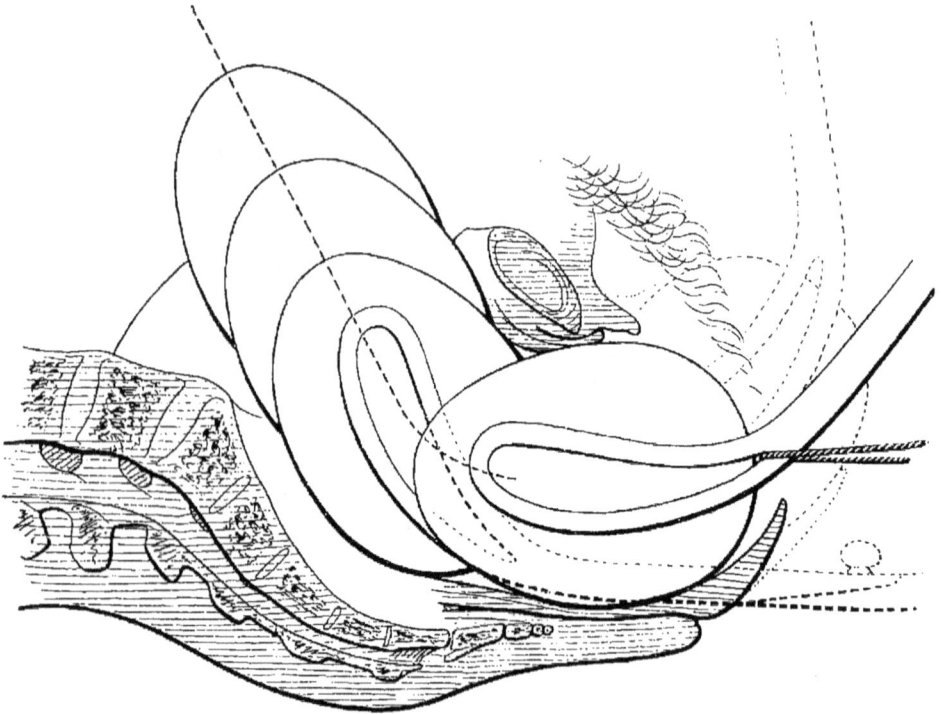

FIGURE 258. — La tête saisie par le forceps étant arrivée au fond de l'excavation, enfile la partie courbe du canal pelvi-génital et relève les manches du forceps de plus en plus à mesure qu'elle s'approche de la vulve.

Supposez, figure 259, un ruban engagé dans l'œillet P, passé par un trou à travers le coccyx, dans l'axe de l'excavation, puis tiré dans la direction notée *bien* : ce ruban exercera sur la tête descendant l'excavation, la traction idéale produisant tout son effet utile, sans transporter la tête en avant comme le ferait la traction sur le manche dans le sens noté *mal*. L'olive T^1, pour bien cheminer, avec le minimum de frottement pariétal, doit descendre en T^2 et en T^3, suivant l'axe de l'excavation. Si, alors, il est exercé une traction sur le manche dans le sens de la flèche notée *mal*, le forceps amène la tête T^3 qu'il tient, en $T^{3'}$ et la fait frotter en **f** derrière le pubis.

S'il s'agissait d'une olive lisse, engagée et glissant dans un canal régulièrement calibré, la traction oblique à l'axe, c'est-à-dire sur les manches, n'aurait que les inconvénients d'exiger plus de tirage, plus de constriction, et de produire plus de frottement. Mais ce frottement, exercé par la tête et par les bords des cuillères qui saillent quelquefois, n'est pas sans danger pour les parties maternelles. En outre, moins on est obligé de serrer la tête et moins on se donne de fatigue, mieux cela vaut.

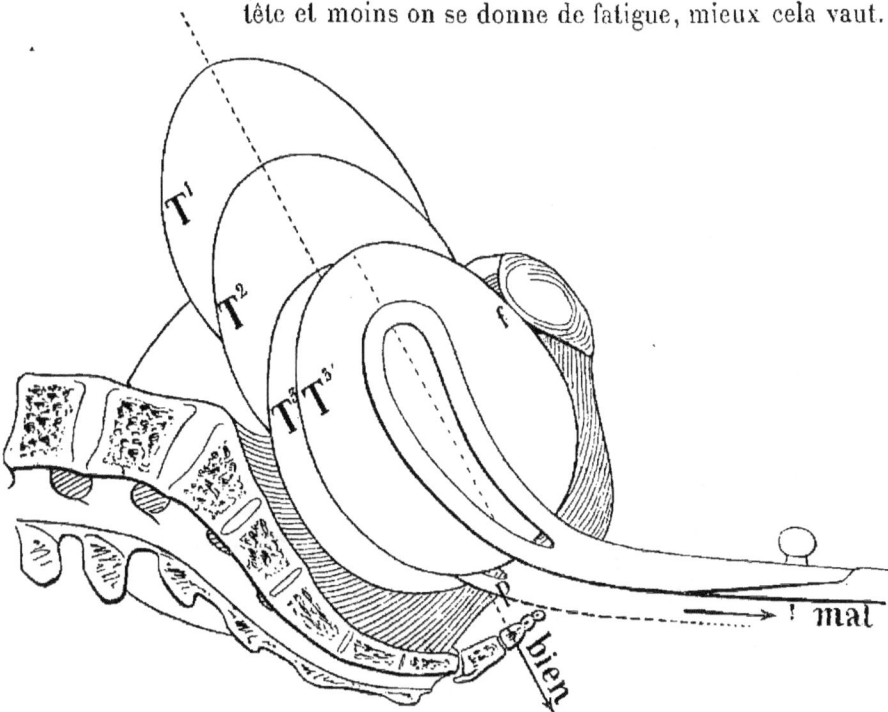

FIGURE **259**. — Descente de la tête au fond de l'excavation. Bonne et mauvaise traction.

D'autre part, la tête n'est pas absolument régulière, non plus que le calibre pelvien. Pour ne pas accrocher, elle doit suivre le chenal et surtout ne pas être brutalement collée contre une paroi par une traction oblique à l'axe.

C'est bien autre chose encore au moment de l'engagement : la tête a déjà sa bosse pariétale postérieure au-dessous du promontoire alors que l'antérieure est encore appuyée sur le pourtour antérieur. Si l'instrument qui l'a saisie, n'importe comment, ne tire pas le pôle qui tend à s'engager, au centre même du détroit, s'il tire en avant, il asseoit la tête sur la margelle du puits où il faudrait la faire descendre.

L'olive grise T (Fig. 260), saisie à l'entrée de l'excavation, y pouvait bien descendre par une traction dirigée dans l'axe, comme la flèche notée *bien* ; mais elle peut être prépulsée en T', assise sur le pubis, par une traction intempestive sur le manche, dans le sens de la flèche notée *mal*.

Donc, en tirant dans le sens de la longueur des manches, en quelque point que soit la tête, on tire toujours mal, puisqu'on ne tire jamais dans l'axe de progression ; on contrarie les efforts de la nature.

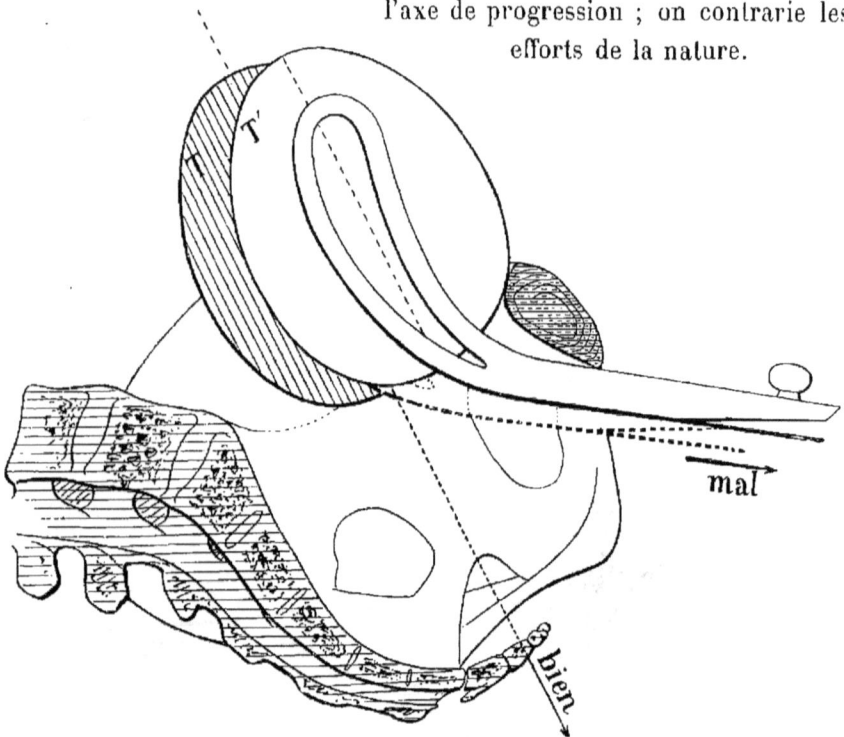

FIGURE **260**. — A l'entrée de l'excavation, bonne et mauvaise traction d'un préhenseur quelconque.

Mais peut-on tirer sur les cuillères ou, plus justement, dans l'axe des cuillères, axe qui correspond à l'axe du canal, à la trajectoire de la tête ?

Le lacs que nous avons supposé passé dans les œillets du pédicule devrait, pour être tiré dans l'axe de l'excavation, perforer la région coccygienne (Voir fig. 261). Mais la traction dans l'axe peut être réalisée autrement, par exemple en attachant aux lacs passés dans les œillets pédiculaires une tige rigide qui sorte du vagin adjacente au manche du forceps, et s'incurve ensuite au delà de la fourchette pour revenir se terminer, par un anneau ou un palonnier de traction, juste sur le prolongement de l'axe des cuillères, c'est-à-dire sur le prolongement de l'axe pelvien. La figure 261 montre une tige rigide, coudée pour embrasser le périnée, tirant dans l'axe des cuillères, comme la flèche perforant la région coccygienne.

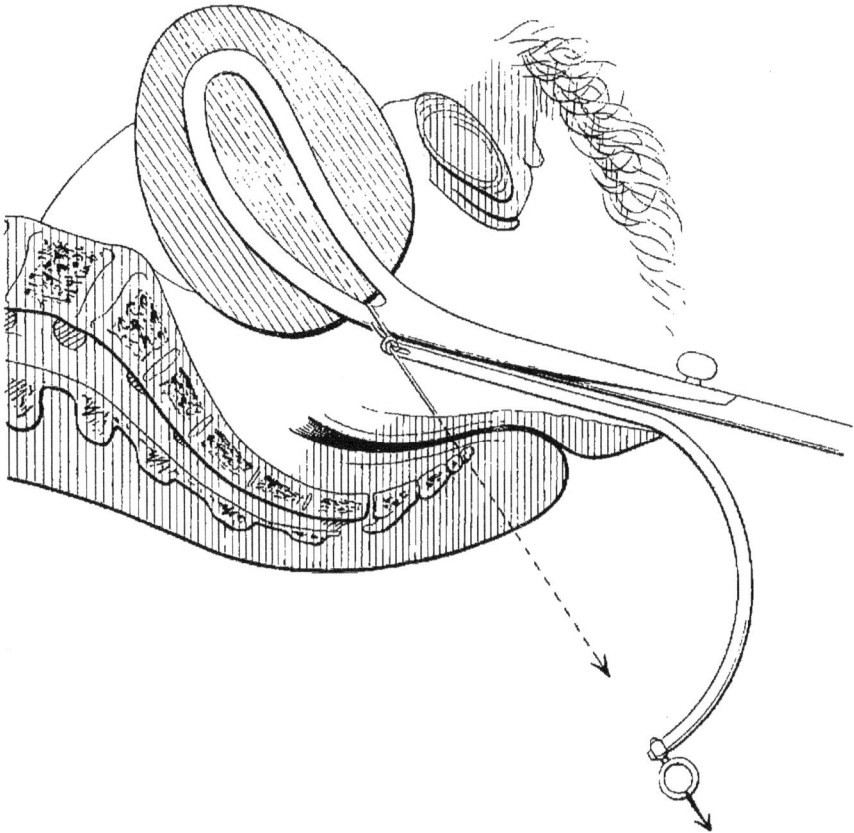

FIGURE 261. — Tête descendant l'excavation. Traction idéale figurée par la flèche pointillée, réalisée par l'arc rigide qui embrasse la fourchette vulvaire.

Un arc tire suivant sa corde ; et il est aussi facile de traîner un fardeau avec un croc qu'avec une chaîne.

Pas plus que les lacs, deux tiges rigides (une pour chaque cuillère), si leur articulation au pédicule est folle, c'est-à-dire *mobile en tous sens*, comme aussi le palonnier auquel elles viennent se réunir, ne pourront influencer le forceps autrement qu'en sollicitant les cuillères à descendre. L'instrument de préhension ayant les manches serrés par une corde ou une vis restera donc libre *d'obéir à la tête* avec laquelle il fait corps ; ses manches ne seront pas empêchés par la traction, de traduire à l'extérieur, par leur attitude, les phases successives de l'évolution.

Il est donc vrai qu'avec le lacs (en supposant qu'il n'y ait pas de périnée), ou la tige arquée, l'on peut bien tirer. Mais il faut remarquer qu'il est également facile de mal tirer. Voyez les figures 262 et 263.

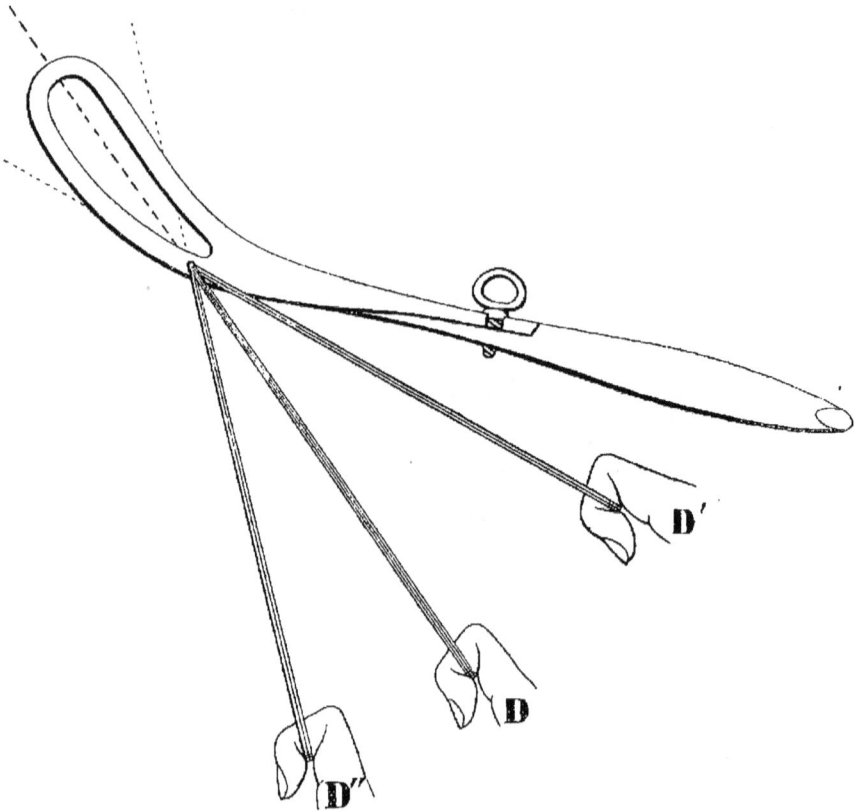

FIGURE **262**. — Comment on peut bien ou mal tirer avec un simple lacs. (V. texte, p. 313.)

Le doigt D (Fig. 262) tire bien, dans l'axe des cuillères supposé coïncidant avec l'axe de la filière pelvienne; D' tire mal, presque aussi mal que s'il tirait sur le manche; D" tire également mal, mais dans le sens contraire.

Sur la figure 263, le doigt D tire bien dans l'axe des cuillères qui, sur la parturiente, serait confondu avec l'axe pelvien. D tire bien, disons-nous, parce que la tige arquée étant rapprochée à un centimètre du manche, sa courbure est calculée pour cela. Mais le doigt D' tire d'autant plus mal que l'angle formé par la tige de traction et le manche est plus ouvert.

D'autre part, le forceps restant en place sans évoluer, si le doigt D tendait à se porter vers d, la tige de traction se mettrait en contact avec le dessous du manche et relèverait celui-ci intempestivement.

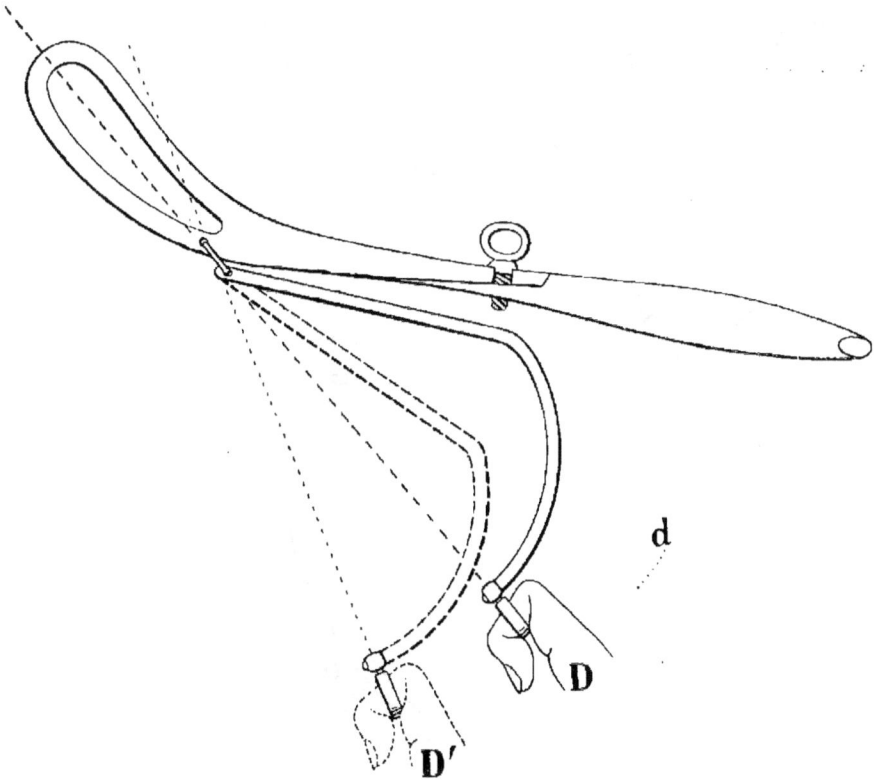

FIGURE 263. — Comment on peut bien D ou mal D' tirer avec le tracteur rigide arqué.

C'est le professeur Tarnier qui a inventé les tiges de tractions rigides, arquées et flottantes.

La figure 255 représente donc, schématiquement, le forceps Tarnier.

Elle fait deviner qu'il est possible, comme l'a fait Poulet, d'adapter un tracteur séparé à n'importe quel forceps, au moyen de lacs passés dans les cuillères.

Antérieurement, Hubert de Louvain avait fixé au manche une tige de traction D faisant corps avec le forceps (Fig. 264). On pouvait, à l'aide de cette tige, tirer dans l'axe, de même qu'avec les manches recourbés en bas du forceps de Moralès. Mais ces instruments restent les esclaves de l'accoucheur, au lieu d'obéir seulement, comme le forceps de Tarnier, à la tête qui obéit elle-même à la filière pelvienne.

Avec l'ancien forceps, le forceps de Levret, on peut cependant exercer sur la tête des tractions dans le sens de l'axe du bassin. Mais ce n'est pas en tirant tout droit sur les manches. Voici comment.

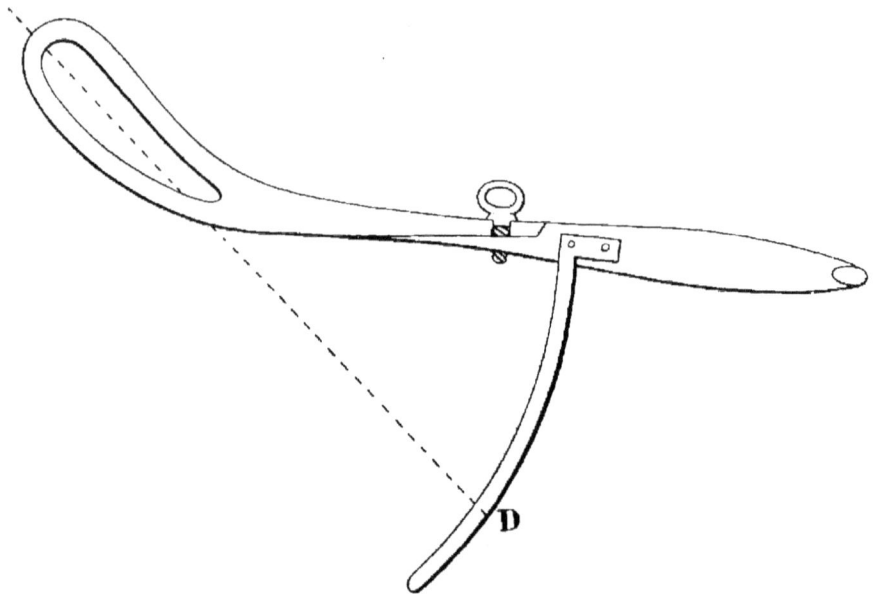

FIGURE 264. — Forceps d'Hubert de Louvain. La traction appliquée en D agit bien dans l'axe des cuillères; mais il est évident que l'accoucheur, tenant en main l'arc fixé au forceps, doit influencer celui-ci et, par conséquent, ne pas laisser libre la progression de la tête.

Supposez le forceps de Levret appliqué dans l'entrée du bassin mou (détroit inférieur), sur une femme debout (Fig. 265 et 266). Les manches sont simplement appuyés sur la main qui les serre (les fig. ne représentent qu'un doigt). D'autre part, une main, réduite également à un doigt sur les fig., s'efforce de tirer (Fig. 265) dans une direction parallèle à l'axe des cuillères, ou de presser (Fig. 266) dans une direction semblable. Il se perd de la force, surtout quand on opère sur la parturiente nécessairement couchée, mais la traction est approximativement bien dirigée. En pratique, la main d'appui serre et soutient les extrémités des manches ; la main de traction empoigne les pédicules des cuillères : elle presse de haut si l'accoucheur est debout, elle tire en bas s'il est agenouillé, assis ou accroupi.

Il est évident qu'un accoucheur qui a bien saisi la tête, qui sait à chaque instant à quelle étape elle est, qui la voit dans le bassin, qui devine quelle direction elle tend à prendre, peut ainsi, mais seulement ainsi, tirer utilement et produire d'heureux effets avec le forceps de Levret.

Quelle différence pourtant avec la traction, toujours automatiquement bien dirigée, du forceps Tarnier !

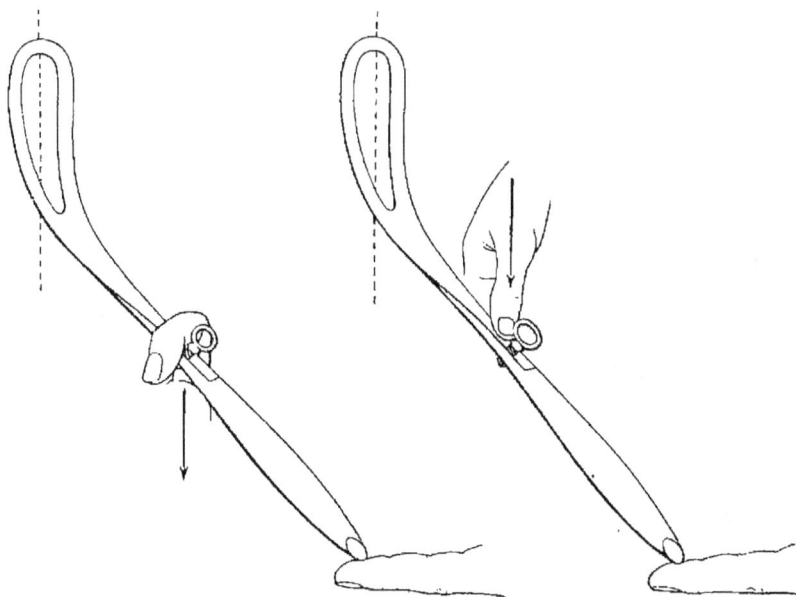

FIGURE 265. — Traction de la main droite sur le pédicule des cuillères pendant que la main gauche soutient les manches sans tirer.

FIGURE 266. — Pression de la main droite sur le pédicule des cuillères pendant que la main gauche soutient les manches sans tirer.

La traction du doigt sur la tige arquée et follement articulée au pédicule des cuillères, agit juste dans l'axe des cuillères lorsque la tige est
presque adossée au manche du forceps, presque adossée mais pas tout à
fait, car il doit rester, au point de la coudure, un intervalle de garantie
contre le contact qui influencerait les manches. Si, pendant que le forceps
évolue de m en m' (Fig. 267), le doigt D s'attarde à la même place, bonne
quand le forceps était en m, deux faits connexes se produisent : l'un
caché, l'autre visible. Le fait caché, c'est que D ne tire plus dans l'axe des
cuillères ; le fait visible, qui révèle le premier, c'est l'écartement produit
entre la tige de traction restée immobile et le manche du forceps.

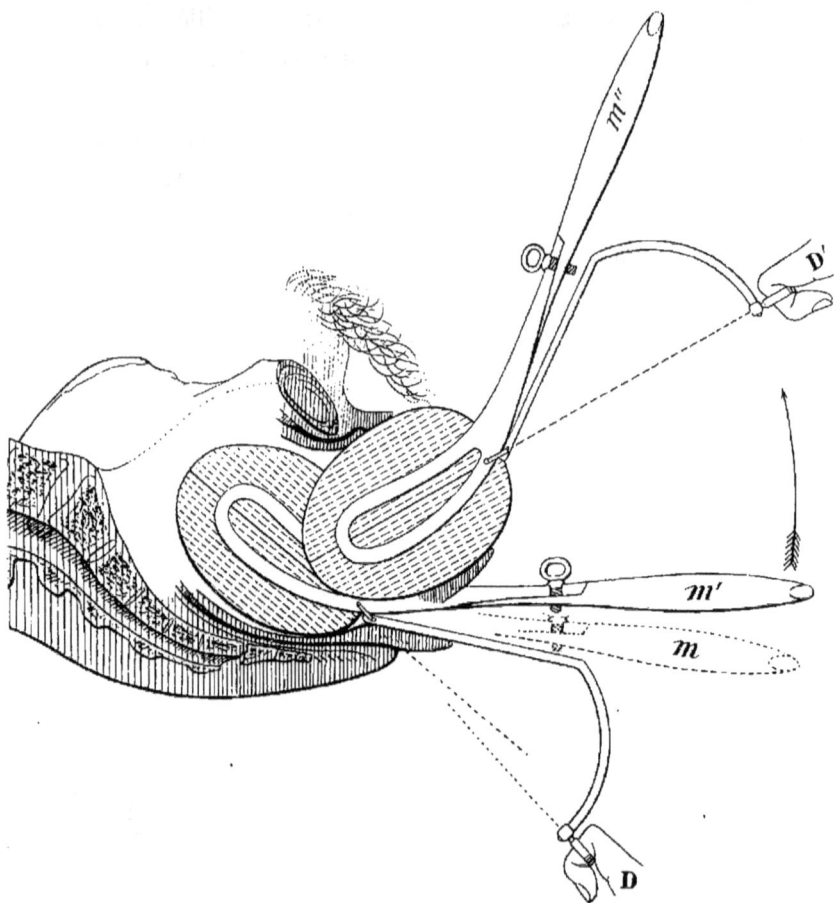

FIGURE **267.** — A mesure que la tête progresse, le manche du forceps se relève, l'accoucheur suit
pas à pas avec le tracteur arqué afin de tirer toujours dans l'axe. (Lisez texte, p. 316 et 317.)
D tirait bien avec la position m du manche, il tire déjà mal avec m'.
D' qui a suivi m' devenant m'', pas à pas mais à petite distance, tire toujours bien.

Celui-ci s'est relevé si la tête, dont il est solidaire, a fait un pas et légèrement changé d'axe ; il a pu le faire, car la traction qui s'excerce sur le pédicule est incapable de l'en empêcher.

D'autre part, si le doigt D, au lieu de s'attarder, se relevait prématurément, l'adossement de la tige de traction sous le manche se produirait et, relevant les manches du forceps, modifierait la direction de l'axe de la tête qui doit suivre son chemin d'elle-même ordinairement.

La traction pure, pour être bonne, doit donc être faite par le doigt D (en réalité par la main), en ayant soin de maintenir la coudure de la tige de traction sous-jacente, mais non adossée au manche du forceps : ne laissez pas se produire d'écartement notable, ne produisez pas le contact.

Lorsque la tête, au fond de l'excavation, change de direction pour enfiler le détroit inférieur et le canal périnéo-vulvaire, le manche du forceps, qui est littéralement comme un index vissé sur la tête, change aussi de direction et s'érige en se relevant progressivement : m devient m' puis m''.

Si le doigt ou la main qui tirait bien en D sur le forceps m ne suivait pas le mouvement de relèvement spontané du manche et restait en arrière, il tirerait bientôt mal comme déjà sur m'. Il suit donc le manche, comme un véritable guide sûr et mathématique, car tant que la coudure est sous-jacente mais non adossée au manche, la traction se fait dans le sens de l'axe des cuillères. D' tire bien, ayant suivi à brève distance m'' dans son relèvement progressif. Ainsi avec le Levret comme avec le Tarnier, ce n'est pas dans la direction des manches que l'on tire.

D. QUE PEUT-ON FAIRE AVEC LES MANCHES ET QUE DOIT-ON FAIRE ?

1° *Flexion ou déflexion*. — Quand la prise est bonne, que les cuillères embrassent de chaque côté les bosses pariétales et les saillies jugales, rien n'est plus facile à l'accoucheur que de fléchir ou de défléchir la tête, tout au moins de contrecarrer ou de favoriser ces mouvements.

Par exemple, lorsque l'occiput ou le menton se dégagent à la vulve, sous la symphyse, l'accoucheur favorise, en redressant les manches du forceps, les rabattant même sur le ventre de la mère, le mouvement de déflexion s'il s'agit du sommet et le mouvement de flexion s'il s'agit de la face. Inversement, il peut ralentir ces mouvements pour donner au périnée antérieur le temps de se distendre sans déchirer.

2° *Inclinaison latérale.* — Le forceps peut encore (nous ne disons pas qu'il le doit), par des mouvements de latéralité, incliner ou redresser la tête inclinée, principalement dans le cas où elle se trouve saisie dans le plan bi-auriculo-bregmatique, c.-à-d. en travers, d'une oreille à l'autre. Avec un forceps droit agissant comme une pince qui ébranle un clou, il suffirait de balancer latéralement les manches. Avec le forceps courbe, il faut saisir à pleines mains les pédicules des cuillères et transporter ces pédicules du côté opposé au bec dont on veut abaisser la prise. Sur la figure 268, le bec droit restant immobile, l'abaissement du bec G en G′ exige le transport des pédicules des cuillères suivant le petit arc indiqué par la flèche. Une main se charge de ce mouvement arqué, tandis que l'autre main, presque passive et tenant les manches, les transporte dans le même sens.

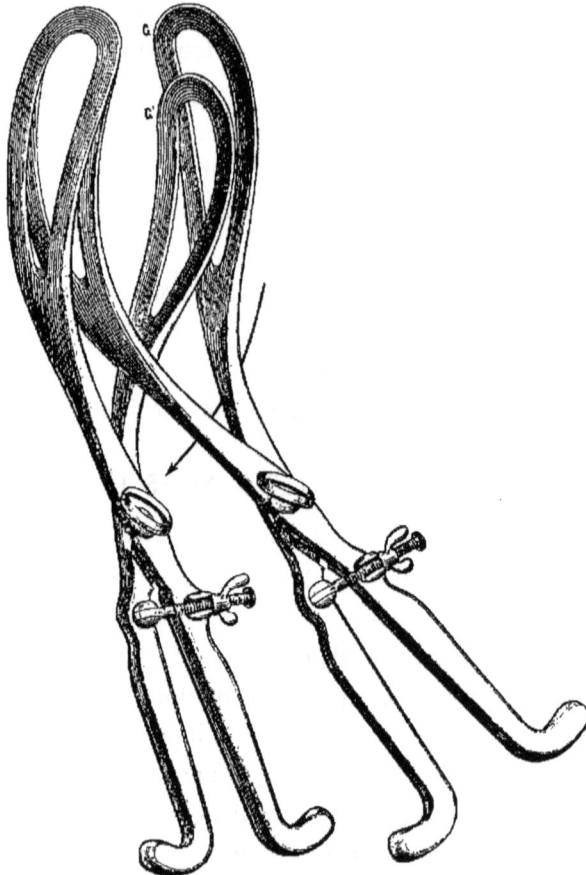

FIGURE **268**. — Prise du bec **G** abaissée en **G′** par un mouvement arqué des pédicules.

3° *Rotation*. — Enfin, avec les manches du forceps, l'accoucheur peut provoquer ou entraver la rotation de la tête. Avec le forceps droit, rien ne serait plus simple que de faire tourner la tête par un mouvement de pronation ou de supination.

Avec le forceps courbe, c'est tout autre chose. Permettez-nous de vous rappeler la pipe d'un tir tournant sur son tuyau vertical ; le fourneau, comparable comme direction aux cuillères du forceps, décrit un entonnoir. Eh bien, si l'on manœuvrait les manches du forceps en les faisant tourner sur leur axe, on imposerait aux cuillères un mouvement semblable à celui du fourneau de la pipe (Fig. 269). Leurs becs raboteraient l'intérieur du bassin.

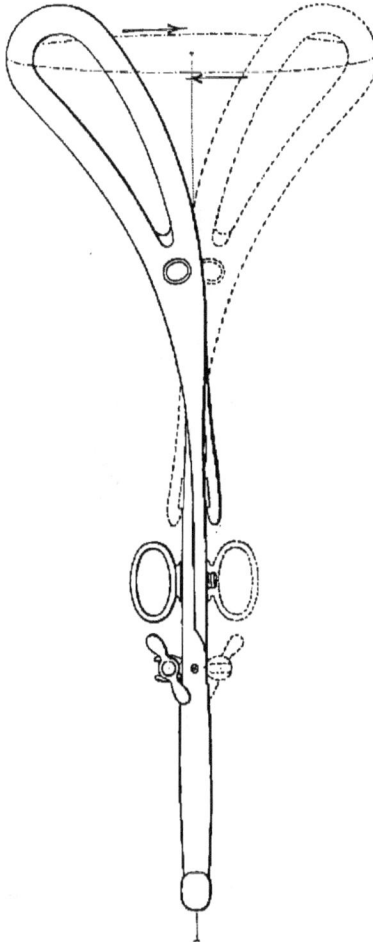

FIGURE **269**. — Forceps tournant sur l'axe des manches ; entonnoir décrit par les cuillères.

On ne le fait que trop souvent, il ne faut pas le faire. Comment donc agir ?

D'abord, examinez la figure 270 qui représente le forceps tournant autour de l'axe de ses cuillères, axe qui n'est autre que le grand axe de l'ovoïde céphalique lorsque la tête est bien saisie : le manche du forceps décrit nécessairement un mouvement d'entonnoir ou de circumduction et l'on voit, pointillée, la trajectoire des crochets, cercle d'environ 0ᵐ30 de diamètre. Ainsi la rotation spontanée de la tête impose un mouvement infundibuliforme aux manches du forceps. Réciproquement, un mouvement infundibuliforme des manches doit faire tourner la tête.

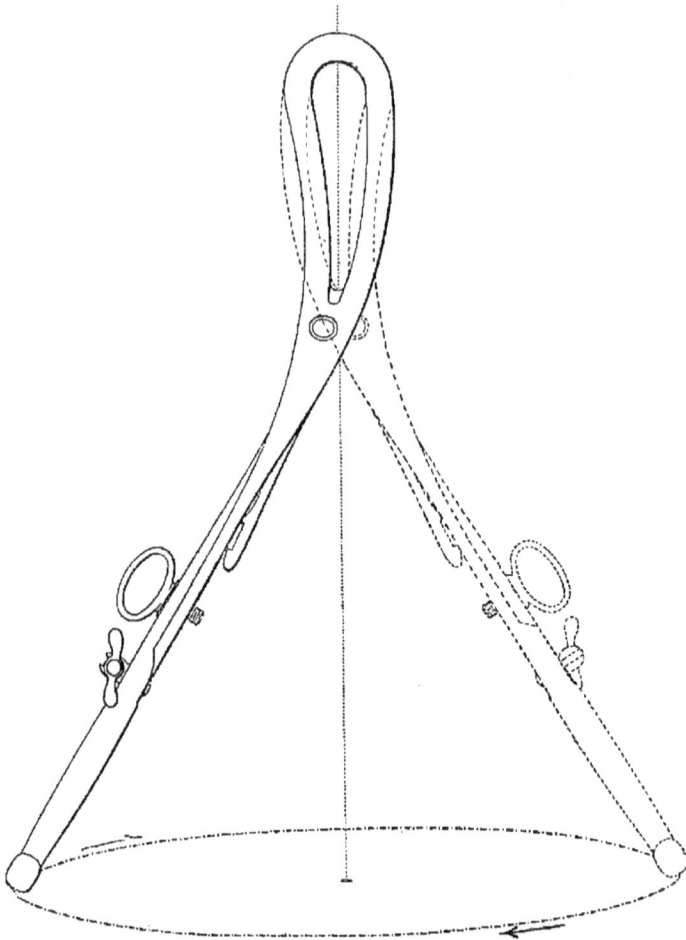

FIGURE **270**. — Forceps tournant sur l'axe de la tête prise en long entre les cuillères ; grand entonnoir décrit à l'extérieur par les manches.

Par exemple, quand la tête, portant le forceps et placée en pos. occipito-iliaque-gauche-antérieure, tourne pour devenir directe, occipito-pubienne, on voit les extrémités du manche, les crochets, décrire une partie correspondante du grand cercle, environ 1/8, 45°. La tête tournant meut le forceps comme l'homme meut son bras étendu pour tracer un cercle au tableau noir ou dans l'espace. C'est de la circumduction.

Quand l'accoucheur veut favoriser la rotation, il doit donc imposer aux manches du forceps un mouvement de circumduction. Il prend du bout des doigts les crochets et leur fait décrire, dans le bon sens, un arc de cercle suffisant.

Lorsqu'on s'exerce sur le mannequin, on peut s'amuser à faire tourner la tête plusieurs fois en dirigeant les extrémités des manches suivant une circonférence de 0m30 de diamètre environ : on a l'air de vouloir évaser la vulve, comme si l'on creusait un entonnoir dans le sable avec un pieu.

Chassagny, de Lyon, a consacré toute sa vie à la question du forceps. (*Fonctions du forceps*, Paris, 1886.)

Nous signalerons, d'une part, la *traction continue mécanique et mesurée*, sur des *lacs attachés aux cuillères ;* d'autre part, les perfectionnements apportés à la conformation des cuillères, des branches et du mode d'union du primitif *forceps à branches parallèles.*

Le forceps de Chassagny a les cuillères d'un Levret perfectionnées ; mais ses branches, au lieu de se croiser, vont s'articuler aux extrémités d'une barre d'union plus longue que la tête n'est large, afin de mieux appuyer les becs au-dessus du gros de la partie saisie. L'instrument appliqué est serré par une ficelle, comme une pincette de cheminée par la main. Les deux articulations étant mobiles, les cuillères peuvent monter à une *hauteur inégale* et faire ainsi une prise irrégulière occipito-frontale, directe ou oblique, *relativement solide et moins offensive.*

Demelin a de nouveau fait construire un forceps à branches parallèles de ce genre, en conservant l'avantage de pouvoir enfoncer inégalement les deux cuillères. Les forceps de ce genre peuvent recevoir plus ou moins commodément, sur chacune des branches, un tracteur de Tarnier arqué rigide flottant.

Prise longitudinale oblique

(Une cuillère derrière l'oreille, l'autre sur le front, l'œil et la joue)

J'ai vu les tristes effets de cette prise réalisée volontairement ou par impossibilité de faire autrement ou par maladresse ; j'ai tenu des têtes en portant les empreintes avec un œil pendant sur la joue. Tout arrive aux plus adroits : la tête, d'abord ramenée de pos. oblique-postérieure en transversale et sur laquelle on croit avoir bien placé les cuillères, peut retourner à son obliquité primitive avant qu'on ne les ait serrées, etc. ; mais voulue, cette prise n'est pas défendable. Je sais bien cependant que lorsqu'il n'y a pas d'obstacle mécanique, la tête étant petite ou le bassin grand et l'impuissance maternelle seule en cause, l'on peut amener quelquefois le fœtus, par des tractions continues et contenues, en le saisissant n'importe comment et n'importe où. Cela n'infirme pas les règles auxquelles doit se soumettre le praticien dans les conditions normales.

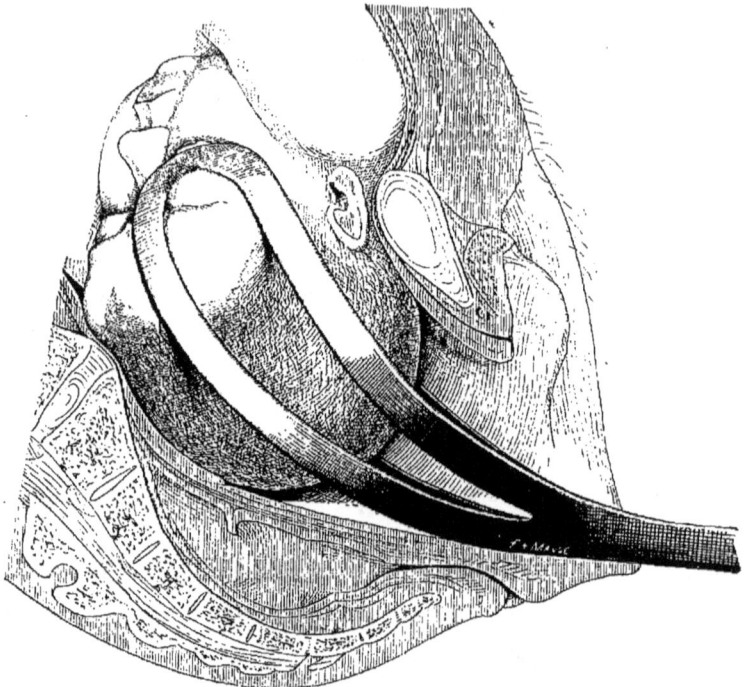

FIGURE 271. — Application haute du forceps dite régulière dans le bassin, oblique sur la tête. Seule, celle-ci entrait facilement dans l'excavation : l'instrument, relevé par le périnée, l'empêche d'utiliser la concavité sacrée; le promontoire brise le frontal postérieur, pendant que le bec de la cuillère placée sur l'antérieur expulse l'œil de son orbite. (Dessin proportionné, d'après nature.)

CHAPITRE VII

APPLICATION DU FORCEPS

Le forceps, nous le savons, est fait pour s'appliquer et s'applique sur l'extrémité céphalique ; le plus souvent sur la tête fléchie, le sommet ; très exceptionnellement, même dans une grande Maternité, sur la tête défléchie, la face. Aussi, dans notre description du manuel opératoire, aurons-nous spécialement en vue la présentation du Sommet. Le manuel opératoire pour chacune des positions de la Face étant le même que pour la position correspondante du Sommet, à quelques détails près, nous ne ferons que signaler brièvement ceux-ci dans un article spécial.

Commençons par indiquer quelques règles tout à fait générales, relatives à l'introduction et au placement des cuillères du forceps pour saisir la tête.

La main qui ne doit pas tenir le manche, pénètre d'abord et s'applique à la tête, absolument à la même place et de la même manière que va le faire la cuillère à laquelle elle servira de guide.

Or il n'y a place pour l'épaisseur de la main qu'en arrière, entre l'arc demi-circonférentiel interscatique et la tête. Dans cet arc, une main peut pénétrer en trois positions différentes :

1° A plat devant le coccyx en position directe sacrée ;

2° Obliquement à gauche entre le coccyx et l'ischion gauche, en position gauche postérieure ;

3° Obliquement à droite entre le coccyx et l'ischion droit, en position droite postérieure.

Donc les cuillères, toujours guidées par une main, ne peuvent pénétrer que dans ces trois positions : directe postérieure, gauche postérieure et droite postérieure.

Supposez qu'une cuillère pénètre d'elle-même en position directe postérieure, pour s'appliquer au méridien céphalique dirigé de la symphyse au coccyx, antéro-postérieur : cette cuillère fera descendre et abattra le crochet dans un plan *parallèle* au plan du méridien d'application, c'est-à-dire dans le cas particulier, dans un plan antéro-postérieur. Le plan du méridien de pénétration et celui dans lequel se meut nécessairement le crochet, orienté, vous ne l'avez pas oublié, comme la face prenante de la cuillère, ont un écartement invariable qui dépend de la courbure pelvienne du forceps.

Mais la cuillère n'entre pas d'elle-même : il faut la conduire avec le manche, et son introduction ne sera bonne que si le crochet est toujours tenu et abaissé directement de haut en bas sans la moindre déviation latérale.

Les figures 272 et 273, si petites et si peu élégantes qu'elles soient, montrent la présentation (Fig. 272) et la pénétration (Fig. 273) de la cuillère gauche directement en arrière.

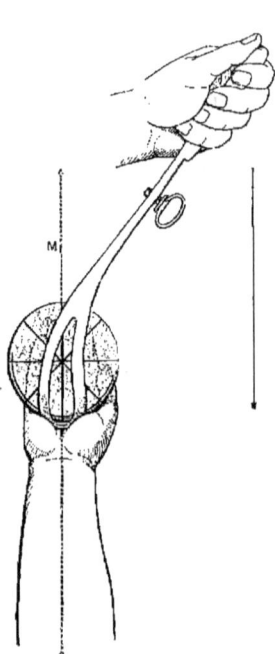

FIGURE **272**. — Présentation de la cuillère gauche pour pénétrer directement en arrière de la tête représentée par une sphère grise, sur la ligne méridienne **M** que couvre l'axe de la main-guide. L'axe de la cuillère étant présenté sur le même méridien, le manche est incliné à gauche; et l'on sent que si la cuillère pénètre sans dévier, le crochet s'abaissera dans le plan indiqué par la flèche descendante, plan parallèle au méridien d'application.

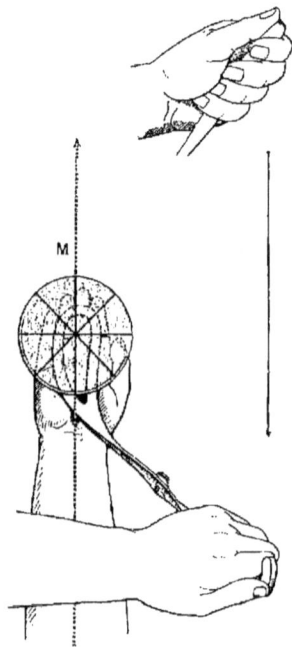

FIGURE **273**. — Introduction de la cuillère gauche directement en arrière, son axe ne quittant pas l'axe de la main-guide qui couvre la ligne méridienne **M**. La main qui tenait le crochet haut et à gauche s'est abaissée directement; elle est tout entière en dehors du bord radial de l'avant-bras-guide. Le crochet n'a pas cessé de se tenir dans le plan d'abaissement; il y était presque horizontal au début, on l'y voit presque vertical à la fin.

On y voit l'indication du méridien d'application (flèche ascendante M) et du plan d'abaissement du crochet (flèche descendante), plan parallèle à celui du méridien.

La main qui manœuvre le manche, abaissée directement, est venue tomber, poignet compris, en dehors du bord radial de l'avant-bras de la main-guide. C'est ainsi qu'il faut toujours faire, nécessairement, la preuve est évidente.

Les figures 274 et 275 représentent de même la présentation (Fig. 274) et la pénétration (Fig. 275) de la cuillère droite introduite, par la main droite qui la conduit dans la paume gauche, comme toujours. On y voit le crochet descendre dans un plan vertical antéro-postérieur parallèle au méridien d'application.

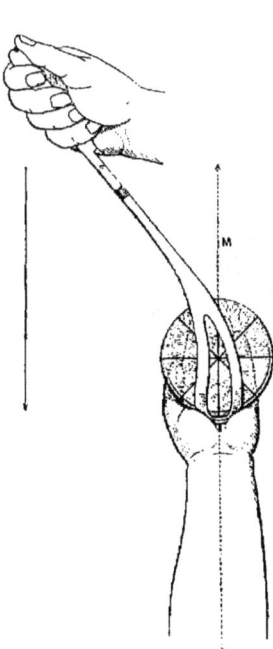

FIGURE **274**. — Présentation de la cuillère droite pour pénétrer directement en arrière sur la ligne méridienne **M** que couvre l'axe de la main-guide. La flèche descendante indique le sens dans lequel la main qui tient le manche doit l'abaisser.

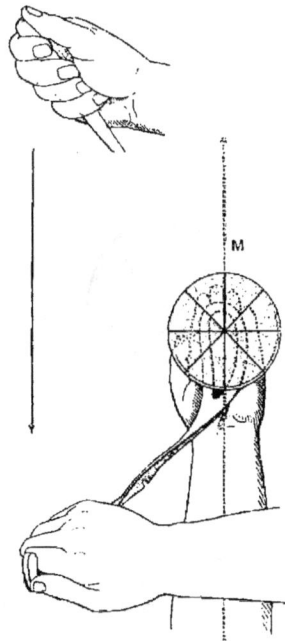

FIGURE **275**. — Introduction de la cuillère droite directement en arrière, son axe glissant sur l'axe de la main-guide qui couvre la ligne méridienne **M**. Le crochet est descendu directement dans un plan parallèle au méridien d'application.

S'agit-il de placer la cuillère gauche en position gauche postérieure, ou la cuillère droite en position droite postérieure, le plan du méridien d'application devient oblique. Aussi le crochet devra-t-il descendre dans un plan oblique, parallèle au méridien d'application indiqué toujours par l'axe de la main-guide et de son avant-bras.

Les figures 276 et 277 le montrent pour l'introduction de la cuillère gauche en position gauche postérieure, dans la paume de la main droite introduite en cette position, c'est-à-dire sur le côté gauche de la femme et en arrière, devant le ligament sacro-sciatique gauche.

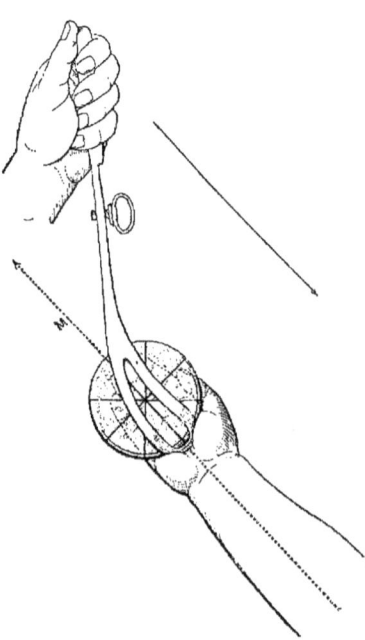

FIGURE **276**. — Présentation de la cuillère gauche pour pénétrer en arrière et à gauche, sur la ligne méridienne oblique **M** que couvre l'axe de la main-guide. L'axe de la cuillère se confond encore dès le début avec le méridien d'application qui ici est oblique; aussi le manche est-il dressé un peu à droite du plan médian. Si la cuillère pénètre bien, sans dévier, comme il convient, l'on devine que le crochet descendra obliquement (flèche noire) dans un plan parallèle au méridien d'application.

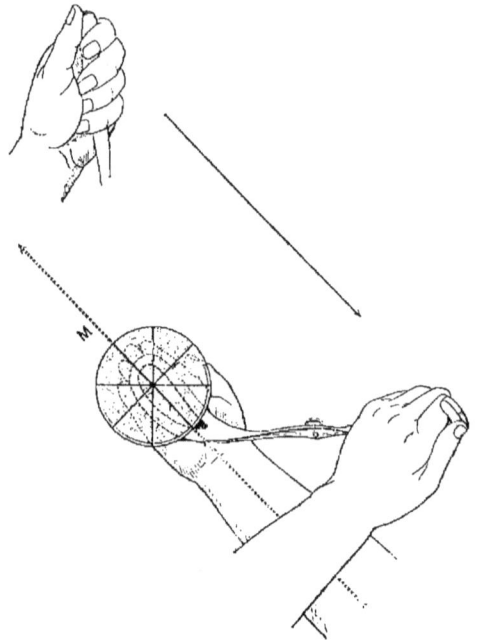

FIGURE **277**. — Introduction de la cuillère gauche en arrière et à gauche. Son axe ne quitte pas l'axe de la main-guide qui couvre la ligne méridienne d'application **M**. La main qui tenait le manche dressé et un peu à droite du plan médian, s'est abaissée obliquement à gauche suivant la flèche descendante; elle est tout entière en dehors du bord radial de l'avant-bras-guide. Le crochet, qui était presque horizontal au début, se voit dressé à la fin, mais oblique comme le plan dans lequel il s'est abaissé.

De même les figures 278 et 279 exposent la mise en action de cette loi pour l'introduction de la cuillère droite en position droite postérieure.

Ici encore, dans les introductions obliques, et par conséquent toujours, la main qui tient le manche devra abaisser le crochet dans un plan parallèle au méridien d'application et venir tomber en dehors de l'avant-bras de la main-guide. N'oubliez pas ces derniers mots : ils ont une importance capitale, vous le verrez en manœuvrant sur le mannequin. Sur les misérables figures ci-jointes, principalement destinées à vous le montrer, l'on voit aussi, ce que l'on fait quand il le faut, la main-guide introduite pouce compris et aussi haut que la cuillère doit monter. Remarquez : (fig. 277) le bec présenté et introduit en pos. gauche post. a passé la ligne médiane et s'est arrêté à droite, sur la joue post. où sont les doigts ; semblablement (fig. 279) le bec introduit en pos. droite post. se trouve finalement à gauche.

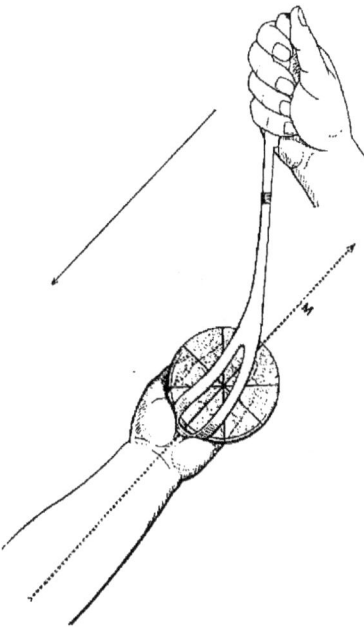

FIGURE **278**. — Présentation de la cuillère droite pour pénétrer en arrière et à droite, sur la ligne méridienne oblique **M** que couvre l'axe de la main-guide. La flèche descendante indique le sens dans lequel le manche doit être abaissé pour enfoncer régulièrement la cuillère.

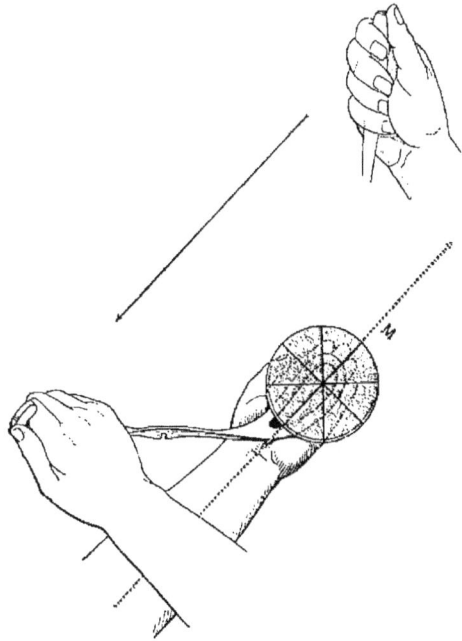

FIGURE **279**. — Introduction de la cuillère droite en arrière et à droite, son axe glissant sur l'axe de la main-guide qui couvre la ligne méridienne d'application **M**. Le crochet, abaissé suivant la flèche, est descendu obliquement dans un plan parallèle au méridien d'application.

Mais, si l'on ne peut introduire les cuillères que dans les trois positions postérieures *directe*, *gauche* et *droite*, comment les amener dans les autres positions : sur le côté, sur le côté et en avant, tout à fait en avant?

Par un mouvement de circumduction, plus ou moins étendu suivant le besoin, imposé au manche et transmis à la cuillère anse concave qui circule autour de la tête du fœtus comme notre main ramenant nos cheveux.

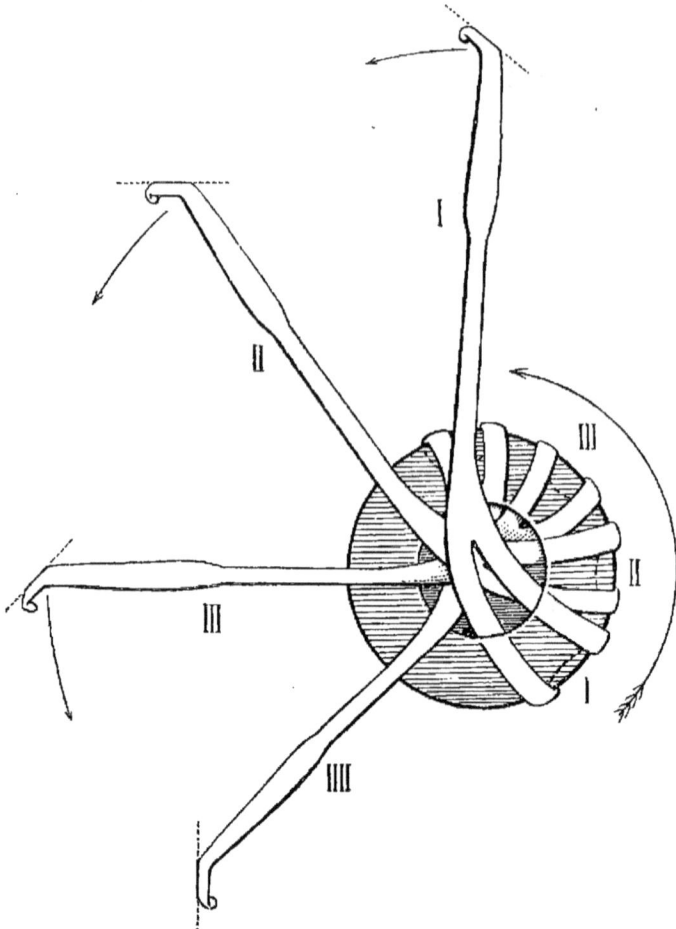

FIGURE **280**. — Évolution qu'il faut imposer au manche pour amener la cuillère gauche introduite en arrière à gauche I, dans toutes les positions qu'il peut être utile de lui donner. Pour conduire la cuillère sur le côté, de I en II (45°), le manche passe de même de I en II décrivant aussi un arc de 45° : en même temps son crochet, qui était oblique ascendant, devient tout à fait transversal. — Pour mener la cuillère de II en III, le manche II s'abaisse en III et son crochet de transversal devient oblique descendant. — Enfin, le manche descendu en IIII, avec son crochet pendant, a porté la cuillère directement en avant et c'est tout ce qu'on demande au forceps.

Les figures 280 et 281 ont été faites pour en démontrer le mécanisme. L'une (280) conduit la cuillère gauche, l'autre (281) la cuillère droite, chacune de sa position d'introduction à l'une ou l'autre des trois autres positions : transversale, oblique antérieure et antérieure directe qu'elle peut occuper. Avant de lire la page suivante, tâchez de comprendre ces figures à l'aide des légendes : observez bien les changements d'attitude des manches et de leurs crochets.

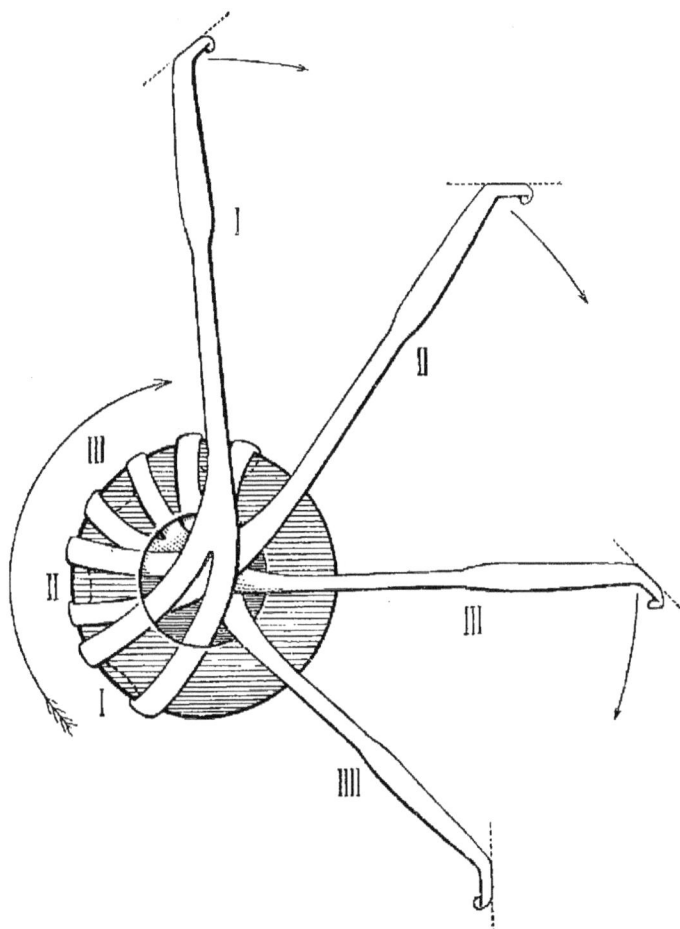

FIGURE **281**. — Évolution qu'il faut imposer au manche pour amener la cuillère droite introduite à droite en arrière I, dans toutes les positions qu'il peut être utile de lui donner. Le manche I a son crochet oblique ascendant; porté à gauche en II (45°), le crochet étant devenu transversal, la cuillère a glissé sur le côté en II. — Le manche II s'abaissant en III, fait avancer la cuillère en III et le crochet devient oblique descendant. — Enfin le manche III venant en IIII, dirige son crochet en bas et porte la cuillère directement en avant.

Observez la cuillère gauche représentée page 328 (fig. 280). Introduite en position gauche postérieure(1), elle dresse son manche et dirige son crochet obliquement ascendant à droite de la mère. Regardez cette cuillère en position transversale II : le manche s'est *abaissé, déjeté* vers la droite maternelle, orientant son crochet directement en *travers*. C'est donc par ce double mouvement abaissement et déjettement, et cette torsion de 45° que, manœuvrant la cuillère par le manche, vous pourrez l'amener de la position d'introduction gauche postérieure I à la position transversale II.

Regardez la même cuillère en position oblique antérieure III : le manche s'est abaissé encore considérablement, et son crochet, qui a tourné une seconde fois de 45°, regarde maintenant obliquement en bas et toujours à droite. Donc par un abaissement et une torsion imposés et équivalents, vous ferez, quand vous voudrez, passer la cuillère de la position transversale II à la position oblique antérieure III.

De même vous irez jusqu'à mener la cuillère en position antérieure directe si vous amenez le manche à pendre obliquement en bas IIII, en tordant une troisième fois de 45° le crochet qui finalement se dirigera vers le sol. — La fig. 281 montre la même évolution de la cuillère droite.

Ainsi en trois étapes que l'on fait sans arrêt, la cuillère, la gauche ou la droite, est amenée de sa position de pénétration, gauche ou droite postérieure, en position antérieure directe : il n'en faut jamais plus.

Ce grand mouvement de la cuillère, rendu visible et amplifié par le mouvement du crochet agent puissant et index sûr, n'est pas sur la nature simplement circulaire, parce que l'opérateur, en même temps qu'il fait tourner l'instrument, a soin de veiller à ce qu'il pénètre davantage. On peut donc dire que la cuillère décrit un mouvement spiroïde envahissant de plus en plus l'hémisphère supérieur de la tête. C'est le mouvement spiral de Mᵐᵉ Lachapelle.

Entrons dans la pratique :

La TÊTE FLÉCHIE, le SOMMET, sur laquelle les accoucheurs ont enseigné à appliquer le forceps, peut se trouver dans deux situations très différentes qui doivent être étudiées à part. Ou bien elle est entrée dans le bassin et arrêtée au-dessus du *détroit inférieur* (forceps salutaire); ou bien elle n'a pas encore franchi le *détroit supérieur* (forceps ordinairement fœticide).

I. APPLICATION DU FORCEPS SUR LE SOMMET ARRIVÉ AU DÉTROIT INFÉRIEUR

La période de la dilatation de l'orifice utérin étant accomplie, on peut être obligé d'employer le forceps d'urgence, à quelque degré que soit arrivée la période d'expulsion. Il ne suffit pas, en effet, que les contractions utéro-abdominales paraissent capables de terminer l'accouchement; il faut encore pouvoir leur donner, sans risques ni danger, le temps nécessaire à cette terminaison spontanée. Il suffirait peut-être de quelques minutes, d'une demi-heure…, mais quelquefois l'intérêt de la mère ou plus souvent celui de l'enfant exige l'intervention immédiate et rapide. C'est pour la mère, l'éclampsie, les accidents gravido-cardiaques : pour le fœtus, l'asphyxie (troubles de la circulation inter-utéro-placentaire par suite de la longue durée de la période de dilatation, embarras de la circulation funiculaire par compression du cordon, etc.). Dans ces conditions, le méconium évacué donne une coloration verdâtre au liquide amniotique qui s'écoule par le vagin ; les bruits du cœur sont irréguliers et ralentis, même dans l'intervalle des contractions utérines.

Cette intervention rapide, urgente, est la moins fréquente.

Le plus souvent, on intervient à cause de la lenteur de la période d'expulsion. Lorsque aucune complication ne vient entraver celle-ci, on attend deux heures environ après avoir constaté la dilatation complète et rompu la poche des eaux si (ce qui est commun) elle existait encore à ce moment. Pendant ces deux heures, l'immense majorité des accouchements par le Sommet se terminent seuls et doivent être simplement surveillés.

Mais, environ quatre fois sur cent dans les positions antérieures, environ dix fois sur cent dans les positions postérieures, l'accoucheur est obligé ou fait bien d'avoir recours au forceps, instrument efficace et inoffensif dans des mains exercées. En effet, après les deux heures d'attente normale (chiffre approximatif évidemment arbitraire), il n'est plus possible de fixer à la parturiente et à son entourage le moment probable de la délivrance; de plus, les parties molles de l'excavation et de la filière peuvent être compromises dans leur vitalité si on les laisse trop longtemps soumises à la dure compression que leur fait subir la tête contre les os.

Quand on intervient, tantôt l'on n'a qu'à dégager à travers le détroit inférieur une tête dont la rotation est faite, mais dont la grande circonférence
(la sous-occipito-frontale) n'a pu forcer l'anneau du releveur coccy-périnéal.

Tantôt la tête, quoique descendue, n'a pas encore tourné et il faut d'abord
lui imposer la rotation nécessaire avant de l'attirer à travers le détroit. S'agit-il
d'une position **occipito**-ILIAQUE-*antérieure :* le forceps, par une rotation
de 45°, amène d'abord l'occiput directement en avant, puis l'engage, etc.
S'agit-il d'une position *transversale*, non primitive le plus souvent, puisque
nous ne sommes pas au détroit supérieur, mais résultant de la transformation d'une occipito-iliaque-postérieure en voie de bonne rotation : le
forceps, par une rotation complémentaire et active de deux fois 45°, tourne
d'abord l'occiput en avant, puis l'engage, etc. S'agit-il d'une position **occipito**-ILIAQUE-*postérieure :* le forceps n'a que bien exceptionnellement à
imposer une rotation de trois fois 45° pour amener l'occiput en avant ; car
ou bien la rotation spontanée a eu le temps de s'ébaucher et d'amener
l'occiput sur le côté, créant ainsi une position *transversale ;* ou bien c'est la
main qui, en s'introduisant derrière la tête encore oblique, pour placer la
première cuillère, provoque consciemment ou inconsciemment le même
commencement de rotation, la même transformation. (V. *fig.* 314, p. 387.)

Cette transformation de position oblique postérieure en transversale,
qu'elle soit spontanée ou déterminée par l'introduction de la main, est un
fait des plus heureux. En effet, on verra que l'application du forceps sur
un sommet en position *antérieure directe, oblique antérieure* ou *transversale*, n'est en réalité que la même opération facile et efficace.

Au contraire, si l'occiput s'obstine à rester en arrière en pos. *oblique
postérieure*, la saisie de la tête par les cuillères est différente : la courbure
pelvienne devant être, au moment de l'application, nécessairement tournée
vers l'avant de la mère, correspond ici au front et non à l'occiput du fœtus ;
la rotation nécessaire pour amener la nuque en avant est considérable ;
et après cette rotation, l'instrument est renversé, courbure pelvienne en
arrière, manches pendants. Aussi, lors du dégagement, ne faut-il pas
relever ceux-ci autant que dans les cas ordinaires. C'est une opération
spéciale, rare, discutée même dans son mode d'exécution ; elle exige toujours une grande contention d'esprit, car l'accoucheur le plus occupé n'a
pas l'occasion de la pratiquer assez souvent pour se la rendre familière.

Enfin, tout à fait exceptionnellement, moins de deux fois sur cent posi-tions obliques-postérieures déjà très rares, la rotation de l'occiput se fait spontanément, mais à rebours; l'occiput recule au lieu d'avancer et se tourne directement en arrière, dans la concavité sacro-coccygienne; le dégagement au détroit inférieur et à la vulve se fait en position **occipito**-sacrée, face en dessus, comme disaient les anciens.

Ce seul fait que l'occiput tourne dans le mauvais sens ne doit pas vous inciter à intervenir immédiatement ; car, presque toujours dans ces cas, l'accouchement se termine spontanément, sans dommages notables pour la mère ni pour l'enfant. Mais enfin il n'en est pas toujours ainsi, et nous aurons à examiner de quelle façon on doit alors se servir du forceps.

Dans l'étude que nous allons faire du manuel opératoire de l'application du forceps, nous supposerons réalisées sur le mannequin les conditions dans lesquelles on peut opérer sur la parturiente. Ces conditions sont les suivantes :

1° L'orifice utérin est dilaté ou suffisamment dilatable, c'est-à-dire lar-gement. Donc pas de résistance de ce chef à l'introduction de la main et des cuillères, pas de résistance à l'extraction de la tête fœtale, pas de danger de déchirer le col et le segment inférieur pendant l'extraction ;

2° Les membranes sont largement rompues; par conséquent les cuillères du forceps pénétreront facilement dedans et s'appliqueront directement sur la tête, sans risquer de les pincer et d'exercer sur le placenta des tiraillements qui pourraient le décoller et produire une hémorrhagie.

La femme, anesthésiée si elle est indocile et si vous pouvez disposer d'un aide capable, est en position obstétricale, c'est-à-dire couchée en travers d'un lit haut, suffisamment haut pour que vous puissiez opérer debout. La région sacrée repose sur un plan résistant et dépasse le bord du lit de façon à bien dégager la commissure postérieure de la vulve et l'anus. Les membres inférieurs enveloppés, fléchis et écartés, reposent simplement sur deux chaises ou sur les genoux de deux aides assis qui, avec les mains, maintiennent l'écartement nécessaire.

Vos mains sont aseptisées; la femme lavée *intus* et *extra*.

Le forceps, préalablement flambé, parfaitement purifié, a été manié, articulé, essayé à vide, afin de s'assurer qu'il fonctionne convenablement.

La face externe des cuillères a été graissée pour en faciliter l'introduction. Les deux branches ainsi préparées sont à portée de la main, ainsi que la pièce de traction, le palonnier, si l'on se sert du forceps de Tarnier.

Nous allons commencer par décrire la plus simple, l'*application directe*, c'est-à-dire faite sur un SOMMET *descendu* et *tourné*, l'occiput vers les pubis (cas ordinaire), ou vers le coccyx (cas extraordinaire). Les bosses pariétales, les pommettes, les oreilles, symétriquement placées de chaque côté, appellent les cuillères directement sur les côtés, courbure pelvienne en avant, dans les deux cas. Votre diagnostic est fait et parfait.

APPLICATIONS DIRECTES

A. APPLICATION DIRECTE COMMUNE

(Sommet au détroit inférieur, rotation parfaite, position occipito-PUBIENNE)

La tête fléchie est descendue, appuyée sur le détroit inférieur, car la rotation est faite. Elle est là où (pages 340 et 347) les fig. 285 et 289 vous

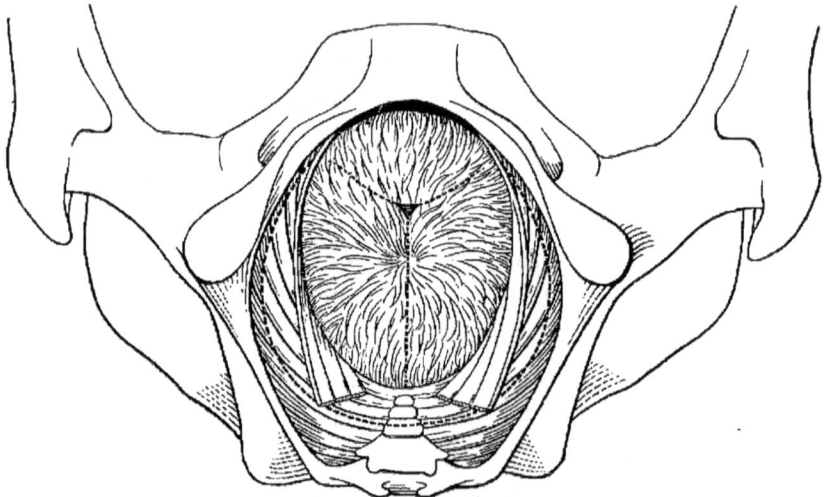

FIGURE **282**. — Bassin en situation obstétricale, garni d'un muscle releveur coccy-périnéal schématique dont les faisceaux précoccygiens sont désinsérés et écartés. On aperçoit le SOMMET attaquant le détroit inférieur ou pubo-coccygien : la rotation est faite puisque la position est occipito-PUBIENNE. La fontanelle postérieure et ses trois sutures sont bien visibles. Mais le bregma où aboutit la suture interpariétale devenue antéro-postérieure, est masqué par le coccyx. De même les bosses pariétales sont cachées dans le flanc de l'espèce de navire que forme le plancher périnéal musculaire. Le contour de la tête est pointillé.

la représenteront, où la fig. 282 déjà vue, vous la remet sous les yeux, sollicitant la boutonnière du releveur coccy-périnéal, l'entrée du bassin mou, de la filière périnéo-vulvaire : elle n'en est donc pas encore à attaquer l'anneau vulvo-vaginal. Toutefois, l'on a longtemps dit et quelques-uns disent toujours, abusivement : application du forceps à la vulve, sans doute parce qu'en écartant les lèvres on voit les cheveux. Mais il ne s'agit encore que de faire franchir le détroit inférieur musculaire pubo-coccygien par le front. A chacune des douleurs précédentes, les bosses pariétales ont bien pu s'engager dans ce détroit momentanément et l'occiput ouvrir la vulve momentanément, mais pour remonter bientôt dans l'excavation où l'on va chercher la tête pendant le repos utérin.

Quand le sommet arrive seul, sans aide, à n'avoir plus que la vulve à forcer (fig. 283), c'est-à-dire quand le front a passé le coccyx qui alors le cale et le retient, alors que tout le crâne est dans le bassin mou bombant et distendu, l'introduction d'une main-guide, même de deux doigts est impossible et l'application de forceps inutile tant cette relâche est courte

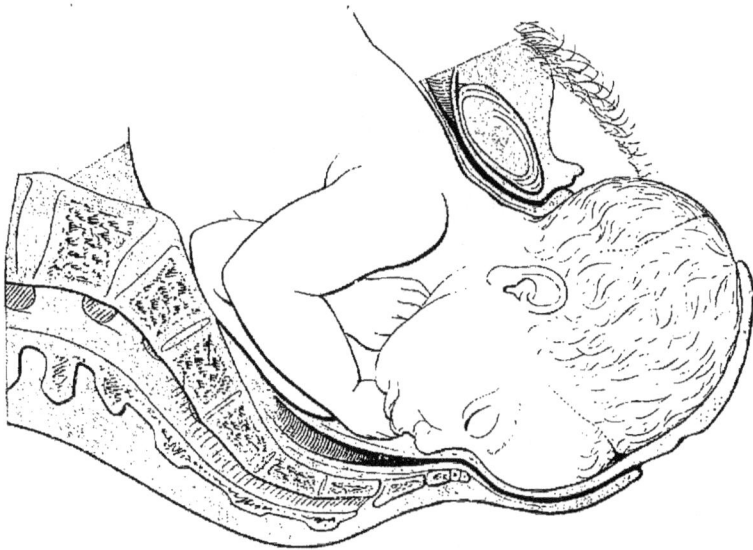

FIGURE **283**. — Le premier degré de la déflexion étant accompli, le crâne tout entier a franchi le détroit inférieur pubo-coccygien et s'est logé dans le bassin mou qu'il a creusé, en distendant le périnée antérieur comme il avait auparavant distendu le périnée postérieur. Tout à l'heure la tête n'entrouvrait la vulve qu'au moment des poussées. Maintenant, elle y est en permanence mais pour une courte relâche, quelques minutes tout au plus, la femme ne pouvant supporter une pareille distension de toutes ses parties molles. La tête est véritablement à la vulve.

et tarde peu à devenir intolérable et à provoquer une nouvelle contraction, tant le dégagement s'opère rapidement, si rapidement qu'on s'applique à le ralentir pour l'empêcher de brusquer et de déchirer largement la fourchette vulvo-périnéale.

Ce que nous allons décrire n'est donc pas l'application pour la vulve, c'est-à-dire dans le bassin mou ; c'est l'application pour le détroit inférieur, dans l'excavation. L'occiput est derrière la symphyse pubienne, le bregma au voisinage du coccyx ; en dirigeant le toucher suivant le diamètre antéro-postérieur ou sous-pubo-coccygien du détroit, diamètre complètement obstrué par la tête, le doigt sent la fontanelle postérieure, suit la suture sagittale et aboutit au bregma. Cela étant, la ligne qui joindrait les oreilles est horizontale et située (la femme étant couchée) à peu près au niveau de la fontanelle postérieure située elle-même au-dessus du centre polaire de la tête (tourbillon des cheveux). Au contraire, la ligne des bosses pariétales est d'un bon travers de doigt plus rapprochée du plan coccy-sacré. Ou peut dire autrement, en supposant la femme debout, que relativement au diamètre transverse du détroit et de l'ovoïde céphalique, les oreilles sont un peu en avant et les bosses pariétales, qu'il faut saisir dans les fenêtres du forceps, un peu en arrière (Fig. 284, p. 339).

Dans cette position, vous savez que la tête est assez étroitement encadrée dans l'arcade pubienne, mais qu'il reste en arrière et surtout de chaque côté en arrière, un intervalle capable de recevoir facilement le plat de la main, entre les ligaments sacro-ischiatiques et la région temporale ou fronto-pariétale. Une main, introduite dans l'un de ces vastes espaces postéro-latéraux, la paume au contact de la tête fœtale — par exemple la main droite introduite à gauche (Fig. 285, p. 340) — pourra toujours, nous dit M. Pinard, par le doigt de son bord antérieur, par l'extrémité de l'index remonter jusqu'à l'oreille : dans l'intervalle des contractions utérines, la tête, en effet, n'est pas immobile et se laisse suffisamment refouler.

1° Revoyez la fig. 245, p. 290; elle vous rappellera qu'il faut prendre la tête en long, près des deux oreilles, suivant une ligne partant des bosses pariétales qui sont à la porte et aboutissant au delà des pommettes qui sont dans le fond.

L'idée ne vous viendra pas de placer le forceps à l'envers, puisqu'il a une courbure dite pelvienne destinée à s'accommoder, pendant l'entrée et la sortie, à la courbure de la filière pelvi-périnéo-vulvaire dont la concavité embrasse la symphyse pubienne. Quand chaque branche du forceps sera placée ayant sa concavité tournée, comme la nuque du fœtus, vers le pubis, la progression et la déflexion de la tête pourront s'accomplir, développer le plancher coccy-vulvaire, creuser la partie molle et fortement courbée de la filière maternelle, sans que les cuillères de l'instrument cessent d'être parallèles à l'axe de cette filière, inoffensives d'un bout à l'autre.

Ici, par conséquent, vu la position qui est directe, la cuillère gauche du forceps, quand elle sera placée, devra se trouver directement à gauche et la cuillère droite directement à droite.

2° Vous savez que la branche gauche, celle qui porte le pivot, doit être tenue et introduite de la main gauche; la branche droite, celle qui porte l'encoche, de la main droite. Maintes fois vous vous en êtes convaincu en manœuvrant l'instrument dans l'air ou dans un bassin vide.

3° Ces manœuvres vous ont appris que pour articuler l'instrument, après le placement de chacune des cuillères, la branche à encoche, la droite, doit nécessairement venir croiser *sur* la gauche à pivot.

Pour y arriver d'emblée, quelle branche faut-il introduire la première?

Quand la première branche, n'importe laquelle, a été placée, l'opérateur en fait tenir le manche un peu bas, car sachez-le, il est obligé d'opérer par-dessus, de placer la seconde par-dessus la première, sans cependant déplacer la cuillère de celle-ci par un abaissement exagéré du manche.

Donc, la branche droite ne pouvant s'articuler que par-dessus la gauche, demande à être introduite la seconde.

Ici, par conséquent, la branche gauche, tenue de la main gauche, introduira la première sa cuillère qu'elle placera directement à gauche, le manche sera ensuite tenu bas. La branche droite, tenue de la main droite, placera en second lieu sa cuillère directement à droite; et son manche, croisant sur le premier, s'y articulera.

4° Toujours, la main qui ne tient pas la branche à introduire doit précéder la cuillère et la guider dans la cavité amniotique, ayant ses pulpes digitales au contact immédiat de la partie fœtale. Écoutons parler Pinard :

La première main-guide peut être, doit être introduite dans la cavité maternelle, jusqu'au niveau de l'oreille du fœtus ; la seconde, si elle ne peut monter aussi haut, doit toujours, pour le moins, avoir les bouts des quatre doigts dans l'orifice utérin.

C'est la règle générale et absolue de toute application du forceps.

Nous ne voulons pas enseigner de se contenter de deux doigts.

Ainsi, la cuillère gauche, tenue de la main gauche, a pour *guide* de sa cuillère la main droite introduite à gauche, entre la tête et l'utérus, jusqu'à l'oreille. Et la cuillère droite, dont le manche est tenu de la main droite, a pour *guide* la main gauche introduite à droite, entre la tête et l'utérus, de manière à dépasser sûrement le bord des orifices utéro-amniotiques.

C'est en grande partie de l'introduction et du placement de la main-guide que dépendent le succès et l'innocuité de l'opération. Cette main fraie le chemin avec douceur ; aussitôt que possible elle applique la pulpe de ses doigts sur la partie fœtale *à nu*, afin d'être bien sûre d'entrer dans le col de l'utérus, qu'il est parfois possible de sentir sous la forme d'un anneau très peu distant de la commissure vulvaire *antérieure*, mais de plus en plus éloigné de la vulve à mesure que l'on s'approche de la ligne médiane postérieure. Ce n'est donc pas en cette région qu'il faut le chercher.

En dehors de cet anneau cervical ou bord de l'orifice, que l'on sent particulièrement lorsque le col, quoique facilement dilatable, n'est cependant pas ouvert au maximum, ce qui n'est guère le cas des positions directes, le cul-de-sac vaginal est dépressible ; les doigts peuvent s'y égarer. Si malheureusement le bec de la cuillère les y suivait, il pincerait le col sur la tête ; ou pis encore, il perforerait le cul-de-sac et saisirait, avec la tête, une grande hauteur du segment inférieur de l'utérus.

La main-guide, quelque attention qu'elle y mette, ne saurait avoir la prétention de reconnaître toujours facilement le bourrelet, quelquefois très mince, du col utérin ; elle se guidera donc elle-même sur la surface nue et chevelue de la partie fœtale. Elle pénétrera très profondément, car il faut qu'elle soit dans l'utérus à une hauteur suffisante pour protéger les parois maternelles contre les blessures possibles du bec et des bords de la cuillère : elle sera sûre d'y être si elle atteint et sent l'oreille, ou si elle a senti et hautement franchi le bord de l'orifice utérin. La première main-guide pourvu qu'elle ne soit pas trop grosse, peut l'un et l'autre, nous l'affirmons avec M. Pinard ; la seconde doit se contenter de sentir le bord de l'orifice, quand il n'est pas fruste, et de pénétrer au contact immédiat de la partie fœtale chevelue.

Dans les positions directes, il y a si peu de place entre les bosses pariétales et les épines sciatiques que le doigt antérieur, l'index de la première main-guide, a du mal à s'y insinuer pour atteindre l'oreille. Aussi est-ce là le moment difficile de ce temps de l'opération et doit-on mettre toute la patience nécessaire pour y arriver entre deux contractions.

Votre point de départ est bien établi : vous vous figurez parfaitement le SOMMET et sa position directe **occipito**-PUBIENNE ; vous savez quand et où vous devez placer chaque cuillère, quelle main la guidera, quelle main en tiendra le manche, comment se feront le croisement et l'articulation.

Tel est le sommaire de ce que nous avons à faire pour le moment. Quand le forceps sera appliqué et articulé, dans la position et l'attitude représentées ci-dessous (Fig. 284), nous apprendrons à nous en servir pour extraire la tête.

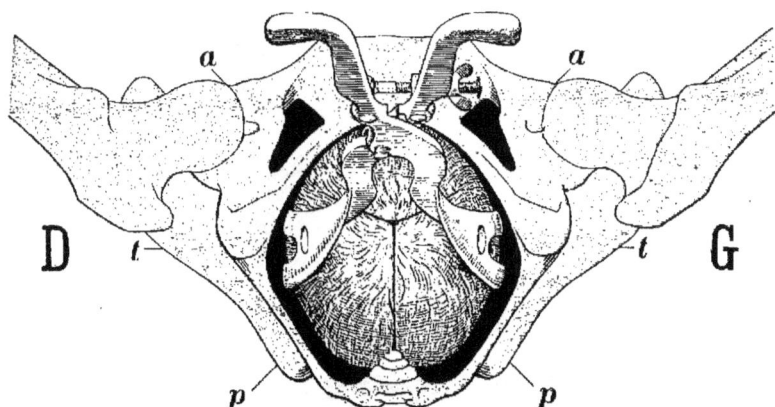

FIGURE **284**. — Sommet en position directe **occipito**-PUBIENNE, régulièrement saisi par le forceps. Comme dans toutes les figures analogues, le regard de l'observateur est dirigé horizontalement au centre du détroit inférieur (accoucheur supposé assis très bas et lit très élevé). Les bosses pariétales sont prises dans les œillets du pédicule des cuillères dont les becs s'avancent au delà des malaires, jusqu'aux joues.

APPLICATION PROPREMENT DITE DU FORCEPS

PREMIÈRE BRANCHE, BRANCHE GAUCHE, A PIVOT — GUIDÉE PAR LA MAIN DROITE — TENUE PAR LA MAIN GAUCHE.

Introduction de la main-guide. — La première main-guide, la droite, graissée sur ses deux faces, introduit dans la vulve ses quatre doigts, leurs articulations et ce qu'elle peut de leurs métacarpiens. Cela suffit dans les positions directes. Le pouce restera donc dehors; mais les quatre doigts et la paume de la main pénétreront aussi profondément que possible. Nous avons dit qu'il ne fallait pas songer à placer la main directement sur le côté. C'est donc sur le côté et en arrière, entre le coccyx et l'ischion, dans la région des ligaments sacro-sciatiques, que la main-guide devra pénétrer.

Chez les primipares, le bout des doigts éprouve, de la part de la vulve, quelque résistance bientôt vaincue par une persévérante douceur. La vulve se laisse dilater lentement par la pénétration des doigts, mais résiste encore lorsque arrivent les articulations métacarpo-phalangiennes. Celles-ci passées la paume glisse facilement jusqu'à la commissure du pouce (Fig. 285).

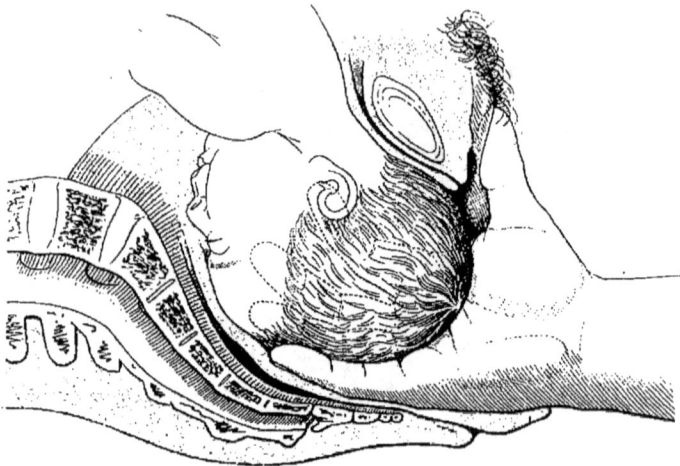

FIGURE 285. — Sommet, position directe **occipito-PUBIENNE**. Introduction de la première main-guide (la droite), au côté gauche de la mère. La main, sans le pouce, a pénétré tant qu'elle a pu, en arrière et à gauche; son index pointillé peut sentir et sent l'oreille correspondante, symétrique à celle qui paraît sur la figure. Vous voyez bien que la tête n'est pas à la vulve, mais seulement à l'entrée du détroit pubo-coccygien.

Peu après le début de leur introduction, les doigts ont senti la tête chevelue du fœtus à nu; ils s'y sont appliqués pour ne plus la quitter. Pour entrer dans le détroit inférieur, c'est-à-dire pour passer entre la tête et la bride musculaire du coccyx, si puissante que c'est pour la vaincre que l'opération est faite, l'opérateur doit déployer quelque force. Il est possible et nécessaire de faire pénétrer dans l'excavation toute la longueur des doigts, jusqu'aux têtes métacarpiennes exclusivement. Chemin faisant, il est bon de reconnaître le bord de l'orifice utérin.

Bien introduite, la main occupe la moitié correspondante de la concavité sacro-sciatique qu'elle regarde par sa face dorsale qui est orientée obliquement, à la fois vers le sol et sur le côté. Sa face palmaire embrasse la région pariéto-frontale, le petit doigt sur la sagittale et le grand axe du bregma, le bout de l'index sur la tempe (Fig. 285). Celui-ci, grâce au refoulement de la tête qui lui fait place, entre les contractions, peut se porter assez en avant pour sentir l'oreille, repère de certitude.

On le voit, l'axe de la main-guide, axe dans lequel la cuillère va être introduite, ne correspond pas à la ligne de bonne prise, ligne pariéto-malaire, parce que la main ne peut ordinairement s'insinuer tout à fait sur le côté. Peu importe, car la cuillère, une fois introduite en toute sécurité dans l'axe de la main, c'est-à-dire trop vers le sol, ou autrement trop sur le front, pourra, à cause de sa minceur, être amenée, en agissant sur le manche, directement sur le côté, c'est-à-dire sur la bosse pariétale et la joue.

Présentation, introduction et placement de la cuillère. — La main-guide, la droite, étant en place, la gauche saisit le manche de la cuillère gauche et présente celle-ci pendante, à la paume de la main-guide (Fig. 286).

Appliquez bien à plat le dos du bec de la cuillère à la paume de la main-guide. Songez que la cuillère, image de votre main, devra glisser, au contact et dans l'axe de cette main. Pour ce faire, votre gauche qui tient le manche haut, un peu à droite du plan médian maternel, va, tout en l'abaissant, l'incliner vers la gauche de la mère. Cet abaissement et cette inclinaison se règlent sur la pénétration de la cuillère que perçoit et que dirige en réalité la main-guide. C'est, en effet, celle-ci qui commande à l'autre main de modifier son action si la cuillère cesse d'être bien dirigée, c'est-à-dire de s'insinuer, sans créer de vide, entre la tête et la face palmaire des doigts.

Vous veillerez donc attentivement à ce que la cuillère pénètre suivant l'axe de votre main-guide qui doit toujours la déborder ; à ce qu'elle y soit parfaitement appliquée sur toute sa largeur et toute sa longueur, spéciale- ment par le plat du dos du bec. Sentez-vous que celui-ci laboure votre main : abaissez un peu plus vite le manche et vers la gauche maternelle. Au contraire, ce bec quittant la main va-t-il menacer le cuir chevelu, former un pli de glissement et buter dessus, relevez un peu le manche et vers la

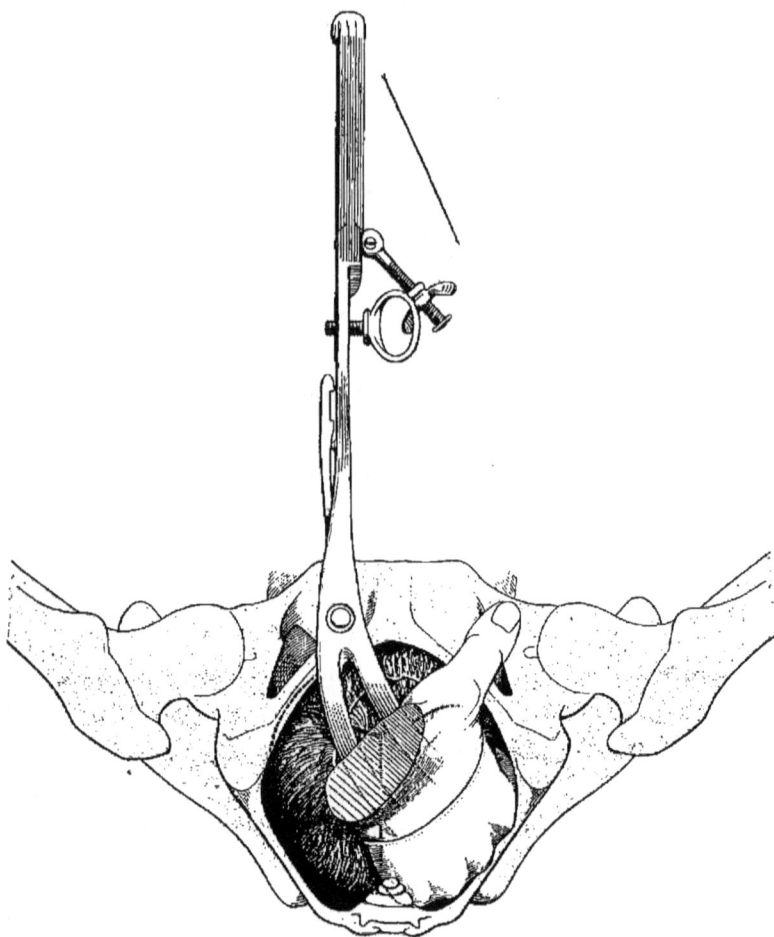

FIGURE **286.** — Sommet, position directe **occipito-PUBIENNE.** — La première main-guide, la droite, est en place, en arrière et à gauche, sur la ligne méridienne d'introduction de la cuillère gauche (manche à pivot). Un tracé indique l'anneau vulvaire où a pénétré la main, où pénètre la cuillère.

droite de la mère. La main-guide surveille et commande ; la main qui tient
l'instrument obéit. Celle-ci doit reconnaître la direction et l'étendue du
mouvement, mais elle ne doit l'exécuter que sous l'incessant contrôle de la
main-guide. — Aussitôt que le bec a dépassé le bout des doigts et par
conséquent bien coiffé la bosse frontale, la pénétration est pour le moment
suffisante, mais pas auparavant.

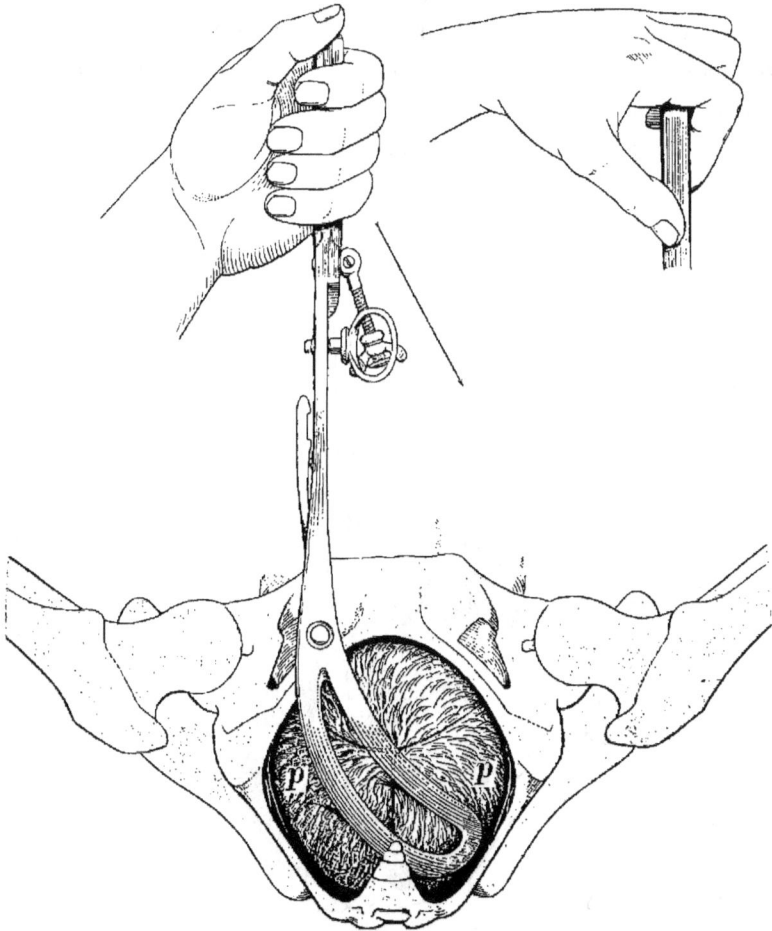

FIGURE **287**. — Sommet, position directe **occipito-PUBIENNE**. Présentation de la première
cuillère, la gauche, qui va pénétrer en arrière à gauche, guidée par la main droite (Fig. 286). La
cuillère en pénétrant régulièrement, son crochet étant obliquement abaissé suivant la flèche. ne
s'appliquera pas d'emblée à la bosse pariétale *p* correspondante sur laquelle il va falloir l'amener.
— Cette figure représente les deux manières les plus usitées de tenir le manche d'une cuillère
de forceps.

A ce moment, la fenêtre tout entière est devenue invisible ; elle se trouve appliquée bien dans le sens de la longueur de l'ovoïde céphalique ; mais, comme la main-guide, elle est trop en dessous, pas assez sur le côté.

Pour l'amener sur la bosse pariétale et sur la joue, il ne faut compter que sur l'action de la main qui tient le manche. Celui-ci est à gauche du plan médian maternel, son crochet dirigé obliquement comme la face prenante de la cuillère, en l'air et à droite de la mère. Simultanément : abaissez le manche, car le bec a besoin de pénétrer encore ; reportez-le vers la cuisse droite, car la bosse pariétale rejette la cuillère à gauche et vous devez vous y prêter ; enfin tordez légèrement et amenez le crochet qui se dressait obliquement, à se diriger directement à droite de la femme, ce qui provoquera la cuillère à se mouvoir en glissant en avant (Fig. 288).

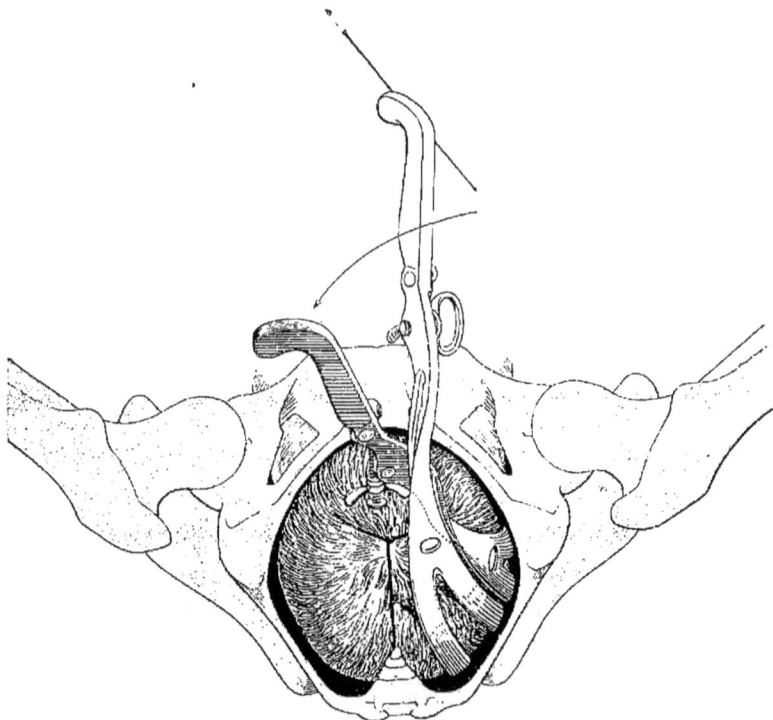

FIGURE **288**. — Sommet, position directe **occipito-**PUBIENNE. Mise en place de la première cuillère, la gauche. Le forceps blanc représente la branche pendant son introduction en arrière à gauche, introduction qui sera accomplie lorsque le crochet sera descendu davantage suivant la flèche oblique et droite. Alors, le crochet subissant un triple mouvement d'abaissement, de translation et de torsion, indiqué par la flèche courbe, deviendra transversal (manche ombré) et la cuillère prendra place directement sur le côté, sur la ligne pariéto-malaire.

Cette action complexe et triple force la cuillère à déborder la main-guide et à s'insinuer seule en avant de l'index, sur la ligne de bonne prise, tout à fait sur le côté. Ce placement définitif, que le poids du manche du forceps suffit presque à accomplir, se fait en réalité par un léger mouvement spiral que la main-guide reconnaît, dirige quelquefois et favorise toujours en se retirant à mesure qu'il se produit.

Laissez la branche gauche appuyée sur la commissure postérieure de la vulve; confiez-en le manche à un aide qui, par-dessous la cuisse droite, la tient délicatement immobile près de la ligne médiane, sans jamais lui imprimer ni lui laisser faire aucun mouvement. Relever le manche, ce serait abaisser le bec de la cuillère vers le front; abaisser le manche en forçant la fourchette, ce serait porter le bec sur le cou et la fenêtre en plein sur l'oreille. Rapprocher le manche de la cuisse gauche de la femme, chasserait la cuillère et la tête à droite, contre la paroi droite de l'excavation, supprimant ou tout au moins rétrécissant l'intervalle nécessaire à l'introduction de la deuxième cuillère. — L'aide n'oubliera pas de surveiller la direction transversale pure du crochet, indice certain que la cuillère est placée directement sur le côté du bassin. — Pour ne pas gêner les mouvements du coude de l'accoucheur qui introduit la seconde cuillère, l'aide chargé de tenir la première branche se place toujours, assis ou agenouillé, du *côté opposé au bras qui opère* : à gauche (de l'opérateur) pendant l'introduction de la cuillère droite, à droite pendant l'introduction de la cuillère gauche.

SECONDE BRANCHE, BRANCHE DROITE, A ENCOCHE — GUIDÉE PAR LA MAIN
GAUCHE — TENUE PAR LA MAIN DROITE.

Introduction de la main-guide. — La seconde main-guide, la gauche, graissée sur ses deux faces, opère *par-dessus* la première branche placée qui repose sur la fourchette vulvaire et que tient un aide attentif. Comme la première main, celle-ci introduit ses quatre doigts et laisse le pouce dehors. Elle les introduit aussi profondément que possible sur le côté et en arrière, entre le coccyx et l'ischion, dans la région des ligaments sacro-sciatiques, jusqu'à ce que la commissure du pouce arrête cette pénétration. Peu après le début de leur introduction, les doigts sentent la tête chevelue du fœtus; ils s'y appliquent et ne la quittent plus. La vulve, déjà vaincue une première fois, résiste peu aux articulations métacarpo-phalangiennes; mais pour insinuer les doigts dans le détroit inférieur, entre la tête et la puissante bride musculaire du coccyx, il faut encore déployer quelque force. Vous vous rappelez qu'il est possible et nécessaire de faire pénétrer dans l'excavation toute la longueur des doigts, jusqu'aux têtes métacarpiennes exclusivement. A cette profondeur, et vu le soin que les doigts ont pris de ne pas perdre le contact immédiat de la partie fœtale, il est bien certain qu'ils ont dépassé l'orifice et pénétré dans l'utérus.

Bien introduite, la main occupe la moitié correspondante de la concavité sacro-sciatique qu'elle regarde par sa face dorsale orientée obliquement, à la fois vers le sol et sur le côté. Sa face palmaire embrasse la région pariéto-frontale ; le petit doigt suit à peu près le grand axe du bregma ; l'annulaire et le médius soulèvent la convexité ou bosse du frontal correspondant ; l'index, plus à l'aise sur la tempe, est empêché par la bosse pariétale, plus encore que celui de la première main, de se porter assez en avant pour sentir l'oreille : la tête est toujours, en effet, quelque peu déjetée par l'épaisseur et la rigidité de la cuillère placée.

En résumé, cette fois encore, l'axe de la main-guide, axe dans lequel la cuillère va être introduite, ne correspond pas à la ligne de bonne prise, ligne pariéto-malaire, parce que la main ne peut s'insinuer assez en avant. La cuillère une fois introduite dans l'axe de la main, c'est-à-dire trop vers le sol ou autrement trop sur le front, devra et pourra, à cause de sa minceur, être amenée seule directement sur le côté, à l'opposite de la première, sur la bosse pariétale et la joue.

Présentation, introduction et placement de la cuillère. — La main-guide, la gauche, étant en place, la droite, qui auparavant a été soigneusement débarrassée de la graisse qui la rendait glissante, saisit le manche (à encoche) de la cuillère droite et présente celle-ci à la vulve.

Appliquez le dos du bec de la cuillère à la paume du talon de la main-guide. Rappelez-vous que la cuillère, image de votre main, doit glisser au contact et dans l'axe de cette main ; dirigez donc l'axe de la cuillère comme l'axe de la main-guide. Pour ce faire, votre droite tient haut le crochet du manche, pas loin du plan médian, mais vers la gauche de la femme, et s'apprête à descendre obliquement, en dehors du bord radial de votre avant-bras gauche.

Vous pousserez la cuillère doucement ; elle entrera peut-être plus péni-

blement que la première. Veillez donc attentivement à ce qu'elle suive la
direction de votre main-guide qui la sent, à ce qu'elle y soit bien appliquée
par les deux bords de la fenêtre et surtout par le dos du bec.

Observez : à mesure que la cuillère disparaît dans le vagin, et que votre
main-guide vous dit qu'elle pénètre bien, votre main droite, qui tenait le
manche haut, l'abaisse considérablement avec un peu d'obliquité de votre
droite vers votre gauche. La poignée, qui était légèrement à gauche de la
femme, se rapproche de la ligne médiane en s'abaissant, passe même à
droite, car elle suit une ligne parallèle au méridien oblique sur lequel se
pousse la cuillère exactement adaptée à l'ovoïde céphalique.

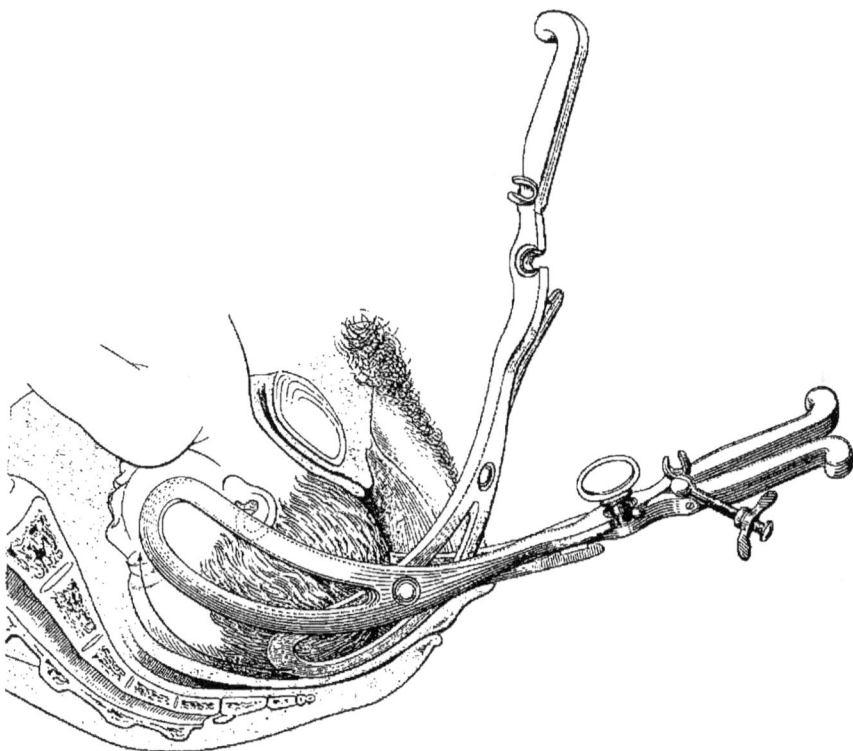

FIGURE **289**. — Sommet, position directe **occipito-pubienne**. Introduction et placement de la
deuxième cuillère, la droite, main-guide non figurée. La branche droite d'abord dressée introduit
sa cuillère en arrière à droite, suivant la flèche jusqu'au delà de la bosse frontale. Alors, par un
triple mouvement d'abaissement, de translation et de torsion imposé au crochet, la cuillère passe
sur la ligne pariéto-malaire ; le manche, croisant sur celui de la première branche, engage l'encoche sur le pivot. Il reste à visser celui-ci, à rabattre l'écrou du constricteur sur sa fourchette et
à serrer. Remarquez une fois de plus, combien la tête est encore loin de la vulve : elle pointe à
peine dans le bassin mou.

Votre main-guide sent et juge l'introduction de la cuillère; c'est elle qui commande à la main qui tient le manche, d'en accélérer ou d'en ralentir le mouvement.

La pénétration est suffisante, pour le moment, quand le bec dépasse le bout des doigts, et que par conséquent il a bien coiffé la bosse frontale. Alors, la fenêtre tout entière a disparu et se trouve appliquée bien dans le sens de la longueur de l'ovoïde céphalique; mais, comme la main-guide, elle est trop en dessous, pas assez sur le côté.

Pour amener la fenêtre sur la bosse pariétale et sur la joue (Fig. 289), il ne faut compter que sur l'action de la main qui tient le manche. Celui-ci est encore assez haut et à droite du plan médian maternel, son crochet dirigé en l'air et à gauche de la mère. Simultanément : abaissez le manche pour enfoncer et relever le bec; portez-le vers la cuisse gauche afin que la cuillère puisse s'insinuer à droite à côté de la tête; par une légère torsion faites avancer l'ensemble de la cuillère. La torsion consiste à faire que le crochet qui se dressait obliquement, abaisse peu à peu son extrémité, et s'arrête orienté directement vers la gauche de la femme. Cette triple action provoquera la cuillère à quitter la main-guide et à s'insinuer seule en avant de l'index, sur la ligne de bonne prise, tout à fait sur le côté. Ce mouvement est à la fois un transport de la cuillère vers l'avant et un complément de pénétration ; l'on remarque que le bec fait plus de chemin que le pédicule, de sorte que le placement définitif se fait par un léger mouvement spiral que la main-guide reconnaît, dirige quelquefois et favorise toujours en se retirant à mesure qu'il se produit. Tout naturellement, cette seconde branche, en se plaçant bien, vient croiser sur la première placée. Lorsque la main-guide est retirée (c'est la gauche), elle se fait essuyer et s'empare du manche de la branche gauche sur lequel est venu reposer et croiser celui de la branche droite que tient toujours votre droite.

ARTICULATION DES BRANCHES

Ce qu'on voit du forceps, dont les poignées se relèvent légèrement au-dessus du plan horizontal, est médian, c'est-à-dire à égale distance des deux cuisses également écartées. Les deux crochets regardent directement sur les côtés, celui de la branche droite à gauche, celui de la branche gauche à droite. La branche droite croise *sur* la branche gauche, entre le pivot et la vulve ; les deux crochets étant dirigés dans le même plan, les plats des parties articulaires s'appliquent exactement ; les deux cuillères étant également introduites, l'encoche est au droit du pivot. S'il en était autrement, il faudrait se rappeler qu'il est toujours moins dangereux de retirer un peu l'une des cuillères que de pousser l'autre à l'aveuglette.

Vous n'avez qu'à rapprocher sans force les manches tenus du bout des doigts pour engager le pivot dans l'encoche. Alors, serrant un peu plus les poignées et de la seule main gauche, vous appliquez exactement les cuillères sur la tête pendant que la main droite visse le pivot.

Le forceps est articulé et chargé.

Si les manches sont munis d'un écrou constricteur, comme ceux du forceps Tarnier, placez-le et serrez modérément. Il s'agit de prendre la tête, non de l'aplatir ; vous resserrerez s'il le faut, au cours de l'extraction.

VÉRIFICATION

Les auteurs ont l'habitude de recommander de s'assurer soigneusement, par un toucher explorateur central et périphérique, pratiqué à l'aide de l'index et du médius :

1° Que la tête est saisie par son diamètre bi-pariétal. Vous devrez la sentir immobile entre les fenêtres de l'instrument : le cadre de celles-ci, en avant comme en arrière, sans relief et imprimé dans le cuir chevelu ; la suture sagittale directement antéro-postérieure ;

2° Que la tête est saisie en long. Vous le saurez en constatant que la flexion persiste en raison de la situation presque centrale de la fontanelle postérieure ;

3° Que le forceps ne lâchera pas, ou, autrement, que les becs ont pénétré bien au delà de l'équateur ; cela est lorsque le pôle qui descend et qu'on sent facilement se trouve au niveau des œillets du pédicule ;

4° Que la tête est seule saisie, c'est-à-dire que vous ne sentez entre les cuillères ni membre procident ni anse du cordon ;

5° Les classiques recommandent encore de faire passer le doigt tout autour de la tête et du forceps pour s'assurer qu'aucun repli des parties maternelles n'a été saisi.

Tout cela n'est pas facile, mais c'est utile, ne le négligez pas.

EXTRACTION

Il s'agit maintenant d'entraîner la tête dans l'axe du détroit inférieur, pour l'y engager complètement, y faire passer les bosses et amener le crâne dans le bassin mou en forçant la complaisance du puissant périnée postérieur. Tirez donc un peu en bas, vers vos genoux, *jusqu'à ce que le sous-occiput corresponde exactement au niveau du bord inférieur de la symphyse.*

Alors vous devrez, tout en maintenant la traction, provoquer la déflexion de la tête qui va permettre au front et à la face de passer successivement au devant du coccyx, distendant la filière molle rétroanale, anale et préanale, pour sortir enfin après le crâne, devant la fourchette vulvaire.

Donc, si vous vous servez du simple *forceps de Levret*, vous rappelant que vous ne pouvez tirer dans la bonne direction en tirant sur l'extrémité des manches, prenez-le en dessus, d'une main, par exemple à pleine main gauche (main de traction), entre le pivot et la vulve, le plus près possible des cuillères, et à pleine main droite (main de constriction et de déflexion), près de l'extrémité des manches, en dessous. Tout d'abord cette dernière main, votre droite, se borne à maintenir la prise et à soutenir les crochets pendant que votre gauche, tirant ou appuyant dans le sens de l'axe des cuillères, entraîne celles-ci et, par conséquent, la tête, un peu au-dessous de l'horizontale, dans l'axe du détroit inférieur. — Commencez alors à relever les manches tout en continuant à tirer, horizontalement d'abord, puis de plus en plus en haut. Votre droite se relève donc à mesure que la tête progresse : à la fin, elle touche presque le ventre de la femme. Et votre main de traction, pour tirer toujours dans l'axe des cuillères, suit le mouvement, mais à distance, afin de conserver toujours l'angle que fait son avant-bras avec les manches du forceps.

Si vous avez employé le plus compliqué *forceps de Tarnier*, vous n'avez qu'à tirer d'une main sur le palonnier adapté aux deux tiges de traction, en maintenant toujours la couture à 1 centimètre au-dessous des branches du forceps. Vous êtes ainsi assuré de toujours tirer dans l'axe; vous ne pouvez pas commander à la tête des mouvements inopportuns; c'est elle qui, s'adaptant à la filière pelvi-génitale, impose aux manches les déplacements qui guident vos tractions. Vous remarquez, en effet, qu'au fur et à mesure que la tête progresse et se défléchit, les extrémités des manches du forceps, à peu près horizontaux au début de la manœuvre, se relèvent vers votre visage et vont même, au moment où le menton devient libre à la commissure postérieure, toucher presque le ventre de la femme. En somme, vos dernières tractions devraient se faire, à peu de chose près, directement de bas en haut, dans une attitude fort gênante. Il y a donc avantage, à ce moment, à saisir à pleine main, branches de traction et branches de préhension, pour achever le dégagement comme avec le forceps de Levret.

Quel que soit le forceps dont vous vous serviez, tirez lentement, d'une façon soutenue et sans trop vous préoccuper du périnée jusqu'à ce que le bregma, que le doigt peut sentir même à travers le plancher pelvien aminci, aborde la commissure postérieure de la vulve. Alors, vous prendrez d'une seule main, la droite, l'instrument vers son milieu; vous vous en servirez pour maintenir la tête, pour modérer sa déflexion, pour empêcher qu'elle ne soit expulsée trop vite et avant que le périnée antérieur et la vulve n'aient eu le temps d'acquérir une dilatation suffisante au passage, sans déchirure, de la circonférence maxima sous-occipito-frontale. Tandis que votre pouce gauche, pressant ferme d'avant én arrière sur la région bregmatique, visera le même but, vous balancerez légèrement le forceps à droite et à gauche afin de préparer et d'amener la sortie successive des bosses pariétales. Vous verrez ensuite le périnée se retirer de lui-même en arrière, laissant à découvert le front et la face, sans que vous ayez besoin d'augmenter notablement la déflexion qui, lorsqu'on la précipite, déchire si souvent au moins la fourchette. C'est alors seulement que nous conseillons de désappliquer l'instrument dont la minceur, quand les cuillères sont restées imprimées en bonne place, n'augmente guère le volume de la tête.

Cependant, beaucoup d'auteurs ont estimé que, principalement chez les primipares, il était préférable d'enlever l'instrument au moment où les bosses pariétales sont à la vulve, avant le dégagement de la grande circonférence abandonné à la force utéro-abdominale surveillée. Pour ce faire au moment opportun (ni trop tôt, ni trop tard), l'on dévisserait le pivot pour libérer l'encoche de la branche droite dont on retirerait la cuillère en relevant et couchant le manche vers l'aine gauche de la femme. La branche gauche sortirait par un mouvement analogue de son manche vers l'aine droite de la femme.

B. APPLICATION DIRECTE EXCEPTIONNELLE

(Sommet au détroit inférieur, rotation faite, mais dans le mauvais sens,
en position **occipito**-SACRÉE, flexion complète.)

La tête fléchie est descendue jusqu'au détroit inférieur qu'elle voudrait franchir. La rotation est faite, mais dans le mauvais sens : l'occiput regarde la concavité sacro-coccygienne; le front, la face postérieure des pubis. (Donnez tout de suite un coup d'œil à la fig. 290 ci-près et aux six que vous trouverez plus loin.) La fontanelle postérieure avoisine la pointe du coccyx avant rétropulsion, le bregma le bord inférieur de la symphyse, la suture sagittale dessine le diamètre directement antéro-postérieur.

C'est encore sur le côté en arrière, entre le coccyx et l'ischion, qu'il y a place pour introduire main et cuillère, entre les ligaments sacro-ischiatiques et chaque moitié de l'écaille occipitale. Introduite dans l'un de ces espaces postéro-latéraux, la main arrive à sentir aisément le bord postérieur de l'oreille correspondante, repère de certitude.

1° Vous savez qu'il faut, autant que possible, prendre la tête en long (voir fig. 291, p. 357), près des deux oreilles, suivant la ligne pariéto-malaire, ligne partant des bosses pariétales qui sont à la porte et aboutissant au delà des pommettes qui sont dans le fond.

L'idée ne vous viendra pas plus ici que dans le cas précédent de placer à l'envers votre forceps, puisque ce forceps à une courbure dite *pelvienne,* destinée à s'accommoder, pendant l'entrée et la sortie, à la courbure de la filière pelvi-périnéo-vulvaire dont la concavité embrasse la symphyse pubienne. Mais cette fois, la concavité de l'instrument sera tournée vers le front du fœtus (Fig. 290, 291, etc.). La tête va progresser et se dégager en se fléchissant de plus en plus. Progression et flexion pourront s'accomplir, développer le plancher coccy-vulvaire, creuser la partie molle et fortement courbée de la filière maternelle, sans que les cuillères de l'instrument cessent d'être parallèles à l'axe de cette filière, inoffensives d'un bout à l'autre. La cuillère gauche du forceps, quand elle sera placée, se trouvera directement à gauche et la cuillère droite directement à droite, comme dans l'application directe ordinaire sur l'ordinaire occipito-pubienne.

2° Vous savez aussi que la branche gauche, à pivot, doit être tenue et introduite de la main gauche ; la branche droite, encochée, de la main droite.

3° Vous le savez enfin : pour que l'articulation se fasse naturellement, la branche gauche à pivot doit être sous la branche droite à encoche, et celle-ci, introduite deuxième, ne peut l'être que *par-dessus* la première.

Donc, tenue de la main gauche, la branche gauche, pour être dessous, introduira la première sa cuillère qu'elle placera ensuite avec attention directement à gauche ; le manche en sera tenu un peu bas et immobile. Par-dessus, la branche droite tenue de la main droite, placera sa cuillère à droite, et son manche, venant croiser sur le premier, s'y articulera.

4° Toujours la main qui ne tient pas la branche à introduire doit précéder la cuillère et la guider dans les parties maternelles : la cuillère gauche a pour guide la main droite introduite jusqu'à l'oreille ; la cuillère droite a pour guide la main gauche introduite jusqu'au delà du bord de l'orifice, dans l'utérus, et même, ici, également jusqu'à l'oreille.

Ainsi, votre point de départ est bien établi : vous vous figurez parfaitement le SOMMET et sa position directe **occipito**-SACRÉE : vous savez quand et où vous devez placer chaque cuillère, quelle main la guidera, quelle main en tiendra le manche, comment se feront le croisement et l'articulation. C'est une répétition de ce que nous venons d'apprendre pour l'occipito-pubienne ; aussi nous permettrons-nous d'abréger quelque peu notre texte.

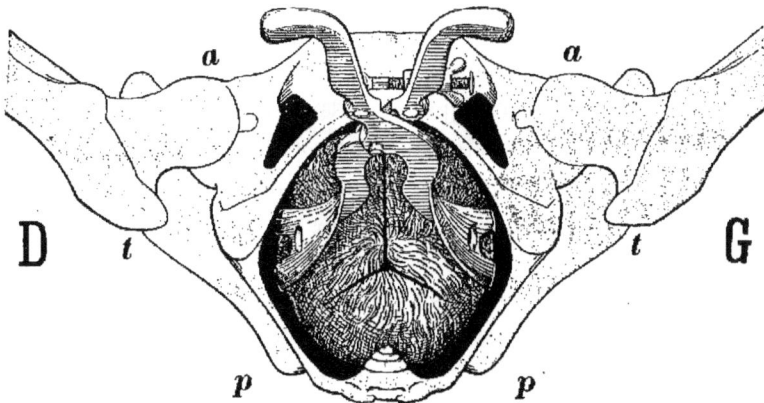

FIGURE 290. — Sommet fléchi, en position directe **occipito**-SACRÉE, saisi régulièrement. La courbure pelvienne du forceps regarde la symphyse comme le bregma : reconnaissez la suture sagittale, la fontanelle postérieure et l'écaille de l'occipital sur le coccyx. Celui-ci serait plus près de la fontanelle s'il n'était figuré en raccourci, déjà rétropulsé.

Quand le forceps sera appliqué et articulé (Fig. 290), nous indiquerons la manière de s'en servir pour extraire la tête. Alors la manœuvre présentera quelque chose de spécial, différant de ce qui se fait dans la position occipito-pubienne.

APPLICATION PROPREMENT DITE DU FORCEPS

PREMIÈRE BRANCHE, BRANCHE GAUCHE, A PIVOT — GUIDÉE PAR LA MAIN DROITE — TENUE PAR LA MAIN GAUCHE

Introduction de la main-guide. — La première main-guide, la droite, graissée sur ses deux faces, introduit ses quatre doigts (pouce dehors) qui, avec la paume de la main, pénètrent aussi profondément que possible, jusqu'à ce que la commissure du pouce arrête cette pénétration. C'est sur le côté et en arrière, entre le coccyx et l'ischion, dans la région des ligaments sacro-sciatiques, que la main-guide doit s'introduire. Vous savez qu'il est possible et nécessaire de faire entrer dans l'excavation toute la longueur des doigts, jusqu'aux têtes métacarpiennes exclusivement.

Bien introduite, ni de champ ni à plat, la main occupe la moitié correspondante de la concavité sacro-sciatique qu'elle regarde par sa face dorsale orientée obliquement, à la fois vers le sol et sur le côté. Sa face palmaire embrasse la région pariéto-occipitale : le petit doigt couvre la crête occipitale ; l'annulaire et le médius le côté de l'occipital ; l'index atteint et sent nettement l'oreille. Simulez, *posez* cette attitude de la main.

L'axe de la main-guide, axe dans lequel la cuillère va être introduite, ne correspond pas à la ligne de bonne prise, ligne pariéto-malaire, qui est latérale et assez étroitement appliquée au bassin. La cuillère une fois introduite dans l'axe de la main, c'est-à-dire trop vers le sol ou autrement trop sur l'occiput, devra et pourra, à cause de sa minceur, être amenée seule par-dessus l'oreille, directement sur le côté, sur la bosse pariétale et la joue.

Présentation, introduction et placement de la cuillère. — La main gauche saisit le manche (à pivot) de la cuillère gauche et présente celle-ci à la paume de la main-guide. Elle l'introduit de la même façon que dans l'occipito-pubienne, en s'abaissant obliquement vers le bord radial de l'avant-bras droit. Ce mouvement dirige l'axe de la cuillère comme l'axe de la main-guide. Il ne doit pas s'imposer ; il doit résulter des sensations et des indications de la main-guide. La pénétration est pour le moment suffisante, quand le bec affleure le bout des doigts et que, par conséquent, il a dépassé la convexité occipito-mastoïdienne. Alors la fenêtre tout entière a disparu et se trouve appliquée bien dans le sens de la longueur de l'ovoïde céphalique ; mais, comme la main-guide, elle est trop en dessous, pas assez sur le côté.

Amenez-la sur la bosse pariétale et sur la joue en agissant de la main qui tient le manche.

Celui-ci est encore assez haut, à gauche du plan médian maternel, son crochet dirigé en l'air et à droite de la mère. Simultanément : abaissez le manche, car le bec a besoin de pénétrer encore ; reportez-le vers la cuisse droite, car la bosse pariétale va forcer la cuillère à se rejeter à gauche et vous devez le permettre ; enfin tordez légèrement et amenez le crochet qui se dressait obliquement, à se diriger directement à droite de la femme, ce qui provoquera la cuillère à se mouvoir en glissant en avant par-dessus l'oreille, à la manière d'une anse mobile. Cette action, complexe et triple, force la cuillère à déborder la main-guide et à s'insinuer seule en avant de l'oreille, sur la ligne de bonne prise, tout à fait sur le côté.

Cette branche gauche reposant sur la commissure postérieure de la vulve est confiée à un aide qui, par-dessous la cuisse droite, la tient immobile à droite et près de la ligne médiane, en surveillant le maintien de la direction transversale pure du crochet.

SECONDE BRANCHE, BRANCHE DROITE, A ENCOCHE — GUIDÉE PAR LA MAIN GAUCHE — TENUE PAR LA MAIN DROITE

Introduction de la main-guide. — La seconde main-guide, la gauche, introduit ses quatre doigts et le métacarpe comme la première, jusqu'à ce que la commissure du pouce l'arrête.

Son bord cubital glisse *sur* le pédicule de la première branche placée.

C'est encore sur le côté et en arrière, entre le coccyx et l'ischion droit, la région des ligaments sacro-sciatiques, que la main-guide devra pénétrer.

Bien introduite, à l'extrémité postérieure du diamètre pelvien oblique, la main occupe la partie correspondante de la concavité sacro-sciatique qu'elle regarde par sa face dorsale orientée obliquement, à la fois vers le sol et sur le côté. Sa face palmaire embrasse la région pariéto-occipitale ; le petit doigt suit la crête occipitale, l'annulaire et le médius soulèvent la convexité latérale, et l'index, qui a pu sentir l'orifice utérin, doit maintenant atteindre l'oreille. Comme d'habitude, si les deux mains-guides pouvaient être introduites à la fois, elles seraient parfaitement symétriques et se toucheraient par leur bord cubital. Ainsi que pour la première cuillère, l'axe suivant lequel la seconde va être introduite ne correspond pas à la ligne de bonne prise, ligne pariéto-malaire, qui est latérale et assez étroitement appliquée au bassin. La cuillère une fois introduite dans l'axe de la main, c'est-à-dire trop vers le sol, trop sur l'occiput, devra et pourra, à cause de sa minceur, être amenée seule, par-dessus l'oreille, directement sur le côté, autrement dit sur la bosse pariétale et la joue.

Présentation, introduction et placement de la cuillère. — La main droite saisit le manche (à encoche) de la cuillère droite et présente celle-ci à la paume de la main-guide. Elle l'introduit de la même façon que dans l'occipito-pubienne, en s'abaissant obliquement vers le bord radial de l'avant-bras gauche. Ce mouvement dirige l'axe de la cuillère comme l'axe de la main-guide. Il ne doit pas s'imposer ; il doit résulter des sensations et des indications de la main-guide. La pénétration est suffisante, pour le moment, quand le bec affleure le bout des doigts et que, par conséquent, il a dépassé la convexité occipitale. Alors la fenêtre tout entière a disparu et se trouve appliquée bien dans le sens de la longueur de l'ovoïde céphalique ; mais, comme la main-guide, elle est trop en dessous, pas assez sur le côté.

Amenez-la sur la bosse pariétale et sur la joue en agissant de la main qui tient le manche.

Celui-ci est encore assez haut, à droite du plan médian maternel, son crochet dirigé en l'air et à gauche de la mère. Simultanément : abaissez le manche, car le bec a besoin de pénétrer encore ; reportez-le vers la cuisse gauche, car la bosse pariétale va forcer la cuillère à se rejeter à droite et vous devez vous y prêter ; enfin tordez légèrement et amenez le crochet, qui se dressait obliquement, à se diriger directement à gauche de la femme, ce qui provoquera la cuillère à se mouvoir en avant par-dessus l'oreille, à la manière d'une anse mobile. Cette action complexe et triple force la cuillère à déborder la main-guide, à s'insinuer seule, en avant de l'index et de l'oreille, sur la ligne de bonne prise, tout à fait sur le côté.

En même temps, le croisement s'opère au mieux et la main-guide retirée (la gauche) ayant repris sa branche à l'aide, concourt à l'articulation.

ARTICULATION DES BRANCHES

Ce qu'on voit du forceps dont les poignées sont exactement dans le plan horizontal (au lieu d'être un peu relevées comme dans l'occipito-pubienne (cf. fig. 291 à 289), est médian, c'est-à-dire à égale distance des deux cuisses également écartées. Les deux crochets regardent directement sur les côtés, celui de la branche droite à gauche, celui de la branche gauche à droite. La branche droite croise sur la branche gauche, entre le pivot et la vulve ; les deux crochets étant dirigés dans le même plan, les plats des parties articulaires s'appliquent exactement ; les deux cuillères étant également introduites, l'encoche est au droit du pivot. Vous n'avez qu'à rapprocher sans force les manches tenus du bout des doigts, pour engager le pivot dans l'encoche. Alors, serrant un peu plus les poignées et de la seule main gauche, vous appliquez exactement les cuillères sur la tête pendant que la main droite visse le pivot. — Vérification comme pour l'occipito-pubienne.

EXTRACTION

Il vous reste à entraîner la tête dans l'axe du détroit inférieur, pour l'y engager complètement. Donc, il faut tirer d'abord un peu en bas, puis horizontalement pour accentuer la flexion, afin que l'occiput force le coccyx, creuse le périnée postérieur et s'y loge définitivement sans pouvoir rentrer

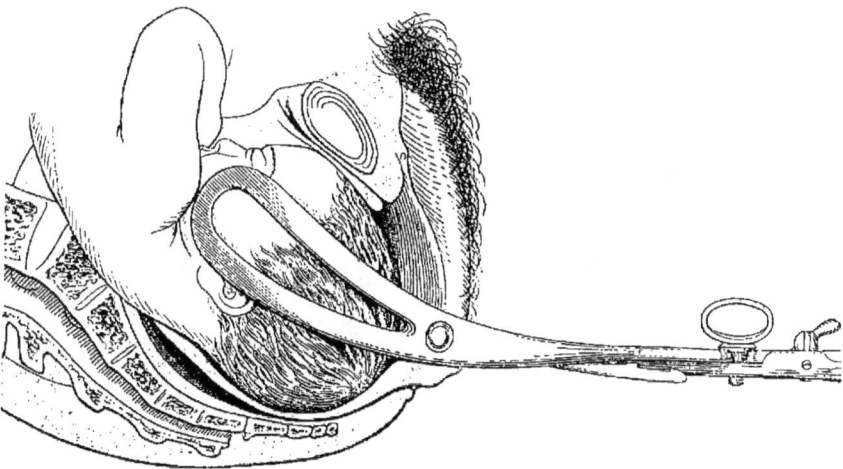

FIGURE 291. — Sommet fléchi, en pos. directe occipito-SACRÉE. La traction, dirigée comme l'axe des cuillères, commence un peu au-dessous de l'horizontale pour fatiguer le coccyx.

par déflexion (Fig. 291 et 292). Ensuite, tirer notablement en bas, vers vos genoux, afin d'amener l'encoche naso-frontale sous la symphyse, le front dans l'arcade pubienne (Fig. 293), tandis que l'occiput rétropulsera au maximum le coccyx et creusera le périnée postérieur. Il faut se garder de tirer en bas trop tôt, et de laisser ainsi rentrer l'occiput en dégageant le front, car cela défléchirait la tête. C'est la plus grande circonférence du crâne, l'occi-

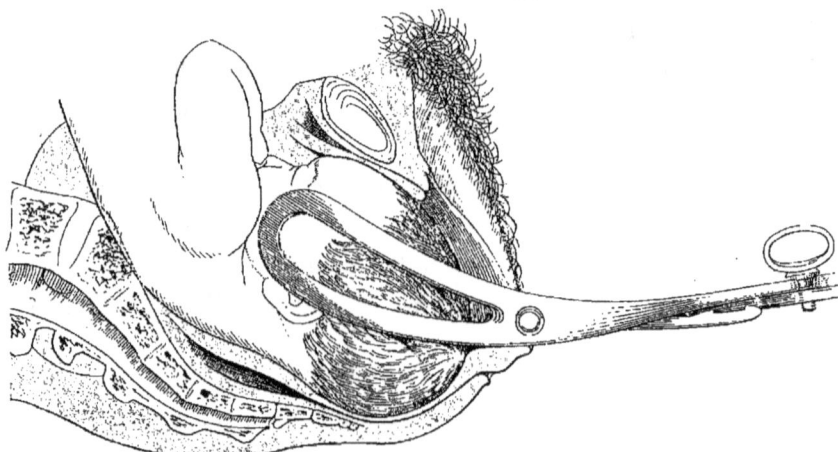

FIGURE 292. — Sommet, en position directe **occipito-**SACRÉE. Le coccyx est vaincu par la traction horizontale ; l'occiput entré dans le bassin mou dilate principalement le périnée postérieur (ano-coccygien). Les manches ne peuvent encore se relever notablement : l'on va même les abaisser un instant pour dégager le front hors de l'arcade pubienne.

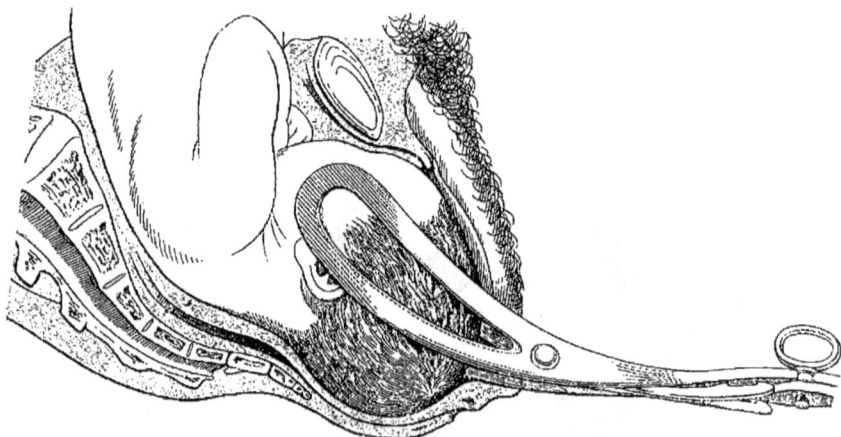

FIGURE 293. — Sommet, position directe **occipito-**SACRÉE. L'occiput étant dans le bassin mou et le sous-occiput sur le coccyx, la tête ayant un peu tourné pour amener une bosse frontale sous la symphyse, le front à son tour est sorti du bassin osseux. L'on sent que ce dégagement eut été contrecarré par un relèvement prématuré des manches du forceps et qu'il a pu être facilité par un léger abaissement momentané déjà presque fini sur la figure.

pito-frontale, que vous devez faire passer dans le détroit pubo-coccygien. Ne vous étonnez donc pas qu'il faille plus de temps et de force que pour, dans la position occipito-pubienne, faire passer la circonférence sous-occipito-frontale.

Si vous vous servez du forceps de Levret, rappelez-vous que pour tirer dans la bonne direction, vous devez saisir les pédicules des cuillères afin d'agir dans l'axe de celles-ci, au-dessous des manches qui font avec cet axe un angle proportionnel à la courbure de l'instrument. Prenez le forceps en dessus, par exemple à pleine main gauche (main de traction), entre le pivot et la vulve, le plus près possible des cuillères, afin, tout en tirant, d'abaisser, d'appuyer ; saisissez de même l'extrémité des manches en dessous, à pleine main droite (main de flexion et de constriction). De la seule main gauche, exécutez les tractions comme il vient d'être dit : d'abord horizontalement pour engager définitivement l'occiput dans le bassin mou, puis un peu en bas pour amener le front hors de l'arcade pubienne.

Lorsque vous aurez ainsi franchi le détroit inférieur, amené le crâne dans le bassin mou, senti le front hors de l'arcade pubienne, la racine du nez étant sous la symphyse, constaté l'énorme distension que l'occiput impose au périnée postérieur (Fig. 293), vous devrez cesser de tirer en bas, sous peine de défoncer le plancher pelvien. Il vous faut maintenant faire progresser le crâne ou plutôt l'occiput dans le bassin mou, l'engager dans le détroit vulvaire et enfin l'en dégager.

La tête ne peut plus descendre, retenue qu'elle est par le périnée qui bombe déjà d'une façon inquiétante ; la face et le point sus-nasal ne peuvent donc plus progresser. Ce point sus-nasal, calé sous la symphyse, sert de centre au mouvement de flexion exagérée que vous allez produire en relevant le forceps, de la main droite, tout en soutenant énergiquement la traction, de la main gauche. Par cette flexion, l'occiput seul s'avance dans le bassin mou, glissant, avec une énorme distension, par-dessus l'anus, du périnée postérieur au périnée antérieur où l'anneau vulvaire l'arrête (Fig. 294).

A ce moment, la région cervico-dorsale correspond au coccyx ; le vertex montre dans la vulve à peu près toute la longueur de la suture sagittale ; les bosses pariétales, qui ne passent ni sans effort ni surtout sans danger, commencent à fatiguer les côtés de l'orifice. C'est alors que, la flexion s'exagérant encore nécessairement, de par l'érection du forceps qui reste toujours moindre que dans l'occipito-pubienne, le périnée antérieur, la fourchette vulvaire, distendus au maximum, se retirent en arrière avec ou sans déchirure (Fig. 295), dégageant la grande circonférence occipito-frontale, expulsant l'occiput qui, si l'on abaisse le forceps, tombe aussitôt en déflexion et

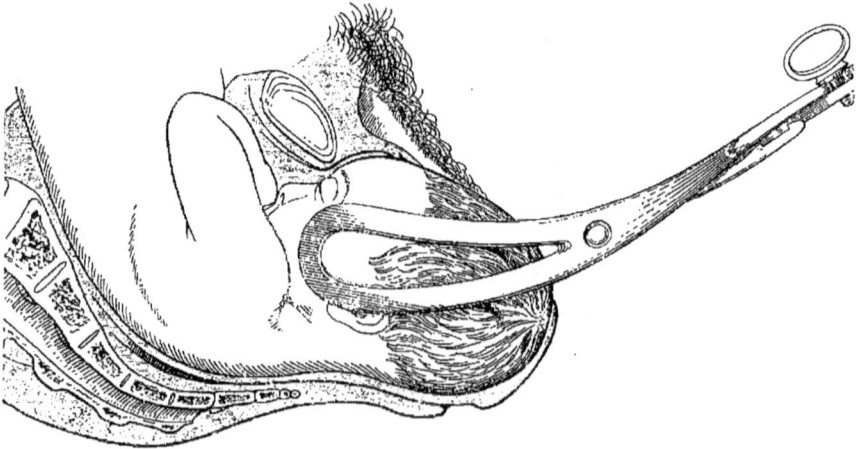

FIGURE 294. — Sommet, position directe occipito-SACRÉE. Le forceps se relève, la flexion de la tête augmente, et l'occiput, ayant dilaté le périnée antérieur après le postérieur, n'est plus retenu que par la fourchette vulvaire.

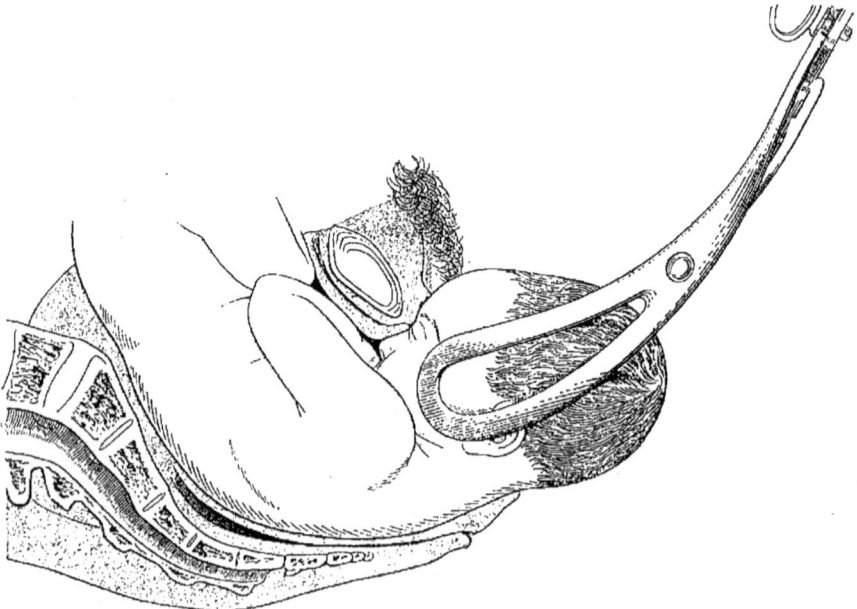

FIGURE 295. — Sommet, position directe occipito-SACRÉE. Le forceps très relevé a fait sortir l'occiput hors de la vulve ; le périnée s'est retiré ; il n'y a qu'à laisser tomber la tête pour que la face apparaisse à l'extérieur.

amène à l'extérieur le front et la face jusqu'ici retenus, l'un sous la commissure vulvaire antérieure, l'autre derrière les pubis.

Toute cette manœuvre doit s'opérer avec la plus grande lenteur.

(Même position du Sommet, **occipito**-SACRÉE, flexion incomplète.)

Dans ce cas que représente la figure 296, vous devez vous proposer d'abord d'appliquer le forceps une première fois, pour fléchir la tête.

Vous placerez les cuillères non pas sur les deux régions pariéto-malaires, puisque c'est impossible, mais en arrière des oreilles. En tirant, vous produirez la flexion (tête pointillée). Mais comme votre prise n'est pas solide, n'étant pas régulière, les cuillères glisseront et déraperaient bientôt. Vous vous arrêterez quand vous sentirez qu'elles lâchent, et retirerez l'instrument après l'avoir désarticulé comme toujours. Un travail utile aura été fait. La tête n'est pas encore engagée dans le détroit, mais elle est fléchie, c'est le point capital. Car fléchie, elle peut s'engager spontanément ou être reprise par une seconde application du forceps, régulière cette fois, puisque les lignes pariéto-malaires sont devenues préhensibles.

En général, l'on ne perd pas de temps à espérer l'accouchement spontané, entre les deux applications ; et la première, aussitôt son effet produit, est suivie immédiatement de la seconde, faite dans les mêmes conditions que lorsqu'on trouve la tête suffisamment fléchie.

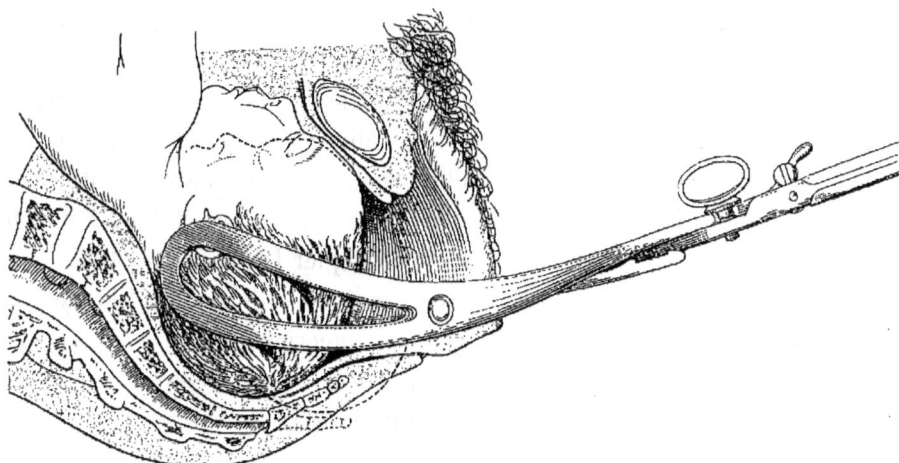

FIGURE 296. — Sommet non fléchi, en position directe **occipito**-SACRÉE. Forceps appliqué d'abord sur les mastoïdes pour produire la flexion, et amener l'attitude du contour pointillé.

APPLICATIONS OBLIQUES ET TRANSVERSALE,

L'OCCIPUT ÉTANT DANS LA MOITIÉ GAUCHE DU BASSIN

A. APPLICATION OBLIQUE ANTÉRIEURE GAUCHE

(Sommet dans l'excavation, près du détroit inférieur, en position **occipito-**GAUCHE-*antérieure*.)

La tête fléchie est plus ou moins profondément descendue dans l'excavation pelvienne; elle est ordinairement au détroit inférieur, mais non engagée dedans ni prête à s'y engager, car la rotation n'est pas faite.

L'occiput est en avant et à gauche, dans la direction indiquée par l'éminence ilio-pectinée; le bregma est en arrière et à droite. C'est dire que le diamètre oblique gauche de l'excavation est occupé par le diamètre sous-occipito-bregmatique de la tête, et l'oblique droit par le bi-pariétal. Or les oreilles, que l'on arrive à sentir, la postérieure facilement, sont précisément tournées vers les extrémités de ce diamètre oblique droit; elles vous indiquent que les bosses pariétales et les joues, que vous devez embrasser dans les fenêtres de l'instrument, sont également tournées : celles d'un côté *à gauche* et *en arrière; celles de l'autre côté à *droite* et *en avant* vers l'éminence ilio-pectinée droite (Fig. 297).

La femme, en position obstétricale, vous présente de face le plan de son détroit inférieur, mais l'engagement du sommet n'y est pas accompli; aussi le pôle descendant, le centre de l'hémisphère accessible, est-il encore sensiblement dans l'axe de l'excavation, c'est-à-dire vers le coccyx. En écartant les lèvres de la vulve, on aperçoit obliquement orienté le pariétal antérieur, (le droit, dans la position **occipito-**GAUCHE-*antérieure*), tandis que le pariétal postérieur, auquel il va falloir appliquer la première cuillère, est profondément enfoui dans la concavité sacro-sciatique devant laquelle il remonte jusqu'à peu de distance du détroit supérieur.

Vous devez prendre la tête en long et par les côtés, la concavité du forceps étant tournée vers la nuque qui va être ramenée sur la ligne médiane. (V. ci-contre, fig. 297.)

Nous venons de vous dire que la nuque est en avant et à gauche — que le pôle descendant de la tête est encore voisin du coccyx.

Sachant cela, tenez votre forceps à l'extérieur, des deux mains, dans la *pose* ou attitude qu'il aura quand la tête y sera prise convenablement. La direction antérieure gauche de la concavité de l'instrument fait que celui-ci est oblique (Fig. 297); que sa branche gauche, la plus haut tenue par votre main gauche, aura sa cuillère, la plus bas située, à gauche et en arrière, embrassant le pariétal postéro-gauche; que sa branche droite, à encoche, la plus bas tenue par votre droite, portera sa cuillère à droite et en avant, derrière l'éminence ilio-pectinée droite, embrassant le pariétal antéro-droit.

PREMIÈRE RÈGLE GÉNÉRALE. — *Il faut introduire première la cuillère qui sera postérieure, afin d'avoir toute facilité pour la bien placer, car de son placement dépend le succès de l'opération.*

C'est la cuillère gauche dans le cas présent, o-G-a.

DEUXIÈME RÈGLE GÉNÉRALE. — *La cuillère introduite deuxième, ne pouvant l'être que par-dessus la première, envoie nécessairement son manche croiser **sur** celui de la première.*

Dans le cas présent, o-G-a, la cuillère droite, introduite deuxième, est la femelle, à encoche : croisant sur la première qui est la mâle, à pivot, elle viendra offrir convenablement son encoche au pivot de celle-ci.

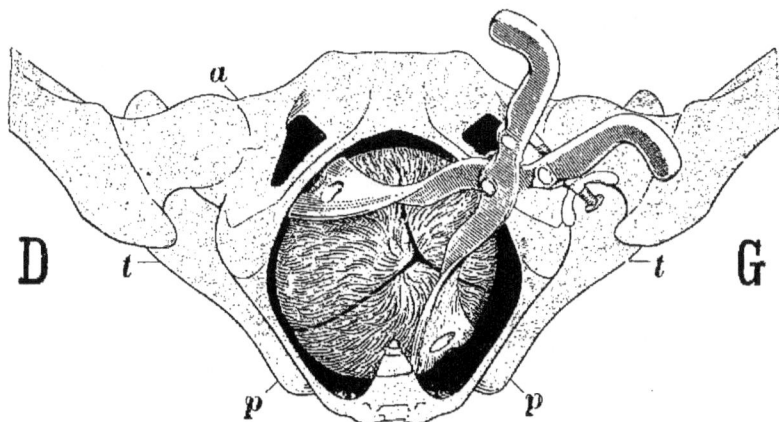

FIGURE **297**. — Sommet au détroit inférieur, en position **occipito-GAUCHE-*antérieure***, o-G-a, portant le forceps régulièrement appliqué: branche gauche (pivot) à gauche en arrière; branche droite (encoche) à droite en avant.
Vue par un regard horizontal dirigé au centre même du détroit, comme toutes les figures analogues.

Donc la branche gauche, à pivot, tenue de la main gauche, est la première introduite, précédée et guidée par la main droite, et placée d'emblée à gauche et en arrière.

Supposons qu'elle soit en place et maintenue par un aide.

La branche droite, à encoche, saisie de la main droite, sera ensuite amenée à droite et en avant ; nous disons amenée en avant, et non pas introduite en avant où il n'y a pas place pour la main sur laquelle une cuillère doit toujours être introduite. En avant et à droite, entre la tête et la paroi du bassin, où il faut placer la cuillère, il y a moins de place qu'en arrière et à droite, où existe toujours, entre la région bregmatique et la paroi pelvienne, un espace vide, la tête ne s'appliquant pas contre la concavité sacro-sciatique comme contre la paroi antéro-latérale. Dans cet espace vide, postéro-droit, rien n'est plus facile que d'introduire d'abord la main gauche-guide, qui fait place aux bouts de ses doigts en forçant un peu la flexion du front, et ensuite la cuillère droite, comme on a introduit à gauche et en arrière, pour l'y laisser, la cuillère gauche.

Mais si, de cette façon, la cuillère gauche est tout de suite bien placée, la droite l'est mal ; elle coiffe la suture sagittale, le bregma et le front. Pour que cette cuillère droite, maintenant introduite, vienne se placer bien sur le pariétal et la pommette, proche l'oreille, il faut, sans que sa concavité cesse d'embrasser étroitement l'ovoïde céphalique, que d'arrière elle passe sur le côté, et que du côté où la main-guide a pu la suivre encore, elle s'avance seule jusqu'au point où, arrivée à l'opposite de la première, elle est symétrique à cette première, relativement à la tête. Alors les branches du forceps demandent à s'articuler spontanément, pourvu que l'aide chargé de maintenir la première branche n'ait pas commis la faute de la laisser se déplacer.

Cette marche de la deuxième cuillère (ici la droite, à encoche), l'opérateur la provoque en imposant un assez grand mouvement arqué au manche qu'il tient, et l'ensemble s'appelle : Manœuvre de Mme Lachapelle. Nous la décrirons avec soin.

Vous connaissez l'attitude de la tête sur laquelle vous allez opérer ; vous venez, l'instrument en main, de vous figurer, introduite et mise en bonne place, la branche postérieure (branche gauche, à pivot, branche de l'oreille postérieure); et de même la branche antérieure (branche droite, à encoche, branche de l'oreille antérieure) introduite en arrière à droite et amenée en avant.

Comme d'habitude, séparez et déposez les branches du forceps aseptique, cuillères graissées, à votre portée, sur un plateau garni d'une épaisse serviette imbibée de liquide antiseptique, le tout chaud pour maintenir l'instrument tiède..

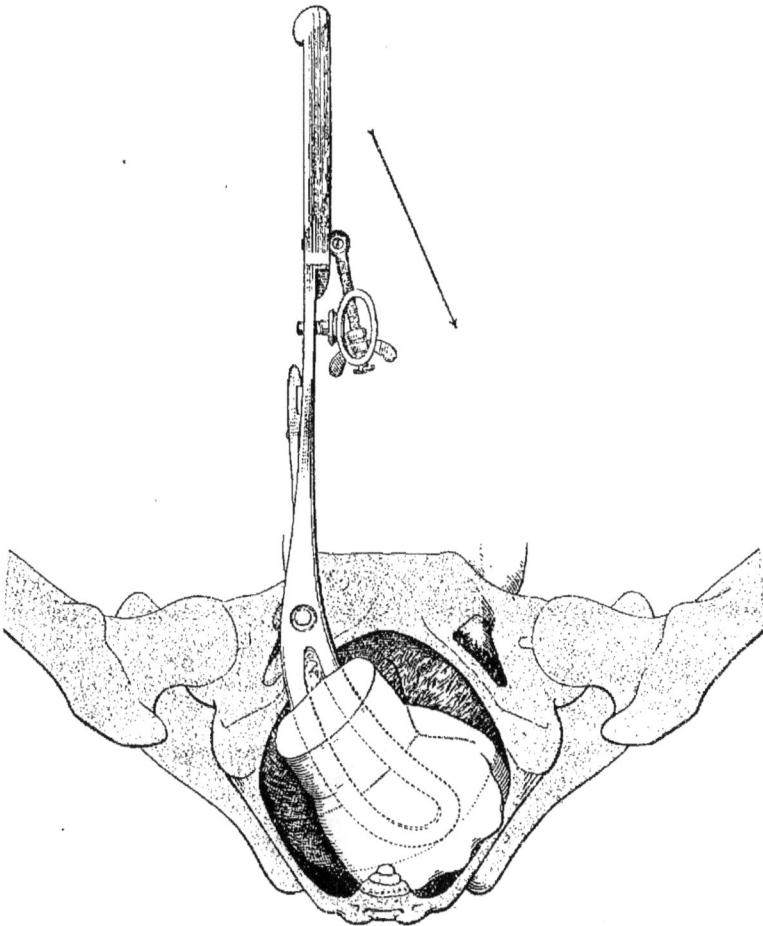

FIGURE 298. — Sommet au détroit inférieur, en pos. O-G-*a*. Introduction en arrière à gauche, obliquement, entre le coccyx et l'ischion, de la première main-guide (la droite, pouce compris) et de la première cuillère (la gauche). Les ligaments sacro-sciatiques arrêtent les nœuds des articulations métacarpo-phalangiennes, mais toute la longueur des doigts a pénétré dans le bassin.

APPLICATION PROPREMENT DITE DU FORCEPS

PREMIÈRE BRANCHE, BRANCHE GAUCHE, A PIVOT — GUIDÉE PAR LA MAIN
DROITE — TENUE PAR LA MAIN GAUCHE

Introduction de la main-guide. — Introduisez la main qui va servir de guide à la première cuillère, la postérieure, la gauche, à pivot, par conséquent la main droite (Fig. 298).

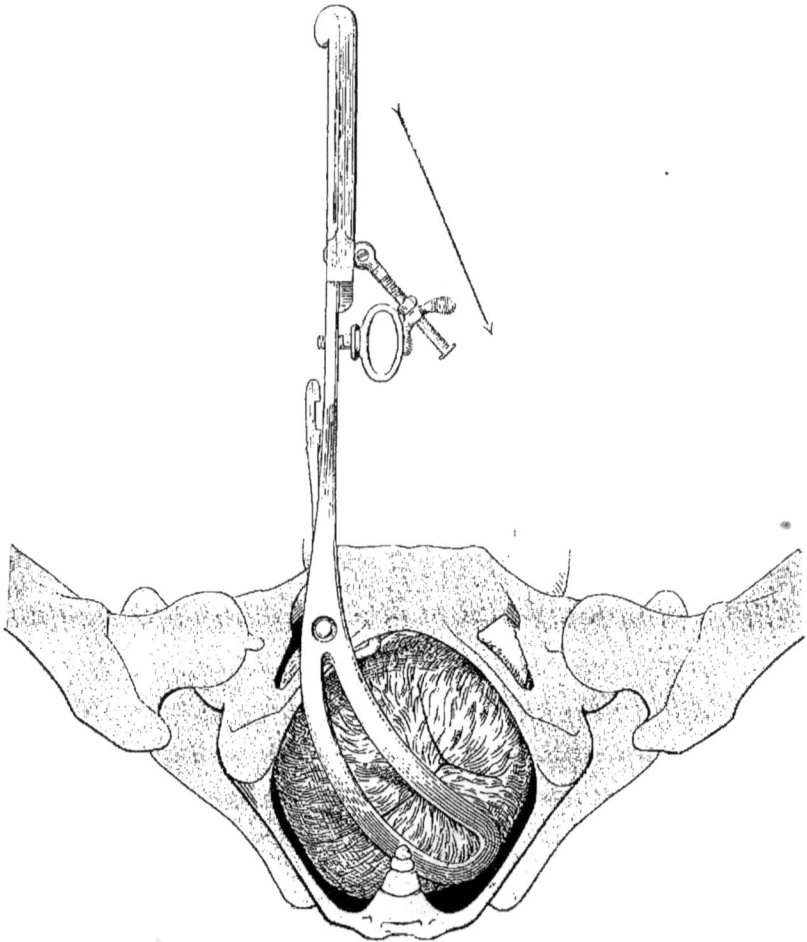

FIGURE 299. — Sommet au détroit inférieur, en pos. O-G-*a*. Direction du manche dressé un peu à droite du plan médian et rapports de la cuillère au moment de la présentation de celle-ci dans la paume de la main-guide. — L'on devine que si le crochet s'abaisse obliquement comme la flèche, la cuillère pénétrera en arrière à gauche, couvrant la bosse pariétale et, dans la profondeur, la pommette.

Procédez comme vous avez appris à le faire en étudiant l'application directe. Pour gagner l'oreille qui est à la fois latérale et postérieure, portez la main en arrière et à gauche. Glissant sur le plancher de l'excavation, la face dorsale des doigts en atteint la paroi postéro-latérale, puis, remontant, s'élève devant la symphyse sacro-iliaque.

Quand toute la main est introduite, pouce compris, que la vulve embrasse le poignet, vous avez senti et dépassé le col de l'utérus, et vous cherchez, trouvez et examinez facilement l'oreille dont le lobule est à peine à la hauteur de l'os malaire que doit dépasser le bec de la cuillère, pour venir l'embrasser dans son œillet. Si votre index est sur l'oreille, vos autres doigts couvrent la ligne pariéto-malaire, ligne d'application du forceps. (V., je vous prie, fig. 332, p. 409, relative à la position occipito-droite-antérieure.)

Présentation, introduction et placement de la cuillère. — Alors, seulement alors que votre main droite-guide est bien en place, présentez et introduisez la cuillère gauche, à pivot, d'après les mêmes principes qui vous ont guidé pour l'introduction (nous ne disons pas pour le placement) dans l'application directe : cuillère dans l'axe de la main-guide, main du crochet abaissée obliquement pour descendre en dehors de votre avant-bras droit. Retirez la main-guide et laissez reposer la branche gauche sur la fourchette (fig. 300).

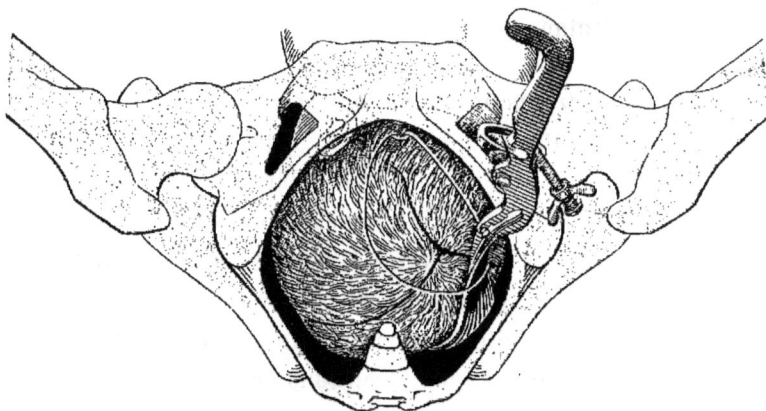

FIGURE **300**. — Sommet au détroit inférieur, en pos. **O-G-*a***. — La première cuillère en place, en arrière à gauche, sur la ligne pariéto-malaire. Le manche est vu en raccourci et soutenu par l'anneau vulvaire (un aide va le fixer); le crochet oblique ascendant (pas figuré tout à fait assez ascendant) est dirigé comme la face prenante de la cuillère.

La figure 300 vous montre le résultat de ce premier temps de l'application. Le manche de la cuillère gauche bien placée est à peine relevé, presque horizontal, légèrement dévié à gauche de la femme. Son crochet qui, perpendiculaire à la surface.prenante de la cuillère, témoigne de l'orientation de celle-ci, s'élève en haut et à droite de la mère.

Confiez le manche à un aide agenouillé à votre gauche qui le maintiendra immobile, point très important. Si l'aide élevait ou abaissait le crochet, il retirerait ou enfoncerait la cuillère ; s'il rapprochait le crochet de la cuisse droite, il détacherait le bec vers la gauche maternelle et le porterait vers la nuque fœtale ; s'il portait le crochet vers la cuisse gauche, il amènerait et appuierait le bec sur l'œil du fœtus; s'il désorientait le crochet, la cuillère, tournant dans le même sens, glisserait et changerait de prise.

DEUXIÈME BRANCHE, BRANCHE DROITE, A ENCOCHE — GUIDÉE PAR LA MAIN GAUCHE — TENUE PAR LA MAIN DROITE

Introduction de la main-guide. — Maintenant, pour la deuxième cuillère, la droite, à encoche, c'est la main gauche qui devient guide. Introduisez-la, sans le pouce, à droite et en arrière, entre le coccyx et l'ischion, le plus profondément possible, jusqu'à ce que la branche ischio-pubienne arrête la commissure du pouce et de l'index (Fig. 301); ainsi vous dépasserez sûrement le col de l'utérus dont vous devez chercher et essayer de sentir l'orifice. Vos doigts auront pu reconnaître la suture sagittale, en glissant dessus, puis la fontanelle bregmatique et son angle interfrontal.

Présentation, introduction et placement de la cuillère. — Sur la main gauche-guide bien introduite et sachant où elle est, dans son axe, engagez et conduisez la cuillère droite, à encoche. Que la main du crochet s'abaisse obliquement comme pour venir en dehors de votre avant-bras gauche. N'hésitez pas à pousser la cuillère très haut, sans forcer, bien entendu. Il faut que le bec dépasse le front et trouve au delà un vide où il se loge et qui permette à la concavité de la cuillère de s'adapter, doucement et parfaitement, à la courbure céphalique. Sans cette condition, la cuillère ne pourrait ultérieurement glisser, en rasant la tête, du bregma sur la ligne pariéto-malaire, à cause de l'étroitesse de l'espace qui sépare le frontal du contour latéral du bassin.

Pour provoquer ce glissement nécessaire qui doit amener la cuillère de la position droite postérieure à la position droite antérieure, craignez, en vous servant de la main-guide, de déplacer la tête et la cuillère postérieure, la gauche déjà placée : agissez donc avec la poignée et le crochet, en développant, pour le doubler, le mouvement que vous avez appris à faire en plaçant les cuillères dans la position occipito-pubienne.

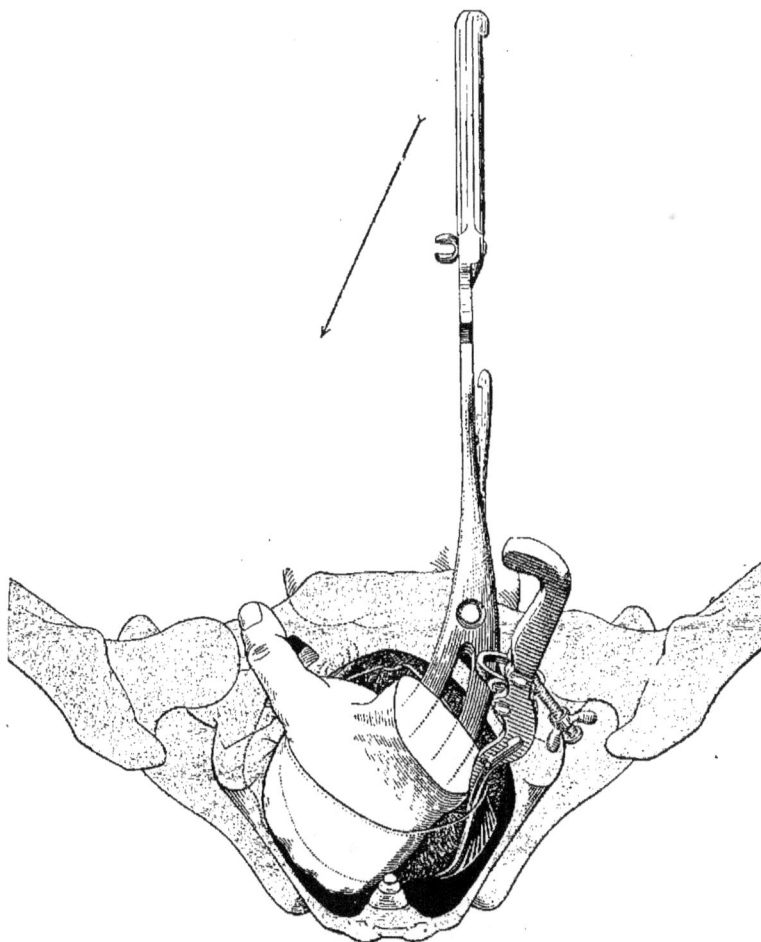

FIGURE 301. — Sommet arrivé au détroit inférieur, en pos. O-G-α. — La première cuillère, gauche à pivot, postérieure, est en place. — Introduction en arrière à droite, de la deuxième main-guide (la gauche sans le pouce) et présentation de la deuxième cuillère, la droite : le manche, dressé un peu à gauche du plan médian, va s'abaisser d'abord suivant l'obliquité de la flèche.

24

Cette poignée (D fig. 302), venue de haut et de gauche (gauche de la mère), est encore élevée au-dessus de l'horizon, près du plan médian, allant à droite de la mère; le crochet regarde obliquement en l'air et à gauche comme la face prenante de la cuillère. Simultanément : abaissez le manche, car le bec a besoin de pénétrer encore ; reportez-le vers la cuisse gauche, car la bosse frontale va rejeter la cuillère à droite ; enfin, tordez et amenez le crochet qui se dressait obliquement, à se diriger directement à gauche de la femme, afin de provoquer la cuillère à glisser sur le côté, en se mouvant à la manière d'une anse. La manœuvre sera à moitié faite : la cuillère aura débordé la main-guide et se trouvera sur le côté.

Pendant que vous retirerez cette main-guide, continuez à abaisser le manche pour que le bec monte toujours ; tordez le crochet pour faire glisser la cuillère plus en avant sur la ligne pariéto-malaire et ne vous arrêtez que lorsque ce crochet regardera obliquement en bas et à gauche D′.

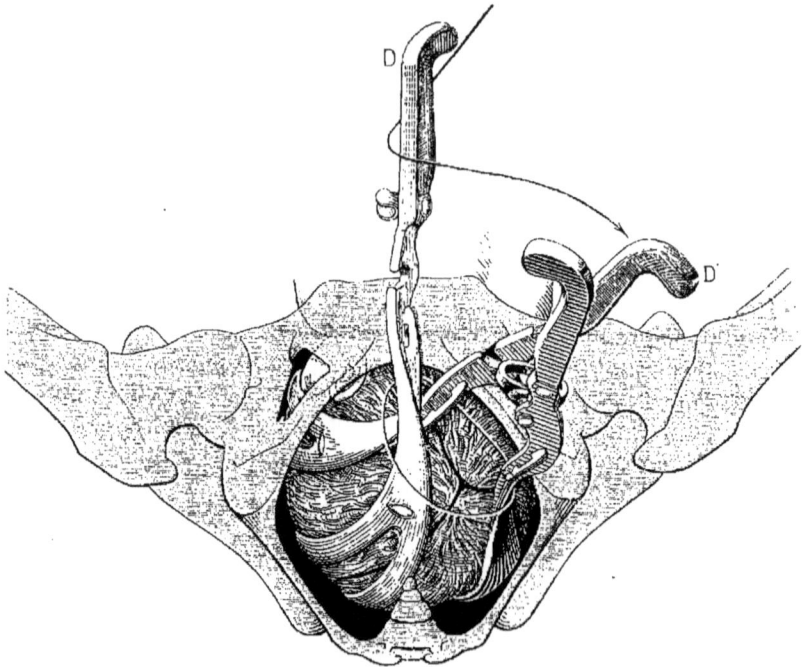

FIGURE 302. — Sommet au détroit inférieur, en pos. O-G-a. — Placement de la cuillère droite introduite deuxième en arrière à droite D. Quand le crochet aura été abaissé obliquement, suffisamment pour que la pénétration soit complète, il sera transporté à gauche (de la femme), abaissé encore et tordu, conduit de D en D′ et même un peu au delà. Ce crochet, d'oblique ascendant D, sera devenu peu à peu transversal et finalement oblique descendant D′ : évolution égale à 90°.

Ce faisant, vous verrez le manche croiser largement au-dessus et à gauche du premier placé, pendre obliquement, déprimer la fourchette et finalement revenir du voisinage de la cuisse gauche pour s'appliquer à son congénère.

Quelques accoucheurs essaient de laisser la main-guide jusqu'à la fin du mouvement spiral, espérant pouvoir pousser la cuillère avec l'index. Mais cette main ne vient pas facilement, ni sans inconvénient, en avant. Et quand elle reste en arrière, elle continue à projeter la tête et à rétrécir encore l'étroite fissure péricéphalique où la cuillère doit venir se placer. Il nous semble préférable de la dégager, sinon de la retirer tout à fait, à mesure qu'on avance dans l'exécution de la manœuvre de Mme Lachapelle.

Pendant tout le temps que vous manœuvrez cette deuxième branche introduite, ne cessez pas de vous figurer le grand mouvement de spire pénétrante que décrit sa cuillère dans le bassin, entre la tête et la paroi utérine.

ARTICULATION DES BRANCHES

Lorsque la branche droite, à encoche, est ainsi revenue en avant, et s'est appliquée sur la branche à pivot, vous remarquez qu'elle s'est un peu plus profondément introduite que celle-ci. Vous avez dû vous-même contribuer à cette pénétration afin que la cuillère puisse, dans le plus creux de sa concavité, contourner la bosse frontale en l'embrassant.

Vous aurez donc à retirer un peu la deuxième branche pour ramener sa partie articulaire au niveau du pivot de la branche gauche.

Si votre prise est bonne, régulière, les plats des parties articulaires s'appliquent exactement l'un à l'autre.

Si votre mouvement de spire a été trop timide, si vous avez arrêté la cuillère en route, encadrant la bosse frontale dans sa fenêtre et comprimant l'œil avec le bec insuffisamment enfoncé, les plats des parties articulaires ne s'appliquent pas l'un à l'autre.

La cuillère peut même aller plus loin sans aller tout à fait assez loin. Donc, pour l'application des plats articulaires, tantôt il s'en faut de beaucoup, tantôt de peu. S'il s'en faut de peu, vous pouvez, en tordant légèrement les manches en sens inverse, les amener à s'articuler à plat. S'il s'en faut de beaucoup, et que vous sentiez qu'il faudrait y mettre de la force, retirez d'abord la cuillère appliquée la dernière, par un mouvement inverse de celui qui l'a introduite. Retirez même ensuite la cuillère gauche placée la première, si vous avez le moindre doute au sujet de son placement. Refaites soigneusement le diagnostic de la position et recommencez l'application.

VÉRIFICATION

L'articulation faite, remarquez encore une fois la direction oblique à gauche des manches par rapport au plan médian du corps (Fig. 303). Elle vous indique que la rotation de la tête n'est pas faite, ce dont vous vous assurez en touchant avec le doigt par-dessous le forceps : vous sentez la fontanelle postérieure en avant et à gauche ; la suture sagittale dessine toujours le diamètre oblique gauche. L'attitude des manches du forceps étant ce qu'elle doit être pour la position, soyez sûr que votre application est bonne.

EXTRACTION

Que vous reste-t-il à faire avec le forceps pour terminer l'accouchement ? Compléter la descente ; provoquer la rotation ; tirer la tête à travers le détroit inférieur et l'amener dans le bassin mou ; enfin la dégager hors de la vulve.

a. Achèvement de la descente. — Par une traction faite dans l'axe des cuillères et dans l'axe connu de l'excavation, traction modérée mais soutenue, amenez la tête jusque sur le plancher pelvien si elle n'y était déjà. Et si elle y était, ce que nous avons supposé, appuyez-la par des tractions sur l'entrée du détroit inférieur jusqu'à ce que vous en sentiez la résistance et que vous voyiez bomber le périnée postérieur.

Vous avez lu et pouvez relire, p. 350, comment on se doit servir du forceps Levret et du forceps Tarnier.

b. Rotation. — Alors, seulement alors que la descente est complète et que le périnée bombe, la traction étant soutenue, imprimez au forceps un petit mouvement de rotation, s'il ne se fait de lui-même, afin d'amener la nuque derrière les pubis, l'occiput sous la symphyse. La cuillère gauche viendra directement à gauche, la cuillère droite ira directement à droite. Ce sera fait lorsque le manche de la cuillère gauche sera passé à droite, le manche de la cuillère droite à gauche, dirigeant leurs crochets directement en travers (transformation de fig. 303 en fig. 304, ci-après).

Ce mouvement de rotation des cuillères et, par conséquent, de la tête qu'elles enserrent s'obtient, nous l'avons vu (p. 321), en imprimant du bout des doigts à l'extrémité des manches, aux crochets, une circumduction autour de l'axe longitudinal de la tête, axe parallèle à celui des cuillères. Dans le cas présent, position **occipito-**gauche-*antérieure*, les crochets, partant de cette même attitude gauche antérieure, décrivent un arc de 45° et s'arrêtent à cheval sur le plan médian, en attitude pubienne correspondant à la position **occipito-**pubienne qu'a prise la tête. (Fig. 303 et 304.)

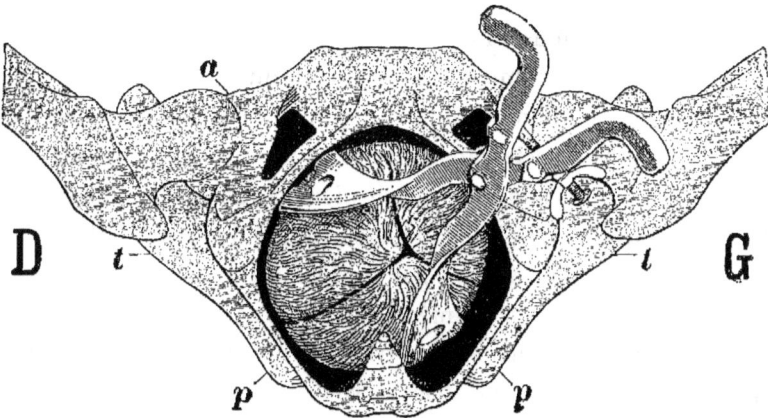

FIGURE **303**. — Sommet au détroit inférieur, en pos. **O-G-***a*. — Le rorceps est appliqué, articulé, serré. La figure représente le point de départ de la rotation qui va porter l'occiput et, par conséquent, les manches du forceps directement en avant.

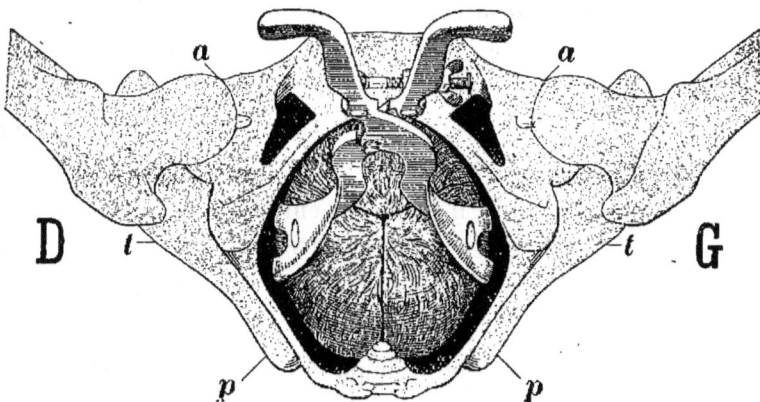

FIGURE **304**. — Sommet au détroit inférieur, en pos. directe antérieure, résultat de la rotation de 45° subie par la tête de la figure précédente. Maintenant, le passage du détroit va s'opérer, etc., sous l'influence des tractions.

c et d. Engagement dans le bassin mou et dégagement hors de la vulve. — Comme dans l'application directe à laquelle nous sommes ramenés, il reste à engager la tête dans le bassin mou en tirant à peu près horizontalement, à lui faire parcourir ce bassin mou et franchir la vulve en relevant progressivement la traction. (Voy. p. 350 et 351.)

B. APPLICATION TRANSVERSALE GAUCHE

(Sommet au détroit inférieur en position **occipito-GAUCHE-***transversale*.)

La tête fléchie est plus ou moins profondément descendue dans l'excavation pelvienne, ordinairement près du détroit inférieur. Mais elle n'y est pas engagée, car la rotation est loin d'être faite : l'occiput est directement à gauche, le bregma directement à droite. C'est dire que le diamètre transverse de l'excavation est occupé par le diamètre sous-occipito-bregmatique ou le sous-occipito-frontal de la tête (suivant le degré de flexion) et le diamètre pelvien antéro-postérieur par le bipariétal. Cela place une oreille en avant, l'autre en arrière, et de même une ligne pariéto-malaire directement en avant et l'autre directement en arrière (Fig. 305, p. 376).

La femme, en position obstétricale, vous présente de face (c'est vrai pour les figures, mais pas dans la pratique puisque vous opérez debout comme toujours) le plan de son détroit inférieur ; mais, la tête étant encore dans l'axe de l'excavation, c'est le pariétal antérieur, ici le droit, que vous apercevez en entr'ouvrant la vulve : la suture sagittale, transversalement dirigée, est plus profonde, plus postérieure, accessible au doigt mais invisible. Le pariétal postérieur, auquel il va falloir appliquer la première cuillère, est profondément enfoui dans la concavité sacrée devant laquelle il remonte jusqu'à peu de distance du détroit supérieur. Entre ce côté de la tête et la concavité sacrée, il y a largement place pour la main.

Vous devez prendre la tête en long et par les côtés, la concavité du forceps étant tournée vers la nuque qui va être ramenée sur la ligne médiane.

Nous venons de vous dire que la nuque est directement à gauche — que, des deux côtés de la tête, l'un est directement antérieur, l'autre postérieur — que le grand axe de la tête a son extrémité, son pôle descendant, encore très postérieure.

Sachant cela, et comme exercice préalable, tenez votre forceps à l'extérieur, des deux mains, dans la *pose* ou attitude qu'il aura quand la tête y sera prise convenablement et, vous aidant de la fig. 305, p. 376, constatez les faits suivants :

La direction transversale gauche de la concavité pelvienne de l'instrument, fait que celui-ci jette ses manches sur le côté même que regardent ladite concavité et l'occiput ; la branche gauche, la plus haut tenue par votre main gauche, a sa cuillère la plus bas située, pour aller en arrière, dans la concavité sacrée, embrasser le pariétal postérieur ; et la branche droite, la plus bas tenue par votre droite, porte sa cuillère en avant, derrière les pubis, pour s'appliquer sur le pariétal antérieur.

PREMIÈRE RÈGLE GÉNÉRALE. — *Il faut introduire première la cuillère qui sera postérieure afin d'avoir toute facilité pour la bien placer, car de son placement dépend le succès de l'opération.*

C'est la cuillère gauche dans le cas présent **o**-G-*t*.

DEUXIÈME RÈGLE GÉNÉRALE. — *La cuillère introduite deuxième, ne pouvant l'être que par-dessus la première, envoie nécessairement son manche croiser* **sur** *celui de la première.*

Dans le cas présent **o**-G-*t*, la cuillère droite, introduite deuxième, est la femelle, à encoche : croisant sur la première qui est la mâle, à pivot, elle viendra offrir convenablement son encoche au pivot de celle-ci.

Donc la branche gauche, à pivot, tenue de la main gauche, doit être appliquée la première. Précédée et guidée par la main droite, sa cuillère est introduite et placée d'emblée, à plat, sur la ligne médiane, en arrière.

Supposons qu'elle soit en place et maintenue par un aide.

La branche droite, à encoche, saisie de la main droite, devra ensuite amener sa cuillère en avant, dans une position symétrique à celle de la première. Mais elle ne pourra l'introduire d'emblée à la place qu'elle doit occuper. De beaucoup s'en faut.

C'est seulement en arrière qu'il existe, assez largement étendu il est vrai, un espace capable de recevoir et l'indispensable main-guide et la cuillère. Ce sera donc en arrière et à droite, à côté de la première cuillère placée et par-dessus, que seront introduites et la main gauche-guide et la cuillère droite.

De cette façon, la seconde cuillère, la droite, va d'abord coiffer la tempe ou le demi-frontal postérieur.

Pour l'amener en avant, sur le pariétal antérieur et la pommette, proche l'oreille antérieure, il faut, sans que sa concavité cesse d'être bien appliquée à l'ovoïde céphalique, que de sa position initiale oblique postérieure, elle passe sur le côté où la main-guide peut la suivre encore; qu'elle s'avance ensuite seule jusqu'au point où arrivée directement en avant, elle soit à l'opposite de la première. C'est toujours mais dans ce qu'il a de plus étendu, trois fois 45°, le mouvement de Mme Lachapelle.

Alors les branches du forceps demandent à s'articuler spontanément, pourvu que l'aide chargé de maintenir la première branche n'ait pas commis la faute de la laisser se déplacer.

Vous connaissez l'attitude de la tête sur laquelle vous allez opérer; vous venez, l'instrument en main et à l'extérieur, de figurer, introduite et mise en bonne place, la première branche, branche postérieure (branche gauche à pivot, branche de l'oreille postérieure); et de même, la deuxième branche, antérieure (branche droite à encoche, branche de l'oreille antérieure), introduite en arrière, à droite, et amenée en avant.

Comme d'habitude, séparez et déposez à votre portée les branches du forceps aseptique, cuillères graissées, sur leur surface convexe seulement.

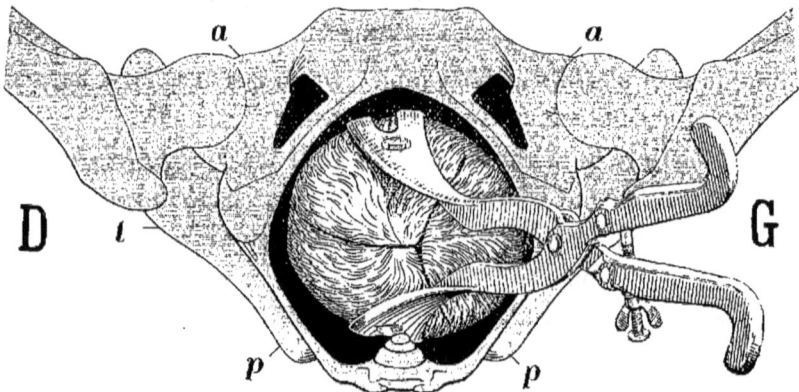

FIGURE 305. — Sommet au détroit inférieur, en pos. O-G-l, portant le forceps régulièrement appliqué : cuillère gauche (pivot) directement en arrière, cuillère droite (encoche) directement en avant. Coccyx figuré comme s'il était déjà rétropulsé.

APPLICATION PROPREMENT DITE DU FORCEPS

PREMIÈRE BRANCHE, BRANCHE GAUCHE, A PIVOT — GUIDÉE PAR LA MAIN DROITE TENUE PAR LA MAIN GAUCHE

Introduction de la main-guide. — Introduisez tout entière, pouce compris, la main qui va servir de guide à la première cuillère, la postérieure, la gauche, à pivot, par conséquent la main droite. Forcez la vulve avec précaution comme vous avez appris à le faire antérieurement; seulement, pour sentir l'oreille qui est postérieure et couvrir la ligne pariéto-malaire, portez la main à plat, la paume en l'air, directement en arrière. Glissant devant le coccyx qu'ils débordent de chaque côté, les doigts, au contact bien net de la tête, remontent devant le sacrum (Fig. 306).

Quand toute la main est introduite, pouce compris, que la vulve enserre

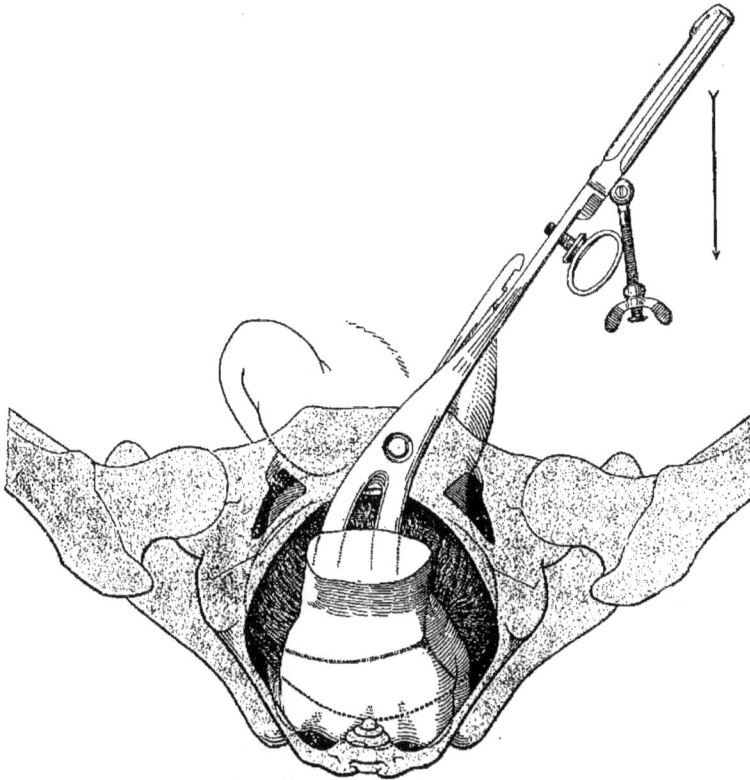

FIGURE 306. — Sommet au détroit inférieur, en pos. O-G-*t*. — Introduction à plat, directement en arrière, de la première main-guide (la droite, pouce compris) et présentation de la première cuillère, la gauche, à pivot. Pour que la cuillère pénètre directement sur la ligne méridienne postérieure, l'on sent que l'extrémité du manche devra s'abaisser directement comme la flèche.

le poignet, vous avez dépassé les bords de l'orifice utérin; vous cherchez, trouvez et examinez facilement l'oreille dont le lobule est à peine à la hauteur de l'os malaire que doit venir embrasser l'œillet du bec de la cuillère.

Si votre index est sur l'oreille, vos autres doigts couvrent la ligne pariéto-malaire, ligne d'application du forceps.

Présentation, introduction et placement de la cuillère. — Quand votre main droite-guide est bien en place, présentez et introduisez la cuillère gauche. Pour qu'elle pénètre dans l'axe même de la main, à plat comme celle-ci, tenez d'abord le manche très oblique, déjeté vers la gauche maternelle (Fig. 306 et 307). Ensuite, abaissez-le directement, et votre gauche, qui le tient, descendra en dehors de votre avant-bras droit.

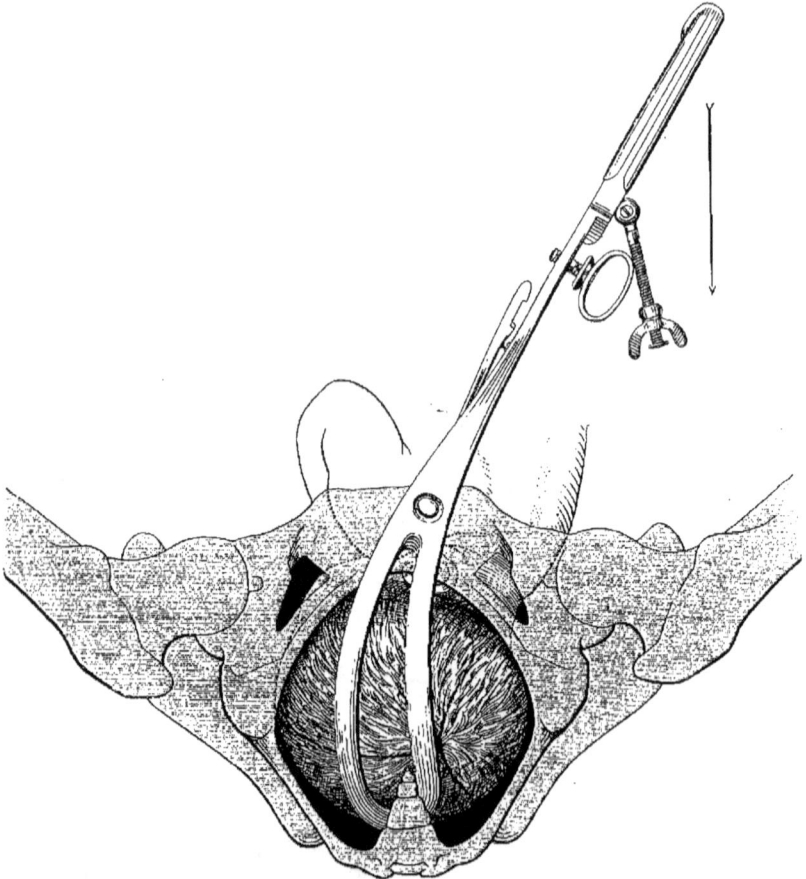

FIGURE **307**. — Sommet au détroit inférieur, en pos. O-G-*t*. — Direction du manche et rapports de la cuillère au moment de la présentation de celle-ci.

Retirez la main-guide, déposez et laissez reposer la branche gauche sur la fourchette.

La figure 308 vous montre le résultat de ce premier temps de l'application. Le manche de la cuillère gauche bien placée est à peine relevé, presque horizontal, fortement dévié à gauche (de la femme); son crochet qui, perpendiculaire à la surface prenante de la cuillère, témoigne de l'orientation de celle-ci, s'élève directement en haut.

L'aide agenouillé à votre gauche s'empare du manche et le maintient immobile pendant l'introduction de la deuxième main-guide, l'introduction et la mise en place de la deuxième branche.

DEUXIÈME BRANCHE, BRANCHE DROITE, A ENCOCHE — GUIDÉE PAR LA MAIN
GAUCHE — TENUE PAR LA MAIN DROITE

Introduction de la main-guide. — Pour la deuxième cuillère, la droite (à encoche), la main gauche devient guide. Introduisez-la, sans le pouce, au contact de la tête, à droite et en arrière, entre le coccyx et l'ischion, le plus profondément possible, jusqu'à ce que la branche ischio-pubienne arrête la commissure du pouce et de l'index (Fig. 309) ; ainsi vous dépasserez sûrement le col de l'utérus, dont vous avez dû chercher à sentir l'orifice.

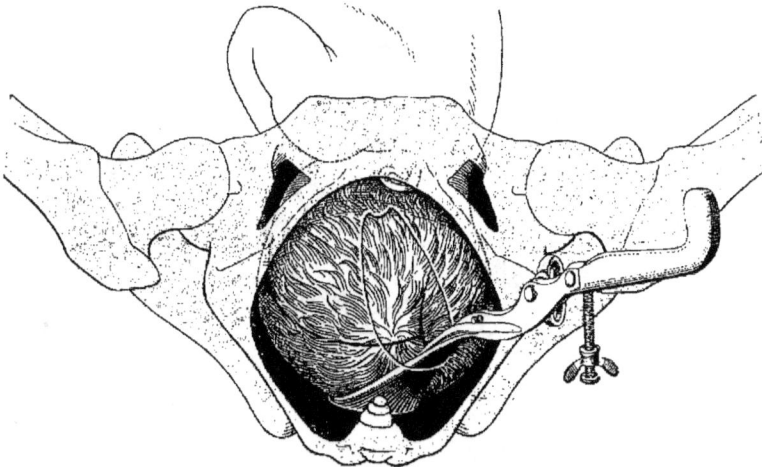

FIGURE **308**. — Sommet au détroit inférieur, en pos. **O-G-***t*. — La première cuillère en place, directement en arrière, sur la ligne pariéto-malaire. Manche déjeté sous la cuisse gauche, crochet dressé.

Présentation, introduction et placement de la cuillère. — Sur cette main gauche-guide, bien introduite, sachant où elle est, dans son axe, engagez et conduisez la cuillère droite, à encoche. Que la main qui tient le manche, d'abord dressé un peu à gauche du plan médian, s'abaisse obliquement comme pour venir tomber en dehors de votre avant-bras gauche. N'hésitez pas à pousser la cuillère très haut, sans forcer, bien entendu. Il faut que le bec dépasse le demi-frontal postérieur, et trouve

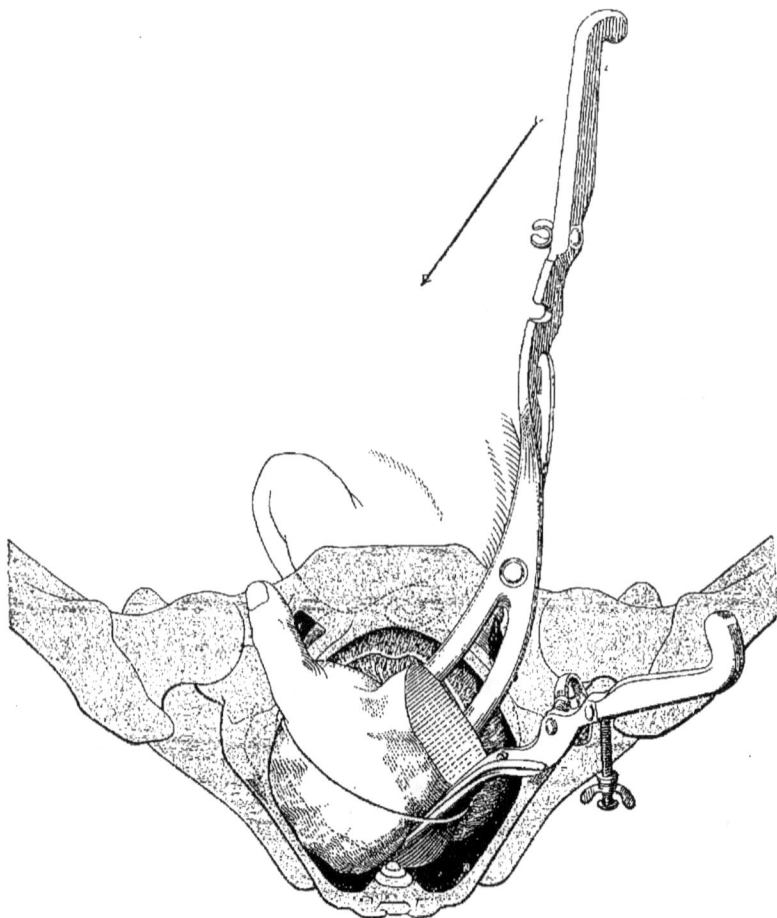

FIGURE **309**. — Sommet au détroit inférieur, en pos. **O-G-***t*. — Introduction en arrière à droite, quelque peu gênée par la première cuillère, de la deuxième main-guide (la gauche sans le pouce) et de la deuxième cuillère, la droite. Le manche, dressé un peu à gauche de la ligne médiane, va abaisser son extrémité, suivant l'obliquité de la flèche.

au delà un vide où il se loge et qui permette à la concavité de la cuillère de s'adapter doucement et parfaitement à la courbure céphalique. Sans cette condition, la cuillère ne pourrait ultérieurement glisser, en rasant la tête sur la ligne pariéto-malaire antérieure, à cause de l'étroitesse de l'espace qui sépare le front du contour latéral du bassin.

Pour provoquer ce glissement nécessaire qui doit amener la cuillère de la position oblique postérieure à la position antérieure directe, craignez de déplacer la tête et la cuillère postérieure, ce qui pourrait arriver si vous persistiez à vous servir de la main-guide. Agissez avec la poignée, en développant, pour le tripler, le mouvement que vous avez appris à faire pour placer les cuillères dans la position occipito-pubienne. Après l'introduction, cette poignée, venue de haut et de gauche (gauche de la mère), suivant la flèche *a* (Fig. 310), est encore élevée au-dessus de l'horizon, à droite (de la mère), peu éloignée du plan médian ; le crochet regarde toujours obliquement, en l'air et à gauche, comme la face prenante de la cuillère.

Simultanément : abaissez le manche, car le bec a besoin de pénétrer encore ; reportez-le vers la cuisse gauche, car le front va rejeter la cuillère à droite et il faut vous y prêter ; enfin tordez et amenez le crochet, qui se dressait obliquement, à se diriger directement à gauche de la femme, ce qui provoquera la cuillère à se mouvoir en glissant en avant à la manière d'une anse. La manœuvre est au tiers faite : la cuillère a débordé la main-guide et se trouve sur le côté. — Pendant que vous retirerez cette main-guide, continuez à abaisser le manche pour que le bec monte toujours ; tordez le crochet pour faire glisser la cuillère plus en avant sur la bosse frontale antérieure, jusqu'à ce que ce crochet regarde obliquement en bas et à gauche. Ce faisant, vous verrez le manche croiser largement au-dessus et à gauche du premier placé, et descendre au-dessous de l'horizon. Il n'est pas encore temps de vous arrêter ; la manœuvre n'est qu'aux deux tiers faite. — Continuez à abaisser le manche pour que le bec monte toujours ; tordez le crochet pour faire glisser la cuillère tout à fait en avant sur la ligne pariéto-malaire ; ne vous arrêtez que lorsque ce crochet regardera directement en bas. Le manche croisant plus largement sur le premier placé, pendra obliquement, déprimera davantage la fourchette : finalement vous le ramènerez de bas en haut pour l'articuler avec son congénère.

Remarquez que, dans ce cas, le mouvement de spire pénétrante décrit par

la cuillère dans le bassin, entre la tête et la paroi utérine, est de trois fois 45°.
Quand votre manœuvre sera faite aux deux tiers, que votre cuillère aura quitté
le demi-frontal postérieur, franchi la racine nasale et pris l'apophyse orbitaire externe antérieure dans sa fenêtre, attendez-vous à ce que l'instrument,
momentanément très à l'étroit entre la tête et le pubis, éprouve quelque
difficulté à s'avancer davantage. Pour lever cette difficulté, abaissez fortement le manche et vous sentirez alors son crochet tourner presque de lui-
même directement en bas, indice certain que la cuillère est arrivée directement en avant. Les débutants n'abaissent jamais assez la poignée du
forceps ; ils hésitent en voyant une partie du manche s'enfoncer, disparaître
dans les parties génitales. Alors, la cuillère s'arrête sur la bosse frontale

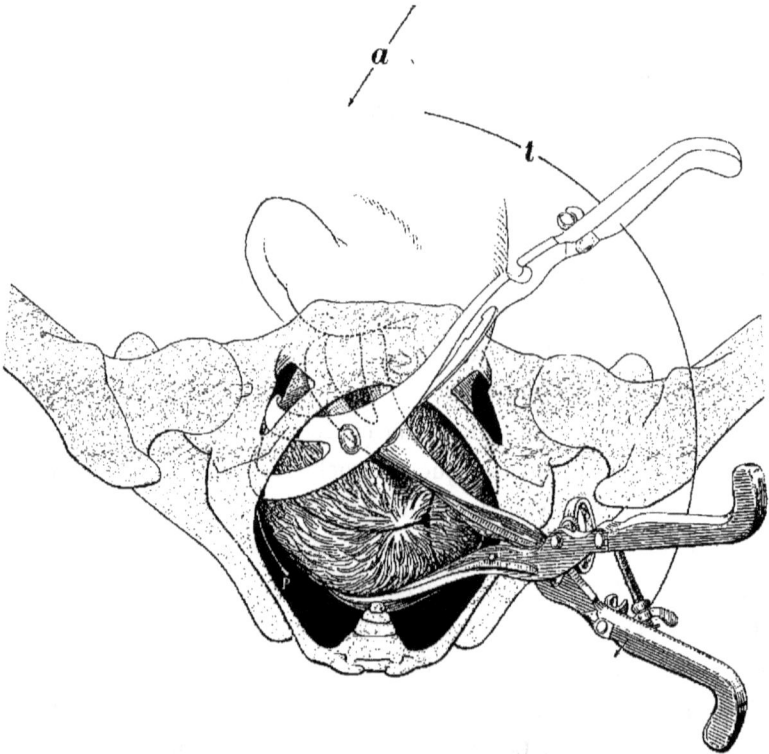

FIGURE 310. — Sommet au détroit inférieur, en pos. O-G-t. — Placement de la deuxième branche :
la cuillère a pénétré dans l'espace P en même temps que le crochet descendait la flèche d'abaissement *a* ; puis le manche ayant évolué suivant la flèche de torsion et de transport *t*, la cuillère
a d'abord glissé sur le côté et coiffé le front (forceps blanc crochet transversal). A la fin de cette
évolution, la cuillère est amenée en avant, sur la ligne de bonne prise, et l'encoche au-dessus et
au delà du pivot ; le crochet pend.

antérieure, son bec sur l'œil ainsi menacé, ou sur l'apophyse orbitaire externe, dans les deux cas mal placée ; l'application des plats articulaires l'un à l'autre est impossible, et si l'on arrive à articuler, c'est par un déplacement de la cuillère postérieure qui quitte sa bonne place pour reculer vers la région occipito-pariétale voisine ; la prise devient irrégulière, oblique : l'extraction de la tête en est notablement gênée et rendue dangereuse.

ARTICULATION DES BRANCHES

Lorsque la branche droite est ainsi revenue en avant et s'est appliquée à la branche à pivot, vous remarquez qu'elle est plus profondément introduite que la première. Vous avez dû contribuer vous-même à cette pénétration, afin que la cuillère puisse, dans le plus creux de sa concavité, laisser passer facilement les bosses frontales en les franchissant. Retirez donc un peu cette deuxième branche pour ramener sa partie articulaire au niveau du pivot de la branche gauche attentivement maintenue dans son orientation et à son degré de pénétration.

Si votre prise est bonne, régulière, les plats des parties articulaires s'appliquent exactement l'un à l'autre.

Dans le cas contraire, plutôt que de faire une prise oblique en violentant l'articulation, retirez d'abord la cuillère appliquée la dernière par un mouvement inverse de celui qui l'a introduite.

Retirez même ensuite la cuillère gauche placée la première, si vous avez le moindre doute au sujet de son placement. Refaites soigneusement le diagnostic de la position et recommencez l'application.

VÉRIFICATION

L'articulation faite, remarquez la direction des manches : ils sont jetés à gauche du plan médian (plan du méridien d'application dans lequel se trouvent les axes des cuillères), près de la cuisse gauche, les crochets placés de champ, l'un dressé, l'autre pendant. Tout cela est bien, ne le modifiez pas.

La direction verticale des crochets vous indique encore que la rotation de la tête est loin d'être faite. Vous vous en assurez de nouveau en touchant à droite du forceps ; vous sentez, en effet, la suture sagittale directement transversale, aboutissant à gauche à la fontanelle postérieure d'autant moins éloignée du centre que la flexion est plus parfaite.

L'attitude des manches du forceps étant ce qu'elle doit être pour la position de la tête, soyez sûr que votre application est bonne.

Que vous reste-t-il à faire avec le forceps pour terminer l'accouchement ? Compléter la descente, provoquer la rotation, tirer la tête à travers le détroit inférieur et l'amener dans le bassin mou, enfin la dégager hors de la vulve.

EXTRACTION

a. Achèvement de la descente. — Par une traction faite dans l'axe des cuillères et dans l'axe connu de l'excavation, amenez la tête jusque sur le plancher du bassin si elle n'y était déjà. Et si elle y était, ce que nous avons supposé, appuyez-la par des tractions sur l'entrée du détroit inférieur jusqu'à ce que vous en sentiez la résistance et que vous voyiez bomber le périnée postérieur. Vous avez lu et relu (p. 315 et p. 350) comment on se servait, pour atteindre ce but, du forceps Levret et du forceps Tarnier.

b. Rotation. — Alors, seulement alors que la descente est complète et que le périnée coccy-anal bombe, la traction étant soutenue, imprimez au forceps un mouvement de rotation, s'il ne se fait de lui-même, afin d'amener la nuque derrière les pubis, l'occiput sous la symphyse.

Il arrive aux novices de ne plus se rappeler, une fois le forceps appliqué et bien appliqué, de quel côté est l'occiput qu'il faut faire tourner. Il est du côté de la concavité pelvienne du forceps ; et celle-ci, fût-elle enfouie et cachée dans le vagin, vous sera toujours révélée par le pivot qui est orienté comme elle.

Par la rotation, la cuillère gauche, la postérieure, viendra directement à gauche ; la cuillère droite, l'antérieure, ira directement à droite. Ce sera fait lorsque le manche de la cuillère gauche sera passé à droite, le manche de la cuillère droite à gauche, dirigeant leurs crochets directement en travers.

Ce mouvement de rotation des cuillères, et par conséquent de la tête qu'elles enserrent, s'obtient, nous le savons, en imprimant du bout des doigts à l'extrémité des manches, aux crochets, une circumduction autour de l'axe longitudinal de la tête, axe parallèle à celui des cuillères. Dans le cas présent, position **occipito**-GAUCHE-*transversale*, les poignées partant de cette même attitude gauche transversale, décrivent un arc ascendant de 90° et s'arrêtent à cheval sur le plan médian en attitude pubienne correspondant à la position **occipito**-PUBIENNE qu'a prise la tête.

Suivez cette évolution en examinant successivement les fig. 311, 312 et 313.

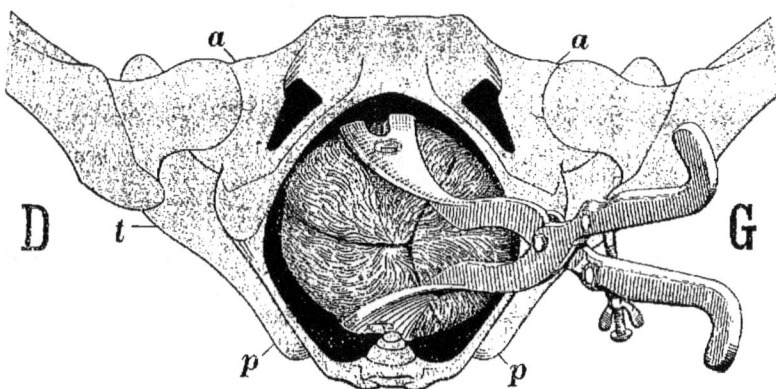

FIGURE **311**. — Sommet au détroit inférieur, en position O-G-*t*. — Le forceps est appliqué, articulé, serré. La rotation à faire pour amener l'occiput en avant, faire reculer la cuillère droite à droite et avancer la cuillère gauche à gauche, est de deux fois 45°.

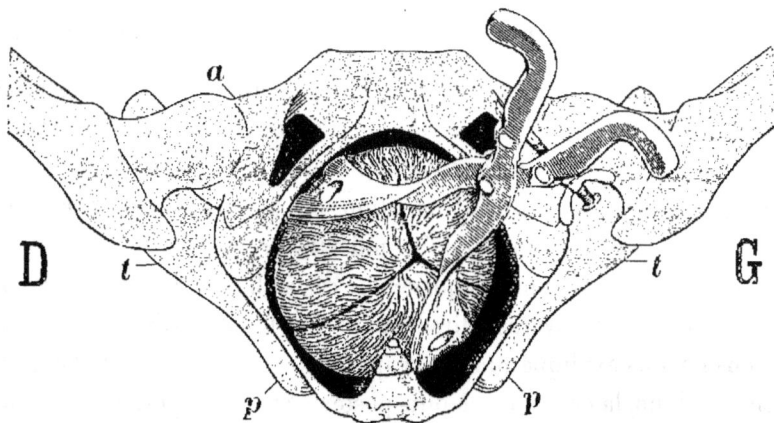

FIGURE **312**. — Sommet au détroit inférieur en position O-G-*a* acquise; première étape de la rotation imposée à la position initiale O-G-*t*, représentée par la fig. 311 précédente.

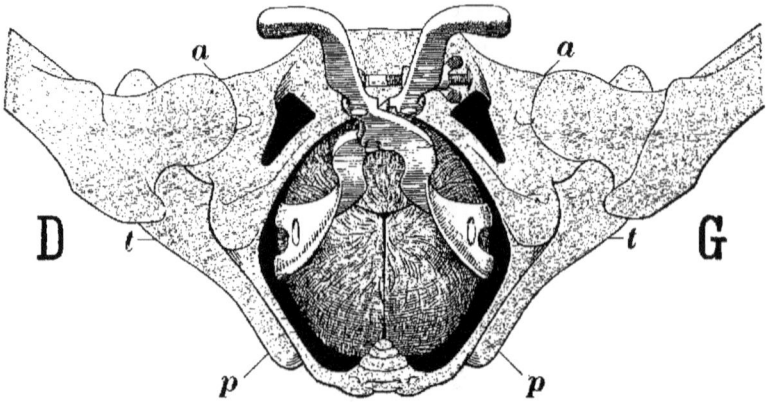

FIGURE **313**. — Sommet au détroit inférieur en position directe antérieure acquise; deuxième et dernière étape de la rotation de deux fois 45° subie par la position primitive **O-G-**t.

c et d. Engagement dans le bassin mou et dégagement hors de la vulve. — Comme dans l'application directe, à laquelle nous sommes ramenés, il reste à engager la tête dans le bassin mou, en tirant à peu près horizontalement, à lui faire creuser et parcourir ce bassin mou, enfin franchir la vulve en relevant progressivement la traction. (V. p. 350 et suiv.)

C. APPLICATION OBLIQUE POSTÉRIEURE GAUCHE

(Sommet en position **occipito**-GAUCHE-*postérieure*, flexion supposée complète.)

La pratique montre qu'en présence d'une position occipito-postérieure oblique qui tarde à entrer en rotation, l'accoucheur doit se comporter comme s'il avait affaire à la position transversale correspondante.

Voici pourquoi : la seule introduction en arrière, dans la concavité sacro-sciatique, de la main qui doit guider la première cuillère, la postérieure, suffit dans l'immense majorité des cas à chasser l'occiput à l'extrémité du diamètre transverse, directement sur le côté. C'est là, ainsi que nous vous l'avons expliqué plus haut (p. 332), un fait des plus heureux.

Sachez-le donc, la position occipito-postérieure-gauche est ordinairement transformée avec facilité en position transversale-gauche par la seule introduction de la première main-guide. En conséquence, telle sera votre pratique : comptant sur l'action rotatrice de votre première main-guide (faute de place ici, voyez à la page 430, de plus amples explications), vous choisirez celle-ci et l'introduirez comme s'il s'agissait d'une position transversale-gauche d'emblée. Pour la position occipito-gauche-postérieure, ce sera donc la main droite qui sera introduite à plat, directement en arrière, etc.

Si la main bien placée ainsi en arrière échouait, quelques-uns seraient tentés de la porter sur le côté et, chemin faisant, d'agir sur l'occiput pour fléchir, derrière l'oreille pour faire tourner (Fig. 314).

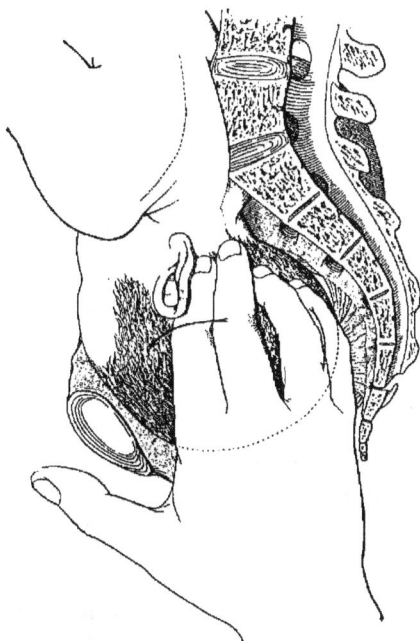

FIGURE **314**. — Ce souvenir d'un enseignement ancien suppose qu'après échec de la main introduite en arrière, celle-ci peut venir sur le côté, caler deux doigts derrière l'oreille pour faire tourner et en laisser deux pour abaisser l'occiput. Voyez les flèches.

Cependant, comme nous devons supposer une résistance possible, nous allons exposer la manière d'appliquer le forceps à une tête en position postérieure-gauche persistante et résistante, d'après la méthode jusqu'ici classique qui consiste à tourner la concavité pelvienne du forceps vers le front qui, dans le cas actuel, regarde à droite en avant (Fig. 315, p. 389).

La tête supposée fléchie est plus ou moins profondément descendue dans l'excavation pelvienne, ordinairement près du détroit inférieur ; mais

elle n'y est pas engagée. L'occiput est en arrière et à gauche, dans l'intervalle sacro-sciatique ; le front en avant et à droite, dans la direction de
l'éminence ilio-pectinée. C'est dire que le diamètre oblique droit de l'excavation, suivant lequel vous sentez la suture sagittale, est occupé par le
diamètre sous-occipito-bregmatique, et l'oblique gauche par le bi-pariétal,
diamètre d'application des cuillères.

A l'extrémité postérieure de ce diamètre oblique gauche, c'est-à-dire
à droite entre le coccyx et l'ischion, un large vide existe où la main s'introduit facilement, sent l'oreille postérieure (la gauche), repère de certitude
pour l'application de la cuillère postérieure. L'oreille antérieure est en
avant et à gauche.

En écartant les lèvres de la vulve, c'est le pariétal obliquement orienté
en avant et à gauche, le droit, qui apparaît ; tandis que le pariétal postérieur, obliquement orienté en sens contraire et auquel il va falloir appliquer la première cuillère, est profondément enfoui dans la concavité
sacro-sciatique devant laquelle il remonte jusqu'à peu de distance du
détroit supérieur.

1° *Vous devez, comme dans les cas précédents, prendre la tête en long
et par les côtés.*

Par conséquent : cuillère en arrière à droite, cuillère en avant à gauche.

2° *Vous ne pouvez, comme toujours, introduire le forceps qu'en dirigeant sa concavité dite pelvienne vers l'arc antérieur du bassin.*

Par conséquent, vous tournerez cette concavité en avant et à droite,
comme le front, et vous ne songerez pas à l'impossible, à la tourner en
arrière et à gauche comme l'occiput....

Aidé de la fig. 315, suivez les conséquences de cette prise nouvelle au
moment d'exécuter la rotation qui doit amener la suture sagittale dans
le diamètre antéro-postérieur. Trois partis se présenteront à vous :

1° *Parti de la petite rotation.* — Par une faible rotation de 45°, faire
avancer le front sous la symphyse et porter l'occiput directement en arrière,
ce qui placera bien la concavité du forceps dans le bassin pour le dégagement en position **occipito**-SACRÉE, que nous avons décrit et figuré
(pages 357 et suiv.).

2° *Parti de la grande rotation.* — Par une grande rotation, trois fois 45°,
faire reculer le front pour le porter directement en arrière et avancer

l'occiput sous la symphyse, ce qui placera bien la tête dans le bassin pour le dégagement en position **occipito**-ᴘᴜʙɪᴇɴɴᴇ, mais mettra le forceps à l'envers, concavité face au coccyx. (V. fig. 320 à 323, p. 398 et 399.)

3° *Parti de la grande rotation interrompue pour un changement de prise.* — Enfin, commencer par forcer la tête à se mettre en position *transversale*-**occipito**-ɢᴀᴜᴄʜᴇ, en faisant reculer le front et avancer l'occiput de 45°, plus si l'on peut. Puis, une fois cette transformation obtenue et reconnue durable, ôter le forceps dont la concavité comme le front regardait à droite, et le réappliquer dans le sens contraire, concavité tournée à gauche comme l'occiput, ce que vous venez d'apprendre à faire. Achever alors la rotation qui placera la tête et le forceps également bien dans le bassin, pour le dégagement en position **occipito**-ᴘᴜʙɪᴇɴɴᴇ.

Donc, quoi que vous ayez résolu de faire pour terminer, vous avez à prendre la tête en long, par ses côtés, concavité du forceps tournée comme le front, en avant et à droite.

Sur la figure 315, voyez le manche de la branche droite, le plus haut tenu par votre main droite, porter sa cuillère, la plus bas située, à droite (de la mère) et en arrière, pour embrasser le pariétal postérieur; et le manche de la branche gauche, le plus bas tenu par votre gauche, diriger sa cuillère à gauche et en avant pour aller, derrière l'éminence ilio-pectinée gauche, embrasser le pariétal antérieur.

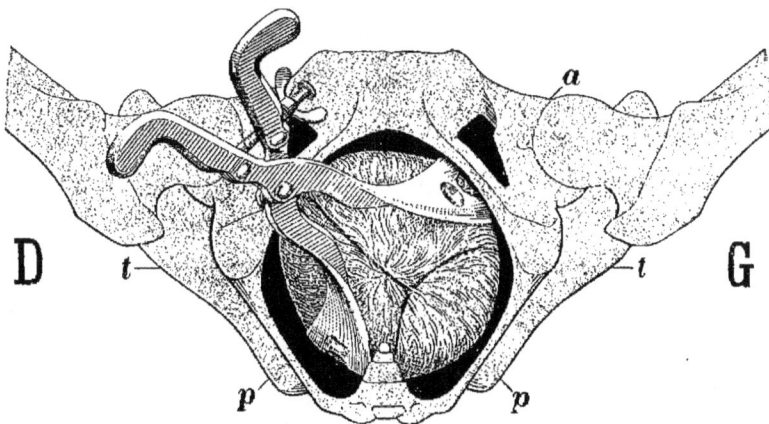

FIGURE **315**. — Sommet au détroit inférieur, en pos. **O-G-**p, avec forceps régulièrement appliqué sur les lignes pariéto-malaires, mais concavité en avant à droite, comme le front. La cuillère droite étant la postérieure, c'est elle qu'il faudra introduire la première; la gauche, celle qui porte le pivot, viendra ensuite croiser d'abord par-dessus. Aussi faudra-t-il décroiser pour arriver à articuler et à réaliser ce que représente la figure : pivot en dessous, encoche en dessus.

Sachant cela, *posez* votre forceps à l'extérieur et tenu des deux mains, dans l'attitude qu'il aura quand la tête y sera prise convenablement.

Sans quitter cette attitude que vous simulez, ou sans en perdre de vue l'image (non plus que celle de la tête que vous pouvez évoquer telle que le diagnostic vous l'a montrée), songez aux deux règles générales :

Première règle générale. — *Il faut introduire première la cuillère qui sera postérieure afin d'avoir toute facilité pour la bien placer, car de son placement dépend le succès de l'opération.*

C'est la cuillère droite dans le cas présent, **o**-G-*p* ; quelques-uns disent **fronto**-droite-*antérieure*, c'est tout un.

Deuxième règle générale. — *La cuillère introduite deuxième, ne pouvant l'être que par-dessus la première, envoie nécessairement son manche croiser* **sur** *celui de la première.*

Dans le cas présent, **o**-G-*p* (il en sera de même quand nous trouverons l'occiput où ici est le front, dans la position **occipito**-droite-*antérieure*), la cuillère introduite deuxième est la gauche, qui porte le pivot : croisant **sur** la première, la droite, la femelle, elle ne vient pas offrir son pivot à l'encoche de celle-ci (V. fig. 317). Pour que l'articulation devienne possible, *décroiser* les manches, pour les recroiser ensuite en les faisant passer l'un par-dessus l'autre, est une nécessité.

Donc la branche droite, à encoche, tenue de la main droite, sera la première introduite, précédée et guidée par la main gauche, et se trouvera d'emblée bien placée à droite et en arrière. Cela fait, la branche gauche, à pivot, destinée à venir à gauche en avant, à l'opposite de la première, sera introduite sur la main droite-guide là où il est possible de le faire, c'est-à-dire à gauche en arrière, au droit même de l'occiput.

Par un mouvement de Mme Lachapelle étendu à deux fois 45°, elle sera ensuite amenée en sa position définitive, gauche-antérieure, en passant par la position transversale. A la fin, elle qui porte le pivot croisera sur la première : il faudra donc décroiser et recroiser pour articuler.

Tel est le programme de la répétition que vous avez à simuler d'abord à l'extérieur : les maîtres ne dédaignent pas de faire ce simulacre.

Séparez et déposez les branches du forceps, cuillères graissées sur leur convexité seulement, à votre portée, sur une serviette chaude imbibée de liquide antiseptique suivant les préceptes usuels.

APPLICATION PROPREMENT DITE DU FORCEPS

PREMIÈRE BRANCHE, BRANCHE DROITE, A ENCOCHE — GUIDÉE PAR LA MAIN GAUCHE
TENUE PAR LA MAIN DROITE

Introduction de la main-guide. — Introduisez à la manière ordinaire la main gauche, puisque la première cuillère, la postérieure, qu'il s'agit de guider est la droite, à encoche. Pour gagner l'oreille qui est à la fois latérale et postérieure, portez la main (pouce compris) entre le coccyx et l'ischion droit, en arrière et à droite.

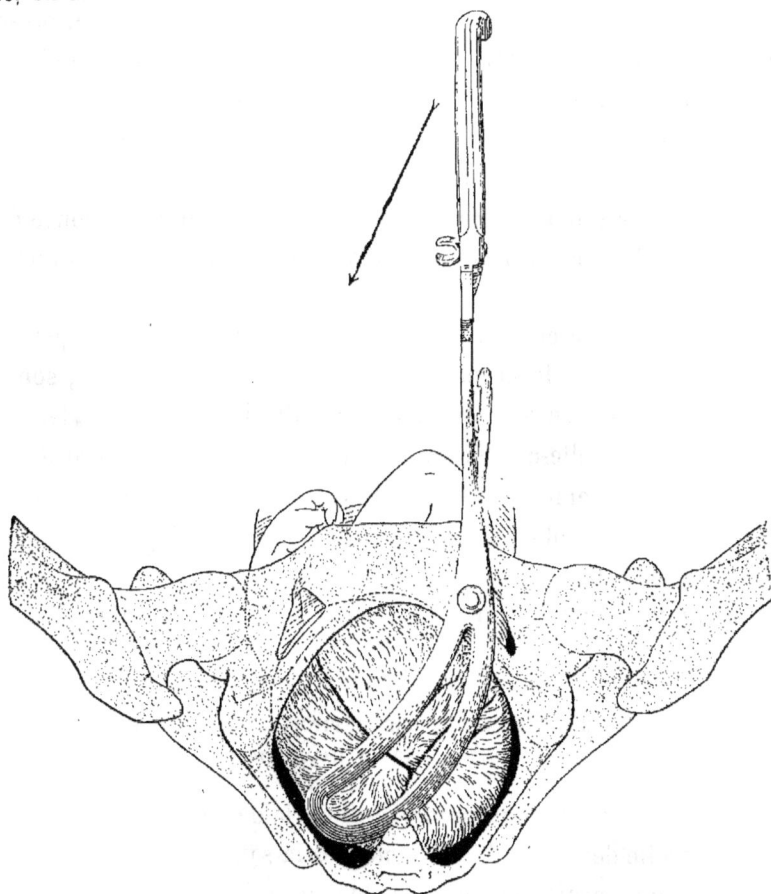

FIGURE 316. — Sommet au détroit inférieur en pos. O-G-*p*. — Présentation de la première cuillère, la postérieure, la droite (encoche); manche dressé un peu à gauche du plan médian. La cuillère pénétrera bien en arrière à droite, d'emblée bien placée, si l'on abaisse le crochet suivant l'obliquité de la flèche parallèle au méridien d'application.

Quand toute la main est introduite, que la vulve embrasse le poignet, vous avez dépassé le col de l'utérus et vous cherchez, trouvez et examinez facilement l'oreille, devant laquelle la cuillère doit venir et monter, plus haut que le lobule, pour encadrer l'os malaire dans l'œillet de son bec.

Pour être bien placée, la main-guide doit avoir l'oreille sous le petit doigt et l'annulaire, le bout de ce doigt-ci dépassant le lobule en hauteur. Cela étant, vos autres doigts, appliqués à la tempe fœtale, couvrent la ligne pariéto-malaire, ligne d'application, guident bien la cuillère et protègent efficacement le canal maternel.

Présentation, introduction et placement de la cuillère. — Alors, seulement alors que votre main gauche-guide est bien placée, présentez et introduisez la cuillère droite : cuillère dans l'axe de la main-guide, manche dressé au début, main du crochet abaissée obliquement pour descendre en dehors de votre avant-bras gauche. C'est la répétition de ce que vous avez fait pour introduire deuxième cette même cuillère droite dans les applications précédentes. Mais ici, la cuillère introduite se trouve d'emblée à la bonne place. Retirez la main-guide et laissez reposer la branche droite sur la fourchette.

Le manche de la cuillère droite bien placée (fig. 317) est à peine relevé, presque horizontal, légèrement dévié à droite de la femme; son crochet qui, perpendiculaire à la surface prenante de la cuillère, témoigne de l'orientation de celle-ci, s'élève en haut et à gauche. Cette attitude serait évidemment la même, sauf un peu plus d'élévation du manche, si l'occiput était en avant à la place du front et *vice versa*, ainsi que le montrera plus loin la fig. 330, p. 406.

Confiez le manche à un aide agenouillé à votre droite, pour qu'il le maintienne immobile.

DEUXIÈME BRANCHE, BRANCHE GAUCHE, A PIVOT — GUIDÉE PAR LA MAIN DROITE
TENUE PAR LA MAIN GAUCHE

Introduction de la main-guide. — Pour la deuxième cuillère, la gauche, la main droite devient guide. Introduisez-la sans le pouce, à gauche et en arrière, le plus profondément possible, jusqu'à ce que la commissure du pouce et de l'index vous arrête; ainsi vous dépasserez le col de l'utérus.

Chemin faisant, vous aurez pu sentir à nu un bout de suture sagittale et

la fontanelle postérieure ; finalement vous empaumerez l'occiput, vos
doigts allant jusqu'à la nuque.

Présentation, introduction et placement de la cuillère. — Sur cette main
droite-guide bien introduite et sachant où elle est, dans son axe, engagez
et conduisez la cuillère.

Que la main du crochet qui vient de haut commence à s'abaisser obliquement comme pour aboutir en dehors de votre avant-bras droit. Ne
comptez pas sur une pénétration profonde de la cuillère, car le bec
atteindra la nuque assez tôt, ce que vous reconnaîtrez à la résistance
éprouvée et surtout aux indications de la main-guide.

La pénétration possible et nécessaire étant réalisée, songez à amener la
cuillère d'abord de côté, sur la région mastoïdienne, puis plus en avant,
par-dessus l'oreille. L'interstice dans lequel elle va cheminer est étroit : la
main-guide ne saurait l'y conduire sans violenter la tête et risquer de la
faire tourner devant elle, de déplacer la première cuillère, de mal placer la

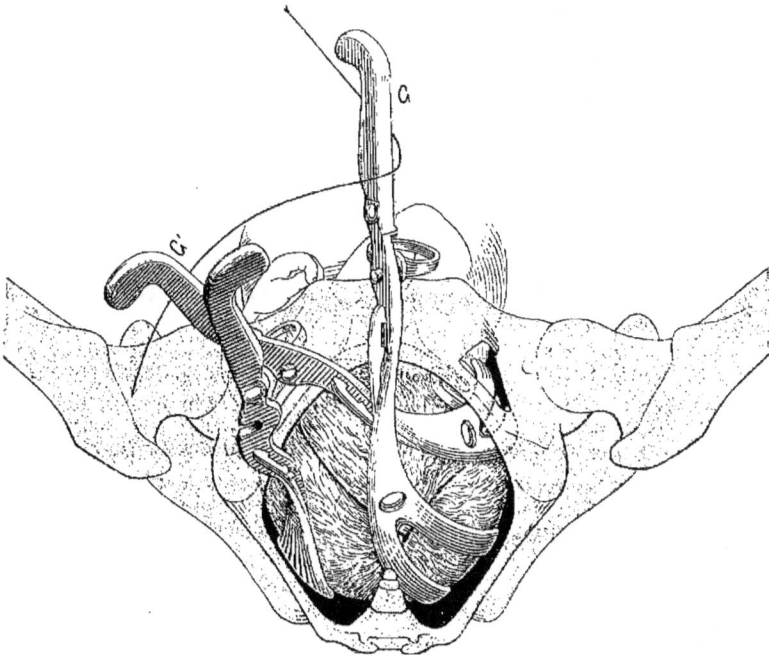

FIGURE 317. — Sommet au détroit inférieur, en pos. **O-G-***p*. Introduction et placement de la seconde
cuillère, la gauche (pivot). Elle pénètre en arrière à gauche, par l'abaissement oblique du manche ;
puis quittant l'occiput, elle sautera l'oreille et gagnera la joue, en avant à gauche, par la translation,
la torsion et l'abaissement du crochet, de G en G' et au delà. Constatez que le pivot croisera sur
l'encoche et que l'articulation ne sera possible qu'après décroisement.

seconde. Seule même, celle-ci n'y glissera facilement qu'en restant appliquée au mieux à la surface convexe du globe céphalique.

Il faut, comme toujours, dans ce mouvement de Mme Lachapelle, savoir ce que l'on doit faire et le faire d'une main légère et docile.

Pour provoquer le glissement nécessaire qui doit amener la cuillère de la position d'introduction, gauche-postérieure, à la position d'application, gauche-antérieure, agissez (Fig. 317) avec la poignée.

Celle-ci est encore élevée au-dessus de l'horizon, le crochet G regarde obliquement en l'air et à droite comme la face prenante de la cuillère. Quand la pénétration est suffisante (elle ne l'est pas tout à fait sur la fig. 317 G), le manche est peu éloigné et à gauche du plan médian.

Alors, vous *abaissez* le crochet, le *déjetez* vers la droite de la mère et le *tordez* pour rendre sa direction d'abord transversale : la cuillère passe sur le côté, première étape.

Poussant toujours pour favoriser la pénétration, vous continuez à *abaisser* le crochet considérablement et à le *tordre* de nouveau de 45° pour le diriger G' obliquement en bas et à droite : la cuillère saute l'oreille et passe sur la ligne pariéto-malaire, au droit de l'éminence ilio-pectinée, deuxième et dernière étape.

Le manche, encore plus abaissé que sur la fig. 317, sera venu, lui qui porte le pivot, croiser sur la première branche appliquée : il va falloir décroiser.

ARTICULATION DES BRANCHES

Il faut, pour que l'articulation devienne possible, décroiser les manches puis les recroiser, de manière que la branche à encoche soit sur la branche à pivot.

Cette manœuvre demande à la vulve des primipares quelque complaisance ; elle sera faite avec lenteur et douceur. On s'appliquera d'autre part à remuer le moins possible la branche postérieure, première placée et par conséquent appliquée dans les meilleures conditions pour l'être bien.

C'est donc le manche à pivot que l'on fera tourner autour du manche à encoche jusqu'à ce qu'il soit croisé dessous.

Ce qu'il faut en somme, c'est décroiser les manches en les écartant le moins possible, en les maintenant en contact ; la rencontre des crochets est facile à éviter, mais la hauteur du pivot est un obstacle qu'on ne saurait atténuer.

L'on opère tenant les crochets du bout des doigts : il faut changer de prise une ou deux fois, deux fois si l'on saisit d'abord de la main gauche le crochet gauche et de la droite le crochet droit.

Dans cette dernière hypothèse, voici d'abord le premier des changements de prise : la main gauche ayant porté le manche gauche au-dessus et à droite du manche droit, prend aussi ce dernier; la main droite, devenue libre; s'empare du manche gauche qu'elle fait passer par-dessous le manche droit resté seul à peu près immobile dans la main gauche. Par un deuxième changement, la main droite redonne le manche gauche à la main gauche et reprend le manche droit pour articuler. Le décroisement est figuré par une flèche, p. 425 et 462, allez-y voir et vous comprendrez mieux.

Après le recroisement, l'articulation est facile si la prise est bonne. Sinon, vous savez ce que vous avez à faire : recommencer l'opération plutôt que de mettre de la force pour appliquer l'une à l'autre les entablures.

Sachant que, dans les positions postérieures, la flexion est ordinairement incomplète, vous avez dû déprimer la fourchette en arrière et à gauche tant avec les mains qu'avec les pédicules des cuillères afin de saisir la tête en long. Il en résulte qu'après l'application, les manches restent moins relevés que dans la position comparable occipito-droite-antérieure.

VÉRIFICATION

L'articulation faite, constatez que, comme le front, les manches se dirigent à droite en avant (fig. 318); cette direction indique que, si la prise est bonne, la rotation de la tête n'est pas faite. Vous vous assurez et de la prise et de la position actuelle de la tête en touchant avec l'index droit par-dessous le forceps : la fontanelle postérieure doit être sentie en arrière à gauche, la suture sagittale dans le diamètre oblique aboutissant en avant à droite.

L'attitude des manches du forceps étant ce qu'elle doit être pour la position, soyez sûr que votre application est bonne (Fig. 318).

EXTRACTION

Que vous reste-t-il à faire avec le forceps pour terminer l'accouchement ?

Compléter la descente, provoquer la rotation, tirer la tête à travers le détroit inférieur dans le bassin mou, enfin la dégager hors de la vulve.

   a. *Achèvement de la descente.* — Amenez la tête jusque sur le plan-

cher du bassin, si elle n'y était déjà ; et si elle y était, ce que nous avons
supposé, appuyez-la par des tractions, sur l'entrée du détroit, jusqu'à ce
que vous en sentiez la résistance et que vous voyiez bomber le périnée
postérieur, la région ano-coccygienne.

b. Rotation. — Si, en achevant la descente et en appuyant la tête au
détroit inférieur à l'aide du tracteur Tarnier qui laisse la tête et le forceps
libres, vous voyez les crochets vous indiquer que la rotation s'amorce en
avant ou en arrière, vous devez obéir.

S'il n'en est rien, si l'instrument employé ne l'a pas permis, ou si la
tête est restée indifférente, choisissez d'abord l'un des trois partis indiqués
plus haut (p. 388).

Quoi que vous décidiez, vous devez toujours soutenir la traction pendant
l'exécution de la rotation.

1° *Parti de la petite rotation.* — Voulez-vous, au risque léger de porter
l'occiput directement en arrière et de dégager la tête en **occipito**-SACRÉE,
bien placer la concavité du forceps dans le bassin ? Provoquez une rotation
de 45° qui amène le front en avant au droit de la symphyse. La cuillère
gauche ira directement à gauche, et son manche à droite ; la cuillère droite
viendra directement à droite, et son manche à gauche : les crochets seront
transversalement dirigés ; la figure 318 sera devenue figure 319.

Ce mouvement de rotation des cuillères et par conséquent de la tête
qu'elles enserrent s'obtient, vous devez le savoir, en imprimant à l'extrémité des manches, aux crochets, et simplement du bout des doigts, un
mouvement infundibuliforme autour de l'axe longitudinal de la tête
confondu avec celui des cuillères.

Dans le cas présent, position **occipito**-GAUCHE-*postérieure* (ou mieux
fronto-droite-antérieure), les manches, partant de l'attitude droite-antérieure (Fig. 318), décrivent comme le front un arc ascendant de 45° et
s'arrêtent à cheval sur le plan médian en attitude pubienne correspondant
à la position fronto-pubienne qu'a prise la tête (Fig. 319). La position
est devenue **occipito**-SACRÉE.

Pour l'extraction, vous continueriez comme il est indiqué page 357 et
comme l'ont montré les figures 291 à 295.

2° *Parti de la grande rotation.* — Voulez-vous, au risque de mettre le forceps à l'envers dans le bassin, concavité face au coccyx, amener la nuque derrière les pubis, l'occiput sous la symphyse?

Imprimez au forceps un grand mouvement de rotation triple et inverse du précédent. Agissez avec grande douceur pour ne pas blesser les parois maternelles. Mais sachez que le cou du fœtus, même en supposant que les épaules et le tronc ne suivent pas du tout la rotation céphalique, peut subir une telle torsion sans inconvénients.

Comme d'habitude, vous obtiendrez le résultat désiré, en imprimant à

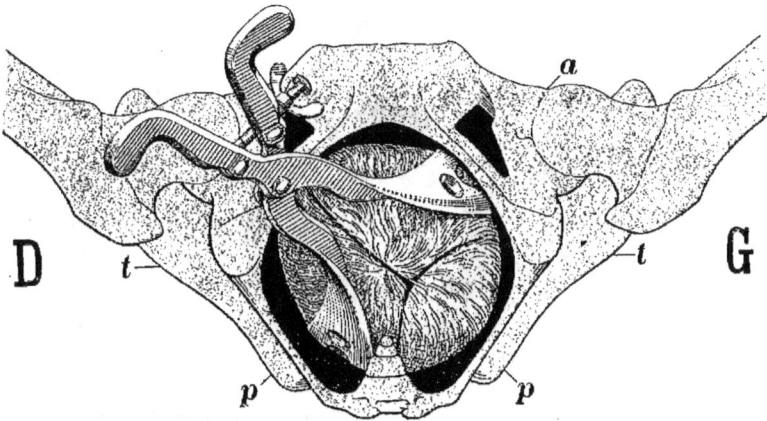

FIGURE 318. — Sommet au détroit inférieur, en position O-G-p. Le forceps est appliqué, articulé, serré. Pour conduire l'occiput directement en arrière, il va suffire de porter les manches du forceps directement en avant.

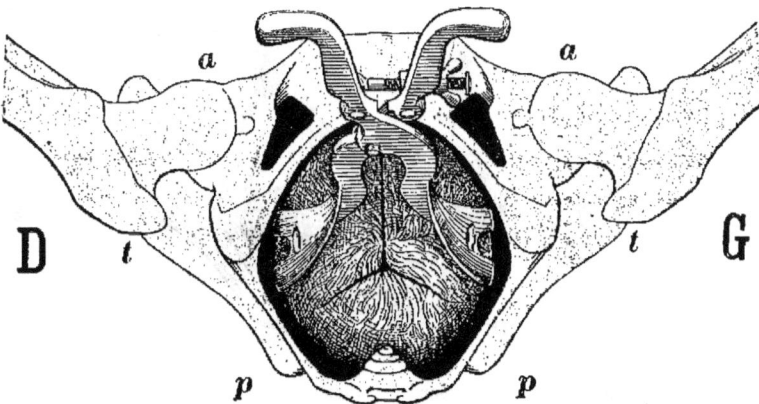

FIGURE 319. — Sommet au détroit inférieur, en position occipito-sacrée ou postérieure directe, acquise après une petite rotation de 45° imposée à la tête saisie en sa position primitive (fig. 318) occipito-gauche-postérieure.

l'extrémité des manches, aux crochets, et simplement avec deux doigts, une circumduction descendante de trois fois 45° autour de l'axe longitudinal de la tête confondu avec celui des cuillères.

La position deviendra **occipito**-pubienne (bonne pour la tête) avec attitude renversée du forceps. L'extraction, dans ces conditions, sera décrite plus loin, p. 402 et 403. (V. aussi fig. 357 à 360 p. 442 et 443.)

Auparavant, vous avez trois étapes à faire. Mener le front et par conséquent le forceps de fig. 320 en fig. 321 attitude transversale-droite ; puis

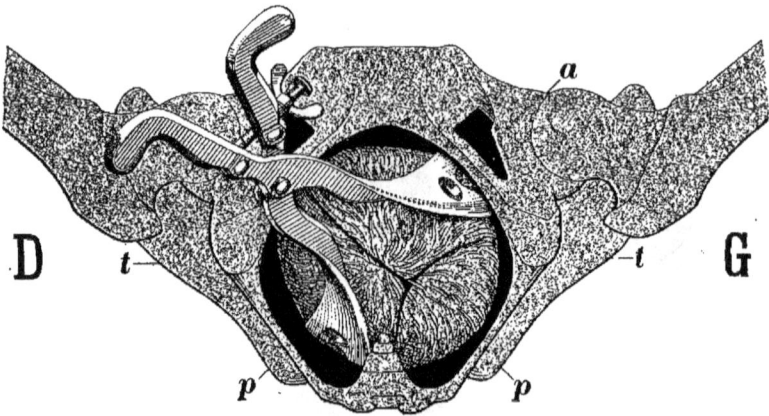

FIGURE **320**. — Sommet au détroit inférieur en position **O-G-**p. Point de départ pour la grande rotation de trois fois 45° qui conduira l'occiput directement en avant et le forceps directement en arrière.

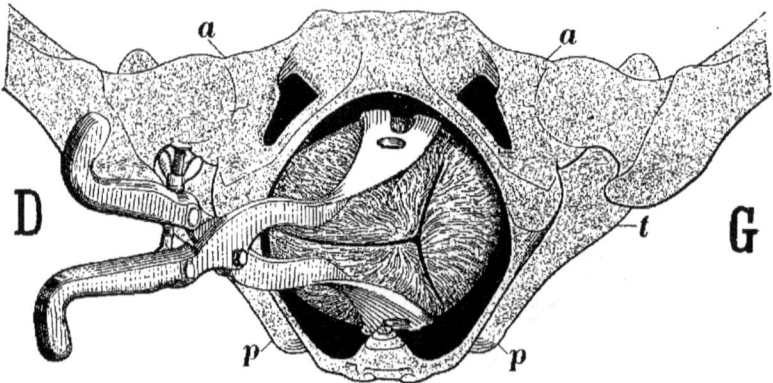

FIGURE **321**. — Sommet au détroit inférieur en position acquise **O-G-**t ; première étape de la grande rotation de trois fois 45° qui doit amener l'occiput de la position primitive **O-G-**p, où il a été saisi, en position antérieure directe réalisée plus loin.

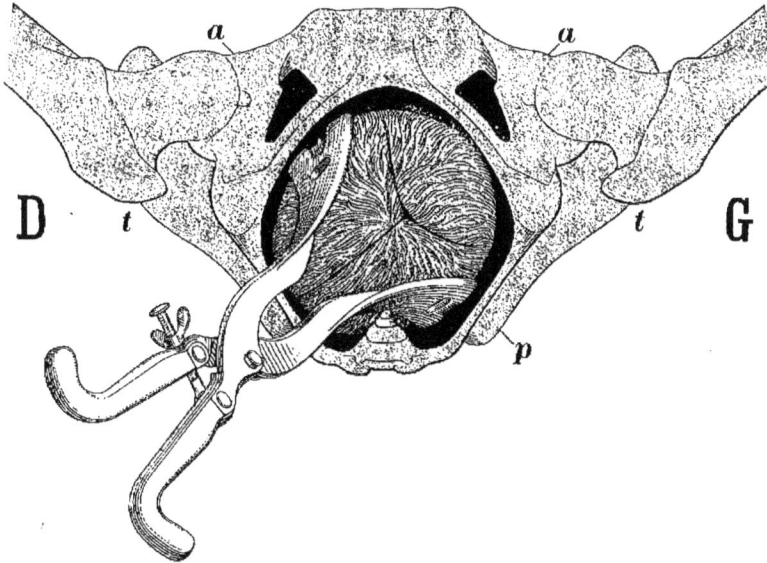

FIGURE **322**. — Sommet au détroit inférieur en pos. acquise **O**-G-a ; deuxième étape de la grande rotation de trois fois 45° transformant la pos. primitive **O**-G-p en pos. antérieure directe.

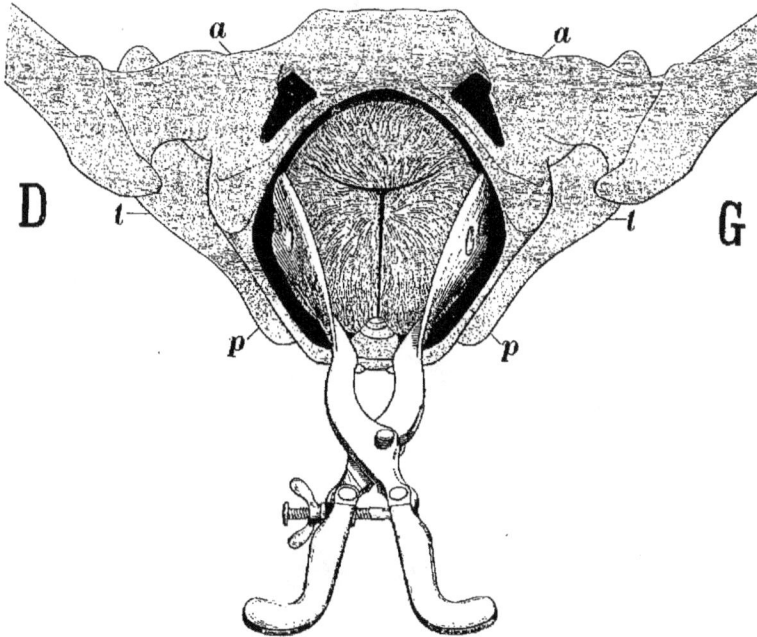

FIGURE **323**. — Pos. acquise directe antérieure, pos. de dégagement; troisième et dernière étape de la transformation par rotation, de la pos. initiale **O**-G-p. Forceps à l'envers.

en attitude post. droite (Fig. 322), enfin en attitude post. directe (Fig. 323).

Dès la première étape (attitude transversale), la cuillère gauche sera venue sous la symphyse, prête à s'avancer dans la moitié droite du bassin, et la cuillère droite devant le coccyx, prête à reculer dans la moitié gauche du bassin (Fig. 321). Le forceps va se renverser. Il l'est à moitié à la deuxième étape lorsque les manches, obliques en bas, sont en attitude droite-postérieure (Fig. 322), et tout à fait, lorsqu'à la fin ils pendent devant le coccyx (Fig. 323).

3° *Grande rotation interrompue par un changement de prise.*

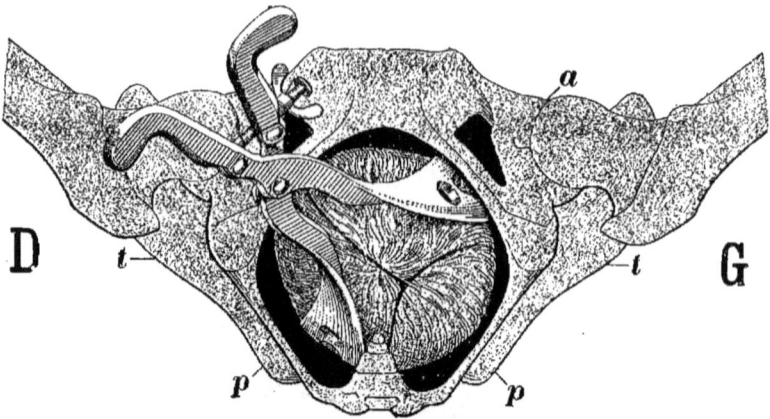

FIGURE 324. — Sommet au détroit inférieur, en pos. O-G-*p*. Point de départ pour la rotation de 45°
qui va mener l'occiput en pos. transv. d'où repris par le forceps réappliqué il sera tourné en avant.

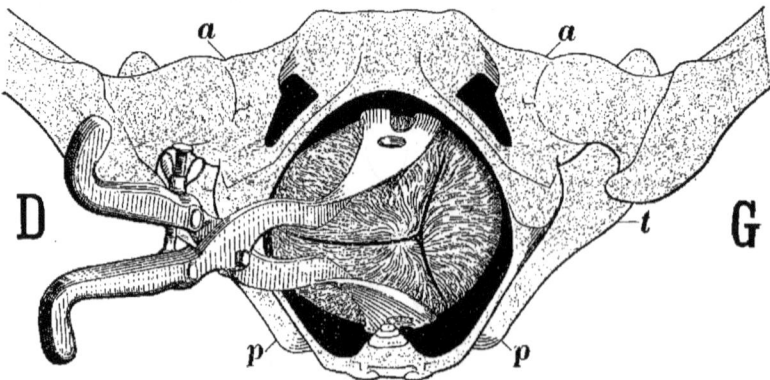

FIGURE 325. — Sommet au détroit inférieur en pos. acquise O-G-*t* résultant de la rotation de 45°
imposée à la tête saisie en sa position primitive O-G-*p*. Un changement de prise est devenu possible.

Craignez-vous, quoique faisable, l'extraction avec un forceps renversé?

Commencez la précédente grande rotation et poussez-la jusqu'à la première étape, au moment où le front et le forceps sont en attitude *transversale* fronto-droite ou **occipito**-GAUCHE : de Fig. 324 faites Fig. 325.

Cette position conquise est justiciable d'une application régulière, concavité pelvienne du forceps tournée comme l'occiput. Enlevez donc votre forceps et faites cette application régulière que représente la figure 326.

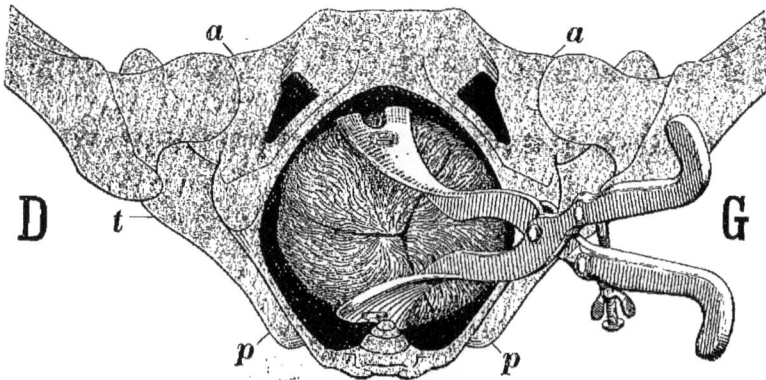

FIGURE **326**. — Sommet au détroit inférieur en position acquise O-G-*t*, comme sur la figure précédente. Mais ici le forceps, ayant été enlevé et réappliqué, a sa courbure dite pelvienne, sa concavité, tournée à gauche comme l'occiput.

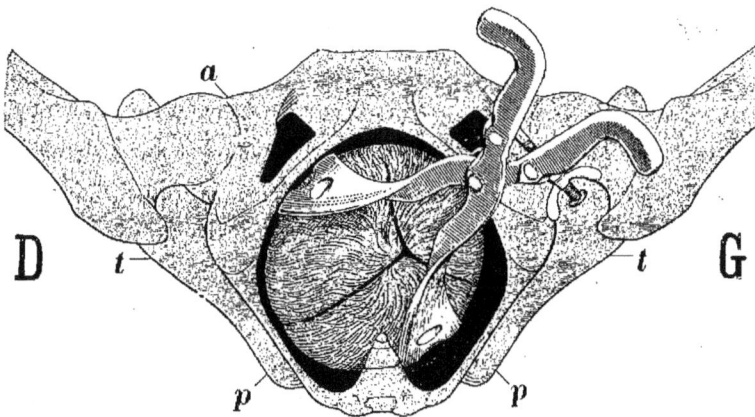

FIGURE **327**. — Sommet au détroit inférieur en position acquise O-G-*a* obtenue par transformation successive de la position initiale O-G-*p* en position O-G-*t* avec la première prise du forceps, et de la position acquise O-G-*t* en position O-G-*a*, après réapplication du forceps.

Pour reprendre correctement cette tête amenée en position transversale, nous vous renvoyons aux pages 374 et suivantes.

La suite naturelle de cette réapplication est l'achèvement de la rotation, deux fois 45° (Fig. 327 et 328), qui, portant le front devant le coccyx, amènera l'occiput sous la symphyse des pubis, avec un forceps bien placé pour terminer au mieux.

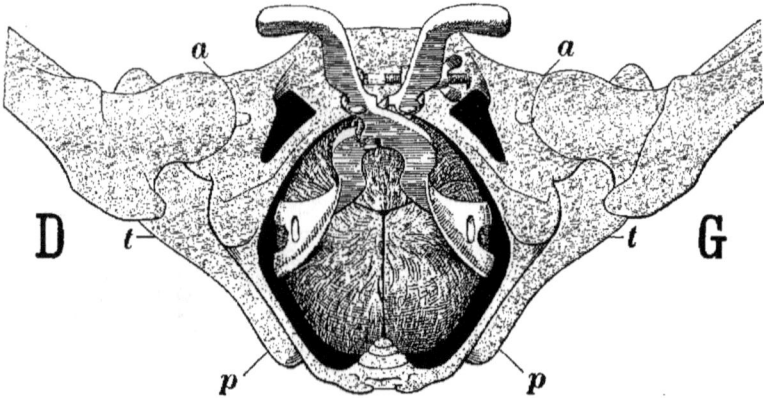

FIGURE **328**. — Sommet au détroit inférieur en position de dégagement directe antérieure, le forceps ayant sa concavité bien tournée, en avant, comme l'occiput ; troisième et dernière étape de la grande rotation avec reprise, imposée à la position primitive o-G-*p*.

c. et d. Engagement dans le bassin mou et dégagement hors de la vulve. — Après la petite rotation qui amène le front en avant, l'occiput en arrière, forceps bien placé relativement au bassin, l'on continue pour opérer l'extraction comme dans la position occipito-sacrée primitive, ce qui est indiqué et représenté pages 357 et suiv. (fig. 291 à 295).

Après la grande rotation, interrompue par une réapplication qui place également bien et l'occiput et le forceps, l'on se trouve ramené à l'occipito-pubienne. (V. page 350.)

Ce n'est qu'après la grande rotation sans reprise, qu'ayant amené l'occiput en avant et renversé le forceps, l'on se trouve dans des conditions particulières pour terminer l'accouchement. Le forceps est donc à l'envers ; sa concavité regarde, comme le front, le sacrum ; ses manches ne sont pas presque horizontaux mais pendent vers le sol. (Fig. 323, page 399.)

Pour engager la tête dans le bassin mou avec le forceps ainsi placé, il vous faut d'abord bien tirer en bas afin d'engager complètement, jusqu'à la nuque, l'occiput sous la symphyse.

Pendant les tractions horizontales nécessaires au passage du détroit inférieur, les manches doivent rester angulairement inclinés au-dessous de l'horizon. L'on craindra de les relever trop tôt; cependant, il est nécessaire de suivre la déflexion progressive et naturelle de la tête, dans son parcours à travers le bassin mou et la vulve. L'on craindra surtout de les relever trop et à la faveur d'une constriction insuffisante, de déplacer les becs qui, à la manière de deux coutres de charrue, creuseraient deux sillons sanglants dans la paroi postéro-inférieure du canal maternel.

Même pos. du Sommet, **occip.**-GAUCHE-*postérieure*, flexion insuffisante ou nulle.

Jusqu'ici, nous avons supposé la tête fléchie et, par conséquent, facile à saisir d'emblée par les bosses pariétales et les pommettes.

Mais quand, par hasard, un cas d'application de forceps sur une tête immobilisée en position oblique postérieure se présente, l'on doit s'attendre à trouver la tête incomplètement ou nullement fléchie. Alors, par le toucher, l'on arrive aisément à sentir la grande fontanelle, le bregma, qui, lorsque la tête est bien fléchie, est inaccessible et haut, au droit de la branche descendante du pubis.

Dans ces conditions, si la main ne réussit à provoquer ni la rotation ni même la flexion, il faut d'abord réaliser celle-ci par une première application n'ayant pas d'autre but. La fig. 329, empruntée au chap. VI, montre comment on y réussira en saisissant l'arrière-tête par le diamètre bimastoïdien.

Cette prise s'obtient en introduisant les mains-guides et les cuillères dans l'ordre et de la manière qui viennent d'être indiqués. Les oreilles, particulièrement la postérieure, restent les repères de certitude. Le bec s'applique derrière, encadrant l'apophyse mastoïde, aplatissant le bord postérieur du pavillon et ne remontant pas plus haut que le lobule. La traction sur le forceps opère d'abord la flexion et ensuite le dérapement de l'instrument qu'il faut avoir soin d'enlever avant qu'il n'ait lâché, aussitôt qu'il a produit l'effet demandé. Cet effet, la flexion, permet alors de réappliquer l'instrument dans les conditions où nous étions placés tout à l'heure.

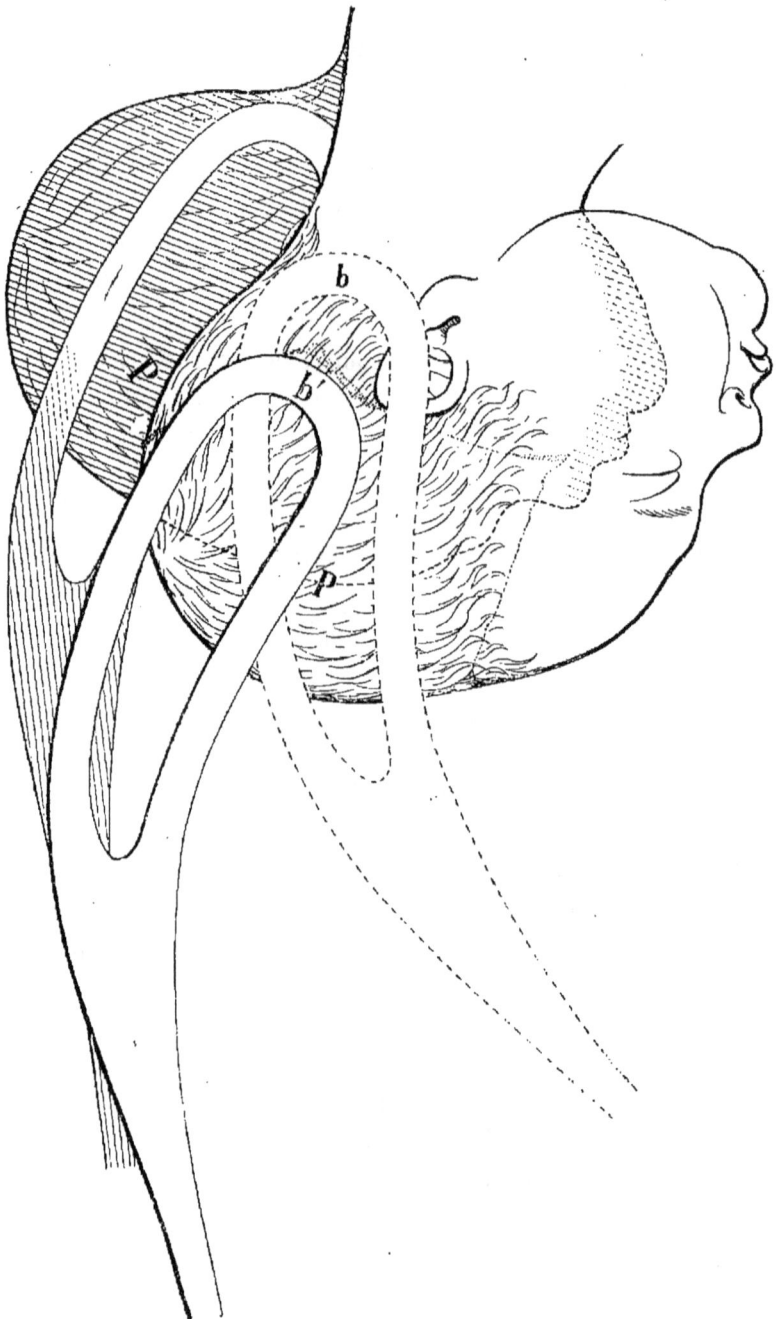

FIGURE 329. — La tête prise non fléchie (tête grise), derrière les oreilles. La traction produit un peu de flexion (tête blanche); tant mieux si c'est assez, car alors les becs glissent de *b* et dérapent en *b'*.

APPLICATIONS OBLIQUES ET TRANSVERSALE

L'OCCIPUT ÉTANT DANS LA MOITIÉ DROITE DU BASSIN

A. APPLICATION OBLIQUE ANTÉRIEURE DROITE

(Sommet dans l'excavation, près du détroit inférieur, en position
occipito-DROITE-*antérieure*.)

La tête fléchie est plus ou moins profondément descendue dans l'excavation pelvienne ; elle est ordinairement au détroit inférieur, mais non engagée dedans, ni prête à s'y engager, car la rotation n'est pas faite.

L'occiput est en avant et à droite, dans la direction indiquée par l'éminence ilio-pectinée ; le bregma est en arrière et à gauche. C'est dire que le diamètre oblique droit de l'excavation est occupé par le diamètre sous-occipito-bregmatique de la tête, et l'oblique gauche par le bipariétal.

Les oreilles, repères de certitude, que l'on arrive à sentir, la postérieure facilement, sont précisément tournées comme les extrémités de ce diamètre oblique gauche, elles vous indiquent que les bosses pariétales et les joues, que vous devez embrasser dans les fenêtres de l'instrument, sont également tournées : celles d'un côté à droite et en arrière ; celles de l'autre côté à gauche et en avant, vers l'éminence ilio-pectinée gauche, derrière la branche horizontale du pubis gauche.

La tête n'ayant pas encore tourné ni cherché sa voie en avant, le centre de son pôle descendant est en arrière, vers le coccyx. Et si on peut la voir en écartant les lèvres de la vulve, on aperçoit obliquement orienté le pariétal antérieur (le gauche dans cette position **occipito**-DROITE-*antérieure*), tandis que le pariétal postérieur, auquel il va falloir appliquer la première cuillère, est profondément enfoui dans la concavité sacro-sciatique, devant laquelle il remonte jusqu'à peu de distance du détroit supérieur.

Dès à présent, vous devez avoir été frappé des analogies qu'il y a entre la position DROITE-*antérieure* et la GAUCHE-*postérieure* à laquelle vous venez d'apprendre à appliquer le forceps. La seule différence, capitale il est vrai, est dans la direction de l'occiput en avant qui simplifie la rotation et permet de bien placer d'emblée la concavité du forceps. Le reste, cuillère droite première, en arrière, nécessité du décroisement, se ressemble.

Et pourtant nous allons vous demander de raisonner avec nous et de vous figurer toutes les phases de l'application du forceps à la position droite antérieure, comme si vous ne connaissiez rien d'analogue. On ne devient familier avec le forceps qu'après en avoir répété maintes fois l'application à tous les cas possibles. Et ce n'est pas trop d'un guide écrit et figuré pour la première répétition avec le matériel indispensable : forceps, tête, bassin.

L'on n'imagine pas qu'un praticien faisant des accouchements puisse ne pas posséder dans le bas de sa bibliothèque, les squelettes d'un bassin et d'une tête de fœtus pour les regarder et les manier de temps en temps.

Ici, vous prenez la tête en long, par les côtés, la concavité du forceps tournée vers la nuque qui va être amenée sur la ligne médiane.

La nuque est en avant et à droite; le grand axe de la tête est encore dans l'axe de l'excavation ; par conséquent le pôle descend vers le coccyx. Sachant cela, comme si vous étiez devant un bassin en position obstétricale, *posez* votre forceps à l'extérieur, et tenu des deux mains, dans l'attitude qu'il aura quand la tête y sera prise convenablement (Fig. 330).

La direction antérieure droite de la concavité de l'instrument fait que celui-ci est oblique; que sa branche droite, la plus haut tenue par votre main droite, aura sa cuillère, la plus bas située, à droite et en arrière ; que sa branche gauche, la plus bas tenue par votre gauche, portera sa cuillère à gauche et en avant, derrière l'éminence ilio-pectinée gauche.

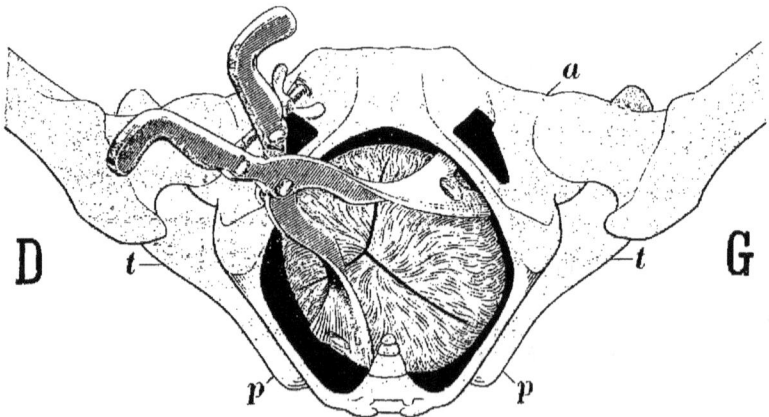

FIGURE 330. — Sommet au détroit inférieur en position **occipito-DROITE-**antérieure, **O-D-**a, portant le forceps régulièrement appliqué : concavité pelvienne en avant comme l'occiput, la branche droite (encoche) à droite en arrière, la branche gauche (pivot) à gauche en avant. Celle-ci étant antérieure a dû être introduite la deuxième et, par conséquent, venir d'abord croiser sur la première : l'articulation n'a donc été possible qu'après décroisement et recroisement.

PREMIÈRE RÈGLE GÉNÉRALE. — *Il faut introduire première la cuillère qui sera postérieure, afin d'avoir toute facilité pour la bien placer, car de son placement dépend le succès de l'opération.*

C'est la cuillère droite dans le cas présent, **o**-D-*a*.

DEUXIÈME RÈGLE GÉNÉRALE. — *La cuillère introduite deuxième, ne pouvant l'être que par-dessus la première, envoie nécessairement son manche croiser* **sur** *celui de la première.*

Dans le cas présent, **o**-D-*a*., la cuillère introduite deuxième est la gauche qui porte le pivot : croisant **sur** la première, la droite, la femelle, elle ne vient pas offrir son pivot à l'encoche de celle-ci.

Pour que l'articulation devienne possible, *décroiser* les manches pour les recroiser ensuite, en les faisant passer l'un par-dessus l'autre, est une nécessité.

Donc, la branche droite, à encoche, tenue de la main droite, devant placer sa cuillère en arrière, sera la première introduite, précédée et guidée par la main gauche, et se trouvera d'emblée bien placée à droite et en arrière.

Cela fait, la branche gauche, à pivot, destinée à venir à gauche et en avant, à l'opposite de la première, sera introduite sur la main droite-guide, là où il est possible de le faire, c'est-à-dire à gauche et en arrière, au droit même du front. Par un mouvement de Mme Lachapelle étendu à deux fois 45°, elle amènera sa cuillère en sa position définitive gauche-antérieure, en passant par la position transversale. A la fin, elle, qui porte le pivot, croisera sur la première : il faudra donc décroiser et recroiser pour articuler.

Tel est le programme de la répétition à simuler à l'extérieur. Comme d'habitude, séparez et déposez les branches du forceps aseptique, cuillères graissées, à votre portée, sur une serviette imbibée de liquide antiseptique. Rappelez-vous nos instructions sur la toilette de la femme et de vos mains.

APPLICATION PROPREMENT DITE DU FORCEPS

PREMIÈRE BRANCHE, BRANCHE DROITE, A ENCOCHE — GUIDÉE PAR LA MAIN GAUCHE
TENUE PAR LA MAIN DROITE

Introduction de la main-guide. — Introduisez, à la manière ordinaire, la main gauche, puisque la première cuillère, la postérieure, qu'il s'agit de guider, est la droite, à encoche. Procédez comme vous avez maintes fois déjà appris à le faire. Gagnez l'oreille à la fois latérale et postérieure, portez la main (pouce compris) entre le coccyx et l'ischion droit, en arrière et à droite. Fatiguez la vulve avec patience, pour triompher sans douleur et sans danger; rampez à la surface de la partie fœtale chevelue, afin d'en bien reconnaître les caractères, d'entrer d'emblée dans l'orifice, sans attarder le bout de vos doigts dans le cul-de-sac vaginal péri-cervical.

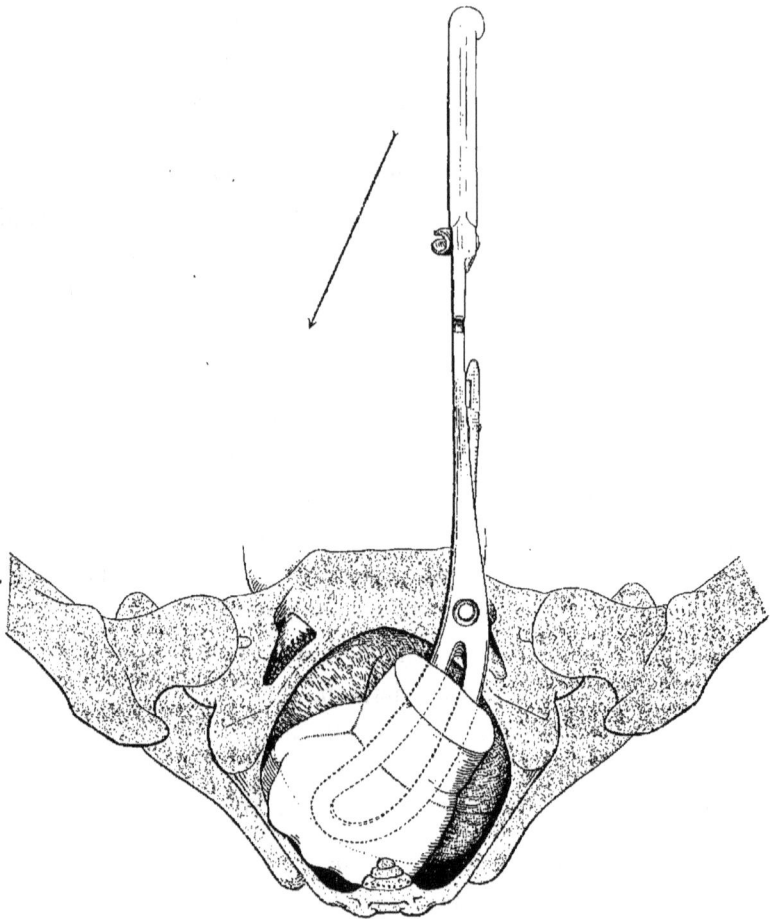

FIGURE **331**. — Sommet au détroit inférieur en pos. O-D-*a*. — Introduction en arrière à droite. obliquement, entre le coccyx et l'ischion, de la première main-guide (la gauche, pouce compris) et de la première cuillère, la droite, encoche. Flèche d'abaissement du crochet.

Quand toute la main est introduite, que la vulve embrasse le poignet, vous avez dépassé le col de l'utérus et vous cherchez, trouvez et examinez facilement l'oreille dont le lobule est à peine à la hauteur de l'os malaire que doit venir embrasser l'œillet du bec de la cuillère. Si votre index est sur l'oreille, vos autres doigts couvrent la ligne pariéto-malaire, ligne d'application du forceps (Fig. 332).

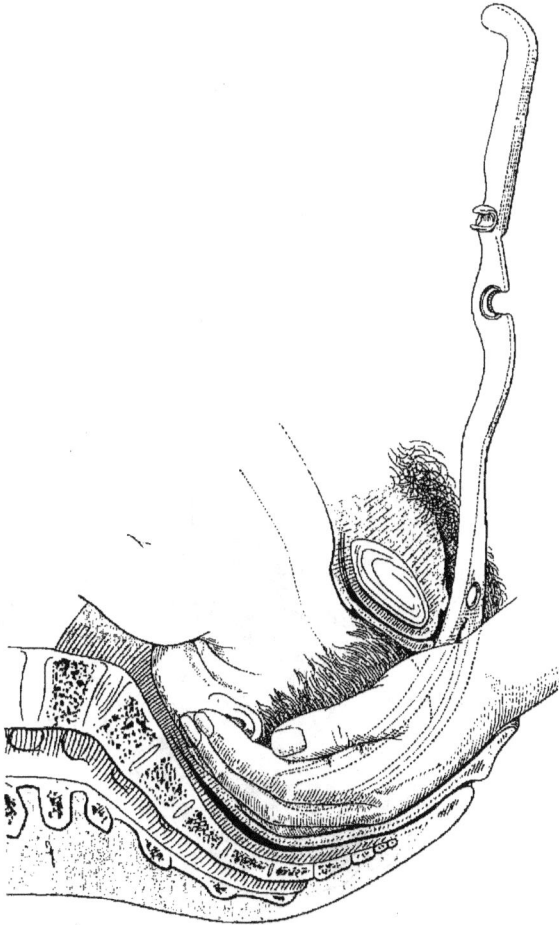

FIGURE 332. — Sommet en pos. **occipito**-DROITE-*antérieure*, **O-D-***a*, dans une coupe médiane du bassin vue de droite et horizontalement. — Étendue dans laquelle la première main-guide, la gauche, doit pénétrer. Remarquez bien qu'elle couvre la ligne d'application, bosse pariétale et pommette ; que l'index sent l'oreille; que les doigts ont dépassé l'orifice utérin de la moitié de leur longueur; et que la cuillère s'insinue et se place sans danger.

Présentation, introduction et placement de la cuillère. — Alors,
seulement alors que votre main gauche-guide est bien en place, telle que
la représentent de face et de profil les figures 331 et 332, présentez et
introduisez la cuillère droite, à encoche, d'après les principes que vous
connaissez bien : cuillère dans l'axe de la main-guide ; main du crochet
abaissée obliquement pour descendre en dehors de votre avant-bras gauche.

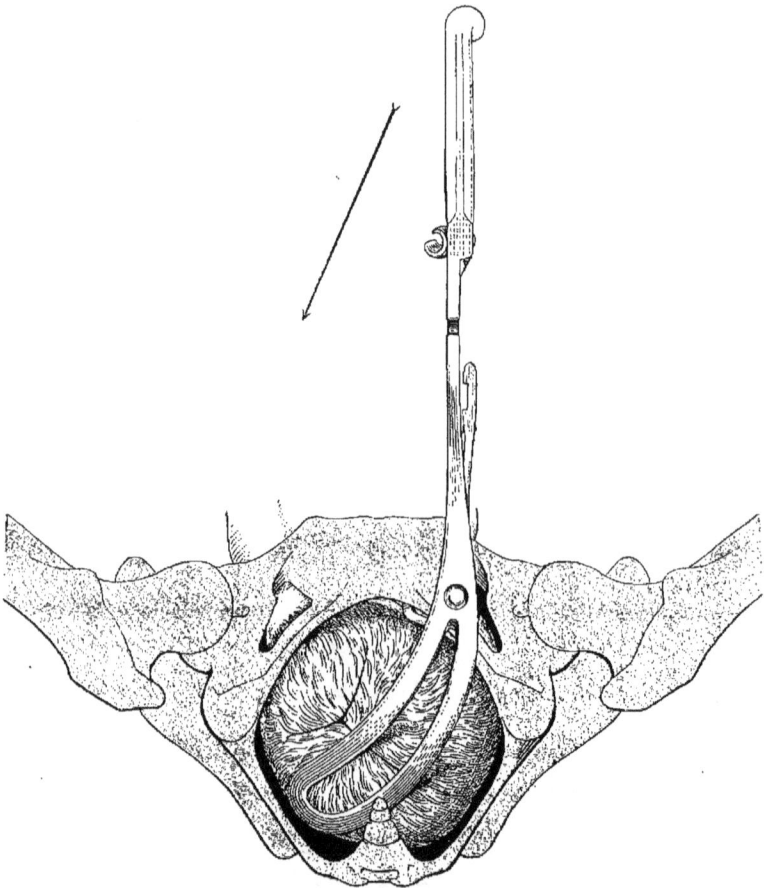

FIGURE **333**. — Sommet au détroit inférieur, en pos. **O**-D-*a*. — Direction du manche dressé un peu
à gauche du plan médian maternel, et rapports de la cuillère avec la tête au moment où va commencer la véritable introduction. Pour que la cuillère pénètre bien sur la ligne pariéto-malaire, ici
méridienne oblique, l'on sent qu'il va falloir abaisser le crochet obliquement comme la flèche
parallèle à cette méridienne.

Retirez alors la main-guide et laissez reposer la branche sur la fourchette.

La figure 334 vous montre à peu près le résultat de ce premier temps de l'application. Le manche de la cuillère droite placée est à peine relevé, presque horizontal, légèrement dévié à droite de la femme. Son crochet qui, perpendiculaire à la surface prenante de la cuillère, témoigne de l'orientation de celle-ci, s'élève en haut et à gauche.

Confiez le manche à un aide agenouillé à votre droite qui le maintiendra immobile. (Revoyez les raisons de ce maintien page 368.)

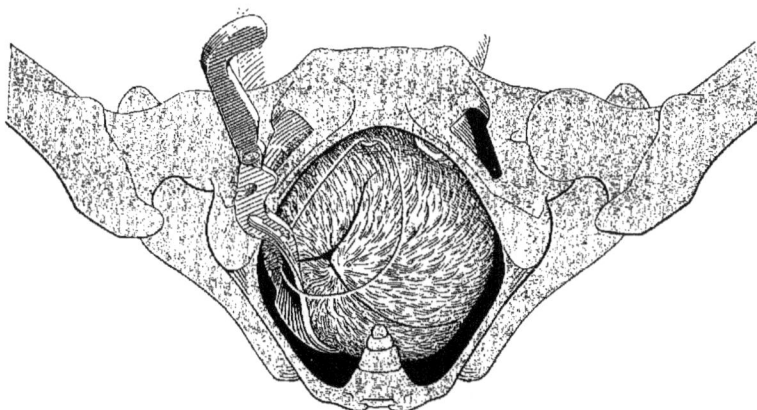

FIGURE **334.** — Sommet au détroit inférieur en pos. **O-D-***a*. — La première cuillère est en place, en arrière à droite, sur la ligne pariéto-malaire. Le manche vu en raccourci est soutenu par l'anneau vulvaire (un aide doit le tenir immobile); le crochet est oblique ascendant, dirigé comme la face prenante de la cuillère. Celle-ci est nécessairement mal représentée; on ne voit pas assez bien que la concavité pelvienne du forceps regarde en avant et à droite.

DEUXIÈME BRANCHE, BRANCHE GAUCHE, A PIVOT — GUIDÉE PAR LA MAIN DROITE
TENUE PAR LA MAIN GAUCHE

Introduction de la main-guide. — Maintenant, pour la deuxième cuillère, la gauche, à pivot, c'est la main droite qui devient guide. Introduisez-la sans le pouce, à gauche et en arrière, entre le coccyx et l'ischion, le plus profondément possible, jusqu'à ce que la branche ischio-pubienne arrête la commissure du pouce et de l'index; ainsi vous dépasserez sûrement le col de l'utérus. Vous aurez pu suivre la suture sagittale, en glissant dessus, atteindre la fontanelle bregmatique et même la suture interfrontale.

Présentation, introduction et placement de la cuillère. — Dans l'axe de
la main droite-guide bien introduite, sentant où elle est, engagez et
conduisez la cuillère gauche, à pivot (Fig. 335 et 336). Que la main du
crochet s'abaisse obliquement comme pour tomber en dehors de votre
avant-bras droit.

N'hésitez pas à pousser la cuillère très haut, sans forcer bien entendu. Il
faut que le bec dépasse le front et trouve au delà un vide où il se loge, et

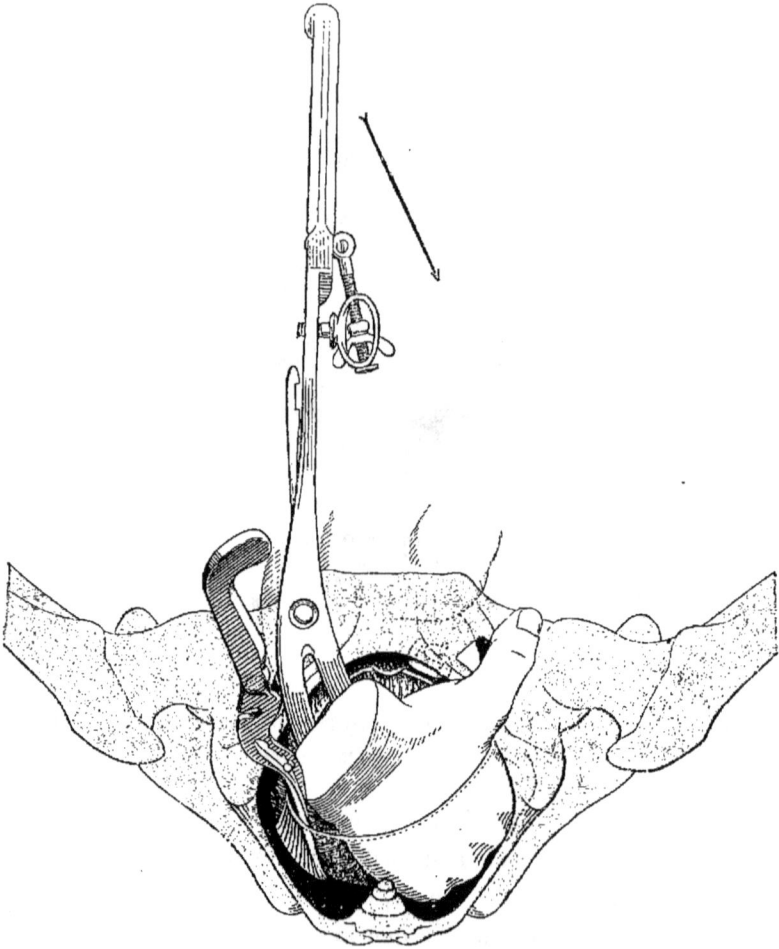

FIGURE **335**. — Sommet au détroit inférieur en pos. **O-D-a**. — Introduction en arrière, à
gauche, de la deuxième main-guide (la droite, sans le pouce) et de la deuxième cuillère, la
gauche. La vulve est très distendue ; le poignet repose sur le pédicule de la première cuillère.
Le manche de la cuillère à introduire, dressé un peu à droite du plan médian, va abaisser son
extrémité suivant l'obliquité de la flèche qui est parallèle au méridien d'introduction comme
toujours.

qui permette à la concavité de la cuillère de s'adapter doucement et parfaitement à la courbure céphalique. Sans cette condition, la cuillère ne
pourrait ultérieurement glisser, en rasant la tête, du bregma sur la ligne
pariéto-malaire, par la fameuse pénétration spiroïde de Mme Lachapelle,
à cause de l'étroitesse de l'espace qui sépare le frontal du contour latéral
du bassin.

Pour provoquer ce glissement nécessaire qui doit amener la cuillère de
la position gauche-postérieure à la position gauche-antérieure, craignez de
déplacer la tête et la cuillère postérieure en vous servant de la main-guide.

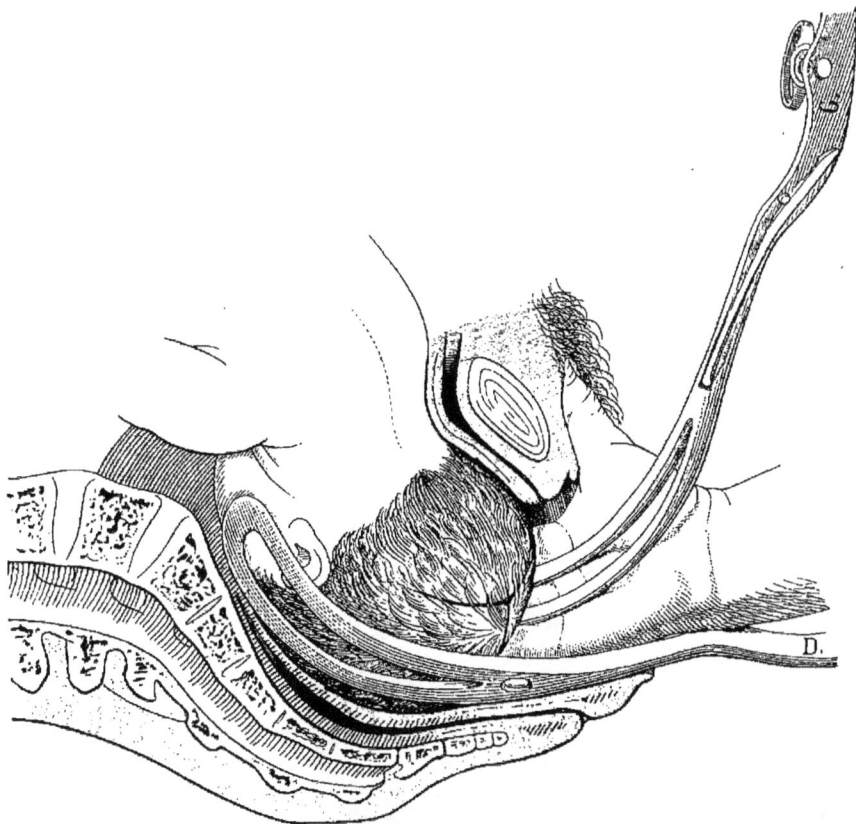

FIGURE 336. — Sommet en position **occipito-droite-*antérieure*, O-D-*a*,** dans une coupe
médiane du bassin vue de droite et horizontalement. Cette figure montre bien : 1° la position
que doit occuper, relativement à la tête, la première cuillère placée, la droite D ; 2° l'étendue dans
laquelle la main-guide, la droite, a dû pénétrer pour bien guider la cuillère à placer seconde,
la gauche G.

Agissez avec la poignée. Celle-ci, venue en G (fig. 337) de haut et de droite, reste élevée à gauche près du plan médian ; le crochet regarde obliquement en l'air et à droite comme la face prenante de la cuillère. Simultanément : abaissez le manche, car le bec a besoin de pénétrer encore ; reportez-le vers la cuisse droite, car la bosse frontale va rejeter la cuillère à gauche (il faut s'y prêter) ; alors tordez et amenez le crochet qui se dressait obliquement, à se diriger directement à droite de la femme, afin de provoquer la cuillère à glisser en avant à la manière d'une anse. La manœuvre est à moitié faite : la cuillère a débordé la main-guide et se trouve sur le côté. Pendant que vous retirerez cette main-guide, continuez à abaisser le manche pour que le bec monte toujours et à tordre le crochet pour faire glisser la cuillère plus en avant, sur la ligne pariéto-malaire. Ne vous arrêtez que lorsque ce crochet regardera obliquement en bas et à droite G'. — Le manche considérablement abaissé sera venu, lui qui porte le pivot, croiser sur la première branche appliquée : il va falloir décroiser.

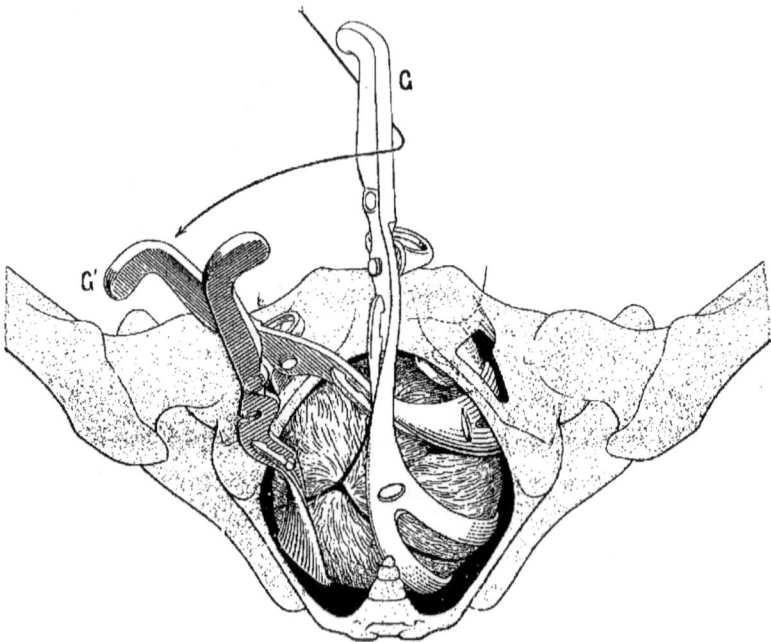

FIGURE 337. — Sommet au détroit inférieur, en pos. O-D-a. — Placement de la cuillère gauche introduite deuxième G en arrière à gauche, puis amenée en avant G' par un triple mouvement de translation, de torsion et d'abaissement continué, imposé au crochet. Celui-ci est descendu oblique ascendant G ; il va devenir transversal momentanément, et enfin oblique descendant G'. — Le croisement est inévitablement vicieux : pivot sur encoche ; il faut décroiser et recroiser sans déranger la cuillère postérieure.

Pendant tout le temps que vous manœuvriez cette deuxième branche introduite, vous n'avez pas cessé de vous figurer le grand mouvement de spire pénétrante qu'a décrit la cuillère dans le bassin, entre la tête et la paroi utérine.

ARTICULATION DES BRANCHES

Il faut, pour que l'articulation devienne possible, décroiser les manches puis les recroiser, de manière que la branche à encoche soit **sur** la branche à pivot. Rappelons que l'on doit s'appliquer à remuer le moins possible la branche postérieure première placée et, par conséquent, appliquée dans les meilleures conditions pour l'être bien. C'est donc le manche à pivot que l'on fera tourner autour du manche à encoche, jusqu'à ce qu'il soit croisé dessous. Vous savez ce qu'il faut faire et comment il faut le faire. (Voyez page 394 et fig. p. 425 et 462.)

Si votre prise est bonne, régulière, les entablures des branches s'appliquent exactement l'une à l'autre après le recroisement. Si votre mouvement de spire a été trop timide, si vous avez arrêté la cuillère en route, encadrant la bosse frontale dans sa fenêtre et comprimant l'œil avec le bec insuffisamment enfoncé, ces plats des parties articulaires s'appliquent mal l'un à l'autre. La cuillère peut même aller plus loin sans aller tout à fait assez loin. Donc pour l'application exacte des entablures, tantôt il s'en faut de beaucoup, tantôt de peu. S'il s'en faut de peu, vous pouvez, en tordant légèrement les manches en sens inverse, les amener à s'articuler à plat. S'il s'en faut de beaucoup, et que vous sentiez qu'il faudrait y mettre de la force, retirez d'abord la cuillère appliquée la dernière, puis la cuillère appliquée la première, par un mouvement inverse de celui qui les a introduites. Refaites soigneusement le diagnostic et recommencez l'application.

VÉRIFICATION

L'articulation est faite. Remarquez encore une fois la direction oblique à droite des manches par rapport au plan médian du corps. Elle vous indique que la rotation de la tête n'est pas accomplie, ce dont vous vous assurez en touchant avec le doigt par-dessous le forceps ; vous sentez la fontanelle postérieure en avant et à droite ; la suture sagittale dessine toujours le diamètre oblique droit. L'attitude des manches du forceps étant ce qu'elle doit être pour la position, soyez sûr que votre application est bonne.

EXTRACTION

Que vous reste-t-il à faire, avec le forceps, pour terminer l'accouchement ? Compléter la descente, provoquer la rotation, tirer la tête dans le bassin mou à travers le détroit inférieur, enfin la dégager hors de la vulve.

a. Achèvement de la descente. — Par une traction faite dans l'axe des cuillères et dans l'axe connu de l'excavation, traction modérée mais soutenue, amenez la tête jusque sur le plancher pelvien si elle n'y était déjà. Et si elle y était, ce que nous avons supposé, appuyez-la par des tractions sur l'entrée du détroit inférieur jusqu'à ce que vous en sentiez la résistance et que vous voyiez bomber le périnée postérieur. Vous avez appris, pages 315 et 350, comment on se servait du forceps Levret et du forceps Tarnier.

b. Rotation. — Alors, seulement alors que la descente est complète et que le périnée postérieur bombe, la traction étant soutenue, imprimez au forceps un petit mouvement de rotation, s'il ne se fait de lui-même, afin d'amener la nuque derrière les pubis, l'occiput sous la symphyse. La cuillère droite avançant, viendra directement à droite, la cuillère gauche reculant, ira directement à gauche. Ce sera fait lorsque le manche de la cuillère droite sera passé à gauche, le manche de la cuillère gauche à droite, dirigeant leurs crochets directement en travers.

Ce mouvement de rotation des cuillères, et par conséquent de la tête qu'elles enserrent, s'obtient, vous le savez, en imprimant du bout des doigts à l'extrémité des manches, aux crochets, une circumduction autour de l'axe longitudinal de la tête parallèle à celui des cuillères. Dans le cas présent, position **occipito**-DROITE-*antérieure,* les crochets, partant de cette même attitude droite-antérieure, décrivent un arc de 45° et s'arrêtent à cheval sur le plan médian en attitude pubienne correspondant à la position **occipito**-PUBIENNE qu'a prise la tête. (Voir fig. 338 et 339, ci-contre.)

c. et d. Engagement dans le bassin mou et dégagement hors de la vulve. — Comme dans l'application directe à laquelle nous sommes ramenés, il reste à engager la tête dans le bassin mou en tirant à peu près horizontalement, à lui faire parcourir ce bassin mou dilaté, creusé, à franchir la vulve en relevant progressivement la traction. (V. p. 350 et suiv.)

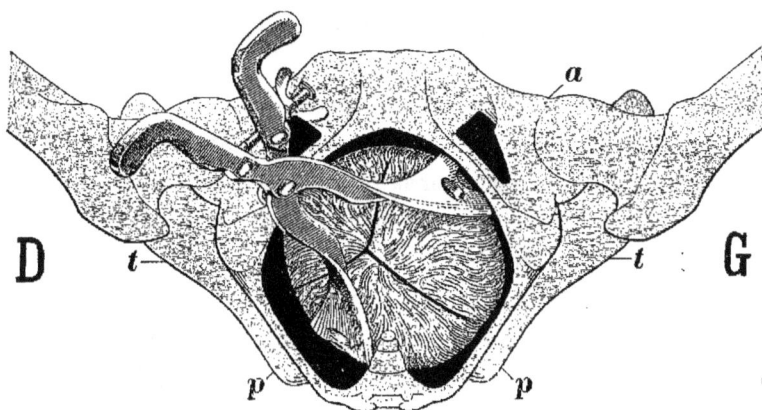

FIGURE **338**. — Sommet au détroit inférieur, en pos. **O**-D-*a*. — Le forceps est appliqué, articulé, serré. Constatez la direction oblique comme le forceps, de la suture sagittale, sa rencontre avec la lambdoïde à la fontanelle postérieure, étoile à trois rayons, et l'orientation D-*a* de l'occiput. Nous sommes au point de départ de la rotation de 45° qui doit porter l'occiput et les manches du forceps directement en avant et les arrêter dans l'attitude où ils sont représentés ci-dessous par la figure 339.

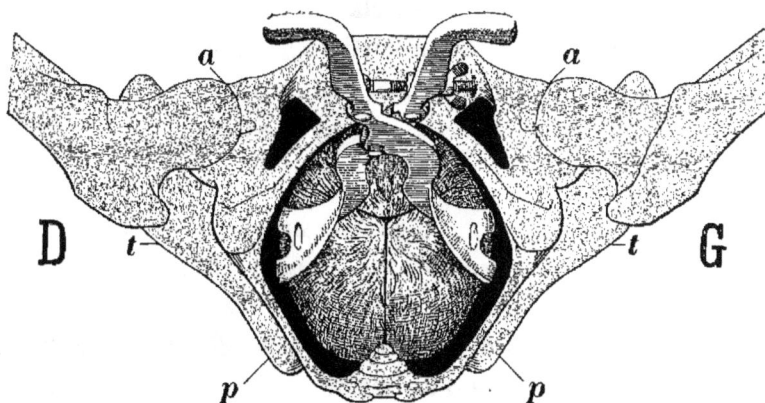

FIGURE **339**. — Sommet au détroit inférieur, en pos. antérieure-directe, résultat de la rotation de 45° subie par la tête de la figure précédente. Ce n'est pas le forceps seul qui a tourné; ici, comme toujours, vous pouvez en être assuré par votre doigt qui trouve la suture sagittale de la tête, sagittale aussi pour le bassin, c'est-à-dire dans le plan médian; vous pouvez de même sentir, à la position presque centrale de la fontanelle postérieure, que la tête est restée bien fléchie, chose nécessaire. — L'engagement et le dégagement vont pouvoir s'opérer à travers le détroit coccy-pubien d'abord (déjà le coccyx est rétropulsé par le bregma), à travers la vulve ensuite.

27

B. APPLICATION TRANSVERSALE DROITE

(Sommet au détroit' inférieur, en position **occipito**-DROITE-*transversale.*)

La tête fléchie est plus ou moins profondément descendue dans l'excavation pelvienne, ordinairement près du détroit inférieur, où elle n'est ni engagée ni près de l'être, car la rotation est loin d'être faite. (Fig. 340.)

L'occiput est directement à droite, le bregma directement à gauche. C'est dire que le diamètre transverse de l'excavation est occupé par le diamètre sous-occipito-bregmatique ou sous-occipito-frontal de la tête, suivant le degré de flexion, et le diamètre pelvien antéro-postérieur par le bipariétal. Ceci place une oreille en avant, l'autre en arrière, et de même une ligne pariéto-malaire directement en avant et l'autre directement en arrière.

La femme, en position obstétricale, présente de face à votre regard horizontal, quand vous êtes assis ou baissé, le plan de son détroit inférieur; mais la tête étant encore dans l'axe de l'excavation, c'est le pariétal antérieur, ici le gauche, que vous apercevez en entr'ouvrant la vulve; la suture sagittale, transversalement dirigée, est plus profonde, plus postérieure, accessible au doigt, non à l'œil. Le pariétal postérieur, auquel il va falloir appliquer la première cuillère, est profondément enfoui dans la concavité sacrée devant laquelle il remonte jusqu'à peu de distance du détroit supérieur.

Entre ce côté de la tête et la concavité sacrée, il y a largement place pour la main-guide.

Vous devez prendre la tête en long et par ses côtés, la concavité du forceps étant tournée vers la nuque qui va être amenée sur la ligne médiane.

Nous venons de vous dire que la nuque est directement à droite — que des deux côtés de la tête, l'un est directement antérieur, l'autre postérieur — que le grand axe de la tête a son extrémité ou pôle descendant encore très postérieure.

Sachant cela, *posez* votre forceps à l'extérieur et tenu des deux mains, dans l'attitude qu'il aura quand la tête y sera prise convenablement, telle que vous la voyez ci-contre. (Fig. 340.)

La direction transversale droite de la concavité pelvienne de l'instrument fait que celui-ci jette ses manches sur le côté même que regardent ladite concavité et l'occiput, c'est-à-dire à droite, vers la lettre D. La branche droite, à encoche (destinée à s'avancer à droite), la plus haut tenue par votre main droite, a sa cuillère, la plus bas située, directement en arrière ; elle va dans la concavité sacrée, embrasser le pariétal postérieur. La branche gauche (destinée à reculer à gauche), la plus bas tenue par votre gauche, porte sa cuillère en avant, pour s'appliquer derrière le pubis sur le pariétal antérieur.

PREMIÈRE RÈGLE GÉNÉRALE. — *Il faut introduire première la cuillère qui sera postérieure, afin d'avoir toute facilité pour la bien placer, car de son placement dépend le succès de l'opération.*

C'est la cuillère droite dans le cas présent, **O**-D-*t*.

DEUXIÈME RÈGLE GÉNÉRALE. — *La cuillère introduite deuxième, ne pouvant l'être que par-dessus la première, envoie nécessairement son manche croiser* **sur** *celui de la première.*

Dans le cas présent, **O**-D-*t*, la cuillère introduite deuxième est la gauche, à pivot : croisant sur la première, la droite, la femelle, elle ne vient pas offrir son pivot à l'encoche de celle-ci.

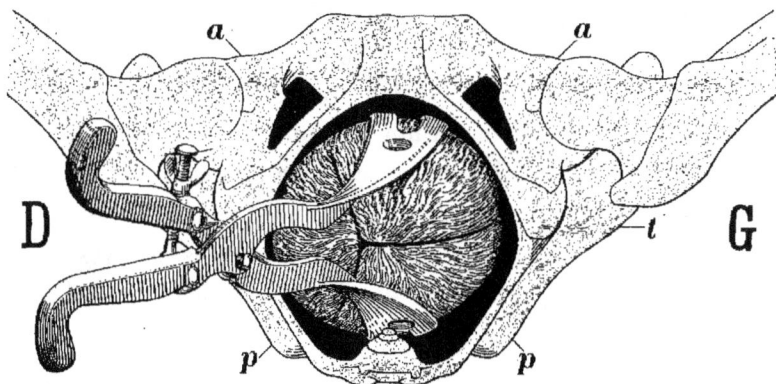

FIGURE **340**. — Sommet au détroit inférieur, en pos. **O**-D-*t*, portant le forceps régulièrement appliqué : cuillère droite (encoche) directement en arrière, cuillère gauche (pivot) directement en avant. Celle-ci étant antérieure a dû être introduite la seconde, venir d'abord croiser sur la première et, par conséquent, nécessiter le décroisement et le recroisement pour articuler.

Comme dans le cas précédent, pour que l'articulation devienne possible, *décroiser* les manches et les recroiser ensuite, en les faisant passer l'un par-dessus l'autre, est une nécessité.

En raison des données ci-devant rappelées, la branche droite, à encoche tenue de la main droite, est appliquée la première, précédée et guidée par la main gauche ; sa cuillère est introduite et placée d'emblée, à plat sur la ligne médiane, en arrière. Supposons-la en place et maintenue par un aide.

La branche gauche, à pivot, saisie de la main gauche, devra amener sa cuillère en avant, dans une position symétrique à celle de la première ; mais nous savons qu'elle ne pourra l'introduire d'emblée à la place qu'elle doit occuper. De beaucoup s'en faut. C'est seulement en arrière qu'il existe, assez largement étendu il est vrai, un espace capable de recevoir et l'indispensable main-guide et la cuillère. Ce sera donc en arrière et à gauche, à côté de la première cuillère placée et par-dessus, que seront introduites et la main droite-guide et la cuillère gauche.

De cette façon, la première cuillère, la droite, à encoche, est tout de suite bien placée. Au contraire, la deuxième, la gauche, va d'abord coiffer la tempe ou le demi-frontal postérieur (un coup d'œil à fig. 345, p. 425). Pour l'amener en avant, sur le pariétal antérieur et la pommette proche l'oreille antérieure, il faut, sans que sa concavité cesse d'être bien appliquée à l'ovoïde céphalique, que de sa position initiale oblique postérieure elle passe sur le côté où la main-guide peut la suivre encore ; qu'elle s'avance ensuite seule jusqu'à ce qu'elle soit arrivée directement en avant à l'opposite de la première. C'est dans ce qu'il a de plus étendu, trois fois 45°, le mouvement de pénétration spiroïde de Mᵐᵉ Lachapelle.

Mais, en définitive, la branche qui porte le pivot croisera **sur** la première : il faudra donc décroiser et recroiser pour articuler.

Tel est le programme de la répétition que les maîtres accoucheurs eux-mêmes ne négligent pas de simuler à l'extérieur avant d'appliquer le forceps sur la parturiente.

Comme d'habitude, la toilette de la femme et de vos mains ayant été faite, séparez et déposez les branches du forceps aseptique, cuillères graissées sur leur face convexe, à votre portée, sur une serviette chaude imbibée de liquide antiseptique.

APPLICATION PROPREMENT DITE DU FORCEPS

PREMIÈRE BRANCHE, BRANCHE DROITE, A ENCOCHE — GUIDÉE PAR LA MAIN GAUCHE TENUE PAR LA MAIN DROITE

Introduction de la main-guide. — Introduisez tout entière, pouce compris, la main qui va servir de guide à la première cuillère, la postérieure, la droite, à encoche, par conséquent la main gauche. Procédez comme vous savez le faire. Pour sentir l'oreille qui est postérieure, et couvrir la ligne pariéto-malaire, portez la main à plat, la paume en l'air,

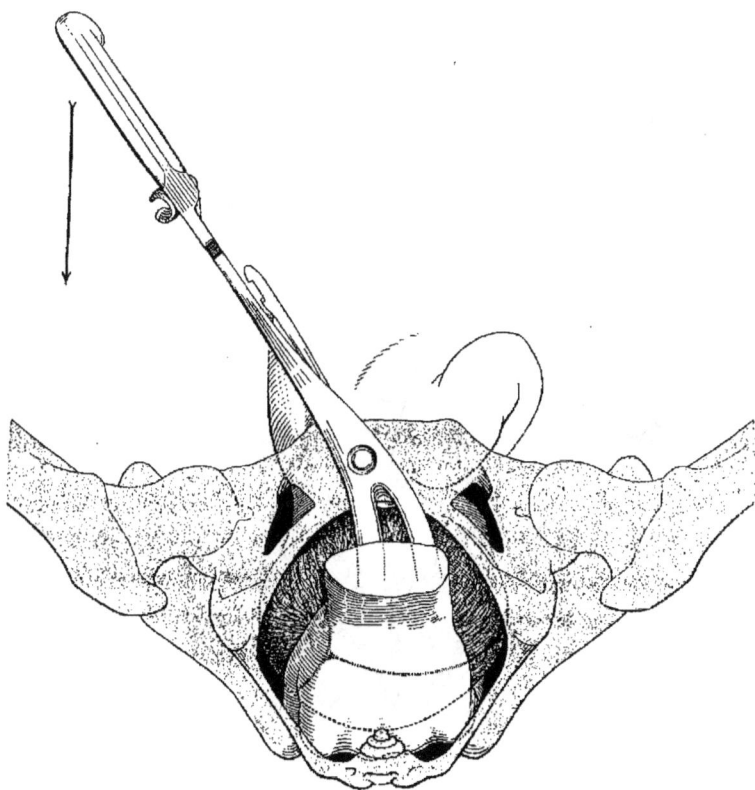

FIGURE 341. — Sommet au détroit inférieur, en pos. O-D-*l*. — Introduction à plat, directement en arrière, de la première main-guide (la gauche, pouce compris) et de la première cuillère, la droite, encoche.

directement en arrière. Glissant devant le coccyx qu'ils débordent de
chaque côté, les doigts au contact bien net de la tête chevelue, remontent
devant le sacrum.

Quand toute la main est introduite, pouce compris, que la vulve
embrasse le poignet, vous avez dépassé le bord de l'orifice utérin ; vous
cherchez, trouvez et examinez facilement l'oreille dont le lobule est à peine
à la hauteur de l'os malaire que doit venir embrasser l'œillet du bec de
la cuillère. Si votre index est sur l'oreille, vos autres doigts couvrent la
ligne pariéto-malaire, ligne d'application du forceps.

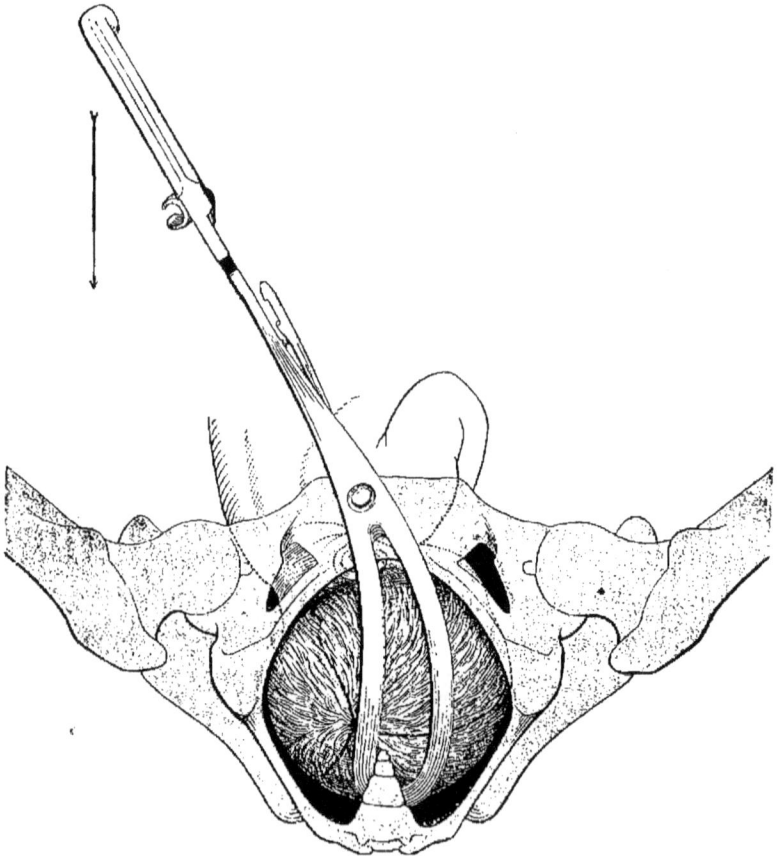

FIGURE **342**. — Sommet au détroit inférieur en pos. O-D-*t*. — Direction du manche oblique
au-dessus de l'aine droite et rapports de la cuillère au moment de la présentation de celle-ci. Il
saute aux yeux qu'en abaissant le crochet directement comme la flèche, la cuillère pénétrera sur la
ligne méridienne postérieure, ligne d'introduction et d'application à laquelle la flèche d'abaissement
est parallèle.

Présentation, introduction et placement de la cuillère. — Alors, seulement alors que votre main gauche-guide est bien en place, présentez et
introduisez la cuillère droite, à encoche. Pour qu'elle pénètre dans l'axe
même de la main, à plat comme celle-ci, vous êtes obligé de tenir d'abord
le manche très oblique et déjeté vers la droite maternelle (Fig. 341 et 342).
De ce point de départ, abaissez directement le manche, et votre main
droite qui le tient viendra tomber en dehors de votre avant-bras gauche.

Retirez ensuite la main-guide, et laissez reposer la branche droite sur
la fourchette.

La figure 343 ci-dessous vous montre le résultat de ce premier temps
de l'application. Le manche (à encoche) de la cuillère droite bien placée
est à peine relevé, presque horizontal, fortement dévié latéralement sous
la cuisse droite de la femme ; son crochet qui, perpendiculaire à la surface
prenante de la cuillère, témoigne sûrement et ostensiblement de l'orientation de celle-ci, s'élève directement en haut.

L'aide agenouillé à votre droite, le coude bas et la main haute, maintient
du bout des doigts le manche et le crochet immobiles.

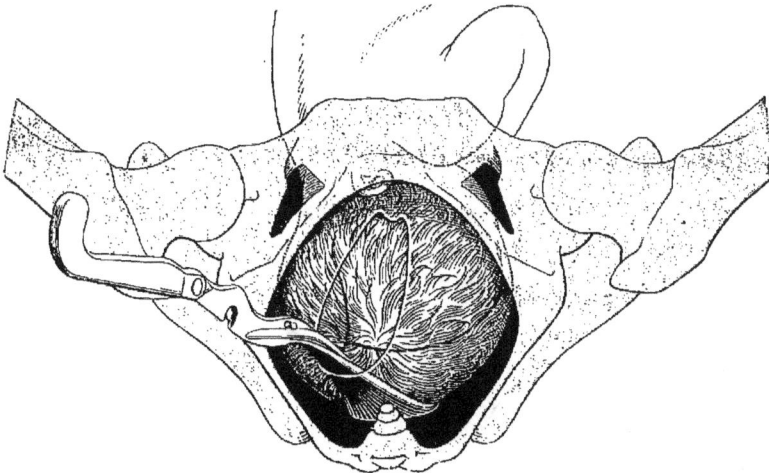

FIGURE 343. — Sommet au détroit inférieur en pos. O-D-*t*. — La première cuillère en place,
directement en arrière, sur la ligne pariéto-malaire. Manche déjeté sous la cuisse droite, soutenu
par la fourchette vulvaire et fixé par un aide qui surveillera et maintiendra la direction ascendante
du crochet.

DEUXIÈME BRANCHE, BRANCHE GAUCHE, A PIVOT — GUIDÉE PAR LA MAIN DROITE
TENUE PAR LA MAIN GAUCHE

Introduction de la main-guide. — Pour la deuxième cuillère, la gauche, à pivot, la main droite devient guide. Introduisez-la, sans le pouce, au contact de la tête, à gauche et en arrière, entre le coccyx et l'ischion (Fig. 344) le plus profondément possible, jusqu'à ce que la branche ischio-

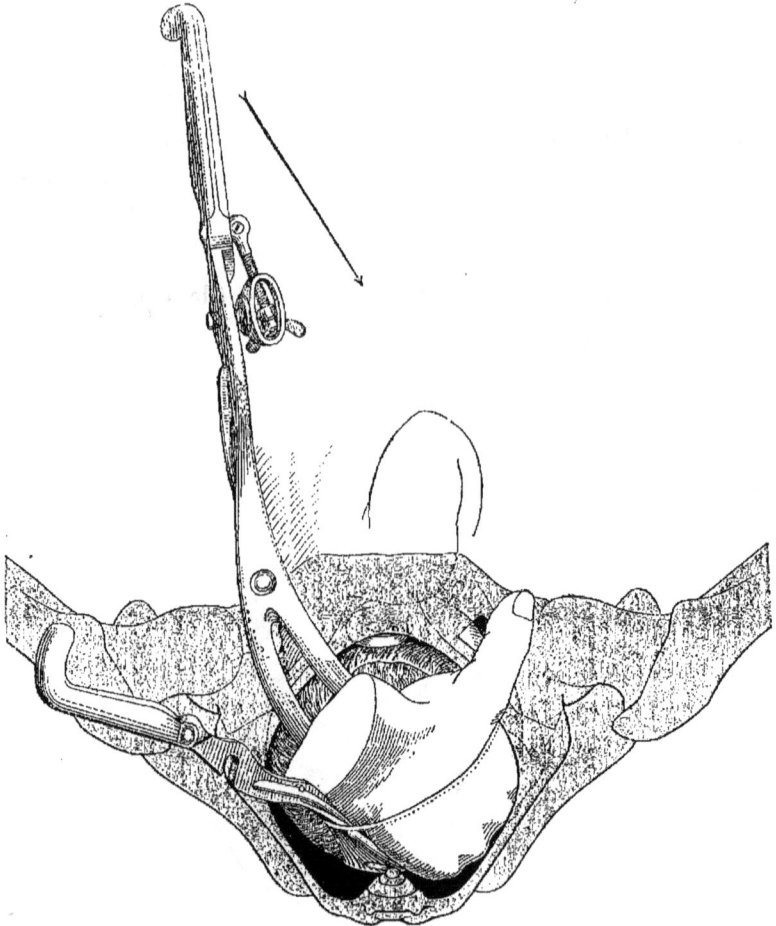

FIGURE **344.** — Sommet au détroit inférieur en pos. **O**-D-*l.* — Introduction en arrière à gauche, quelque peu gênée par l'étroitesse vulvaire et la première cuillère, de la deuxième main-guide (la droite, sans le pouce) et de la deuxième cuillère, la gauche. Le manche, d'abord dressé un peu à droite de la ligne médiane, va abaisser son extrémité suivant l'obliquité de la flèche qui est parallèle au méridien céphalique d'introduction, comme toujours.

pubicnne arrête la commissure du pouce et de l'index ; ainsi vous dépasserez sûrement le col de l'utérus, dont vous avez dû néanmoins et comme toujours chercher à sentir l'orifice.

Présentation, introduction et placement de la cuillère. — Sur cette main droite-guide, bien introduite, sachant où elle est, dans son axe, engagez et conduisez la cuillère gauche à pivot. Que la main qui tient le manche d'abord dressé, un peu à droite du plan médian (Fig. 344), s'abaisse obliquement comme pour venir tomber en dehors de votre avant-bras droit. N'hésitez pas à pousser la cuillère très haut, mais sans forcer, afin que le bec

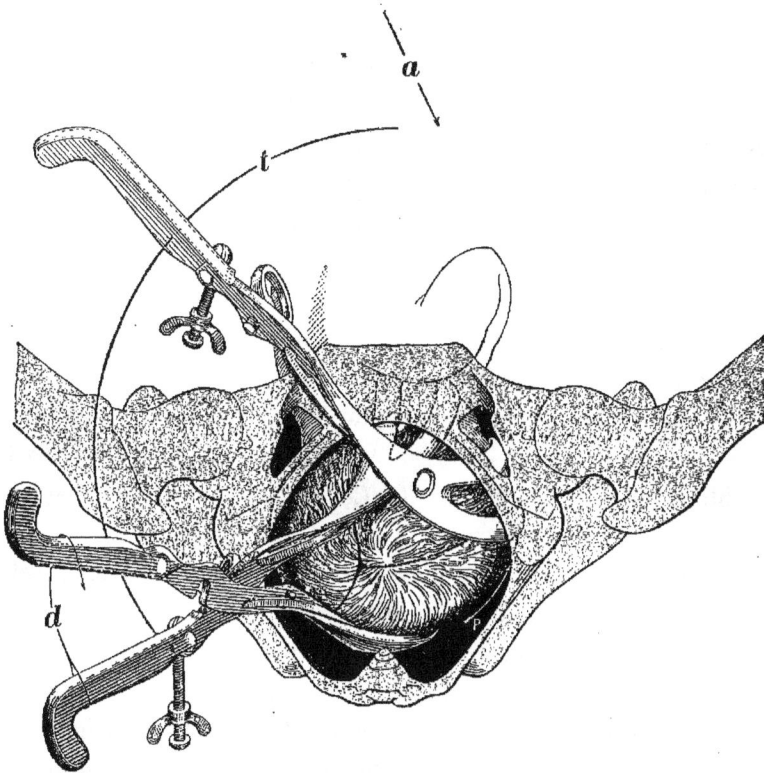

FIGURE 345. — Sommet au détroit inférieur, en pos. O-D-*t*. — Placement de la deuxième branche : la cuillère a pénétré dans l'espace P en même temps que le crochet descendait la flèche d'abaissement *a* ; puis le manche ayant évolué suivant la flèche de torsion et de transport *t*, la cuillère a glissé sur le côté et coiffé le front (forceps clair, crochet transversal) ; enfin, cette évolution accomplie a mené la cuillère en avant, sur la ligne de bonne prise, et malheureusement le pivot sur l'encoche.
La flèche *d* indique le décroisement et le recroisement nécessaires pour l'articulation.

ayant dépassé le frontal postérieur, trouve au delà un vide où il se loge et qui permette à la concavité de la cuillère de s'adapter doucement et parfaitement à la courbure céphalique. Sans cette condition, la cuillère ne pourrait ultérieurement circuler et glisser jusqu'à la ligne pariéto-malaire antérieure, à cause de l'étroitesse de l'espace qui sépare le front du contour latéral du bassin.

Pour provoquer ce glissement nécessaire qui doit amener la cuillère de la position oblique-postérieure à la position antérieure-directe, craignez de déplacer la tête et la cuillère postérieure, ce qui pourrait arriver si vous persistiez à vous servir de la main-guide. Agissez sur la poignée. Celle-ci, venue de haut et de droite, est encore élevée au-dessus de l'horizon, à gauche du plan médian ; le crochet regarde obliquement en l'air et à droite comme la face prenante de la cuillère. Simultanément : abaissez le manche, car le bec a besoin de pénétrer encore ; reportez-le vers la cuisse droite, car le front va obliger la cuillère à se rejeter à gauche ; enfin tordez et amenez le crochet qui se dressait obliquement, à se diriger directement à droite de la femme, afin de provoquer la cuillère à se mouvoir en glissant en avant à la manière d'une anse. La manœuvre est alors au tiers faite ; la cuillère a débordé la main-guide et se trouve sur le côté (v. flèche P. Fig. 345).

Pendant que vous retirerez cette main-guide, continuez à abaisser le manche pour que le bec monte toujours ; tordez le crochet pour faire glisser la cuillère plus en avant sur la bosse frontale, jusqu'à ce que ce crochet regarde obliquement en bas et à droite. Ce faisant, vous verrez le manche commencer à croiser largement au-dessus et à droite du premier placé, puis descendre sous l'horizon. Il n'est pas encore temps de vous arrêter, la manœuvre n'est qu'aux deux tiers faite.

Continuez à abaisser le manche afin que le bec monte toujours ; tordez le crochet pour faire glisser la cuillère plus en avant sur la ligne pariéto-malaire ; ne vous arrêtez que lorsque ce crochet regardera directement en bas (Fig. 345). Le manche, croisant plus largement à droite du premier placé, pendra obliquement, déprimera davantage la fourchette. En donnant hardiment cette amplitude au mouvement, le placement de la cuillère se trouve facilité ; à la fin, il suffit de ramener le manche de bas en haut pour rapprocher les parties articulaires, pour le moment impossibles à emboîter. Jugez si le forceps est bien placé ; opérez ensuite le décroisement.

Ne l'oubliez pas, le mouvement de spire pénétrante décrit par la cuillère dans le bassin, entre la tête et la paroi utérine, est de trois fois 45°.
Quand votre manœuvre sera faite aux deux tiers, que votre cuillère ayant
quitté la bosse frontale postérieure, franchi la racine nasale, heurtera l'apophyse orbitaire externe antérieure du bord de sa fenêtre, attendez-vous à
ce que l'instrument, momentanément très à l'étroit entre la tête et le pubis,
éprouve quelque difficulté à s'avancer davantage. Retenez notre conseil :
pour lever cette difficulté, abaissez fortement le manche, sans le retirer ;
vous le sentirez alors tourner son crochet presque de lui-même directement
en bas, indice certain que la cuillère est arrivée directement en avant.

ARTICULATION DES BRANCHES

Mais lorsque la branche gauche, qui porte le pivot, est ainsi revenue en
avant, elle croise toujours sur la branche droite qui porte l'encoche. Vous
savez que dans ces conditions l'articulation est impossible.

Il faut, pour qu'elle devienne possible, décroiser les manches, puis les
recroiser (flèche **d** fig. 345) de manière que la branche à pivot soit amenée
sous la branche à encoche. Vous savez le faire. (Relisez au besoin p. 394.)

Après le recroisement, l'articulation est facile si la prise est restée bonne.

Sinon, il faut recommencer l'opération plutôt que de mettre de la force
pour appliquer l'un à l'autre les plats articulaires, les entablures.

VÉRIFICATION

L'articulation faite, remarquez la direction des manches : ils sont jetés
à droite du plan médian (plan du méridien d'application dans lequel se
trouvent les axes des cuillères), près de la cuisse droite, bien au-dessous
lorsque celle-ci est relevée par la flexion. Des crochets, placés de champ,
l'un est dressé, l'autre pendant.

Tout cela est bien, ne le modifiez pas.

La direction verticale des crochets vous indique encore que la rotation
de la tête est loin d'être faite. Vous vous en assurez de nouveau en touchant
avec l'index droit : vous sentez en effet la suture sagittale directement
transversale, aboutissant à droite à la fontanelle postérieure d'autant moins
éloignée du centre que la flexion est plus parfaite et meilleure. L'attitude
des manches du forceps étant ce qu'elle doit être pour la position de la tête,
soyez sûr que votre application est bonne.

Que vous reste-t-il à faire pour terminer l'accouchement?

Compléter la descente, provoquer la rotation, tirer la tête à travers le détroit inférieur et l'amener dans le bassin mou, enfin la dégager hors de la vulve.

EXTRACTION

a. Achèvement de la descente. — Par une traction faite dans l'axe des cuillères et dans l'axe connu de l'excavation, amenez la tête jusque sur le plancher du bassin si elle n'y était déjà. Et si elle y était, ce que nous avons supposé, appuyez-la par des tractions sur l'entrée du détroit inférieur jusqu'à ce que vous en sentiez la résistance et que vous voyiez bomber le périnée postérieur. Vous avez vu (p. 315 et 350) comment on se servait du forceps Levret et du forceps Tarnier.

b. Rotation. — Alors, seulement alors que la descente est complète et que le périnée bombe, la traction étant soutenue, imprimez au forceps un mouvement de rotation, s'il ne se fait de lui-même, afin d'amener la nuque derrière les pubis, l'occiput sous la symphyse. Par la rotation, la cuillère droite, la postérieure, viendra directement à droite : la cuillère gauche, l'antérieure, reculera directement à gauche. Ce sera fait lorsque le manche de la cuillère droite sera passé directement à gauche, le manche de la cuillère gauche directement à droite.

Ce mouvement de rotation des cuillères, et par conséquent de la tête qu'elles enserrent, s'obtient, nous le savons, en imprimant du bout des doigts de la main qui ne tire pas à l'extrémité des manches, aux crochets, une circumduction autour de l'axe longitudinal de la tête, axe parallèle à celui des cuillères. Dans le cas présent, position **occipito-**droite-*transversale,* les poignées, partant de cette même attitude droite transversale, décrivent un arc de 90° et s'arrêtent à cheval sur le plan médian, en attitude pubienne correspondant à la position **occipito-**pubienne qu'a prise la tête. (Regardez de bas en haut, les figures 346, 347 et 348.)

c. et d. Engagement dans le bassin mou et dégagement hors de la vulve. — Comme dans l'application directe à laquelle nous sommes ramenés, il reste à engager la tête dans le bassin mou en tirant à peu près horizontalement, à lui faire parcourir ce bassin mou et franchir la vulve en relevant progressivement la traction.

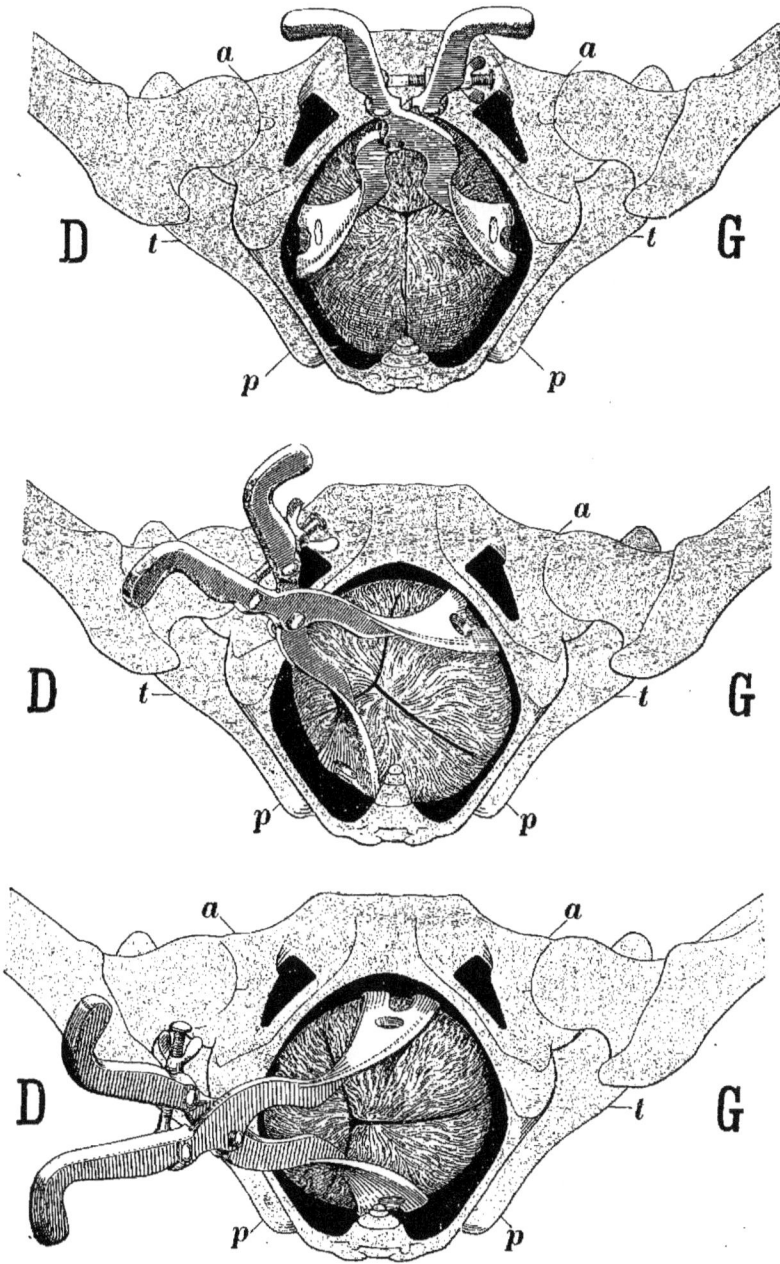

FIGURES **346**, **347** et **348**. — Regarder les figures successivement, de bas en haut : voir la pos. initiale **O**-D-*t* se transformer par rotation en pos. transitoire **O**-D-*a* et celle-ci en pos. terminale directe-antérieure.

C. APPLICATION OBLIQUE DROITE-POSTÉRIEURE

(Sommet en position **occipito**-DROITE-*postérieure*, flexion complète.)

Répétons d'abord ce que nous avons dit pour l'oblique postérieure-gauche.

La clinique montre qu'en présence d'une occipito-postérieure oblique qui tarde à entrer en rotation, il suffit d'introduire la même main que s'il s'agissait d'une transversale, pour opérer dans l'immense majorité des cas la transformation de cette postérieure en transversale et continuer ensuite l'opération telle que nous venons de la décrire.

C'est dire que l'**occipito**-DROITE-*postérieure* est ordinairement transformée avec facilité en *transversale* par la seule introduction de la main gauche directement en arrière. Telle sera donc votre pratique : comptant sur l'action rotatrice de votre main gauche-guide, vous l'introduirez comme s'il s'agissait d'une position transversale d'emblée, etc., etc.

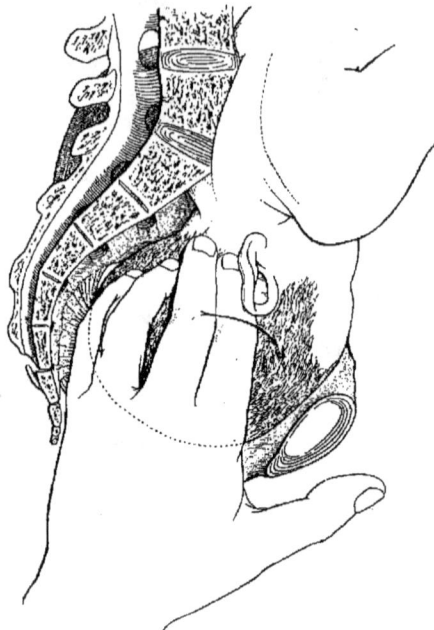

FIGURE **349**. — Échec supposé de l'introduction de la main gauche directement en arrière d'une **O**-D-*p* qui, ici, n'a pas tourné. La main ayant alors glissé sur le côté, ses deux grands doigts calés derrière l'oreille sollicitent la rotation et ses deux petits la flexion, par abaissement de l'occiput. (Voir les flèches.)

Qu'il s'agisse comme ici d'une **occipito**-DROITE-*postérieure* ou comme antérieurement (p. 387) d'une **occipito**-GAUCHE-*postérieure*, la main-guide a donc à jouer, avant de recevoir la cuillère, un premier rôle qui est de faire tourner la tête de 45° au moins, de l'amener en position *transversale*.

Comment faut-il s'y prendre pour exécuter cette manœuvre de Loviot ?

Ayant une main sur le ventre pour maintenir le fond de l'utérus, il plonge l'autre, celle qui convient, directement en arrière, creusant la loge que doit venir occuper la cuillère. Cette main introduite (idéalement, remettez en cette place la main de fig. 349) a l'index derrière la saillie de l'occiput, sur son côté postérieur, puisque la position est oblique, et le médius sur l'angle pariétal postérieur voisin de *l'astérion* : ces deux doigts chassant l'occiput en avant, l'amènent sur le côté et même ordinairement au delà. Une main déliée et habile doit tâcher aussi d'introduire son pouce derrière l'éminence ilio-pectinée, sur le pariétal, au voisinage de l'astérion antérieur. Alors l'arrière-tête enfourchée, pincée entre le pouce devant et les doigts derrière obéit mieux encore. Prenez et maniez ainsi une tête de fœtus, fût-elle squelettique.

Cependant, comme nous devons supposer une résistance possible, nous allons exposer la manière d'appliquer le forceps à une tête en position postérieure-droite persistante, d'après la méthode jusqu'ici classique et qui consiste à tourner la concavité pelvienne du forceps vers le front qui, dans le cas particulier, regarde à gauche en avant. A ce point de vue, des deux expressions équivalentes **occipito**-DROITE-*postérieure* et **fronto**-GAUCHE-*antérieure*, la seconde vaudrait mieux que la première.

La tête, supposée fléchie, est plus ou moins profondément descendue dans l'excavation pelvienne, ordinairement près du détroit inférieur ; mais elle n'y est pas engagée. L'occiput est en arrière et à droite, dans l'intervalle sacro-sciatique ; le front en avant et à gauche, dans la direction de l'éminence ilio-pectinée. C'est dire que le diamètre oblique gauche de l'excavation, suivant lequel vous sentez la suture sagittale, est occupé par le diamètre sous-occipito-bregmatique, et l'oblique droit par le bipariétal, diamètre d'application des cuillères. A l'extrémité postérieure de ce diamètre oblique droit, c'est-à-dire à gauche, entre le coccyx et l'ischion,

un large vide existe où la main s'introduit facilement, sent l'oreille postérieure (la droite), repère de certitude pour l'application de la cuillère postérieure. L'oreille antérieure est en avant et à droite.

En écartant les lèvres de la vulve, c'est le pariétal obliquement orienté
en avant et à droite qui apparaît, tandis que le pariétal postérieur, obliquement orienté en sens contraire, et auquel il va falloir appliquer la première
cuillère, est profondément enfoui dans la concavité sacro-iliaque devant
laquelle il remonte jusqu'à peu de distance du détroit supérieur.

Étant donné que nous tournons la concavité du forceps en avant à
gauche, dans cette position **fronto**-GAUCHE-*antérieure*, l'application proprement dite va ressembler absolument à ce qu'elle est dans l'**occipito**-
GAUCHE-*antérieure*, puisque dans l'un et l'autre cas les oreilles et, par
conséquent, les lignes de prise ont la même orientation. Vous allez en
avoir la preuve :

1° *Vous devez*, comme toujours, *prendre la tête en long et par les côtés ;*
par conséquent : cuillère en arrière à gauche, cuillère en avant à droite ;

2° *Vous ne pouvez*, comme toujours, *introduire le forceps qu'en dirigeant sa concavité dite pelvienne vers l'arc antérieur du bassin.* Par conséquent, vous tournerez cette concavité en avant et à gauche comme le front,
et vous ne songerez pas à l'impossible, à la tourner en arrière et à droite,
comme l'occiput.

Comme dans la position GAUCHE-*postérieure*, trois partis se présenteront
à vous au moment d'exécuter la rotation.

1° *Parti de la petite rotation.* — Par une faible rotation de 45°, faire
avancer le front sous la symphyse et reculer l'occiput directement en
arrière, ce qui placera bien la concavité du forceps dans le bassin pour le
dégagement en position **occipito**-SACRÉE que nous avons décrit et figuré
(pages 357 et suiv., fig. 291 à 297).

2° *Parti de la grande rotation.* — Par une grande rotation, trois fois
45°, faire reculer le front directement en arrière et avancer l'occiput sous
la symphyse, ce qui placera bien la tête dans le bassin pour le dégagement
en position **occipito**-PUBIENNE, mais mettra le forceps à l'envers, concavité face au coccyx.

3° *Parti de la grande rotation interrompue par un changement de
prise.* — Enfin, commencer par forcer la tête à se mettre en position *trans-*

versale-**occipito**-DROITE, en faisant reculer le front et avancer l'occiput de 45° au moins. Cette transformation obtenue étant reconnue durable, ôter le forceps dont la concavité comme le front regardait à gauche, et le réappliquer dans le sens contraire, concavité tournée à droite comme l'occiput, ce que vous venez d'apprendre à faire dans l'article précédent. Achever alors la rotation qui placera également bien dans le bassin la tête et le forceps pour le dégagement en position **occipito**-PUBIENNE.

Donc, quoi que vous ayez résolu de faire pour terminer, vous avez à prendre la tête en long, par les côtés, concavité du forceps tournée comme le front en avant et à gauche.

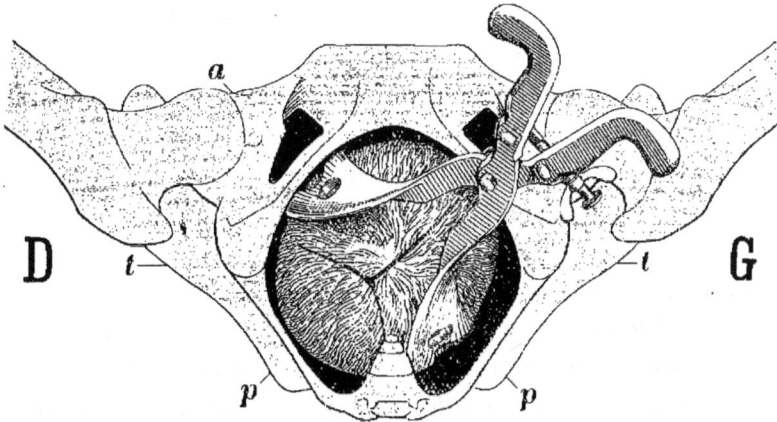

FIGURE 350. — Sommet au détroit inférieur en pos. O-D-*p* avec forceps régulièrement appliqué sur les lignes pariéto-malaires, mais concavité en avant à gauche, comme le front. La cuillère gauche (pivot), étant la postérieure, sera introduite la première; la droite (encoche), venant ensuite croiser naturellement par-dessus, l'articulation sera possible d'emblée comme s'il s'agissait d'une pos. O-G-*a*.

Sachant cela, *posez* votre forceps à l'extérieur et tenu des deux mains, dans l'attitude qu'il aura quand la tête y sera prise convenablement. Voyez le manche de la branche gauche, le plus haut tenu par votre main gauche, porter sa cuillère, la plus bas située, à gauche (de la mère) et en arrière, pour embrasser le pariétal postérieur; et le manche de la branche droite, le plus bas tenu par votre droite, diriger sa cuillère à droite et en avant, pour aller derrière l'éminence ilio-pectinée droite, embrasser le pariétal antérieur (Fig. 350).

Avant de quitter cette attitude, ou tout au moins sans la perdre de vue, songez aux deux lois que nous ne nous lassons pas de vous rappeler.

28

PREMIÈRE RÈGLE GÉNÉRALE. — *Il faut introduire première la cuillère qui sera postérieure, afin d'avoir toute facilité pour la bien placer, car de son placement dépend le succès de l'opération.*

C'est la cuillère gauche dans le cas présent, **o**-D-*p*.

DEUXIÈME RÈGLE GÉNÉRALE. — *La cuillère introduite deuxième ne pouvant l'être que par-dessus la première, envoie nécessairement son manche croiser sur celui de la première.*

Dans le cas présent, **o**-D-*p*, la cuillère droite, introduite deuxième, est celle mâle à encoche. Croisant sur la première qui est la mâle, à pivot, elle vient offrir convenablement son encoche au pivot de celle-ci. Il n'y a pas à décroiser comme dans les autres positions droites (antérieure et transversale) et dans la position gauche postérieure.

Donc la branche gauche, à pivot, tenue de la main gauche, sera la première introduite, précédée et guidée par la main droite, et se trouvera d'emblée bien placée à gauche et en arrière — comme dans la position occipito-gauche-antérieure.

Cela fait, la branche droite, à encoche, destinée à venir à droite en avant, à l'opposite de la première, sera introduite sur la main gauche-guide, là où il est possible de le faire, c'est-à-dire à droite en arrière, au droit même de l'occiput — comme au droit du front dans la position occipito-gauche-antérieure. Par un mouvement de pénétration spiroïde de Mme Lachapelle étendu à deux fois 45°, cette cuillère droite sera ensuite amenée en sa position définitive droite antérieure, en passant par la position transversale — comme dans la position occipito-gauche-antérieure. En définitive, son manche qui porte l'encoche, croisera sur le premier à pivot — comme dans la position occipito-gauche-antérieure. Alors les branches du forceps demandent à s'articuler spontanément, pourvu que l'aide chargé de maintenir la première introduite n'ait pas commis la faute de la laisser se déplacer.

Tel est le programme dont vous devez d'abord simuler l'exécution à l'extérieur, le plus correctement possible.

Comme toujours, séparez et déposez les branches du forceps aseptique, cuillères graissées sur leur convexité seulement, à votre portée, sur une serviette chaude imbibée de liquide antiseptique. Lavez la femme et vos mains.

APPLICATION PROPREMENT DITE DU FORCEPS

PREMIÈRE BRANCHE, BRANCHE GAUCHE, A PIVOT — GUIDÉE PAR LA MAIN DROITE
TENUE PAR LA MAIN GAUCHE

Introduction de la main-guide. — Introduisez à la manière ordinaire la main droite, puisque la première cuillère, la postérieure, qu'il s'agit de guider, est la gauche, à pivot. Pour gagner l'oreille, qui est à la fois latérale et postérieure, portez la main (pouce compris) en arrière et à gauche entre le coccyx et l'ischion. Quand toute la main est introduite, que la vulve embrasse le poignet, vous avez dépassé le col de l'utérus et vous cherchez, trouvez et examinez facilement l'oreille devant laquelle la cuillère doit venir et monter, plus haut que le lobule, pour encadrer l'os malaire dans l'œillet de son bec.

Pour être bien placée, la main-guide doit avoir l'oreille sous le petit doigt et l'annulaire, le bout de ce doigt-ci dépassant le lobule en hauteur. Cela étant, vos autres doigts appliqués à la tempe fœtale couvrent la ligne pariéto-malaire, ligne d'application, guident bien la cuillère et protègent efficacement le canal maternel.

Présentation, introduction et placement de la cuillère. — Alors, seulement alors que votre main droite-guide est bien placée, présentez et introduisez la cuillère gauche : cuillère dans l'axe de la main-guide, manche dressé au début, main du crochet abaissée obliquement pour descendre en dehors de votre avant-bras droit. Tout cela est identique à ce qui a été décrit et figuré pour la position occipito-gauche-antérieure (p. 366 et suiv.).

Retirez la main-guide ; laissez reposer la branche gauche sur la fourchette.

Le manche de la cuillère gauche bien placée est à peine relevé, presque horizontal, légèrement dévié à gauche de la femme; son crochet qui, perpendiculaire à la surface prenante de la cuillère, témoigne de l'orientation de celle-ci, s'élève en haut et à droite de la mère.

Confiez le manche à un aide agenouillé à votre gauche, pour qu'il le maintienne immobile. Vous savez que c'est là un point important : les raisons en ont été données page 368.

Introduction de la main-guide. — Pour la deuxième cuillère, la droite, la main gauche devient guide. Introduisez-la, sans le pouce, à droite et en arrière, le plus profondément possible, jusqu'à ce que la commissure du pouce et de l'index vous arrête. Ainsi vous dépasserez les bords de l'orifice utérin. Chemin faisant vous aurez pu sentir à nu un bout de suture sagittale et la fontanelle postérieure ; finalement vous empaumerez l'occiput, vos doigts allant jusqu'à la nuque.

Présentation, introduction et placement de la cuillère. — Sur cette main gauche-guide bien introduite et sentant où elle est, dans son axe, engagez et conduisez la cuillère. Que la main du crochet, qui vient de haut, commence à s'abaisser obliquement, comme pour aboutir en dehors de votre avant-bras gauche. Ne comptez pas sur une pénétration profonde, car le bec de la cuillère atteindra la nuque assez tôt, ce que vous reconnaîtrez à la résistance éprouvée et surtout aux indications de la main-guide. La pénétration possible et nécessaire étant réalisée, songez à amener la cuillère d'abord de côté, sur la région mastoïdienne, puis plus en avant, par-dessus l'oreille. L'interstice dans lequel elle va cheminer est étroit : la main-guide ne saurait l'y conduire sans violenter la tête, risquant de la faire tourner devant elle, de déplacer la première cuillère, de mal placer la seconde ; seule même la cuillère n'y glissera facilement qu'en restant appliquée au mieux à la surface convexe du globe céphalique.

Il faut, comme toujours, dans ce mouvement de Mme Lachapelle, savoir ce que l'on doit faire et le faire d'une main légère et docile.

Pour provoquer le glissement nécessaire qui doit amener la cuillère de la position droite postérieure à la position droite antérieure, agissez avec la poignée. Celle-ci, après l'introduction, est encore élevée au-dessus de l'horizon, peu éloignée et à droite du plan médian ; le crochet regarde obliquement en l'air et à gauche comme la face prenante de la cuillère.

Abaissez le crochet, *déjetez*-le vers la gauche de la mère et *tordez*-le pour rendre sa direction transversale : la cuillère passera sur le côté du bassin, sur la région mastoïdienne, première étape.

Poussant toujours (doucement, bien entendu) pour favoriser la pénétration, *abaissez* le crochet considérablement et *tordez*-le de nouveau de 45° pour le diriger obliquement en bas et à gauche : la cuillère sautera l'oreille et passera sur la ligne pariéto-malaire au droit de l'éminence ilio-pectinée, deuxième et dernière étape. Ce faisant vous verrez le manche croiser largement au-dessus et à gauche du premier placé, pendre obliquement, déprimer la fourchette et finalement revenir du voisinage de la cuisse gauche quand vous l'appliquerez à son congénère pour articuler.

ARTICULATION DES BRANCHES

Lorsque la cuillère droite est ainsi venue en avant et que sa partie articulaire est appliquée sur celle de la branche à pivot, vous remarquez que l'encoche n'est pas tout à fait au droit du pivot. La seconde branche (encoche), ayant dû être poussée haut, est un peu plus profondément introduite que la première.

Vous aurez donc à la retirer un peu pour ramener son encoche au niveau du pivot.

L'articulation est alors facile si la prise est bonne. Sinon vous savez ce que vous avez à faire : recommencer l'opération plutôt que de mettre de la force pour appliquer l'un à l'autre les plats articulaires.

VÉRIFICATION

L'articulation faite, constatez que, comme le front, les manches se dirigent à gauche et en avant. Cette direction vous indique, si la prise est bonne, que la rotation de la tête n'est pas faite. Vous vous assurez et de la prise et de la position actuelle de la tête en touchant avec l'index gauche par-dessous le forceps : la fontanelle postérieure doit être sentie en arrière et à droite ; la suture sagittale dans le diamètre oblique aboutissant en avant à gauche.

L'attitude des manches du forceps étant ce qu'elle doit être pour la position, soyez sûr que votre application est bonne.

EXTRACTION

Que vous reste-t-il à faire avec le forceps pour terminer l'accouchement ?

Compléter la descente, provoquer la rotation, tirer la tête à travers le détroit inférieur et l'amener dans le bassin mou, enfin la dégager hors de la vulve.

a. Achèvement de la descente. — Amenez la tête jusque sur le plancher du bassin ; et si elle y était déjà, ce que nous avons supposé, appuyez-la
par des tractions sur l'entrée du détroit inférieur jusqu'à ce que vous en
sentiez la résistance et que vous voyiez bomber le périnée postérieur.

b. Rotation. — Si, en achevant la descente, et en appuyant la tête au
détroit inférieur à l'aide du tracteur Tarnier qui laisse la tête et le forceps

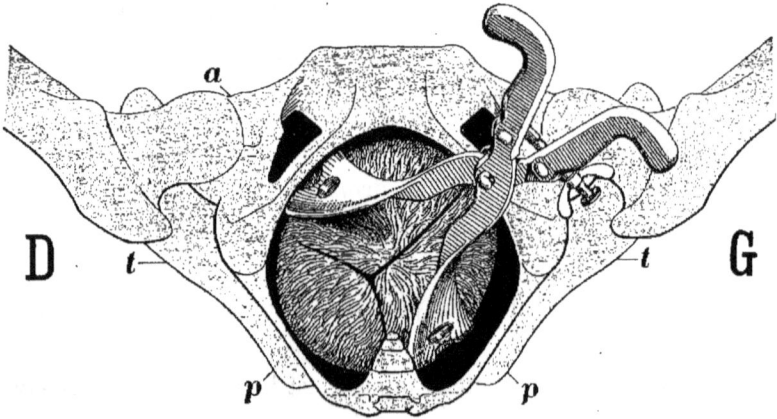

FIGURE **351**. — Sommet au détroit inférieur en pos. O-D-*p*. — Le forceps est appliqué, articulé,
serré. Nous voulons conduire l'occiput en arrière, en amenant les manches en avant : c'est une
rotation de 45° que la figure suivante montre accomplie.

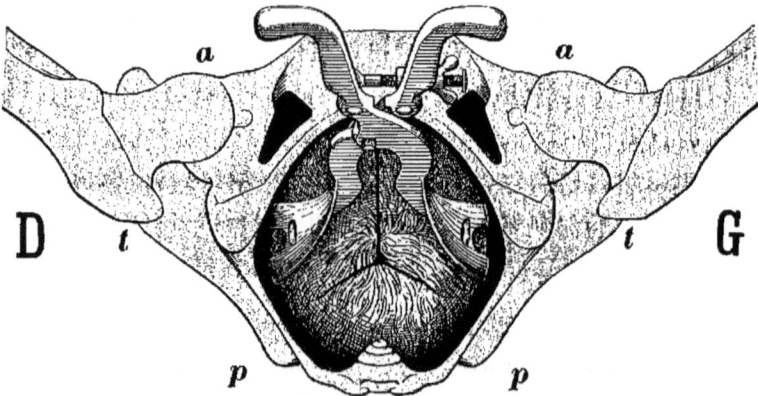

FIGURE **352**. — Sommet au détroit inférieur, en position occipito-sacrée ou postérieure-directe
acquise pour le dégagement, après une petite rotation de 45° imposée à la tête saisie (Fig. 351) en sa
position primitive O-D-*p*.

libres vous voyez les crochets vous indiquer que la rotation s'amorce, soit en avant, soit en arrière, vous devez obéir.

S'il n'en est rien, si l'instrument employé ne l'a pas permis ou bien si la tête est restée indifférente, choisissez d'abord l'un des trois partis indiqués plus haut, p. 432.

Quoi que vous décidiez, n'oubliez pas que vous devez toujours soutenir la traction pendant l'exécution de la rotation.

1° *Parti de la petite rotation.* — Voulez-vous, au risque léger de porter l'occiput directement en arrière et de dégager la tête en position **occipito**-SACRÉE, bien placer la concavité du forceps dans le bassin?

Provoquez une rotation de 45° qui amène le front au droit de la symphyse. La cuillère droite ira directement à droite et son manche à gauche ; la cuillère gauche viendra directement à gauche et son manche à droite. Les crochets seront transversalement dirigés (transformation de fig. 351 en fig. 352).

Ce mouvement de rotation des cuillères et, par conséquent, de la tête qu'elles enserrent, s'obtient en imprimant à l'extrémité des manches, aux crochets, et simplement du bout des doigts, un mouvement infundibuliforme autour de l'axe longitudinal de la tête confondu avec celui des cuillères. Dans le cas présent, position **occipito**-DROITE-*postérieure* (ou mieux fronto-gauche-antérieure), les manches, partant de l'attitude gauche antérieure, décrivent, comme le front, un arc de 45° et s'arrêtent à cheval sur le plan médian en attitude pubienne correspondant à la position fronto-pubienne qu'a prise la tête. La position étant devenue **occipito**-SACRÉE, vous continueriez comme il est indiqué page 357, fig. 291 à 295.

2° *Parti de la grande rotation.* — Voulez-vous, au risque de mettre le forceps à l'envers dans le bassin, concavité face au coccyx, amener la nuque derrière les pubis, l'occiput sous la symphyse?

Imprimez du bout des doigts aux poignées du forceps un grand mouvement de circumduction triple et inverse du précédent.

Vous avez trois étapes à faire. Mener le front et, par conséquent, le forceps en attitude transversale-gauche, puis en attitude postérieure-gauche, enfin en attitude postérieure-directe. Dès la première étape (attitude transversale), la cuillère droite sera venue sous la symphyse prête à s'avancer dans la moitié gauche du bassin, et la cuillère gauche devant le coccyx, prête à reculer dans la moitié droite du bassin (Fig. 354). Le forceps va se renverser. Il l'est à moitié à la deuxième étape lorsque les manches sont en attitude gauche-postérieure (Fig. 355), et tout à fait lorsqu'à la fin ils pendent devant le coccyx (Fig. 356) : la position est devenue **occipito**-pubienne, bonne pour la tête, mais avec attitude renversée du forceps.

Vous allez voir cette grande rotation représentée sous deux aspects : de face (Fig. 353 à 356), et de profil (Fig. 357 à 360).

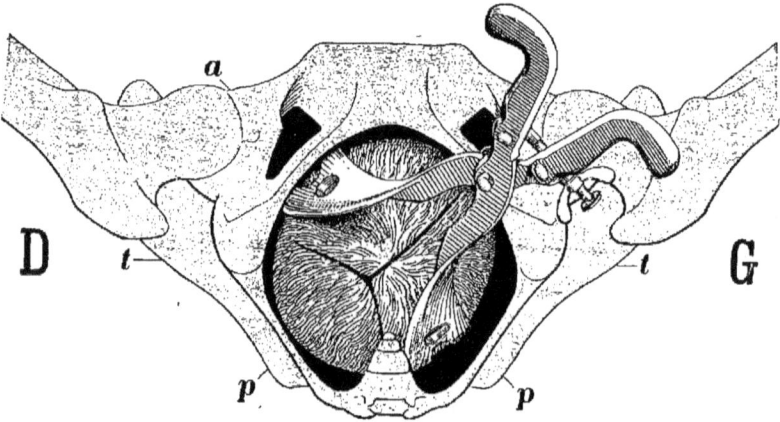

FIGURE **353**. — Sommet au détroit inf. en pos. **O-D-**_p_. Départ pour la grande rotation de trois fois 45° qui conduira l'occiput directement en avant et le forceps directement en arrière.

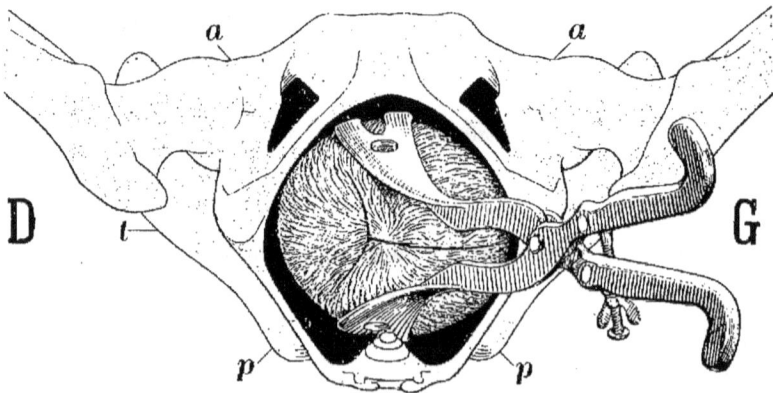

FIGURE **354**. — Position acquise **O-D-**_t_, première étape de la grande rotation de trois fois 45° qui doit amener l'occiput de la pos. primitive **O-D-**_p_ où il a été saisi, en pos. antérieure-directe.

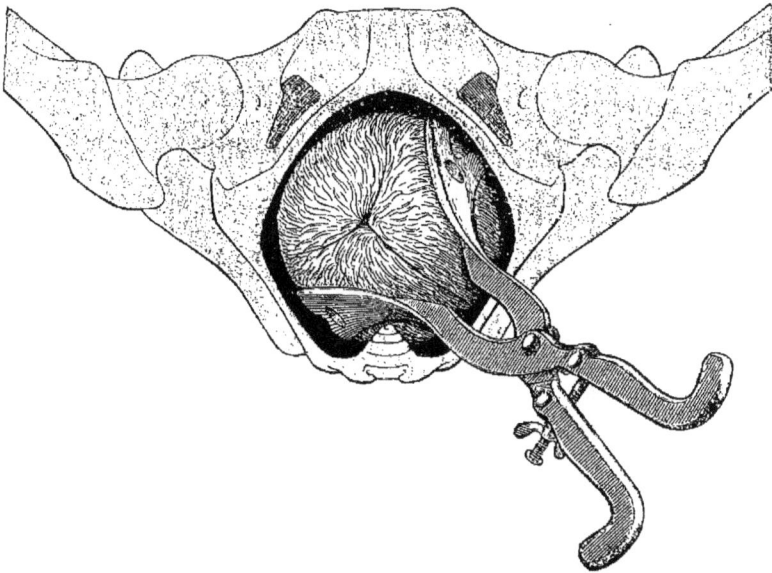

FIGURE 355. — Position acquise O-D-*a*, deuxième étape de la grande rotation de trois fois 45° nécessaire à la transformation de la pos. primitive O-D-*p* en position antérieure-directe.

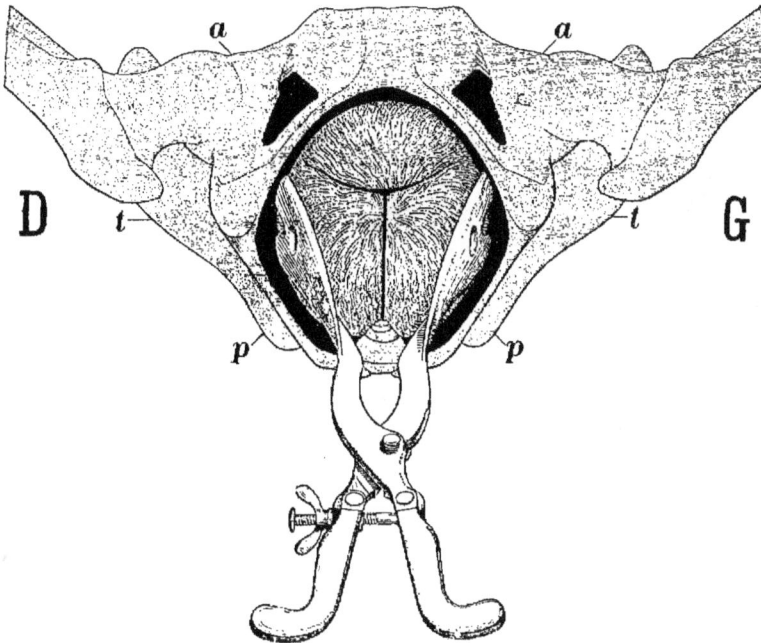

FIGURE 356. — Pos. directe-antérieure, de dégagement ; troisième et dernière étape de la grande rotation de la position initiale O-D-*p*. — Le forceps est à l'envers dans le bassin.

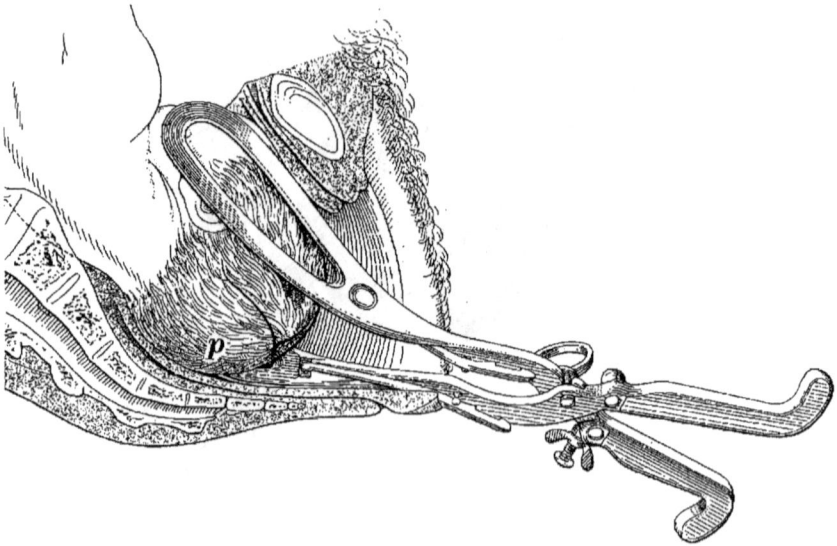

FIGURE **357**. — Sommet au détroit inférieur en pos. O-D-p, pris par le forceps, dans une coupe médiane du bassin. Vue de droite par un regard horizontal. Point de départ de la grande rotation qui, cette fois, va s'exécuter de profil sous vos yeux.

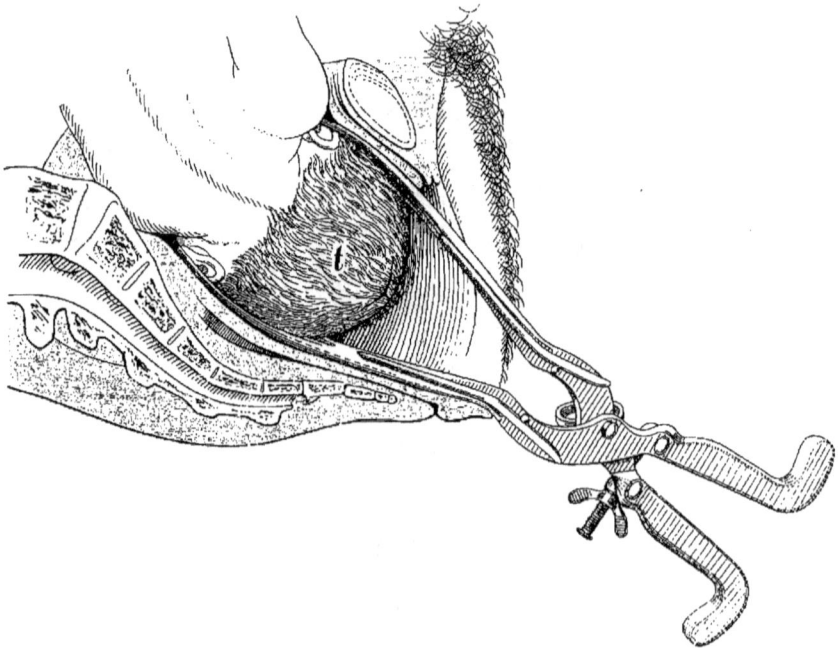

FIGURE **358**. — Première étape de la grande rotation d'une pos. O-D-p. Le sommet a acquis la pos. O-D-t. Nous supposons que le tronc bien tassé tourne un peu comme la tête.

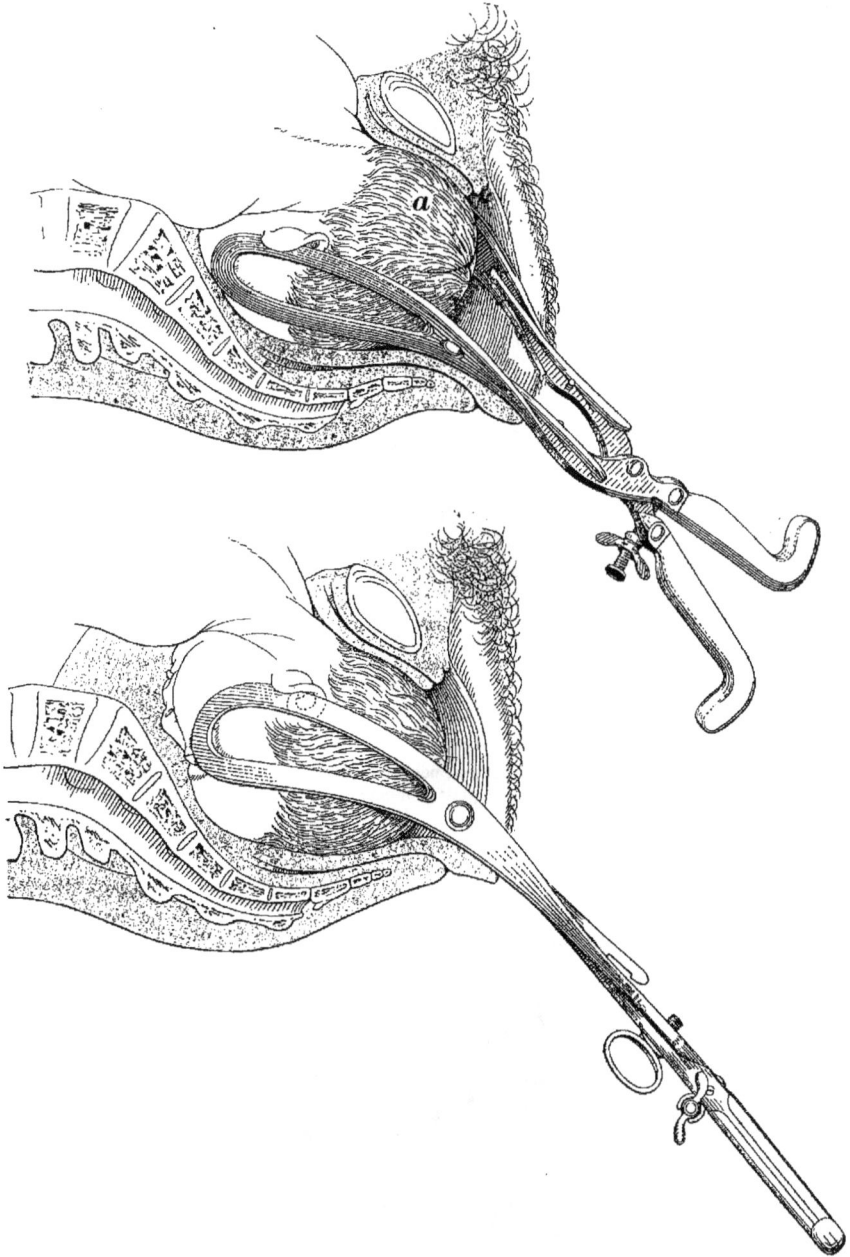

FIGURES **359** et **360**. — Les deux dernières étapes de la grande rotation d'une pos. **O**-D-*p* : d'abord c'est la pos. acquise **O**-D-*a* ; enfin la pos. acquise et définitive antérieure directe.

3° *Parti de la même grande rotation interrompue par un changement de prise.*

Enfin craignez-vous l'extraction avec un forceps renversé?

Commencez la précédente grande rotation et poussez-la jusqu'à la première étape, au moment où le front et le forceps sont en attitude *transversale* fronto-gauche ou **occipito**-DROITE, fig. 362.

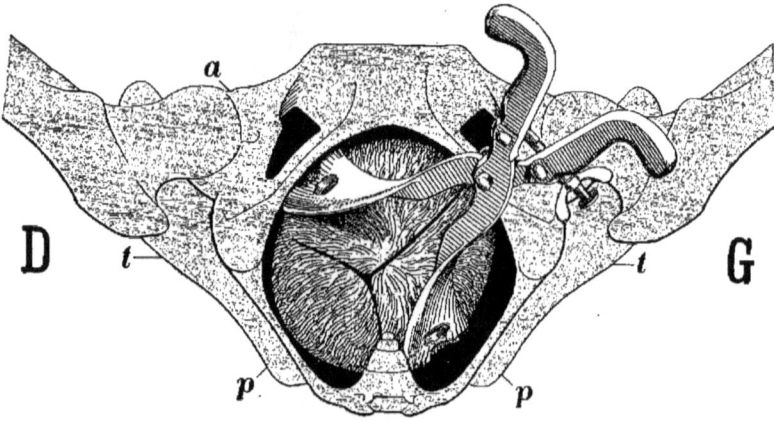

FIGURE **361**. — Sommet au détroit inférieur en pos. **O**-D-*p*. — Point de départ de la grande rotation de l'occiput en avant avec reprise projetée pour le moment où la tête sera en pos. transv.

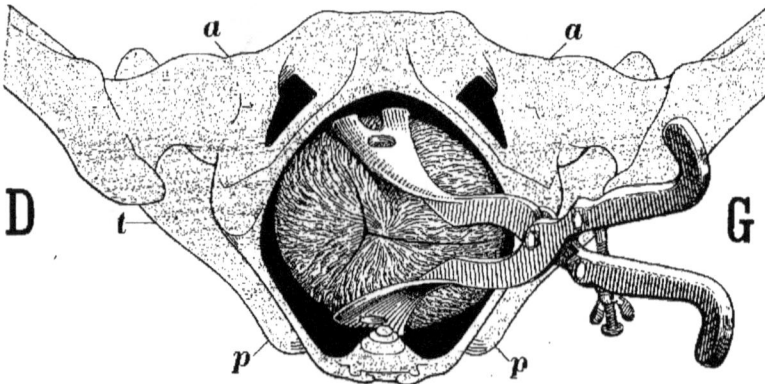

FIGURE **362**. — Sommet au détroit inférieur en pos. acquise **O**-D-*t* résultant d'une première rotation de 45° imposée à la tête saisie en pos. primitive **O**-D-*p*.

Cette position conquise est justiciable d'une application régulière, concavité pelvienne du forceps tournée comme l'occiput. Enlevez donc votre forceps et faites-en l'application régulière (Fig. 363) qui nécessitera le décroisement, et pour laquelle nous vous renvoyons à la page 418.

La suite naturelle de cette réapplication sera l'achèvement de la rotation, deux fois 45°, qui, portant le front devant le coccyx, amènera l'occiput sous le pubis, avec un forceps cette fois bien placé pour terminer au mieux.

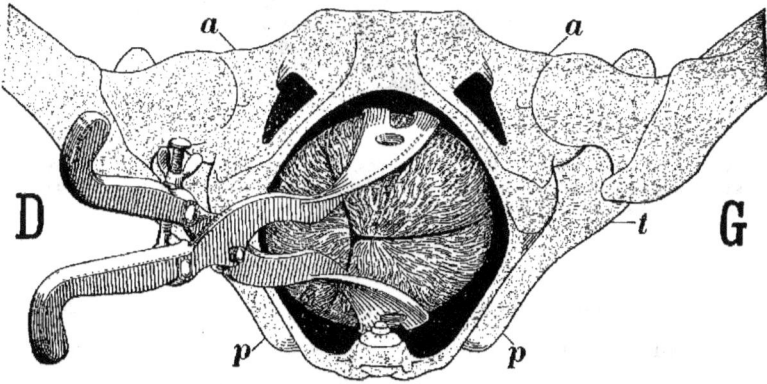

FIGURE **363**. — Même sommet en même pos. acquise **O**-D-*t*. Le forceps qui était à gauche, tourné comme le front, sur la fig. précédente, a été réappliqué : il est maintenant à droite comme l'occiput, sa concavité placée au mieux dans le bassin.

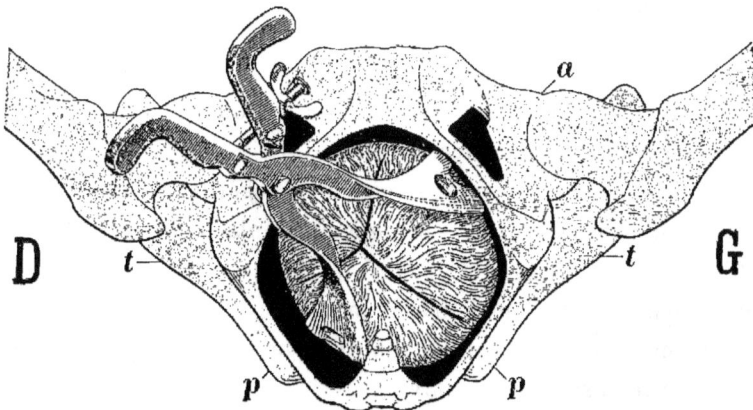

FIGURE **364**. — Sommet au détroit inférieur en pos. acquise **O**-D-*a* obtenue par transformation successive de la pos. initiale **O**-D-*p* en pos. **O**-D-*t* sans changement du forceps, et de cette position **O**-D-*t* en pos. **O**-D-*a* après réapplication du forceps.

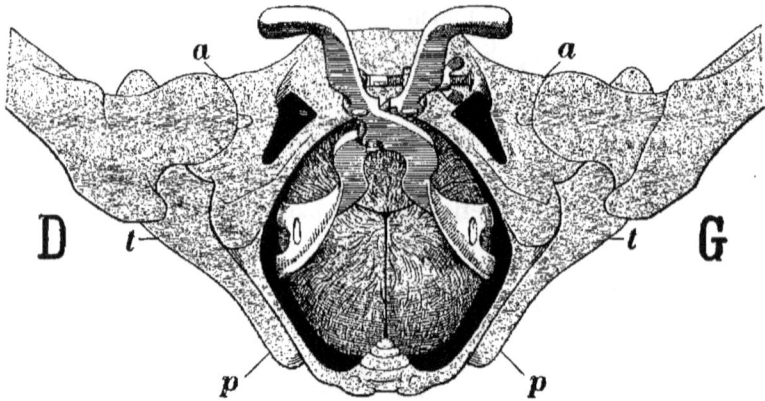

FIGURE **365**. — Sommet au détroit inférieur en pos. de dégagement, directe antérieure, le forceps ayant sa concavité bien tournée, en avant, comme l'occiput ; troisième et dernière étape de la grande rotation, avec reprise, imposée à la pos. primitive **O**-**D**-*p*.

c. et d. Engagement dans le bassin mou et dégagement hors de la vulve. — Après la petite rotation, qui amène le front en avant, forceps bien placé, l'on continue comme dans l'occipito-sacrée. (V. p. 357 et 358.)

Après la grande rotation, interrompue par une réapplication qui place également bien et l'occiput et le forceps, l'on se trouve ramené à l'occipito-pubienne. (V. p. 350.)

Ce n'est qu'après la grande rotation sans reprise, qu'ayant amené l'occiput en avant et renversé le forceps, l'on se trouve dans des conditions particulières pour terminer l'accouchement.

Le forceps est donc à l'envers ; sa concavité regarde, comme le front, le sacrum ; ses manches ne sont pas presque horizontaux, mais pendants vers le sol. (Rev. fig. 356, p. 441, et fig. 360, p. 443.)

Pour engager la tête dans le bassin mou avec le forceps ainsi placé, il vous faut d'abord bien tirer en bas afin d'engager complètement, jusqu'à la nuque, l'occiput sous la symphyse.

Pendant les tractions horizontales nécessaires au passage du détroit inférieur, les manches doivent rester angulairement inclinés au-dessous de l'horizon. L'on craindra de les relever trop tôt.

Et cependant il est nécessaire de suivre la déflexion de la tête dans son parcours à travers le bassin mou et la vulve. On craindra surtout de les relever trop et de creuser, avec les becs, deux sillons sanglants dans la paroi postéro-inférieure du canal maternel.

Même position du Sommet, **occipito**-DROITE-*postérieure*, flexion insuffisante ou nulle.

Jusqu'ici, nous avons supposé la tête fléchie et, par conséquent, facile à saisir d'emblée par les bosses pariétales et les pommettes.

Mais si, par hasard, un cas d'application de forceps sur une tête immobilisée en position oblique-postérieure se présentait, l'on devrait s'attendre à trouver la tête incomplètement fléchie. Alors, par le toucher, l'on arrive aisément à sentir la grande fontanelle qui, lorsque la tête est bien fléchie, est inaccessible derrière la branche descendante du pubis.

Dans ces conditions, il faut d'abord réaliser la flexion par une première application n'ayant pas d'autre but. La figure 329, p. 404, empruntée au chapitre VI, a montré comment on y réussissait en saisissant l'arrière-tête par le diamètre bimastoïdien.

Cette prise s'obtient en introduisant les mains-guides et les cuillères dans l'ordre et de la manière qui viennent d'être indiqués. Les oreilles, particulièrement la postérieure, restent les repères de certitude. Le bec s'applique derrière, encadrant l'apophyse mastoïde, aplatissant le bord postérieur du pavillon et ne remontant pas plus haut que le lobule.

La traction sur le forceps opère d'abord la flexion et ensuite le dérapement de l'instrument qu'il faut avoir soin d'enlever avant qu'il n'ait lâché, aussitôt qu'il a produit l'effet demandé.

Cet effet, la flexion, permet alors de réappliquer l'instrument dans les conditions où nous étions placés tout à l'heure.

II. APPLICATION EXCEPTIONNELLE
ET TOUJOURS DANGEREUSE DU FORCEPS SUR LE SOMMET
ARRÊTÉ AU DÉTROIT SUPÉRIEUR RÉTRÉCI

Deux ans après la rédaction de cet article, pour la première édition de cet ouvrage, j'avais fait des expériences dynamométriques et des calculs de géométrie mécanique très élémentaires qui prouvaient irréfutablement l'épouvantable nocuité du forceps appliqué sur une tête retenue dans le ventre à l'entrée, mais au-dessus d'un détroit supérieur insuffisant dans son diamètre antéro-postérieur, promonto-pubien, au-dessus d'un de ces bassins aplatis qui sont la monnaie courante des rétrécissements. J'avais vu et montré sur le dynamomètre puissant et délicat que je dois à la libéralité de Collin que la moindre traction exercée sur le forceps qui est cunéiforme pour le faire passer, tête y comprise, à travers l'orifice osseux inextensible jouant le rôle de l'anneau d'un porte-crayon, était facilement décuplée et vingtuplée : tel de mes élèves, tirant d'une seule main, faisait dire au dynamomètre que la tête subissait une pression de 250 kilogrammes!

Pendant ce temps, Varnier recueillait de-ci de-là des dizaines de têtes cassées par ce procédé d'extraction. Un de nos jeunes amis nous rapportait d'un voyage en Belgique des histoires inénarrables et authentiques de véritables infanticides commis par le forceps. Un autre me confiait qu'ayant eu à accoucher deux fois la femme d'un de ses camarades, il s'était cru obligé pour le premier enfant (un garçon) d'appliquer le forceps au détroit supérieur conformément à l'enseignement de ses maîtres, tandis que le second (une fille aussi grosse) était venu tout seul.... et qu'à l'heure où il me parlait, l'aîné, âgé de trois ans et demi, marchait difficilement et commençait à peine à parler tandis que la cadette, de deux ans plus jeune, trottait et jabotait comme une personne. En général, écrasés ou blessés, morts ou infirmes : tel fut le bilan de notre enquête. Aussi avionsnous pris la résolution d'intituler à l'avenir cet article où nous proscririons l'emploi du forceps au détroit supérieur : chapitre d'**Histoire ancienne**.

Hélas ! malgré les progrès considérables dus à d'autres moyens efficaces et inoffensifs d'intervenir dans la dystocie des bassins aplatis, malgré la démonstration que j'ai donnée de l'engagement successif des bosses par bascule, ce que ne permet pas le forceps, il est encore des fœticides qui s'attellent deux ou trois sur un forceps, pour faire passer une tête à travers un anneau trop étroit, osseux et inextensible, en défonçant le pariétal.

Je n'ai pas manqué de faire subir à ce chapitre de la dystocie du détroit supérieur, les modifications devenues urgentes lors de l'édition de 1904.

Il me semble inutile de rappeler les méfaits de l'accouchement prématuré, que l'on ne provoque plus guère pour cause d'angustie pelvienne. Nous sommes en pleine renaissance de la Césarienne aseptique conservatrice. J'ai assez écrit ailleurs sur la facile Symphyséotomie, sur l'Ischio-pubiotomie des rares bassins obliques ovalaires, sur l'emploi du Levier-préhenseur-mensurateur si précieux dans les bassins modérément aplatis, etc.

J'admets qu'à défaut de cet instrument, un praticien pris au dépourvu et n'ayant qu'un forceps s'en serve d'urgence, dans les rares cas d'inertie ou d'insuffisance utérine, pour essayer d'engager la tête dans un grand détroit supérieur, grand naturellement ou grand parce que la symphyséotomie l'a agrandi. J'admets que dans des cas semblables il fasse, s'il ne peut mieux faire, une prise irrégulière, qu'il mette cuillère à gauche et cuillère à droite ; qu'il utilise pour ce faire un forceps à branches parallèles pouvant pénétrer à hauteur inégale. Mais j'ose conseiller de desserrer de temps en temps l'instrument si la tête résiste beaucoup, afin de lui permettre de changer d'orientation et d'inclinaison spontanément ou sous la poussée soit de l'utérus, soit des mains d'un aide pratiquant l'expression à travers les parois abdominales. Ne pontez jamais, ne supprimez jamais la concavité sacrée avec un forceps quelconque ; laissez-la autant que possible libre afin que la tête puisse l'utiliser pour y basculer et y tourner. Le forceps au détroit supérieur rétrécit considérablement ce détroit, on le verra plus loin ; et j'ai démontré à tous que la moindre traction était pour le moins décuplée et devenait cranioclaste, céphalotribe.

Le loyal Tarnier s'est imposé la douleur de le reconnaître publiquement dans l'une des avant-dernières cliniques qui précédèrent sa mort.

Lorsque le détroit supérieur du bassin est, fait assez commun, rétréci dans son diamètre antéro-postérieur, promonto-pubien intérieur minimum, la tête fœtale se présentant la première ne commence pas à saillir, à pénétrer notablement dans l'excavation pelvienne pendant les derniers temps de la grossesse, comme elle le fait à l'état normal, à la fin du VIIe mois chez les primipares dont les muscles abdominaux sont encore solides et comme sanglés, dans le courant du VIII° chez les multipares à ventre plus complaisant. L'accommodation pelvienne, comme on dit, ne se produit ou ne tend à se produire que pendant le travail ; encore faut-il, pour qu'elle aboutisse, qu'il n'existe pas de disproportion trop considérable entre les dimensions de la tête et celles de l'entrée du bassin.

Au moment du travail, si les contractions utérines sont impuissantes à forcer la pénétration de la tête dans le bassin, dont l'entrée est ordinairement la partie la plus étroite, l'art doit intervenir.

Nous ne reparlerons pas de la version sans ou avec la manœuvre de Champetier. Nous savons que grande était la mortalité fœtale, par bris, par asphyxie surtout, quand on avait recours à cette pratique.

Nécessairement, avant de rechercher comment, lorsqu'on ne peut pas faire autrement, il faut appliquer et utiliser le forceps, nous devons d'abord étudier l'attitude de la tête à saisir, ses rapports avec l'anneau pelvien rétréci, et le mécanisme par lequel elle le traverse lorsque l'accouchement arrive à se terminer spontanément.

La tête fœtale, retenue au détroit supérieur modérément rétréci, y est en *position transversale*, l'occiput regardant à gauche ou à droite, un pariétal en avant, l'autre en arrière. — Elle est ordinairement et malheureusement *peu fléchie :* le doigt explorateur touche presque aussi aisément la fontanelle frontale que la fontanelle occipitale.

En raison de l'attitude normale de l'utérus qui, à moins de prolapsus, est beaucoup moins oblique que l'axe du détroit supérieur, l'axe de la tête ne correspond pas à l'axe de ce détroit. Cette tête *asynclitique*, en position transversale, tombe (la femme étant debout) presque d'aplomb sur le dessus des pubis, quoiqu'elle touche en arrière le promontoire ; de telle sorte que la suture sagittale ou inter-pariétale, transversalement dirigée, se trouve presque immédiatement derrière l'arc antérieur du bassin. Le pariétal antérieur surplombe et déborde les pubis ; il est accessible au palper abdominal, mais inaccessible au toucher vaginal dans sa plus grande partie ; au contraire le pariétal postérieur, occupant presque à lui seul toute l'aire du détroit supérieur, se laisse atteindre le premier et explorer dans toute son étendue jusqu'au pavillon de l'oreille situé à 6 ou 7 centimètres au-dessus du sinciput, à peu près à la hauteur du promontoire (Fig. 366, tête grise).

La tête se présente donc non engagée et non fléchie.

Lorsque les contractions utérines, que pour le moment nous supposerons efficaces, poussent le fœtus, on voit la présentation du pariétal postérieur s'accentuer d'abord, parce que la tête, jusque-là mobile, se fixe sur l'entrée du bassin en prononçant l'engagement de son pariétal postérieur foulé dans l'excavation.

Les choses allant bien, peu à peu la flexion de la tête s'opère.

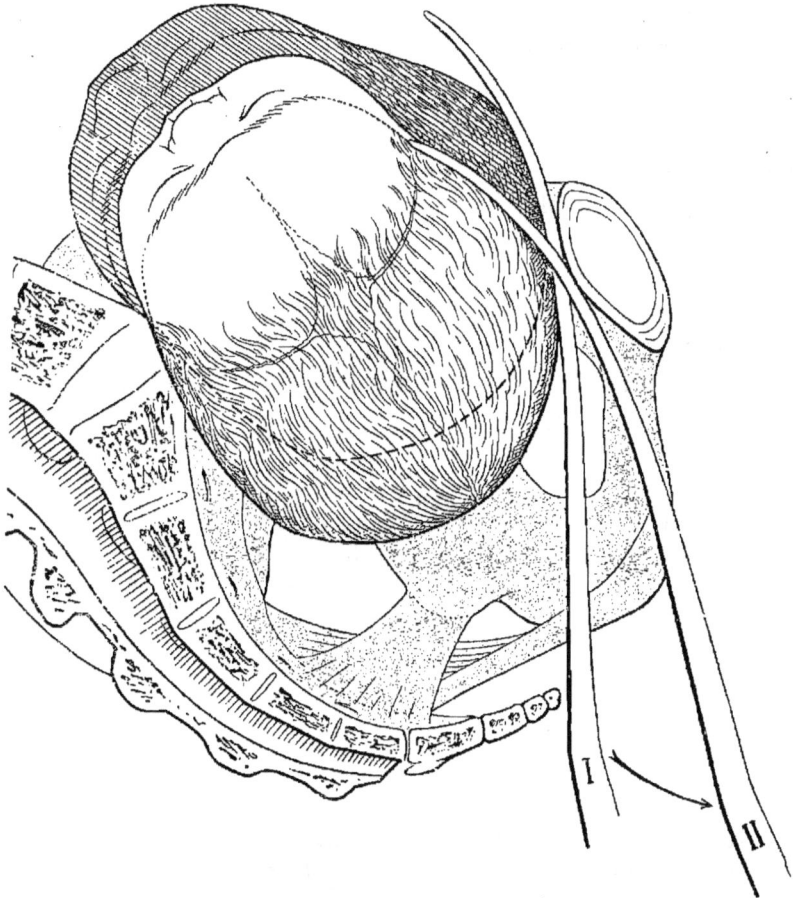

FIGURE **366**. — Sommet au détroit sup. peu rétréci, flexion supposée faite, pos. **O-G-t**. — Tête grise, attitude initiale : pariétal antérieur surplombant le pubis, embrassé par une cuillère de forceps dont le manche I est fortement rejeté sur le coccyx. — Tête blanche, attitude acquise par la traction et le transport, suivant la flèche, du manche-levier I en II : l'engagement de la bosse antérieure est produit grâce à la *dépressibilité de la tempe postérieure*. La suture pariétale, d'abord située près des pubis, 3 c.m., est maintenant à 5 c.m. du sous-pubis; elle en sera à 7 c.m. quand la tête sera descendue et appuiera sur le coccyx, chiffres approximatifs.

Heureux effets de la flexion : elle rejette l'oreille du côté de l'occiput, relève la tempe et l'amène, cette région préauriculaire déprimée et dépressible, ce ptéryon, au droit du promontoire, là même où étaient l'oreille, le rocher et les écailles du temporal et du pariétal plus saillants et résistants ; en même temps, les bosses pariétales s'avançant du côté où était le front, franchissent la ligne médiane et s'arrêtent un peu au delà (Fig. 367).

Cette flexion s'accompagne peut-être d'une petite modification de l'orientation initiale de l'occiput qui, au lieu de rester transversale pure, deviendrait légèrement antérieure. En résumé, la tempe postérieure est en arrière, appliquée au côté du promontoire, tandis que la bosse pariétale antérieure avoisine la ligne médiane antérieure et saille au-dessus du pubis. Quant à la bosse pariétale postérieure, il y a longtemps qu'elle est engagée, qu'elle est plus basse que le promontoire et qu'on la sent en

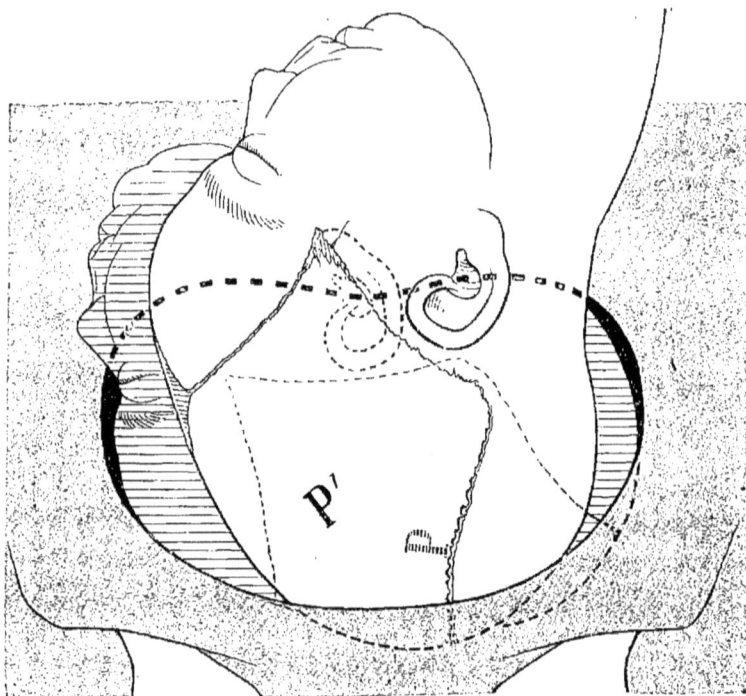

FIGURE **367.** — Sommet au détroit supérieur en pos. **O**-G-*t.* — Tête grise non fléchie ; tête blanche fléchie. Par la flexion, la bosse pariétale est venue de P en P', se rapprochant du côté correspondant au front ; au contraire, l'oreille (pointillée) s'est portée du côté occupé par l'occiput. Le résultat est la mise en rapport de la tempe *dépressible*, du ptéryon, avec le promontoire grassement pointillé. Si ce bassin figuré était garni de ses muscles psoas, la tête grise non fléchie ne serait pas aussi enfoncée, mais la blanche fléchie serait comme elle est.

arrière, *à distance* de la concavité sacrée ; les trois quarts du crâne sont dans l'excavation et si l'on entr'ouvre la vulve on peut voir les cheveux et prendre le change lorsque le col et l'amnios sont ouverts. Mais le toucher dit que la sagittale est encore trop près du sous-pubis pour que la bosse pariétale antérieure soit engagée. Si la bosse pariétale postérieure pouvait être poussée, enfoncée dans la concavité sacrée, la suture sagittale s'éloignerait de l'arc pelvien antérieur, le pariétal antérieur descendrait ; et bientôt sa bosse seule résisterait sur et derrière le pubis.

Les contractions utérines déterminent peu à peu ce changement d'inclinaison de la tête et forcent l'axe de l'ovoïde céphalique, qui d'abord était si loin de concorder avec l'axe de l'excavation, à diminuer sa divergence, à se rapprocher de ce qu'on appelle le *synclitisme*. Ainsi agit, dans les expériences sur le mannequin, la pression du doigt s'exerçant sur le pariétal antérieur, ou celle du levier de la figure 366.

L'engagement ainsi mis en voie ne peut s'achever que par le même mécanisme. Le diamètre céphalique qui souffre va du versant occipital de la bosse pariétale antérieure peu réductible, proéminente, appuyée sur le bourrelet ou culmen pubien, à la tempe postérieure qui se laisse déprimer par le promontoire. A mesure que cette dépression s'opère, la bosse pariétale qui est en avant descend et s'engage ; alors la tête est enclavée, comme disaient nos vrais maîtres Smellie, Levret, Baudelocque : elle semble ne pouvoir ni descendre ni remonter..... Rassurez-vous : brusquement, cette bosse pariétale antérieure, sous la moindre poussée utérine, va franchir le détroit et la tête tomber sur le plancher de l'excavation.

Ainsi une tête, ayant un diamètre bipariétal de 9 centimètres 1/2, peut franchir un diamètre promonto-pubien de 8 centimètres et peut-être moindre encore, pourvu que rien ne l'empêche d'aller occuper la concavité sacrée en *basculant* en arrière, ce que fait, hélas ! un forceps serré, même quand ses cuillères sont sur les côtés, *a fortiori* si l'une est postérieure. C'est ce qui rend cet instrument si inefficace et si dangereux.

Mais supposons-nous dans l'une des deux conditions suivantes α et β :

α — Le détroit est suffisant, mais l'utérus ne pousse pas ; il y a inertie ;

β — Le détroit reconnu insuffisant a été agrandi par la symphyséotomie, mais on n'ose pas compter sur les contractions utérines pour fléchir, incliner et engager la tête.

Comment peut-on le moins mal agir avec un forceps si l'on ignore ou si l'on méprise mon levier-préhenseur?

1° La tête est *insuffisamment fléchie*. Donc, la prise pariéto-malaire, la seule solide et bonne puisque vraisemblablement il va falloir tirer ferme, est impossible si la main-guide ne commence pas par produire la flexion, ou si le forceps n'est pas appliqué d'abord en arrière des oreilles, pour déterminer cette flexion, avant de faire la prise régulière et définitive.

Nous avons montré, dans le chapitre précédent (p. 292 et suivantes, fig. 247 et suiv.), que les prises occipito-frontales directes ou obliques n'étaient propres qu'à détruire ou empêcher la flexion de la tête.

Déjà nous avons usé du forceps, appliqué derrière les oreilles d'une tête en attitude indifférente, pour la fléchir, tout en sachant que l'instrument déraperait bientôt. Comme la menace de glissement ne se produit que lorsque la flexion est déjà notable, nous savons, au premier éveil, desserrer l'instrument, le désarticuler et l'enlever pour en replacer les cuillères l'une après l'autre en les approchant de la prise idéale. On arrive ainsi, dût-on s'y reprendre à plusieurs fois, à réaliser la prise pariéto-malaire.

Il est évident qu'en saisissant la tête par les côtés, on lui laisse, surtout si l'on desserre l'instrument de temps en temps, une certaine liberté analogue à celle d'une poulie dans sa chape, de se fléchir sous l'action des poussées utérines et même des tractions légères, sans échapper aux cuillères de l'instrument. Il faut penser le contraire des prises occipito-frontales directes et obliques avec le forceps ordinaire.

2° La tête reste *mal inclinée pour descendre dans l'excavation*. Il faudrait que l'instrument pût y remédier en repoussant en arrière le pôle descendant jusqu'à ce que le centre de ce pôle correspondît à peu près à l'axe pelvien : c'est besogne de levier et non de forceps. Mais chaque branche isolée du forceps n'est-elle pas un levier (fig. 366)? Et si l'on obtient de la souplesse du périnée et du coccyx, la possibilité d'amener, d'insinuer une cuillère devant la tête, entre elle et les pubis, la branche qui porte cette cuillère ne sera-t-elle pas un levier très puissant pour, avec son point d'appui rétro-pubien, chasser la tête en arrière et la réduire même. par compression devant le promontoire? Nous en reparlerons (p. 470).

3° La tête est *trop épaisse* pour passer. Donc il serait désirable que l'action réductrice de l'instrument s'exerçât toujours dans le sens bipariétal et travaillât pour le diamètre promonto-pubien rétréci. On obtient un résultat opposé par les prises occipito-frontales, c'est-à-dire en mettant une cuillère à gauche de la mère et l'autre à droite.

Nous pensons que personne ne fera d'objection à ce que nous venons de dire et que tout le monde conviendra que l'idéal pour la solidité de la prise et l'action réductrice est de placer, relativement au pelvis maternel, une cuillère en arrière et l'autre en avant. Il est certain que le placement de celle-ci est un peu difficile. Mais ne suffit-il pas qu'il soit possible pour trancher la question en faveur de la prise bipariétale, puisque cette prise est, dans l'immense majorité des cas, la seule efficace ? Smellie et Baudelocque, deux grands noms, n'enseignèrent pas autre chose ; cependant Deleurye, l'apôtre de l'application facile mais moins efficace, l'emporta.

Ceux qui placent encore les cuillères de chaque côté de la mère, comment saisissent-ils la tête quand ils arrivent à la saisir solidement ? Par le front et l'occiput ? Non.

Soit que les deux cuillères se diagonalisent malgré l'accoucheur, faute de trouver place aux extrémités du diamètre pelvien transverse obstrué par l'occipito-frontal, soit que régulièrement placées de chaque côté du pelvis maternel elles diagonalisent la tête au début de leur pression, toujours est-il que l'examen des empreintes a montré à Ramsbotham et à Simpson que l'application du forceps au détroit supérieur aboutissait presque toujours à une prise oblique. Dès lors, la *prise oblique* voulue devait avoir des partisans, car l'introduction des cuillères est encore assez facile.

Voulez-vous la juger ? Expérimentez sur le mannequin naturel en opérant à la manière de ses anciens partisans, avec le forceps de Levret. Placez la tête en position *transversale* **occipito**-GAUCHE, et saisissez-la de manière que la concavité du forceps regarde également à gauche, mais aussi en avant vers l'éminence ilio-pectinée : cuillère postérieure derrière l'oreille gauche du fœtus, cuillère antérieure sur la bosse frontale et l'apophyse orbitaire externe droites du fœtus. Cette cuillère-ci n'est pas assez en avant relativement à la mère pour modifier l'inclinaison vicieuse de la tête ; elle est assez frontale pour empêcher la flexion utile ; toutes les deux vont réduire inutilement le diamètre céphalique oblique saisi et augmenter l'autre malencontreusement. — Si vous tirez sur le forceps, vous sentez que sa concavité pelvienne tend à se porter en avant, et si elle y arrive, obligeant la tête à se diagonaliser, qu'offrez-vous au grand diamètre pelvien, au transverse? Le diamètre céphalique réduit par les cuillères ! Qu'offrez-vous au diamètre promonto-pubien rétréci? Le diamètre céphalique agrandi, puisqu'il est perpendiculaire à celui que pressent les cuillères ! Avec des tractions violentes, il arrive quelquefois que la tête s'engage grâce à ce que le frontal postérieur s'est laissé défoncer par le promontoire.

Après ces explications, personne ne s'étonnera plus que tant d'accoucheurs du XIXe siècle aient cru devoir préférer la version podalique au forceps, lorsque la tête tendait à s'engager dans un détroit supérieur jugé, quoique rétréci, capable de la laisser passer.

Mais la version est très périlleuse pour l'enfant.

Depuis 1883, M. Pinard, qui n'est ni maladroit, ni brutal, a réussi à démontrer à ses élèves et à ses maîtres, que la prise régulière de la tête au détroit supérieur, celle qui place chaque cuillère sur le méridien pariéto-malaire, l'une devant le promontoire, l'autre derrière la symphyse, était possible. Son expérience la lui montra moins dangereuse et plus efficace : c'est elle seule qui va être décrite et, je le répète, pour les cas d'inertie ou d'insuffisance utérine et de détroit suffisant ou rendu suffisant.

Le **manuel opératoire** de l'application régulière du forceps au détroit supérieur, est, avec quelques modifications de détail dues à la hauteur à laquelle on doit opérer, le même que celui des applications sur la tête en position transversale dans l'excavation du bassin.

Nous prendrons comme type une **occipito**-GAUCHE-*transversale* supposée légèrement fléchie.

1° *Vous devez la saisir par les régions pariéto-malaires* qui sont, l'une postérieure et basse (la femme étant couchée sur le dos) appuyée sur le promontoire saillant, l'autre antérieure et haute dans l'hypogastre, au-dessus du pubis.

2° *La concavité des cuillères devant*, pour l'extraction finale après rotation au détroit inférieur, *être tournée vers l'occiput qui sera ramené sous la symphyse*, il vous faudra introduire et placer la première, en arrière, la cuillère gauche (à pivot) à plat sur le promontoire ; introduire ensuite en arrière et à droite la cuillère droite (à encoche) et l'amener enfin en avant, derrière les pubis et au-dessus, par le grand mouvement spiral de trois fois 45°.

APPLICATION PROPREMENT DITE DU FORCEPS

PREMIÈRE BRANCHE, BRANCHE GAUCHE, A PIVOT — GUIDÉE PAR LA MAIN DROITE
TENUE PAR LA MAIN GAUCHE

Introduction de la main-guide. — La main droite tout entière, pouce compris, largement enduite de vaseline antiseptique, sera introduite dans le vagin, en supination, sa face dorsale orientée directement en arrière. Elle rencontrera le col dilatable, dilaté mais non au maximum, y pénétrera sans difficultés, touchera, explorera la tête et se glissera derrière, entre le pariétal postérieur et le sacrum. Pour aller plus haut, au-dessus du détroit, ce qui est indispensable, les bouts des grands doigts devront soulever la tête et subir la douloureuse pression du promontoire. A ce prix seulement ils atteindront et couvriront l'oreille jusqu'au delà du lobule, c'est-à-dire jusqu'à la hauteur de la pommette.

La main, embrassant alors de sa paume tout le côté de la tête tourné en arrière, pourra aisément, en recourbant l'index et le médius par-dessus le sous-occiput, compléter la flexion. Elle tâchera que le cordon ombilical ne coure pas de risque d'être pincé.

A la fin, la main-guide s'étant bien appliquée sur la ligne pariéto-malaire postérieure de la tête fléchie, l'introduction en bon lieu de la cuillère gauche est assurée.

Présentation, introduction et placement de la cuillère. — De la main gauche tenez-en le manche haut et déjeté obliquement à gauche du plan médian maternel, vers votre droite à vous. Posez le bec à plat sur la face palmaire de votre poignet droit qu'enserre l'anneau vulvaire et dont la face dorsale déprime fortement la fourchette. Que l'axe de la cuillère soit bien, comme celui de la main-guide, dans le plan médian antéro-postérieur.

Abaissez alors la main gauche et la poignée qu'elle tient, lentement et directement, évitant surtout de la rapprocher du plan médian ; abaissez-la considérablement jusqu'à ce que son poignet touche le bord radial de l'avant-bras-guide. Vous sentirez la cuillère, dont la face convexe ne doit jamais quitter le contact avec la paume de la main droite-guide, monter, monter dans cette paume, atteindre et enfin dépasser le promontoire.

Quelque attention que vous mettiez à tenir très bas votre avant-bras-guide, il entrave l'abaissement du pédicule de la cuillère sans lequel la pénétration resterait insuffisante. Retirez donc lentement la main-guide, tout en continuant à abaisser la poignée et à la tenir vers votre droite, sous la cuisse gauche. La cuillère, avalée pour ainsi dire, disparaîtra derrière la tête ; la pénétration ne s'arrête, la cuillère n'est en place, qu'au moment où le pivot arrive à la fourchette vulvaire.

Faites maintenir, là même où il s'est arrêté, le manche de la branche gauche ; l'aide intelligent et attentif, agenouillé à votre gauche, ne devra, à aucun prix, modifier ni laisser altérer l'attitude de la branche placée.

Remarquez bien cette attitude. Le manche de la branche gauche placée est déjà notablement abaissé ; il déprime la commissure postérieure de la vulve. Il est naturellement déjeté sous la cuisse gauche ; il doit l'être d'autant plus que la tête est moins bien fléchie. Le crochet regarde directement en l'air, vers le plafond (Fig. 368, p. 460).

Ainsi votre première branche sera bien placée. Elle vous servira d'index, de jalon pour l'application régulière de la cuillère antérieure.

DEUXIÈME BRANCHE, BRANCHE DROITE, A ENCOCHE — GUIDÉE PAR LA MAIN GAUCHE
TENUE PAR LA MAIN DROITE

Introduction de la main-guide. — Par-dessus la branche gauche en place, un peu à droite, introduisez, avec ou sans le pouce, la main gauche en demi-supination, par conséquent dans la voie droite postérieure. Conduisez-la dans le col, au contact de la tête, au droit de la symphyse sacro-iliaque droite, aussi haut que vous pourrez aller. Assurez-vous en tout cas que l'extrémité de vos doigts est dans l'utérus : comme tout à l'heure, vous avez dû rencontrer en route le col dilatable, mais non maintenu dilaté par la tête qui est trop haut pour y être engagée. Vos doigts, par leur face palmaire, touchent le demi-frontal postérieur, l'index sent le bregma et la suture interfrontale ; le petit longe le bord convexe de la cuillère placée.

Présentation, introduction et placement de la cuillère. — Sur cette main gauche-guide, bien introduite, sachant où elle est, dans son axe, engagez et conduisez la cuillère droite, à encoche. Que la main qui tient le manche, d'abord dressé un peu à gauche du plan médian, s'abaisse obli-

quement comme pour venir tomber en dehors de votre avant-bras gauche.
N'hésitez pas à pousser la cuillère très haut. Il faut, vous le savez, que le
bec dépasse le frontal et trouve au delà un vide où il se loge, et qui permette
à la concavité de la cuillère de s'adapter doucement et parfaitement à la
courbure céphalique.

Sans cette condition, la cuillère ne pourrait, en rasant la tête, glisser
ultérieurement sur la ligne pariéto-malaire antérieure ; votre prise ne
saurait être régulière.

Pour provoquer ce glissement nécessaire, qui doit amener la cuillère de
la position oblique postérieure à la position antérieure directe, servez-vous
à la fois un peu de la main-guide et beaucoup de la poignée.

Cette poignée, venue de haut et de gauche, est à droite du plan médian
maternel et plutôt au-dessous qu'au-dessus de l'horizon si la cuillère a été
suffisamment enfoncée ; le crochet regarde obliquement en l'air et à
gauche, comme la face prenante de la cuillère.

Simultanément : portez le manche vers la cuisse gauche, par-dessus la
première branche ; tordez le crochet qui se dressait obliquement jusqu'à ce
qu'il se dirige directement à gauche ; enfin abaissez la main qui manœuvre
afin de pousser la cuillère de plus en plus : adduction, torsion et abaissement. En même temps, votre main-guide sent s'échapper la cuillère qui
glisse en avant à la manière d'une anse et d'arrière, vient sur le côté,
coiffer le bregma et le front. C'est le premier tiers de la manœuvre (Fig. 368).

Alors, du bord radial de votre index gauche agissant sur le bord convexe
ou sur le pédicule de la cuillère, vous allez pousser celle-ci plus en avant,
afin que, par-dessus le demi-frontal antérieur, elle vienne directement en
avant sur la ligne pariéto-malaire. Mais, pour que ces deux derniers tiers
du grand mouvement de spire s'achèvent, comptez surtout sur la main
qui tient la poignée.

Continuez donc l'introduction en abaissant le manche pour que le bec
monte toujours ; tordez le crochet à gauche et en bas, pour faire glisser la
cuillère plus en avant, d'abord sur la bosse frontale antérieure.

Ce faisant, vous verrez le manche croiser largement à gauche du premier
placé, pendre obliquement, déprimer la vulve.

Il n'est pas encore temps de vous arrêter, la manœuvre n'étant qu'aux
deux tiers faite.

Continuez donc à abaisser le manche tout en poussant toujours la cuillère afin qu'elle monte considérablement et pénètre tout entière dans le ventre ; tournez le crochet directement dans le plan vertical antéro-postérieur pour amener enfin la cuillère directement en avant, comme la ligne pariéto-malaire (Fig. 368).

L'abaissement considérable du manche que l'on appuie tant qu'on le peut sur la fourchette (sans le périnée, surtout celui de la primipare, l'opération serait bien plus facile), est imposé par la proéminence de la bosse pariétale antérieure en avant du pubis. Cette proéminence que l'on ne pourrait détruire que par la force, jette pour le moment la cuillère en avant et, par la résistance du pubis, force le manche à pendre presque vertical, à refouler la fourchette et le périnée jusqu'au coccyx (Fig. 368).

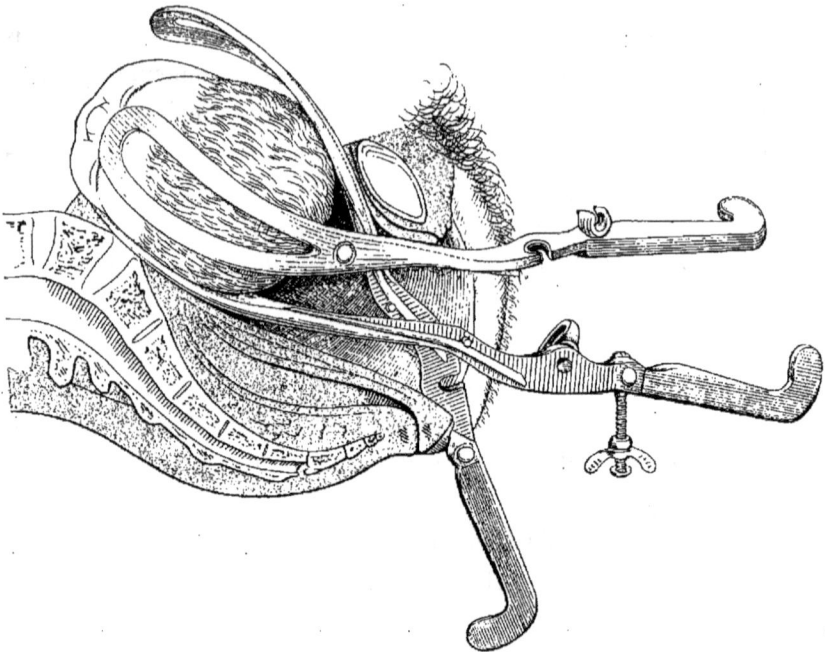

FIGURE **368**. — Sommet fléchi, arrêté au détroit supérieur en position **O-G-***t*. — La première cuillère introduite, la postérieure, la gauche (pivot), est en place entre le promontoire et la tempe postérieure. — La seconde cuillère est représentée en deux attitudes : 1° au moment où elle contourne le front ; 2° insinuée en avant entre la symphyse et le pariétal antérieur. Celui-ci résistant, et le pubis d'autre part, appuient fortement le manche sur le périnée.

Vous avez dû voir et sentir qu'au fur et à mesure que la cuillère, pour
ainsi dire avalée, approchait de sa place définitive, la branche pénétrait
davantage, parfois jusqu'au delà de l'encoche, et que le dos du bec arrivait
à soulever la paroi utéro-abdominale à peu de distance de l'ombilic. Il faut
en effet, répétons-le, pour amener la branche droite à sa place en avant,
entre la barre pubienne et la bosse pariétale proéminente, insinuer non la
partie convexe de la cuillère derrière le pubis, ce qui opposerait le bec
rétroéminent à la bosse proéminente, mais bien, après avoir introduit la
cuillère tout entière au-dessus du détroit, en glisser le plat pédicule derrière
le pubis : cela porte la concavité de la cuillère à la hauteur de la convexité
pariétale qu'elle peut alors embrasser.

ARTICULATION DES BRANCHES

Par suite de cette ascension utile, indispensable, effrayante seulement
pour un novice non prévenu, de la cuillère antérieure, l'encoche est située
plus haut que le pivot de la branche gauche.

Il faut cependant articuler et, comme toujours, en agissant exclusivement sur la deuxième branche placée, ici la droite, à encoche.

Vous n'avez pas seulement à retirer un peu l'encoche pour l'amener au
droit du pivot; vous devez en outre relever le manche pendant, afin de le
rapprocher de son congénère.

Le simple retrait faisant descendre la convexité de la cuillère derrière la
barre pubienne, presse déjà la tête qui résiste ; il jetterait le manche
davantage encore vers le coccyx si c'était possible. Que dire alors, en
pensant au pariétal antérieur, de l'acte pourtant nécessaire qui, soulageant
le périnée, consiste à rapprocher le manche droit de son congénère?

Ce relèvement du manche pendant, fait de la branche antérieure un
véritable levier à point d'appui rétro-pubien qui, en refoulant la tête vers
la concavité sacrée, en modifie l'inclinaison initiale. A mesure que vous
opérerez, avec prudence et pourtant avec force, vous sentirez la résistance
augmenter, et si, comme il convient, le pariétal postérieur est refoulé en
arrière avec sa cuillère, vous verrez le manche de celle-ci, véritable index
obéissant à la tête, s'abaisser vers le coccyx, à la rencontre de celui que
vous lui amenez. (Comprenez sur Fig. 368.)

Si votre prise est bonne, régulière, les plats des parties articulaires

s'appliquent exactement l'un à l'autre. Dans le cas contraire, vous savez
ce que l'on doit faire.

Nous nous dispenserons de répéter notre description en l'adaptant à la
position **occipito**-droite-*transversale*. Nous pensons que la figure
ci-dessous, avec sa légende, suffira amplement.

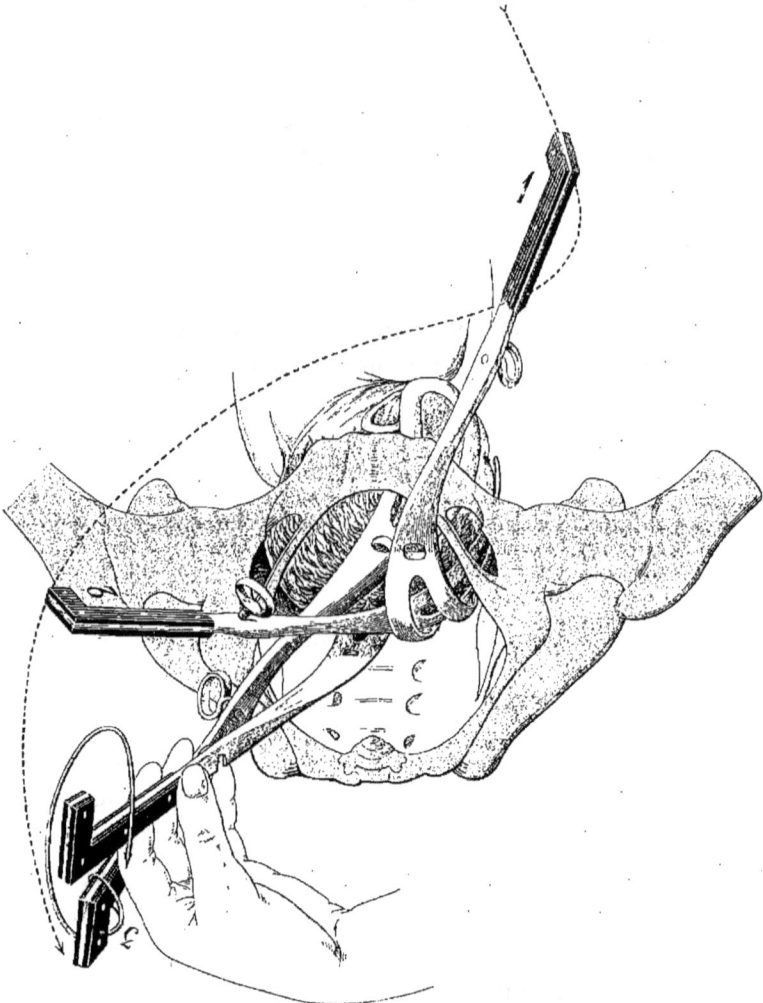

FIGURE **369**. — Sommet au détroit supérieur, en pos. **occipito**-droite-*transversale*. — Application
du forceps sur les lignes pariéto-malaires postérieure et antérieure. La première cuillère, la
postérieure, la droite (encoche) est placée et tenue par la main d'un aide placé à gauche de la mère.
La cuillère gauche est introduite en arrière à gauche, par l'abaissement oblique du manche 1. Le
transport, l'abaissement continué et la torsion de ce manche le mènent en 2, ce qui place la cuillère
sur le front. La torsion et l'abaissement exagérés portent le crochet en 3 et la cuillère où il faut, en
avant. Il y a lieu à décroiser pour pouvoir articuler. La flèche de décroisement est assez parlante.

Revenons à la position **occipito**-GAUCHE-*transversale*. L'articulation
faite, remarquez la direction des manches : ils sont jetés à gauche du plan
médian (plan du méridien d'application dans lequel se trouvent les axes
des cuillères); ils sont pendants au point de déprimer la fourchette; les
crochets sont placés de champ.

Vous vous assurez de nouveau, en touchant avec l'index, que la suture
sagittale est restée directement transversale, aboutissant à gauche à la fontanelle postérieure d'autant moins éloignée du centre que la flexion est
plus parfaite. — L'attitude des manches du forceps étant ce qu'elle doit
être pour la position de la tête, soyez sûr que votre application est bonne.

EXTRACTION

Que vous reste-t-il à faire pour terminer l'accouchement?

Il vous reste d'abord, point spécial, difficile et dangereux, à engager
la tête dans l'excavation; ensuite à l'amener jusque sur le plancher du
bassin, à provoquer la rotation, le passage du détroit inférieur, l'entrée
dans le bassin mou, enfin le dégagement hors de la vulve.

a. Engagement dans l'excavation. — Quand le forceps est appliqué,
articulé, il a modifié l'inclinaison de la tête, malheureusement d'une
manière insuffisante, ses manches étant empêchés par le périnée de se
porter suffisamment en arrière. C'est donc l'action de la commissure vulvaire sur l'instrument qui empêche la tête de se porter autant qu'il serait
nécessaire dans la concavité sacrée. Il faudrait, pour bien tirer, et avant de
bien tirer, pouvoir fendre périnée antérieur et postérieur jusqu'à la pointe
sacrée afin de loger le forceps au côté du coccyx ! C'est dire qu'il faut tirer
le plus en arrière possible, en employant, pour refouler le périnée en
arrière, toute la force compatible avec la conservation de son intégrité.

De cette façon, on fait pour le mieux; on permet à la tête tout ce qu'on
peut lui permettre pour qu'elle s'engage en se rapprochant du mécanisme
de son engagement normal spontané. Ainsi s'expliquent les succès obtenus
par cette méthode. Il est néanmoins certain qu'on voudrait pouvoir laisser
la tête libre de modifier convenablement son inclinaison initiale, et que le
forceps du détroit supérieur serait encore à inventer si je n'avais pas eu
l'idée du levier-préhenseur.

Il faut tirer fort et longtemps afin d'obtenir, pour compenser le défaut de synclitisme parfait qu'empêche la résistance périnéale, la réduction du diamètre antéro-postérieur de l'appareil que forment le forceps et la tête. Ici la force fait plus que l'art.

Si vous employez le *forceps de Levret*, comme l'a fait Baudelocque, il vous intéressera peut-être de connaître les conseils de celui-ci :

« Saisissez l'instrument au moyen des deux mains, savoir de la droite placée à son extrémité, et de la gauche le plus près possible des parties de la femme, de sorte que l'index, plongé dans le vagin entre les deux cuillères, touche le vertex. Tirez d'abord en bas et en portant un peu l'extrémité des manches vers le dessous de la cuisse gauche. »

Bref, maintenir les poignées à gauche, tirer le plus en arrière possible, éviter les brusques pressions, ne demander la réduction qu'à l'étirement du forceps à travers la filière de l'anneau osseux rétréci. (V. plus loin, fig. 371.)

Avec le *forceps de Tarnier*, serrez solidement la vis, non dans l'idée de réduire la tête, mais seulement de la bien saisir. Adaptez le tracteur arqué et tourillonné de manière que sa concavité embrasse la commissure vulvaire postérieure, afin de pouvoir bien tirer en bas. Ainsi, quoique le forceps soit placé de champ, le palonnier restera transversal. Mais il est bien évident que l'instrument, pour le moment réduit au rôle d'un simple forceps droit, n'aiguillera ni ne fonctionnera avant la rotation et l'entrée dans le bassin mou, dans les conditions exposées p. 316, fig. 267.

On peut tirer de deux façons :

1° Accroupi, agenouillé, ou bien assis sur une chaise basse, tirer d'une main, le coude fléchi, tandis qu'avec l'index de l'autre main porté derrière la symphyse, on s'assure que la tête descend aussi vite que le forceps sort de la vulve, que par conséquent l'instrument ne dérape pas.

Tirer de toutes ses forces, mais seul et d'une seule main, sans secousses et autant que possible d'une façon continue, dix, quinze minutes, et plus. Ne s'arrêter qu'après avoir acquis la conviction que l'engagement ne fait aucun progrès. Dans ce cas, enlever le forceps et songer à broyer la tête! Voilà pourtant ce que nous écrivions en toute conscience, Varnier et moi, en 1890. C'était l'expression de l'opinion générale des maîtres qui s'évertuaient à inventer des céphalotribes, des cranioclastes, etc. Aujourd'hui, l'on m'assure qu'il se commet encore de pareils attentats sur des enfants vivants qui pourraient être sauvés par la symphyséotomie ou par la facile césarienne aseptique, sans compromettre sérieusement la vie des mères !

Cette façon de tirer est mauvaise à beaucoup de points de vue : l'opérateur perd, de par son attitude, une grande partie de sa force ; il s'épuise vite, ainsi qu'en témoignent le tremblement qui bientôt s'empare du membre tracteur, la turgescence de la face, enfin la nécessité de se faire remplacer. La traction, assez énergique au début, diminue bientôt si elle ne s'interrompt presque complètement ; il la faudrait soutenir toujours égale. A chaque instant l'accoucheur est obligé de rendre la main, et en un instant il perd le terrain qu'il avait gagné lentement avec tant de fatigue. Peut-être en serait-il autrement si l'opérateur chargeait le palonnier ou son poignet d'un poids, d'une besace de plomb en grains.

2° Il vaut mieux tirer passivement : assis à terre, le corps enveloppé dans un drap, les jambes sous le lit (un lit haut), tenant à deux mains le palonnier, les bras tendus, le tronc renversé en arrière. L'accoucheur tire ainsi comme un poids avec une efficacité incomparable et un grand ménagement de ses forces. Si le forceps sortait vite de la vulve, le doigt de l'opérateur irait sentir où en sont les choses. Mieux encore, pendant toute la durée de la traction, un aide, le doigt dans le vagin derrière la symphyse, surveille les rapports de la tête et de la cuillère antérieure, constate les progrès de l'engagement ou l'immobilité de la région fœtale, se tient prêt à faire cesser toute traction si l'instrument menace de déraper et s'assure que la vis de pression reste serrée au point convenable. Lorsque la tête subit une réduction notable, la vis se desserre, l'aide ou à son défaut l'accoucheur lui-même le constate et y remédie, pour l'avenir.

Les avantages de cette méthode de traction qui a rendu des services sont incontestables : sans dépasser la mesure, l'opérateur déploie plus de force, et cette force est tout entière utilisée ; sans trop de fatigue il peut tirer pendant une demi-heure ; la traction est constamment soutenue.

Quel que soit le mode de traction, le passage du détroit est annoncé par une brusque descente. Alors, on se trouve ramené à l'extraction de la tête retenue en position transversale-gauche au-dessus du détroit inférieur.

b. Achèvement de la descente. — Continuant la traction dans l'axe des cuillères et dans l'axe connu de l'excavation, vous amènerez la tête jusque sur le plancher du bassin et vous l'attirerez dans l'entrée du détroit inférieur jusqu'à ce que vous en sentiez la résistance et que vous voyiez bomber le périnée postérieur.

c. Rotation. — Alors, seulement alors que la descente est complète et que le périnée bombe, la traction étant soutenue, imprimez au forceps un mouvement de rotation, s'il ne se fait de lui-même, afin d'amener la nuque derrière les pubis, l'occiput sous la symphyse.

Par la rotation, la cuillère gauche, la postérieure, viendra directement à gauche ; la cuillère droite, l'antérieure, ira directement à droite. Ce sera fait lorsque le manche de la cuillère gauche sera passé à droite, le manche de la cuillère droite à gauche, dirigeant leurs crochets directement en travers.

Dans cette position **occipito**-GAUCHE-*transversale*, les poignées, partant de cette même attitude gauche-transversale, décrivent un arc de 90° et s'arrêtent à cheval sur le plan médian, en attitude pubienne correspondant à la position **occipito**-PUBIENNE qu'a prise la tête.

Le tracteur de Tarnier n'ayant pas cessé d'embrasser la commissure vulvaire pendant que la tête et le forceps tournaient, se trouve ramené, après l'accomplissement de la rotation, dans les conditions de son fonctionnement normal.

d. et e. Engagement dans le bassin mou et dégagement hors de la vulve. — Comme dans l'application directe, dans laquelle nous voici rentrés, il reste à engager la tête dans le bassin mou en tirant à peu près horizontalement, à lui faire parcourir ce bassin mou et franchir la vulve en relevant progressivement la traction.

LE LEVIER COMBINÉ AVEC LA TRACTION

Ainsi que nous l'avions fait pressentir, 1re édition, il existait des objections formelles à l'emploi du forceps au détroit supérieur que nous venons de décrire, même avant la renaissance de la symphyséotomie (1).

Les figures suivantes ont été dessinées à la même échelle et d'après nature en ce qui concerne les trois facteurs, bassin, tête, courbure des cuillères.

Pour saisir la tête convenablement en améliorant son inclinaison, il faut la faire remonter considérablement (Fig. 370). Et l'on voit sur la figure 371 quelle réduction minima elle doit subir, car la branche postérieure des forceps l'empêche d'utiliser la concavité du sacrum *.

---

(1) C'est moi qui, révolté par les résultats de mes expériences cadavériques sur des bassins modérément rétrécis et non coupés, ai improvisé ce prohibitif post-scriptum pendant une longue nuit d'insomnie. Le lendemain Varnier en fut ravi et Pinard, dont je redoutais l'éducation et l'enseignement, acquiesça bientôt.

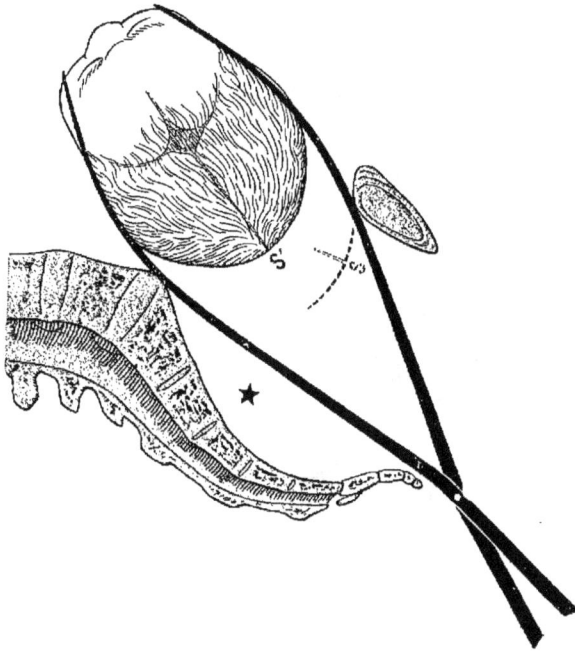

FIGURE **370**. — Sommet au détroit supérieur. Pour être bien saisie, la tête a dû être soulevée et son inclinaison modifiée. La suture sagittale qui était en **S** est maintenant en **S'**.

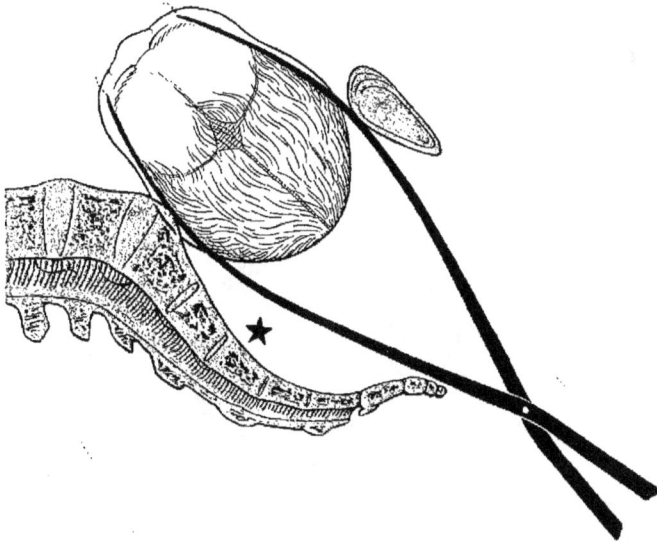

FIGURE **371**. — Même cas : passage du détroit ; l'on peut juger de l'étendue de la réduction indispensable, quoique le forceps soit appliqué on ne peut mieux, jusqu'au maxillaire inférieur. — L'espace ★ ponté par la branche postérieure ne peut être utilisé pour la nécessaire bascule.

Cette réduction devient plus désastreuse encore, lorsque le forceps insuffisamment enfoncé est mal appliqué, ou lorsque après l'avoir bien placé on l'a laissé glisser. Jugez-en sur la figure 372.

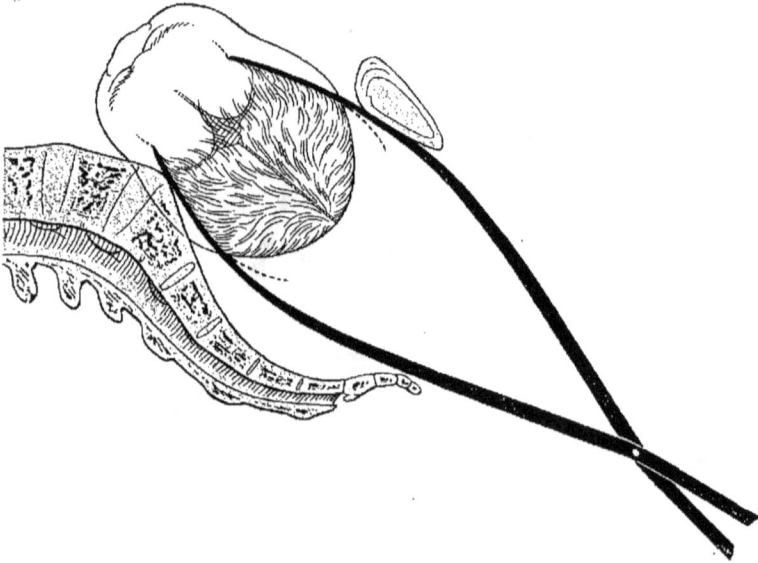

FIGURE **372**. — Effroyable réduction imposée à la tête par le forceps insuffisamment enfoncé ou ayant glissé : place perdue en avant, place perdue en arrière. Si le périnée était là pour soulever le forceps, le bec antérieur deviendrait le plus offensif et beaucoup plus offensif.

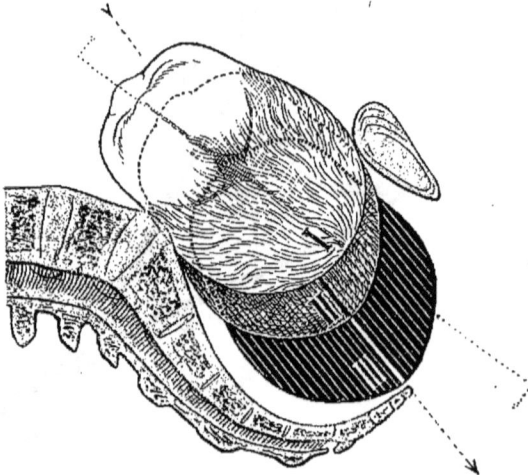

FIGURE **373**. — La même tête, dans le même bassin, passant le détroit supérieur par un simple changement d'inclinaison de I en II moyennant une légère dépression de la tempe postérieure, — tombant ensuite sans résistance de II en III.

D'autre part, constatez sur la figure 373 que la *même tête*, dans le *même bassin*, peut descendre avec un peu d'aide sans subir de réduction notable.

La branche postérieure du forceps est nuisible; c'est elle qui ponte l'excavation sacrée et qui, pendant l'engagement, se fait relever par le périnée, au point de détruire le synclitisme approximatif produit au moment de la prise. L'on recommande de tirer en arrière, c'est facile à dire, mais cela ne mène pas loin, car le forceps s'oppose à ce que la tête obéisse, à moins qu'il ne scie le périnée jusqu'au delà du coccyx. La figure 374 le fait sauter aux yeux. — Que faire donc? Nos expériences répondent : ne placer que la cuillère antérieure du forceps armée d'un lacs; la tenir solidement d'une main, afin que la cuillère et son bec fassent levier sur le

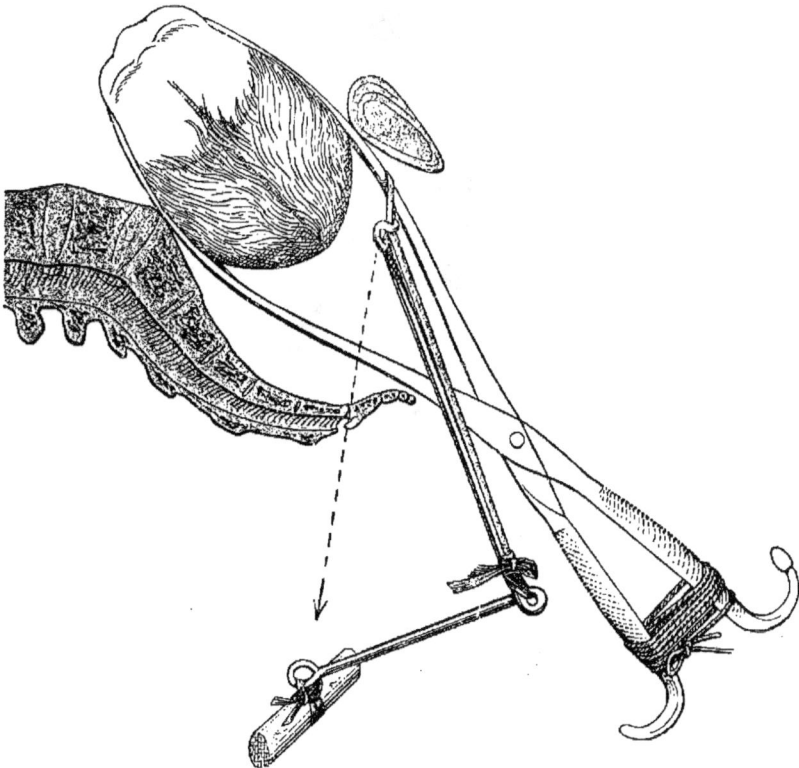

FIGURE **374**. — Tête au détroit supérieur, saisie au mieux et déjà réduite aux dimensions nécessaires par un forceps de Levret maintenu par un lien constricteur et tiré par un tracteur séparé très simple. La traction est dirigée en arrière comme la flèche, c'est bien; mais cela n'influence en rien l'inclinaison de la tête qui n'est pas libre dans le forceps esclave du périnée.

pariétal antérieur et l'emboîtent, pendant que l'autre main ou un aide tirera sur le lacs. Une cuillère de forceps droit serait plus facile à maintenir. Sans doute. Alors le levier ? Oui, avec un ruban tracteur en plus. Mon levier-préhenseur est beaucoup plus solide.

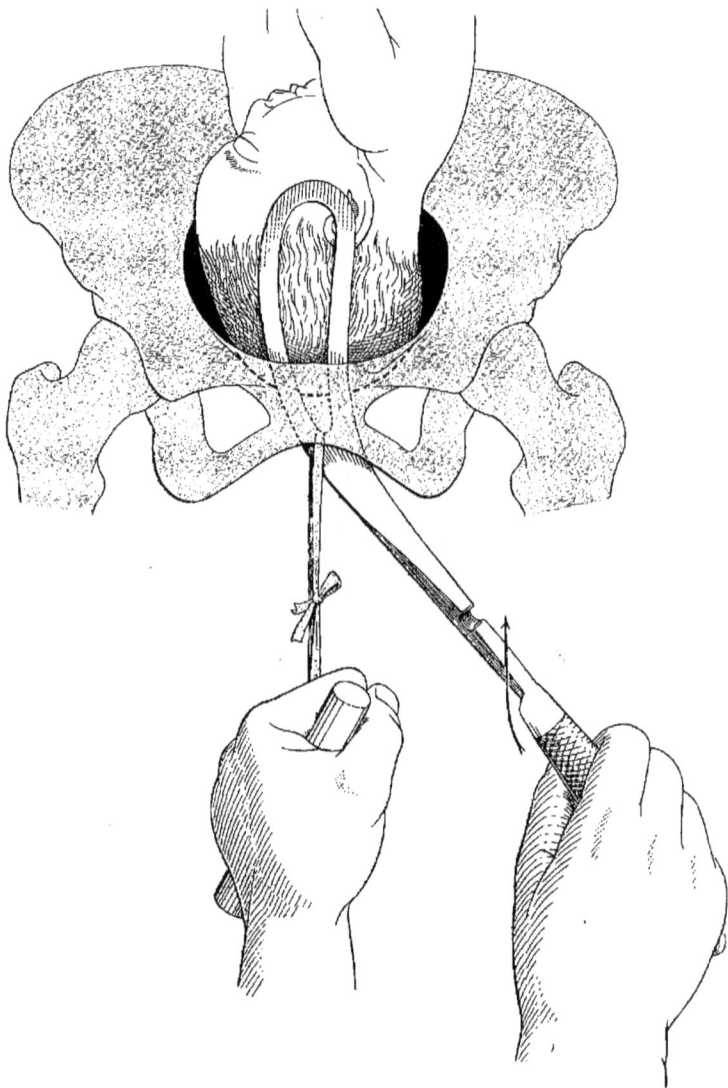

FIGURE 375. — Emploi d'une cuillère de forceps comme levier muni d'un ruban tracteur, pour engager la tête dans le détroit supérieur. La main qui tient la branche la relève pour refouler et emboîter la tête en prenant appui derrière les pubis. La cuillère ne peut glisser, tant que la main relève le manche en le tordant un peu si le forceps est courbé. Cette cuillère, à la fois levier et tracteur, engage et fait descendre la tête comme on remonte un œuf cuit dans un vase étroit.

III. APPLICATION DU FORCEPS SUR LA FACE

Les longs développements dans lesquels nous sommes entrés touchant l'application du forceps sur la tête fléchie, le Sommet, nous permettent d'être brefs sur le manuel opératoire des applications de forceps dans la présentation de la Face.

En effet, le mode d'application de l'instrument, pour chaque position et chaque variété, est le même que pour la position et la variété correspondantes du Sommet, ainsi qu'en témoignera le court résumé ci-dessous dont nous recommandons la lecture fort utile à qui veut se représenter de nouveau, en quelques instants, toutes les manœuvres si longuement décrites dans les 180 pages précédentes.

Signalons deux particularités importantes : *a*, les indications de l'opération — *b*, la rotation à imposer aux mento-postérieures, directe et obliques.

Si les indications de l'application de forceps dite d'urgence sont les mêmes que pour le Sommet, il faut savoir attendre plus longtemps que pour celui-ci, dans les cas de beaucoup les plus nombreux où la lenteur de la période d'expulsion est, en dehors de tout danger menaçant pour la mère et l'enfant, la seule sollicitation à l'intervention. Nous conseillons, dans les présentations de la Face, de n'agir que dans le cas de nécessité absolue. L'opération est délicate; un accoucheur même très expérimenté hésite à l'entreprendre. Les désastres auxquels elle a donné si souvent lieu auraient pour la plupart pu être évités par une expectation prudente.

Nous voulons surtout parler des mento-postérieures. Dans l'hypothèse où vous seriez obligé d'opérer pour une de ces positions non réductible en transversale par la seule introduction de la main, sachez que vous n'arriverez à provoquer la rotation indispensable qu'après avoir, par une première application du forceps (faite d'après les indications exposées p. 303 et suiv.), défléchi la tête au maximum. Une fois cette déflexion produite, vous feriez une seconde application de l'instrument qui, sans difficultés trop grandes, vous permettrait de tourner le menton dans la bonne direction, c'est-à-dire en avant, dans l'arcade pubienne, vous le savez.

Donc, pour une **mento**-sacrée, s'il s'en rencontre : 1° application de déflexion ; 2° réapplication régulière et rotation de quatre fois 45° par le côté du bassin auquel correspondait le menton du fœtus au début du travail, avant la rotation vicieuse.

Pour une **mento-*postérieure*** oblique DROITE OU GAUCHE, vous feriez de même : application de déflexion suivie d'une réapplication régulière. Dans ces cas de mento-postérieures obliques, on n'a pas, comme dans les occipito-postérieures correspondantes, le choix du sens de la rotation, parce que le menton doit toujours être ramené en avant. Il faudra donc toujours, par la grande rotation de trois fois 45°, interrompue ou non par un changement de prise après transformation de l'oblique postérieure en transversale, ramener le menton en avant, dans l'arcade pubienne.

Quand le fœtus a succombé, vous aurez recours à l'embryotomie. Quand, l'enfant étant vivant, vous avez acquis la conviction que vous ne pourriez obtenir que par la violence la rotation nécessaire de la Face enclavée, vous songerez à la symphyséotomie ou à la césarienne.

Vous agirez de même lorsque, la tête étant incomplètement défléchie au détroit supérieur et les conditions nécessaires à l'emploi de la version par manœuvres internes n'existant pas, vous n'aurez pu, ni par manœuvres manuelles, ni par l'emploi raisonné du forceps, ramener la tête à la flexion.

Ne croyez pas d'ailleurs que vous rencontrerez souvent au cours de votre pratique les circonstances fâcheuses que nous venons de passer en revue. D'abord parce que la présentation de la Face est exceptionnelle ; ensuite et surtout parce qu'elle n'a, ni pour le fœtus ni pour la mère bien conformés, un pronostic aussi sombre qu'on le dit trop souvent, pourvu toutefois que des interventions intempestives ou irrationnelles ne viennent pas troubler le mécanisme qui, dans la presque totalité des cas, aboutit à l'expulsion spontanée.

APPLICATIONS DIRECTES

A. — APPLICATION DIRECTE RELATIVEMENT COMMUNE

Face au détroit inférieur, rotation parfaite, en position **mento**-PUBIENNE.

(Même opération que pour l'occipito-PUBIENNE.)

Le menton, vers lequel doit être tournée la concavité pelvienne du forceps, est directement en avant. Les lignes pariéto-malaires, lignes d'application des cuillères, sont directement, l'une à gauche, l'autre à droite.

Donc, première branche, branche gauche, à pivot — guidée par la main droite — tenue par la main gauche — cuillère introduite à gauche et en arrière, puis amenée (mouvement spiral de 45°) à gauche et sur le côté.

Deuxième branche, branche droite, à encoche — guidée par la main gauche — tenue par la main droite — cuillère introduite à droite et en arrière, puis amenée (mouvement spiral de 45°) à droite et sur le côté.

Articulation régulière. — Pas de rotation à faire. — Dégagement en **mento**-PUBIENNE. Tirez, ayant en mémoire les phases de l'accouchement spontané (p. 86 et suiv., et fig. 75 à 77).

B. — APPLICATION DIRECTE EXCEPTIONNELLE

Face au détroit inférieur, rotation faite mais dans le mauvais sens, en position
mento-SACRÉE.

(Opération commencée comme pour l'**occipito**-SACRÉE; mais rotation du menton en avant nécessaire.)

Le menton est directement en arrière ; c'est vers le bregma, c'est-à-dire en avant, que doit être tournée la concavité pelvienne du forceps. Les lignes pariéto-malaires, lignes d'application des cuillères, sont, l'une directement à gauche, l'autre directement à droite.

Donc, première branche, gauche, à pivot — guidée par la main droite — tenue par la main gauche — cuillère introduite à gauche et en arrière, puis amenée (mouvement spiral de 45°) à gauche et sur le côté.

Deuxième branche, branche droite, à encoche — guidée par la main gauche — tenue par la main droite — cuillère introduite à droite et en arrière, puis amenée, par un mouvement spiral de 45°, à droite et sur le côté.

Articulation régulière.

Rotation, absolument nécessaire, du menton en avant, étendue à 4 fois 45° : *a* — sans reprise, plaçant en définitive le forceps à l'envers, concavité face au coccyx ; *b* — avec reprise, 1° rotation de deux fois 45° pour réduire la mento-sacrée en mento-transversale, droite ou gauche ; 2° réapplication sur cette mento-transversale, cette fois-ci régulière, c'est-à-dire concavité tournée comme le menton et, après rotation complémentaire de deux fois 45°, regardant finalement le pubis, comme le menton. Dégagement en **mento**-PUBIENNE, seul possible, comme toujours.

APPLICATIONS OBLIQUES ET TRANSVERSALE, LE MENTON ÉTANT DANS LA MOITIÉ GAUCHE DU BASSIN

A. — APPLICATION OBLIQUE ANTÉRIEURE GAUCHE

Face au détroit inférieur, en position **mento**-GAUCHE-*antérieure*.

(Même opération que pour l'**occipito**-GAUCHE-*antérieure*.)

Le menton, vers lequel doit être tournée la concavité pelvienne du forceps, est en avant et à gauche, vers l'éminence ilio-pectinée gauche, à 45° de la symphyse pubienne. Les lignes pariéto-malaires, lignes d'application des cuillères, sont, l'une postérieure gauche, l'autre antérieure droite.

Donc, première branche (la postérieure), branche gauche, à pivot — guidée par la main droite — tenue par la main gauche — cuillère introduite et placée d'emblée à gauche et en arrière.

Deuxième branche, branche droite, à encoche — guidée par la main gauche — tenue par la main droite — cuillère introduite à droite et en arrière, puis amenée, par mouvement spiral de deux fois 45°, à droite et en avant.

Articulation régulière.

Rotation de 45°.

Dégagement en **mento**-PUBIENNE comme toujours.

B. — APPLICATION TRANSVERSALE GAUCHE

Face au détroit inférieur, en position **mento**-GAUCHE-*transversale*.

(Même opération que pour l'**occipito**-GAUCHE-*transversale*.)

Le menton, vers lequel doit être tournée la concavité pelvienne du forceps, est directement à gauche, à deux fois 45° de la symphyse pubienne. Les lignes pariéto-malaires, lignes d'application des cuillères, sont, l'une directement postérieure, l'autre directement antérieure.

Donc, première branche (la postérieure), branche gauche, à pivot — guidée par la main droite — tenue par la main gauche — cuillère introduite et placée d'emblée à plat en arrière.

Deuxième branche, branche droite, à encoche — guidée par la main gauche — tenue par la main droite — cuillère introduite à droite et en arrière, puis amenée, par grand mouvement spiral de trois étapes de 45°, directement en avant.

Articulation régulière.

Rotation de deux fois 45°.

Dégagement en **mento**-pubienne comme toujours.

C. — APPLICATION OBLIQUE POSTÉRIEURE GAUCHE

Face en position **mento**-GAUCHE-*postérieure*, déflexion supposée complète.

(Opération commencée comme pour l'**occipito**-GAUCHE-*postérieure*, mais rotation du menton en avant obligatoire.)

Se fait en cas d'échec de la réduction manuelle en transversale gauche. Le menton est en arrière et à gauche ; c'est vers le bregma, c'est-à-dire en avant à droite, que doit être tournée nécessairement la concavité pelvienne du forceps. Les lignes pariéto-malaires, lignes d'application des cuillères, sont, l'une postérieure droite, l'autre antérieure gauche.

Donc, première branche (la postérieure), branche droite, à encoche (il faudra donc décroiser pour articuler) — guidée par la main gauche — tenue par la main droite — cuillère introduite et placée d'emblée à droite et en arrière.

Deuxième branche, branche gauche, à pivot — guidée par la main droite — tenue par la main gauche — cuillère introduite à gauche et en arrière, puis amenée par mouvement spiral de deux fois 45° à gauche et en avant.

Articulation après décroisement.

Rotation, absolument nécessaire, du menton en avant, étendue à trois fois 45°.... *a* — sans reprise, plaçant en définitive le forceps à l'envers, concavité face au coccyx ; *b* — avec reprise régulière après réduction de la **mento**-*postérieure* GAUCHE en **mento**-*transversale* GAUCHE. Après la reprise de la transversale et le complément de rotation de deux fois 45°, la concavité du forceps, comme le menton, fait face aux pubis.

Dégagement en **mento**-pubienne, seul possible comme toujours.

Même position de la Face, **mento**-GAUCHE-*postérieure*, déflexion insuffisante.

Faire d'abord une application de déflexion (V. p. 304, fig. 254) suivie d'une application d'extraction ci-dessus décrite.

APPLICATIONS OBLIQUES ET TRANSVERSALE, LE MENTON
ÉTANT DANS LA MOITIÉ DROITE DU BASSIN

A. — APPLICATION OBLIQUE ANTÉRIEURE DROITE

Face au détroit inférieur, en position **mento**-DROITE-*antérieure*.

(Même opération que pour l'**occipito**-DROITE-*antérieure*.)

Le menton, vers lequel doit être tournée la concavité pelvienne du forceps, est en avant et à droite, comme l'éminence ilio-pectinée droite. Les lignes pariéto-malaires, lignes d'application des cuillères, sont, l'une postérieure droite, l'autre antérieure gauche. Notez l'analogie avec la **m**-G-*p*.

Donc, première branche, la postérieure, branche droite, à encoche (il faudra donc décroiser pour articuler) — guidée par la main gauche — tenue par la main droite — cuillère introduite et placée d'emblée à droite et en arrière.

Deuxième branche, branche gauche, à pivot — guidée par la main droite — tenue par la main gauche — cuillère introduite à gauche et en arrière, puis amenée, par mouvement spiral de deux fois 45°, à gauche et en avant.

Articulation après décroisement.

Rotation de 45°.

Dégagement en **mento**-PUBIENNE comme toujours.

B. — APPLICATION TRANSVERSALE DROITE

Face au détroit inférieur, en position **mento**-DROITE-*transversale*.

(Même opération que pour l'**occipito**-DROITE-*transversale*.)

Le menton, vers lequel doit être tournée la concavité pelvienne du forceps, est directement à droite. Les lignes pariéto-malaires, lignes d'application des cuillères, sont, l'une directement postérieure, l'autre directement antérieure.

Donc, première branche (la postérieure), branche droite, à encoche (il faudra décroiser pour articuler) — guidée par la main gauche — tenue par la main droite — cuillère introduite et placée d'emblée à plat en arrière.

Deuxième branche, branche gauche, à pivot — guidée par la main droite — tenue par la main gauche — cuillère introduite à gauche en arrière, puis amenée (grand mouvement spiral de trois fois 45°) directement en avant.

Articulation après décroisement.

Rotation de deux fois 45°.

Dégagement en **mento**-pubienne comme toujours.

C. — APPLICATION OBLIQUE POSTÉRIEURE DROITE

Face en position **mento**-droite-*postérieure*, déflexion supposée complète.

(Opération commencée comme pour l'**occipito**-droite-*postérieure*, mais rotation du menton en avant obligatoire.)

Se fait en cas d'échec de la réduction manuelle en transversale droite.

Le menton est en arrière et à droite ; c'est vers le bregma, c'est-à-dire en avant à gauche, que doit être tournée nécessairement la concavité pelvienne du forceps. Les lignes pariéto-malaires, lignes d'application des cuillères, sont, l'une postérieure gauche, l'autre antérieure droite.

Notez l'analogie avec la **mento**-gauche-*antérieure*.

Donc, première branche (la postérieure), branche gauche, à pivot — guidée par la main droite — tenue par la main gauche — cuillère introduite et placée d'emblée à gauche en arrière.

Deuxième branche, branche droite, à encoche — guidée par la main gauche — tenue par la main droite — cuillère introduite à droite en arrière, puis amenée (mouvement spiral de deux fois 45°) à droite et en avant.

Articulation régulière.

Rotation, absolument nécessaire, du menton en avant, étendue à 3 fois 45°... *a* — sans reprise, plaçant en définitive le forceps à l'envers, concavité face au coccyx ; *b* — avec reprise régulière après réduction de la **mento**-*postérieure* droite en **mento**-*transversale* droite. Après la reprise de la transversale et le complément de rotation de deux fois 45°, la concavité du forceps, comme le menton, fait face aux pubis. Dégagement en **mento**-pubienne, seul possible comme toujours.

Même position de la face, **mento**-droite-*postérieure*, déflexion insuffisante.

Faire d'abord une application de déflexion (Voir p. 304, fig. 254) suivie d'une application d'extraction ci-dessus décrite.

Au cours de ce livre, j'ai fait allusion à quelques-uns de mes travaux d'obstétrique qui n'ont jamais été réunis ni mis en vente. Publiés par moi ou par d'autres et largement distribués, ils se rencontrent parfois comme tirages à part chez les libraires.

En voici l'indication :

Bassin oblique ovalaire et ischio-pubiotomie. G. Steinheil, éditeur, 1892.

Aux lecteurs..... et Fragments sur les pelvitomies (avec PINARD et H. VARNIER). G. Steinheil, 1893.

Rapport au Congrès de Rome (avec Pinard), *Annales de Gynécologie et d'Obstétrique,* avril, mai, juin 1894.

Dystocie du détroit supérieur, Gazette hebdomadaire et Masson, éditeur, 1894.

Symphyséotomie, Gazette des hôpitaux, 1895.

Préhenseur-levier-mensurateur, Eod. loco et G. Steinheil, éditeur.

Application clinique du préhenseur-levier-mensurateur, par A. MARTIN, *Normandie médicale,* 1896 et Deshayes, imprimeur à Rouen.

Cinq cas d'application heureuse du préhenseur-levier-mensurateur, par J. GOURDET, *Gazette médicale de Nantes,* 1897, et Guist'hau, imprimeur.

Aucune des fautes d'impression irréparables que nous avons aperçues à une lecture générale ne nous a paru pouvoir troubler le lecteur. Nous le prions néanmoins de faire tout de suite une correction, p. 71, ligne 4; mettre *symphyse* au lieu de *synthèse.*

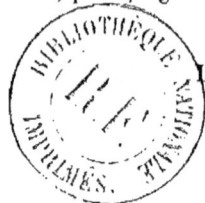

L.-H. F.

TABLE ANALYTIQUE DES MATIÈRES

CHAPITRE II

MÉCANISME DE L'ACCOUCHEMENT

CHAPITRE III

DIAGNOSTIC PAR LE TOUCHER DES PRÉSENTATIONS ET POSITIONS

A. La Pratique du Toucher, 105

B. Les Points de repères Fœtaux, 112

C. Diagnostic de la Présentation du Sommet et Diagnostic de ses Positions, 114

D. Diagnostic de la Présentation de la Face et Diagnostic de ses Positions, 124

CHAPITRE IV

INTERVENTION MANUELLE DANS L'ACCOUCHEMENT PAR LE SIÈGE

C. Tractions inguinales, 196

D. Extraction de la tête retenue par le Détroit supérieur, Manœuvre de Champetier de Ribes, 200

CHAPITRE IV

INTERVENTION MANUELLE DANS L'ACCOUCHEMENT PAR LE SIÈGE

CHAPITRE VII

APPLICATION DU FORCEPS

I. APPLICATION DU FORCEPS SUR LE SOMMET ARRIVÉ AU DÉTROIT INFÉRIEUR

A. Applications directes, 334

a. Application directe commune, 334

b. Application directe exceptionnelle, 352

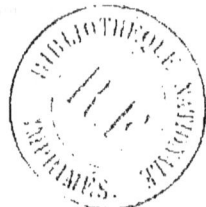

Paris. — Imp. E. Capiomont et Cie, rue de Seine, 57.

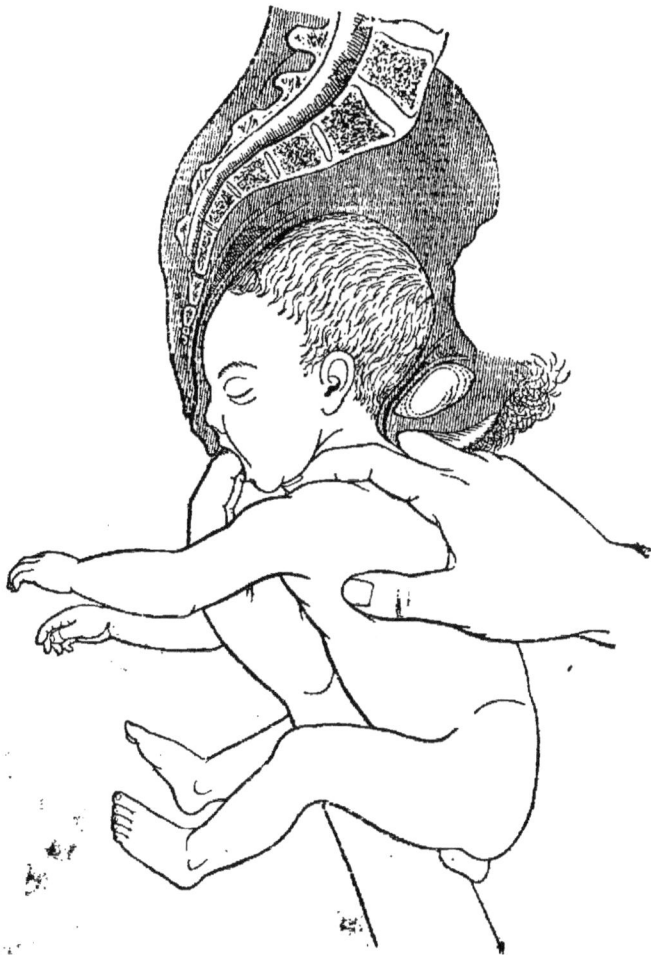